国家卫生和计划生育委员会"十三五"规划教材

全国高等中医药教育教材

供中药学等专业用

中药药剂学

第 2 版

U0208101

主　编　李范珠　李永吉

副主编　倪　健　刘　文　邱智东　胡容峰　李小芳

编　委（按姓氏笔画为序）

马云淑（云南中医学院）	杨星钢（沈阳药科大学）
王　芳（江西中医药大学）	杨智钧（香港浸会大学中医药学院）
王文苹（宁夏医科大学）	肖学凤（天津中医药大学）
王利胜（广州中医药大学）	时　军（广东药科大学）
王晓颖（福建中医药大学）	邱智东（长春中医药大学）
毛彩霓（海南医学院）	沈　琦（上海交通大学药学院）
田　莉（新疆医科大学）	宋　逍（陕西中医药大学）
兰　卫（新疆医科大学）	张文君（哈尔滨商业大学）
朱　铉（厦门大学药学院）	张永太（上海中医药大学）
刘　文（贵阳中医学院）	张亚军（西北大学生命科学院）
刘　强（南方医科大学）	陈　文（石河子大学药学院）
刘丽丽（江西中医药大学）	陈新梅（山东中医药大学）
刘雪梅（广西中医药大学）	胡容峰（安徽中医药大学）
许汉林（湖北中医药大学）	段秀俊（山西中医学院）
李小芳（成都中医药大学）	贺福元（湖南中医药大学）
李永吉（黑龙江中医药大学）	贾永艳（河南中医药大学）
李范珠（浙江中医药大学）	倪　健（北京中医药大学）
李忠思（承德医学院）	高　缘（中国药科大学）
李学涛（辽宁中医药大学）	黄绳武（浙江中医药大学）
李建民（黑龙江中医药大学佳木斯学院）	龚慕辛（首都医科大学）
李春花（河北中医学院）	韩翠艳（齐齐哈尔医学院）
杨志欣（黑龙江中医药大学）	谢　晖（南京中医药大学）

人民卫生出版社

图书在版编目（CIP）数据

中药药剂学 / 李范珠，李永吉主编 . —2 版 . —北京：人民
卫生出版社，2016
　ISBN 978-7-117-22530-4

Ⅰ.①中…　Ⅱ.①李…　②李…　Ⅲ.①中药制剂学 – 中医学
院 – 教材　Ⅳ.①R283

中国版本图书馆 CIP 数据核字（2016）第 176640 号

人卫智网	www.ipmph.com	医学教育、学术、考试、健康，购书智慧智能综合服务平台
人卫官网	www.pmph.com	人卫官方资讯发布平台

中药药剂学
第 2 版

主　　编：李范珠　李永吉
出版发行：人民卫生出版社（中继线 010-59780011）
地　　址：北京市朝阳区潘家园南里 19 号
邮　　编：100021
E - mail：pmph @ pmph.com
购书热线：010-59787592　010-59787584　010-65264830
印　　刷：三河市博文印刷有限公司
经　　销：新华书店
开　　本：787 × 1092　1/16　印张：31
字　　数：714 千字
版　　次：2012 年 8 月第 1 版　　2016 年 8 月第 2 版
　　　　　2021 年 3 月第 2 版第 8 次印刷（总第 13 次印刷）
标准书号：ISBN 978-7-117-22530-4/R・22531
定　　价：65.00 元
打击盗版举报电话：010-59787491　　E-mail：WQ @ pmph.com
（凡属印装质量问题请与本社市场营销中心联系退换）

修 订 说 明

为了更好地贯彻落实《国家中长期教育改革和发展规划纲要(2010-2020)》《医药卫生中长期人才发展规划(2011-2020)》《中医药发展战略规划纲要(2016-2030 年)》和《国务院办公厅关于深化高等学校创新创业教育改革的实施意见》精神,做好新一轮全国高等中医药教育教材建设工作,全国高等医药教材建设研究会、人民卫生出版社在教育部、国家卫生和计划生育委员会、国家中医药管理局的领导下,在上一轮教材建设的基础上,组织和规划了全国高等中医药教育本科国家卫生和计划生育委员会"十三五"规划教材的编写和修订工作。

本轮教材修订之时,正值我国高等中医药教育制度迎来 60 周年之际,为做好新一轮教材的出版工作,全国高等医药教材建设研究会、人民卫生出版社在教育部高等中医学本科教学指导委员会和第二届全国高等中医药教育教材建设指导委员会的大力支持下,先后成立了第三届全国高等中医药教育教材建设指导委员会、首届全国高等中医药教育数字教材建设指导委员会和相应的教材评审委员会,以指导和组织教材的遴选、评审和修订工作,确保教材编写质量。

根据"十三五"期间高等中医药教育教学改革和高等中医药人才培养目标,在上述工作的基础上,全国高等医药教材建设研究会和人民卫生出版社规划、确定了首批中医学(含骨伤方向)、针灸推拿学、中药学、护理学 4 个专业(方向)89 种国家卫生和计划生育委员会"十三五"规划教材。教材主编、副主编和编委的遴选按照公开、公平、公正的原则,在全国50 所高等院校 2400 余位专家和学者申报的基础上,2200 位申报者经教材建设指导委员会、教材评审委员会审定和全国高等医药教材建设研究会批准,聘任为主审、主编、副主编、编委。

本套教材主要特色包括以下九个方面:

1. **定位准确,面向实际** 教材的深度和广度符合各专业教学大纲的要求和特定学制、特定对象、特定层次的培养目标,紧扣教学活动和知识结构,以解决目前各院校教材使用中的突出问题为出发点和落脚点,对人才培养体系、课程体系、教材体系进行充分调研和论证,使之更加符合教改实际、适应中医药人才培养要求和市场需求。

2. **夯实基础,整体优化** 以培养高素质、复合型、创新型中医药人才为宗旨,以体现中医药基本理论、基本知识、基本思维、基本技能为指导,对课程体系进行充分调研和认真分析,以科学严谨的治学态度,对教材体系进行科学设计、整体优化,教材编写综合考虑学科的分化、交叉,既要充分体现不同学科自身特点,又应当注意各学科之间有机衔接;确保理论体系完善,知识点结合完备,内容精练、完整,概念准确,切合教学实际。

3. **注重衔接,详略得当** 严格界定本科教材与职业教育教材、研究生教材、毕业后教育教材的知识范畴,认真总结、详细讨论现阶段中医药本科各课程的知识和理论框架,使其在教材中得以凸显,既要相互联系,又要在编写思路、框架设计、内容取舍等方面有一定的区分度。

4. 注重传承,突出特色 本套教材是培养复合型、创新型中医药人才的重要工具,是中医药文明传承的重要载体,传统的中医药文化是国家软实力的重要体现。因此,教材既要反映原汁原味的中医药知识,培养学生的中医思维,又要使学生中西医学融会贯通,既要传承经典,又要创新发挥,体现本版教材"重传承、厚基础、强人文、宽应用"的特点。

5. 纸质数字,融合发展 教材编写充分体现与时代融合、与现代科技融合、与现代医学融合的特色和理念,适度增加新进展、新技术、新方法,充分培养学生的探索精神、创新精神;同时,将移动互联、网络增值、慕课、翻转课堂等新的教学理念和教学技术、学习方式融入教材建设之中,开发多媒体教材、数字教材等新媒体形式教材。

6. 创新形式,提高效用 教材仍将传承上版模块化编写的设计思路,同时图文并茂、版式精美;内容方面注重提高效用,将大量应用问题导入、案例教学、探究教学等教材编写理念,以提高学生的学习兴趣和学习效果。

7. 突出实用,注重技能 增设技能教材、实验实训内容及相关栏目,适当增加实践教学学时数,增强学生综合运用所学知识的能力和动手能力,体现医学生早临床、多临床、反复临床的特点,使教师好教、学生好学、临床好用。

8. 立足精品,树立标准 始终坚持中国特色的教材建设的机制和模式;编委会精心编写,出版社精心审校,全程全员坚持质量控制体系,把打造精品教材作为崇高的历史使命,严把各个环节质量关,力保教材的精品属性,通过教材建设推动和深化高等中医药教育教学改革,力争打造国内外高等中医药教育标准化教材。

9. 三点兼顾,有机结合 以基本知识点作为主体内容,适度增加新进展、新技术、新方法,并与劳动部门颁发的职业资格证书或技能鉴定标准和国家医师资格考试有效衔接,使知识点、创新点、执业点三点结合;紧密联系临床和科研实际情况,避免理论与实践脱节、教学与临床脱节。

本轮教材的修订编写,教育部、国家卫生和计划生育委员会、国家中医药管理局有关领导和教育部全国高等学校本科中医学教学指导委员会、中药学教学指导委员会等相关专家给予了大力支持和指导,得到了全国 50 所院校和部分医院、科研机构领导、专家和教师的积极支持和参与,在此,对有关单位和个人表示衷心的感谢!希望各院校在教学使用中以及在探索课程体系、课程标准和教材建设与改革的进程中,及时提出宝贵意见或建议,以便不断修订和完善,为下一轮教材的修订工作奠定坚实的基础。

全国高等医药教材建设研究会
人民卫生出版社有限公司
2016 年 3 月

全国高等中医药教育本科
国家卫生和计划生育委员会"十三五"规划教材
教材目录

61	实验针灸学(第2版)	主编	余曙光	徐 斌
62	推拿手法学(第3版)	主编	王之虹	
63	*刺法灸法学(第2版)	主编	方剑乔	吴焕淦
64	推拿功法学(第2版)	主编	吕 明	顾一煌
65	针灸治疗学(第2版)	主编	杜元灏	董 勤
66	*推拿治疗学(第3版)	主编	宋柏林	于天源
67	小儿推拿学(第2版)	主编	廖品东	
68	正常人体学(第2版)	主编	孙红梅	包怡敏
69	医用化学与生物化学(第2版)	主编	柯尊记	
70	疾病学基础(第2版)	主编	王 易	
71	护理学导论(第2版)	主编	杨巧菊	
72	护理学基础(第2版)	主编	马小琴	
73	健康评估(第2版)	主编	张雅丽	
74	护理人文修养与沟通技术(第2版)	主编	张翠娣	
75	护理心理学(第2版)	主编	李丽萍	
76	中医护理学基础	主编	孙秋华	陈莉军
77	中医临床护理学	主编	胡 慧	
78	内科护理学(第2版)	主编	沈翠珍	高 静
79	外科护理学(第2版)	主编	彭晓玲	
80	妇产科护理学(第2版)	主编	单伟颖	
81	儿科护理学(第2版)	主编	段红梅	
82	*急救护理学(第2版)	主编	许 虹	
83	传染病护理学(第2版)	主编	陈 璇	
84	精神科护理学(第2版)	主编	余雨枫	
85	护理管理学(第2版)	主编	胡艳宁	
86	社区护理学(第2版)	主编	张先庚	
87	康复护理学(第2版)	主编	陈锦秀	
88	老年护理学	主编	徐桂华	
89	护理综合技能	主编	陈 燕	

注：①本套教材均配网络增值服务；②教材名称左上角标有"*"者为"十二五"普通高等教育本科国家级规划教材。

第三届全国高等中医药教育教材
建设指导委员会名单

11

前　言

《中药药剂学》教材以课程教学大纲为依据,以实现中药学专业培养目标为宗旨,并充分体现与国家执业中药师资格考试大纲要求的衔接。

本教材分上篇、中篇与下篇三部分。上篇为"总论"(第1~7章),主要介绍制药卫生、中药调剂、中药剂型制备的基本操作、包装贮藏及新技术;中篇为"中药剂型"(第8~20章),主要介绍各类中药剂型的理论知识、制备工艺及质量评价;下篇为"设计与评价"(第21~24章),主要介绍中药制剂的稳定性、生物有效性、配伍变化以及设计等内容;并附"中英文名词对照"和"中文名词索引"。

本教材的编写,力求反映中医药特色和当前中药药剂学的现状,充分吸收中药药剂学的当代科学技术新成果,注重现代中药药剂学基本理论教学与实验教学的结合与互动,具有如下基本特点:

1. 突出教材主体部分"中药剂型",兼顾制药卫生、中药调剂、中药制剂的设计与评价等内容,既保持中医药理论体系的特点与课程完整性,又体现传统剂型与发展现代剂型的协调统一。

2. 创新编写体例,改进编写形式。每章开篇设有"学习目的"和"学习要点",以导入目标,凝炼主题;正文嵌入"知识链接"、"知识拓展"和"课堂讨论"等模块,以拓展视野,发散思维;每章收篇设有"学习小结",包括"学习内容"和"学习方法",以启迪学习,授人以"渔"。

3. 参照《中国药典》2015年版标准及现行《药品注册管理办法》的要求,以提升教材的科学性、适用性和指导性;参考国内外新近研究成果和文献资料,以体现教材内容的先进性与创新性。

4. 本教材配备网络增值服务内容,视频教学形象、直观、生动地模拟中药制剂的生产过程,既可辅助课堂理论教学,又可强化感性认知,激发学习兴趣。

教材适用对象多元,既可供教学、科研、制药行业生产、新药研发参考,亦可供中医学、中药学、生命科学、食品科学及相关学科的本科生参考,也可供中药学专业硕士研究生参考使用。

本教材在编写过程中,得到了各编委所在院校领导、人民卫生出版社领导和编辑的大力支持,采纳了兄弟院校同行专家的宝贵意见,引用了诸多颇具价值的参考文献,在此一并谨致真诚谢意!

限于编者水平,内容疏漏在所难免,切盼读者不吝赐教,以便今后补充修订,更臻完善。

编　者

2016年3月

目　录

上篇　总　论

中篇　中药剂型

下篇　设计与评价

第一章

绪　论

学习目的

通过学习中药药剂学的性质与任务、中药剂型、药品标准与管理法规等内容,对中药药剂学课程形成系统的认识,明确学习中药药剂学的意义和方法。

学习要点

中药药剂学的性质与任务;中药剂型的重要性、中药剂型的选择原则;我国现行的药品标准。

第一节　概　述

一、中药药剂学的性质与任务

(一) 中药药剂学的性质

中药药剂学(pharmacy of Chinese materia medica)系指一门以中医药理论为指导,运用现代科学技术,研究中药药剂的配制理论、生产技术、质量控制与合理应用等内容的综合性应用技术科学。它不仅与中药学专业的各门基础课、专业课有纵向和横向的联系,而且与生产实践和临床用药也紧密相关,是联结中医与中药的纽带。

中药药剂学重点探讨根据临床需要、按照相关规定要求将原料药物加工制成适宜剂型的工艺技术和理论,以及如何依据医师处方合理调配药物,并指导患者正确用药。因此,中药药剂学不仅具有工艺学的性质,即研究中药剂型的生产工艺、设备及质量控制等,还密切联系临床医疗实践,将临床实践所得到的信息,反馈到生产实践中,从而不断地改进和提高制剂质量。

近年来,中药药剂学在继承传统剂型理论和经验的基础上,吸收借鉴了工业药剂学、物理药剂学、生物药剂学、药物动力学等现代药剂学分支学科及中成药学、中药制剂分析、中药化学、中药炮制学等中药学分支学科的新理论、新技术,逐渐形成了一门既具有中医药特色,又能反映当代中药药剂学水平的综合性应用技术科学。

知识链接

中药药剂学相关学科简介

工业药剂学(industrial pharmaceutics)系指利用溶液的形成理论、粉体学、流变学、界面化学等的研究手段研究剂型以及制剂单元操作的基本理论、工艺技术、生产设备和质量管理的科学。物理药剂学(physical pharmaceutics)系指运用物理化学原理、方法和手段,研究药剂学中有关剂型、制剂的处方设计、制备工艺、质量控制等内容的科学。生物药剂学(biopharmaceutics)系指研究药物及其剂型在体内的吸收、分布、代谢与排泄过程,阐明药物的剂型因素、机体的生物因素与药物效应三者之间相互关系的科学。药物动力学(pharmacokinetics)系指应用动力学原理与数学处理方法,研究药物通过各种途径(如静脉注射、静脉滴注、口服等)给药后在体内的吸收、分布、代谢、排泄过程的量变规律的科学。

(二) 中药药剂学的任务

中药药剂学的宗旨是制备安全、稳定、有效、质量可控、使用方便的中药制剂。在制剂研究和开发过程中,应坚持中医药特色,根据处方中药物的理化性质、配伍规律、生物学特性以及临床用药需求等确定合适的给药途径和中药剂型。其任务主要是:

1. 学习、继承和整理中医药学中有关药剂学的理论、技术与经验,为发展中药药剂学奠定基础。祖国医药宝库中有关药剂学的内容极其丰富,但大多分散在历代医书、方书、本草、医案等医药典籍中。中华人民共和国成立以来,在"系统学习、全面掌握、整理提高"方针的指引下,虽已进行了一定的学习、继承和整理,如《新编国家中成药》2011 版收载了 4728 个不同处方、7260 种中成药,并汇集了国家 30 多年来批准上市的中成药品种,但这些还远远不够,仍需进一步深入研究,使其更加科学化与系统化。

2. 充分吸收和应用现代药剂学的最新研究成果,加速实现中药药剂现代化。在中医药理论指导下,中药药剂学不但要吸收相关基础学科的知识,还应吸收、应用现代药剂学的理论和技术等,不断地提高原有制剂的质量,开发中药制剂新技术,研发中药新剂型、新制剂,如利用包合技术、固体分散技术、微囊与微球制备技术、脂质体制备技术等促进药物溶解、吸收,提高制剂稳定性;从传统的片剂、注射剂转向微囊、脂质体等缓控释制剂、靶向制剂等的研究;设计、开发适合中药制剂现代化的生产设备,并应用现代分析和检测手段来控制制剂质量等。

3. 积极开发中药制剂的新辅料,以满足中药制剂某些功能的需要。药用辅料系指生产药品和调配处方时使用的赋形剂和附加剂,是除活性成分外,在安全性方面已进行了合理的评估,且包含在中药制剂中的物质。药用辅料除了赋形、充当载体、提高稳定性外,还具有增溶、助溶、缓控释等重要功能,是可能会影响到药品的安全性、稳定性、有效性等方面的重要因素。因此要积极寻找注射剂等液体制剂的新附加剂,胶囊剂、片剂、丸剂等的新辅料,栓剂、软膏剂等的新基质等,以期提高中药制剂的质量,发挥药物在防病治病中的作用。

4. 加强中药药剂学基础理论研究,是加快中药药剂学"从经验开发向现代化科学技术开发"过渡的重要研究内容。揭示中药药剂学的内涵,对提高中药制剂的生产技术水平,制备安全、稳定、有效、质量可控、使用方便的制剂,以及阐明中药及其制剂的生物有效性等均具有重要的意义。

二、中药药剂学的常用术语

1. 药品(drug)　系指用于预防、治疗、诊断人的疾病,有目的地调节人的生理功能并规定有适应证或者功能主治、用法和用量的物质,包括中药材、中药饮片、中成药、化学原料药及其制剂、抗生素、生化药品、放射性药品、血清、疫苗、血液制品和诊断药品等。"药物"与"药品"常常同时或交替出现。在习惯上,通常用"药物"来表述处于研究阶段,以物质形态存在,尚未进入流通领域的物质,而用"药品"来表述进入生产、流通和使用领域,具有预防、治疗和诊断作用的商品。当主要关注某种物质进入人体所产生的作用或反应时,也将"药品"称之为"药物"。因此,"药物"与"药品"没有本质的区别。

2. 药物剂型(pharmaceutical dosage form)　系指为适应预防、治疗和诊断疾病的需要而制备的不同给药形式,是临床使用的最终形式,简称剂型,如牛黄解毒片、复方丹参片、元胡止痛片等具有相同的药物应用形式"片剂"剂型;牛黄上清丸、六味地黄丸、人参养荣丸等具有相同的药物应用形式"丸剂"剂型。

3. 中药制剂(Chinese materia medica preparation)　系指按一定质量标准将中药制成适合临床用药需求的,并规定有适应证、用法、用量的具体药物,简称制剂,如玉屏风口服液、阿胶泡腾颗粒剂、双黄连粉针剂等。研究中药制剂的理论和制备工艺的科学称为中药制剂学(pharmaceutical engineering)。

4. 调剂(compounding)　系指按照医师处方专门为某一病人配制,注明用法用量的药剂调配操作,一般在药房进行。研究药剂调配、服用等有关理论、原则和技术的学科称为调剂学。由于药剂调配与制剂制备在原理和应用技术上有密切联系,将这两部分内容结合在一起研究、论述的学科称为药剂学。

5. 中药成药(Chinese patent medicine)　简称中成药,系指以中药材为原料,在中医药理论指导下,按规定的处方和制法大量生产,有特定名称,并标明功能主治、用法用量和规格的药品,包括处方药和非处方药。

6. 处方药与非处方药　处方药(prescription drugs)系指必须凭执业医师或执业助理医师处方才可调配、购买,并在医生指导下使用的药品;非处方药(over-the-counter drugs,OTC drugs)系指不需要凭医师或执业助理医师的处方,消费者可自行判断购买和使用的药品。

7. 新药(new drugs)　系指未曾在中国境内上市销售的药品。对已上市药品改变剂型、改变给药途径、增加新适应证的药品,亦属于新药范畴。

三、中药药剂学在中医药实践中的地位与作用

中药药剂学作为连接中医与中药的桥梁课程,在医疗卫生实践和医药工业实践中占有极其重要的地位,具有推进中医药科学不断向前发展的作用。其地位与作用主要体现为:

1. 中药药剂学是一门为中药剂型服务,应用多门学科的基础知识来研究阐述中药剂型的综合学科,在中药专业的教育中占核心地位。因此,剂型的科学性和先进性

在一定程度上体现着中药专业的概貌。

2. 中药药剂学的发展水平反映了一个国家的医疗用药水平。中药剂型影响药物的安全性、稳定性和有效性,直接关系到治病救人的速度和质量;制剂水平的高低则关系到药品的生产成本和生产者的经济效益。若中药药剂学的基础研究落后,则预防、治疗、诊断疾病等工作均会受到影响。

3. 中药药剂现代化是实现中药现代化的主要途径和明显标志。只有充分运用现代科学技术,加强中药药剂学的基础研究,加强中药粉碎、浓缩、干燥等技术及中药制剂包装与贮藏的研究,才能逐步实现中药制剂的剂型现代化、质量控制标准化、生产技术工程产业化,从整体上提高中药制药水平,加快中医药事业现代化的进程。

第二节 中药剂型

一、中药剂型的重要性

同一中药处方或其活性成分的药物可以制备成多种剂型,但不同剂型可能产生不同的治疗效果,唯有适宜的剂型才可以使药物发挥良好的疗效。中药剂型的作用主要为:

(一) 中药剂型改变药物的作用性质

有些药物改变剂型后作用性质会发生变化,其功能主治亦会不同。如枳实煎剂具行气宽中、消食化痰的作用,将其改制成枳实注射液,则具有升压、抗休克的作用。

(二) 中药剂型改变药物的作用速度

同一药物制备的剂型不同,作用速度往往会有很大差别。中医认为,"汤者荡也,丸者缓也,散者散也"。在这三种剂型中,汤剂起效快;丸剂在体内吸收需要一定时间,起效慢、持续时间长;散剂则因表面积比较大,易分散、起效快。临床上,应根据不同疾病类型的需求选择不同作用速度的剂型。

(三) 中药剂型影响药物的毒副作用

剂型不同,药物的毒副作用亦可能不同。如洋金花单味药口服液用于治疗慢性支气管炎,但易出现口干、眩晕、视力模糊等副作用,而制成复方洋金花栓剂,其副作用则会减轻或消失。

(四) 中药剂型影响药物的体内分布

药物在体内的分布除与自身性质有关之外,与剂型也有很大的关系。如以微球、微囊、脂质体等载体装载药物进入血液循环系统后,被网状内皮系统的巨噬细胞所吞噬,从而使药物浓集于肝、脾等器官,发挥被动靶向作用。

(五) 中药剂型影响药物的疗效

同一中药剂型由于处方组成及制备工艺不同,同样会对药效产生显著的影响。如颗粒剂、片剂、丸剂等固体剂型,其药物粒子的大小和晶型、辅料的种类和用量、包衣材料以及工艺条件不同,均会导致生物有效性的明显差异,影响药物的疗效。

二、中药剂型的分类

中药剂型的种类繁多,为了便于学习、研究和应用,需要对剂型进行分类。分类方法主要为:

(一) 按物态分类

1. 液体剂型　浸出制剂、液体制剂、注射剂等。
2. 固体剂型　散剂、颗粒剂、胶囊剂、片剂、丸剂等。
3. 半固体剂型　软膏剂、凝胶剂、贴膏剂等。
4. 气体动力剂型　气雾剂、喷雾剂、粉雾剂等。

按物态分类的方法比较简单,对制剂制备、贮藏、运输等均有一定的指导意义,但未考虑到剂型的内在分散特征和给药途径。

(二) 按制备方法分类

将主要工序采用同种方法制备的剂型列为一类。如浸出制剂是将用浸出方法制备的汤剂、合剂、酒剂、酊剂、流浸膏剂与浸膏剂等归纳为一类;无菌制剂是将用灭菌方法或无菌操作法制备的注射剂、滴眼剂等归纳为一类。

按制备方法分类有利于研究制备的共同规律,但归纳不全,而且某些剂型随着科学的发展会改变其制法,故有一定的局限性。

(三) 按分散系统分类

1. 真溶液型　药物以分子或离子状态(直径小于 1nm)分散于分散介质中所形成的均相分散体系,也称为低分子溶液,如溶液剂、芳香水剂、甘油剂、醑剂等。

2. 胶体溶液型　包括亲水胶体溶液和疏水胶体溶液。前者系指高分子药物(直径 1~100nm)分散在分散介质中所形成的均相分散体系,也称为高分子溶液,如胶浆剂等;后者系指固体药物的微细粒子分散在水中形成的非均相分散体系,又称为溶胶剂。

3. 乳浊液型　油类药物或药物的油溶液(直径 0.1~50μm)以液滴状态分散在分散介质中所形成的非均相分散体系,如口服乳剂、静脉乳剂、部分搽剂等。

4. 混悬液型　固体药物(直径 0.1~50μm)以微粒状态分散在液体分散介质中形成的非均相分散体系,如合剂、洗剂、混悬剂等。

5. 气体动力型　液体、固体药物分散在气体分散介质中形成的分散体系,如气雾剂、喷雾剂、粉雾剂等。

6. 固体分散型　药物以固体形式分散在其他固体介质中形成的分散体系,如散剂、丸剂、片剂等。

按分散系统分类可以反映出制剂的内在分散特征,但不能反映给药途径对剂型的要求。

(四) 按给药途径与方法分类

1. 经胃肠道给药剂型　系指经口服后进入胃肠道,起局部或经吸收而发挥全身作用的中药剂型,如糖浆剂、散剂、颗粒剂、胶囊剂、片剂等。

2. 不经胃肠道给药剂型　系指除口服给药途径以外的所有其他剂型,可在给药部位发挥局部作用或被吸收后发挥全身作用:①注射给药剂型:如静脉、肌内、皮内、皮下、其他(如动脉内、腹腔、鞘内)等部位的注射剂等;②呼吸道给药剂型:如气雾剂、喷雾剂、粉雾剂等;③皮肤给药剂型:如外用溶液剂、软膏剂、凝胶剂、贴膏剂、搽剂

笔记

等;④黏膜和腔道给药剂型:如滴眼剂、舌下片剂;⑤用于直肠、阴道、尿道等腔道的栓剂等。

按给药途径与方法分类的特点是与临床用药密切相关,可反映给药途径与方法对剂型制备的特殊要求。不足之处在于一种制剂由于给药途径的不同,可能多次出现,使剂型分类复杂化,同时这种分类方法亦不能反映剂型的内在分散特征。

为了利于教学、医疗和研发等工作,本教材根据各种分类方法的特点,结合中药药剂学的最新发展,采用综合分类法。

三、中药剂型的选择原则

中药剂型的选择与给药途径密切相关。纵观人体,可以找到 10 余个给药途径,如胃肠道、口腔、舌下、鼻腔、肺部、肌内、皮内、皮下、皮肤、眼等。剂型的选择是中药制剂研究与生产的主要内容之一,其选择的基本原则主要为:

(一) 根据临床治疗的需要

同一药物因剂型、给药方式不同,会出现不同的药理作用,而不同给药途径,其起效时间快慢亦不同:静脉注射 > 吸入给药 > 肌内注射 > 皮下注射 > 直肠或舌下给药 > 口服液体制剂 > 口服固体制剂 > 皮肤给药。因此剂型的选择要考虑临床治疗的需要。

对于不同疾病类型,常见给药方式见表 1-1:

表 1-1　不同疾病类型的给药方式

疾病类型	适宜剂型
急症用药	注射剂、口服液体制剂、舌下片、气雾剂等
慢性疾病用药	煎膏剂、片剂、丸剂、缓释剂等
皮肤疾患用药	洗剂、软膏剂、橡胶膏剂、涂膜剂、搽剂等
局部黏膜用药	栓剂、膜剂、酊剂、线剂、条剂等

(二) 根据药物的性质

中药制剂多为复方,所含成分极为复杂,在选择剂型前,必须认真进行处方前的研究。药物的理化性质、配伍规律和生物学特性是剂型选择的重要依据。在符合临床用药要求的前提下,应充分考虑所设计剂型对主要药物活性成分溶解性、稳定性和刺激性的影响。对于在胃液中不稳定、对胃刺激性大的药物,一般不宜制成胃溶制剂,而宜制成肠溶制剂,如肠溶片、肠溶胶囊等;对于易氧化的药物,宜选择具有遮蔽作用的制剂,如包衣片剂、胶囊剂等;对于存在明显肝脏首过效应的药物,可考虑制成非胃肠道给药途径的制剂,如栓剂、软膏剂等;对于在溶液状态下稳定性差、易降解的药物,可制成注射用冻干粉针剂等。

(三) 根据生产和"五方便"的要求

中药剂型的选择是在首先满足临床治疗的需要和符合药物性质的前提下,根据拟生产厂家的技术水平和生产条件选择剂型。剂型不同,采用的工艺路线不同,对所需的技术、生产环境、设备等均有不同的要求。剂型设计还应考虑"五方便"(服用、携带、生产、运输、贮藏)的要求。如儿童用药应尽量做到色美、味香、量宜、效高,并能多种途径给药。

第三节 中药药剂学的发展

一、中药药剂学的发展简况

在漫长的中医药发展历程中，中药制剂的剂型理论、生产技术以及临床应用等随着古今成方及剂型的演变而不断地形成和发展；同时随着社会的进步、科学技术的发展和医药水平的提高，不断地完善。

中药药剂的起源可追溯至夏禹时代(公元前2140年)，当时已形成酿酒工艺，并已将多种药物浸制成药酒。

商汤时期(公元前1766年)，伊尹创造汤剂，并总结写成《汤液经》，这是我国最早的方剂与制剂技术专著，并且汤剂至今仍应用于临床。可见中药药剂学的创造和应用远在希波克拉底(公元前460—前377年)及格林制剂(公元137—207年)之前，中国是世界上最早创造药物剂型的国家。

战国时期(公元前221年以前)，我国第一部医药经典著作《黄帝内经》提出了"君、臣、佐、使"的组方原则，同时还在《素问·汤液醪醴论篇》中论述了汤液醪醴的制法和作用，并记载了汤、丸、散、膏、药酒等多种不同剂型及其制法。

秦汉时期(公元前221—公元220年)，是我国制药理论与技术蓬勃发展的时期。秦帝国时期的《五十二病方》中记载的中药除外敷和内服使用外，还有药浴法、烟熏或蒸气熏法、药物熨法等方法。东汉时期成书的《神农本草经》是现存最早的本草专著，该书论述了制药理论和制备方法，"序例"中指出："药性有宜丸者，宜散者，宜水煎者，宜酒渍者，宜煎膏者，亦有一物兼宜者，亦有不可入汤酒者，并随药性，不得违越"，强调了根据药性选择剂型。东汉末年，张仲景著《伤寒杂病论》，记载了汤剂、丸剂、散剂、药膏剂、软膏剂、酒剂等10余种剂型及其制备方法，首次记载了用动物胶汁、炼蜜枣肉和淀粉糊作为丸剂的赋形剂，并沿用至今。张仲景创造性地应用了当时劳动人民在医药上的伟大成果并出色地进行了总结，为我国中药药剂学的发展作出了重大贡献。

晋代葛洪(公元283—363年)著有《肘后备急方》八卷，创制了铅硬膏、干浸膏、蜡丸、浓缩丸、锭剂、条剂、灸剂、饼剂等多种剂型。梁代陶弘景(公元456—536年)在《本草经集注》中提出以疾病的需要来确定剂型，指出"疾病有宜丸药，宜服散者，宜服汤者，宜服膏煎者"。在序例中附有"合药分剂料理法则"，指出药物的产地和采收方法亦对疗效有影响。书中考证了古今度量衡，规定了汤、丸、散、膏、药酒的制作规范。

唐代显庆四年(公元659年)由政府组织编纂并颁布了《新修本草》(世称《唐本草》)，是我国第一部也是世界上最早的一部国家药典。孙思邈(公元581—682年)著有《备急千金要方》与《千金翼方》，其中《备急千金要方》设有制药总论专章，叙述了制药理论、工艺和质量问题，反映了当时中药制剂的发展水平。宋、元时代(公元960—1367年)，中药成方制剂发展迅速。公元1080年由宋代太医院颁布的《太平惠民和剂局方》(又名《局方》)，共收载中药制剂788种，是我国最早的一部国家制剂规范。

明代李时珍(公元1518—1593年)著《本草纲目》，共记载中药1892种，附方1300余首，剂型近40种。该著作是对我国16世纪以前本草学的全面总结，论述范围广泛，内容丰富,对中药药剂学有重大贡献,是国内外公认的药学巨著。

中华人民共和国成立以来,我国在1962年出版了《全国中药成药处方集》,书中收载成方6000余首,中成药2700余种,是继宋代《局方》后又一次中成药的大汇集。从70年代开始,中药研究在全国范围内蓬勃发展,出现了多学科综合研究的可喜局面,发现了大批有效中草药(如穿心莲、毛冬青、四季青等)、有效部位和有效成分(如青蒿素、川芎嗪、喜树碱等),研制开发出很多新剂型、新制剂。其中抗疟药青蒿素的研究处于国际领先地位,现已有青蒿素栓、青蒿琥珀酯片和注射用青蒿琥珀酯等制剂,作为脑型疟疾及各种危重疟疾抢救的特效药,已得到了世界卫生组织的认可和推广;同时,中药制药机械与技术也得到了飞速发展,如采用多能罐提取、喷雾干燥、一步制粒等新技术;制剂的检查方法和质量标准也有了较大的改进和提高,特别是充分利用高分辨气相色谱法、高效毛细管电泳法、质谱法等现代分析仪器测定中药制剂中有效成分、指标成分的含量,或者建立中药指纹图谱的方法来评价、保证制剂的质量,提高了产品在市场上的竞争力。

在中药药剂学的教材方面,我国于1983年,出版了《中药制剂汇编》,重点收载中药制剂达4000余种,剂型30余种;1986年,出版了高等中医药院校中药专业试用教材《中药药剂学》;1997年,出版了普通高等教育中医药类规划教材《中药药剂学》;2003年,又出版了高等中医药院校规划教材《中药药剂学》并于2007年再版。这些教材的出版均对中药药剂学的发展起到积极的推进作用。

我国对中医药发展一直持鼓励和支持的态度,是世界上唯一一个在宪法中规定"发展现代医药和传统医药"并把中医药纳入国家法规管理的国家。1999年4月原国家药品监督管理局发布了包括中药在内的《新药审批办法》,对新药管理在法律上作出了明确规定,并陆续颁布实施了《中药材生产质量管理规范》(good agricultural practice of medicinal plants and animals,GAP)、《药品生产质量管理规范》(good manufacture practice for drug,GMP)、《药品非临床研究质量管理规范》(good laboratory practice of drug,GLP)、《药品临床试验质量管理规范》(good clinical practice of drug,GCP)和《药品经营质量管理规范》(good supplying practice of drug,GSP),使我国中药新药的研究开发、中药制剂生产和中药营销有了正式法规,逐步走上了规范化、法制化和标准化的轨道,进入了一个新的发展时期。

知识链接

格 林 制 剂

格林(Galen,公元131—201年),罗马籍希腊人,被西方各国认为是药剂学的鼻祖,在他的专著中收录了散剂、丸剂、浸膏剂、溶液剂、酊剂、酒剂,人们称之为格林制剂,其中很多剂型至今仍在使用。

二、现代中药药剂学的研究进展

随着医药科学的发展,现代药学理论和技术亦迅速得到发展,借鉴和引用一些新技术、新工艺、新设备、新辅料,对于发展中药新剂型、新制剂,提高制剂的安全性、稳定性、有效性,降低制剂的刺激性和毒副作用,提高生产效率,简化流程,降低成本等均有积极的作用。

（一）新技术研究

1. 粉碎技术　如超细粉碎技术（ultrafine comminution technology），系指对原生药材进行细胞级粉碎，粉碎成粒径 5~10μm 以下的超细粉末。

2. 浸提技术　如半仿生提取法、超临界流体萃取技术、微波提取技术等。半仿生提取法（semi-bionic extraction method，SBE），系指利用"灰思维方式"，从生物药剂学的角度，将整体药物研究法与分子药物研究法相结合，通过模拟口服给药及药物经胃肠道转运的过程，用于经胃肠道给药的中药及其复方的一种提取新技术。超临界流体萃取技术（supercritical fluid extraction，SFE），系指利用超临界流体（supercritical fluid，SCF）在处于临界温度、临界压力之上时具有的溶解多种物质的能力，从液体或固体中萃取分离出特定的成分。微波提取技术（microwave extraction，ME），系指利用微波强烈的热效应提取中药成分的一种新技术。

3. 分离纯化技术　如膜分离技术、大孔树脂吸附技术、分子蒸馏技术等。膜分离技术（separation membrane），系指根据体系中分子的大小与形状，通过膜孔的筛分作用进行分离，使物质纯化的一种技术。大孔树脂吸附技术（macroreticular resin absorbing），系指采用特殊的吸附剂从中药复方煎液中有选择地吸附其中的有效成分，除去无效成分的一种提取精制的新技术。分子蒸馏技术（molecular distillation），系指一种利用不同物质分子的平均自由程的差别，在高真空度下进行分离、精制的连续蒸馏过程。

4. 浓缩干燥技术　浓缩系指在沸腾状态下，经传热过程，利用气化作用将挥发性大小不同的物质进行分离，从液体中除去溶剂得到浓缩液的工艺操作。蒸发是浓缩药液的重要手段，现主要有常压蒸发、减压蒸发、薄膜蒸发、多效蒸发等技术和方法。干燥系指利用热能除去含湿的固体物质或膏状物中所含的水分或其他溶剂，获得干燥物品的工艺操作。目前，中药制剂常采用烘干、减压干燥、喷雾干燥、沸腾干燥等技术和方法。随着多功能化、小型化、节能高效、融合先进技术于一体的新型干燥机不断问世，如旋转闪蒸干燥机、热喷射气流干燥机、惰性载体干燥机等，将大大改善中药加工的技术水平，提高生产效率。

5. 中药制粒技术　系指将粉末状药料与适宜的润湿剂和黏合剂混合，经加工制成具有一定形状与大小颗粒状物体的技术。如快速搅拌制粒、沸腾制粒、喷雾干燥制粒等。快速搅拌制粒系指将固体辅料或药物细粉与稠膏置于快速搅拌制粒机的盛器内，通过调整搅拌桨叶和制粒刀的转速，将物料混匀并切割成带一定棱角的小块，小块间互相摩擦形成球状颗粒。沸腾制粒，又称流化喷雾制粒、流化床制粒、一步制粒，系指一种将混合、制粒、干燥操作一步完成的新型制粒技术。喷雾干燥制粒系指将经适当处理后的药材浸提液或药物、辅料的混合浆，经喷雾干燥直接制得干燥球状粒子或再经滚转制粒。

6. 中药包衣技术　包衣技术一般应用于固体制剂，将药物包裹在一定厚度的衣膜内，使药物以恒定或接近恒定的速率通过膜释放出来，达到缓释和控释的目的。

7. 包合技术　系指一种药物分子结构被全部或部分包合入另一种物质的分子腔中而形成独特形式的包合物的制备技术。

8. 固体分散技术　系指制备制剂时固体药物，特别是难溶性药物以低共熔混合物、固体溶液、玻璃溶液或玻璃混悬液和共沉淀物等分散状态存在的一种分散技术。

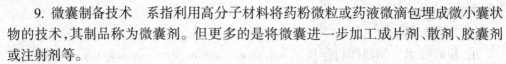

9. 微囊制备技术　系指利用高分子材料将药粉微粒或药液微滴包埋成微小囊状物的技术，其制品称为微囊剂。但更多的是将微囊进一步加工成片剂、散剂、胶囊剂或注射剂等。

(二) 新剂型研究

中药剂型的发展历经了五个时代：第一代是膏丹丸散等传统剂型；第二代是片剂、胶囊剂、注射剂等常规剂型；之后进入了药物传递系统（drug delivery system，DDS）新时代，第三代是以控制释放速度为目的的缓控释制剂；第四代是使药物浓集于靶器官、靶组织、靶细胞，提高疗效并降低全身毒副作用的靶向给药系统；而第五代是反映时辰生物学技术与生理节律同步的脉冲式给药，即在发病高峰时期在体内自动释药的给药系统。

目前，中成药传统剂型及其产品不断朝着科学化、新型化、方便化、高效化迈进。对疗效确切的传统中药成方制剂不断改进的同时，还创制出了许多新剂型，如天花粉粉针剂、喜树碱静脉注射混悬剂、牡荆油微囊片等。此外，缓释、控释和靶向等新型药物传递系统的研究在中药领域内也取得了一定的进展，如壳聚糖 - 绞股蓝总皂苷缓释微球的研制；蟾酥、雷公藤贴剂等透皮贴剂及薄荷醇、桉叶油等中药透皮吸收促进剂的开发；人参皂苷脂质体、丹参脂质体的研究等。中药剂型的研究应该在提高常规制剂质量的基础上，充分运用现代药剂学的最新研究成果，不断创制发展中药制剂的新剂型。

(三) 新辅料研究

中药剂型的创新与发展建立在新辅料应用的基础上，新辅料的进展为中药新剂型创造了良好的条件，推动着中药制剂的发展。中药制剂使用辅料有两个特点：一是"药辅合一"；二是将辅料作为处方的一味药使用。在选用辅料时，应遵循"辅料与药效相结合"的原则。

目前，天然大分子物质、纤维素衍生物、淀粉衍生物，合成或半合成油酯、磷脂、合成表面活性剂、乙烯聚合物、丙烯酸聚合物、可生物降解聚合物的应用，为中药各类新剂型的研究，以及各类缓释、控释、靶向制剂的研究提供了必备的物质基础。

(四) 中药制剂的稳定性研究

安全性、有效性和稳定性是对药物的基本要求，而稳定性又是保证药物有效性和安全性的基础。药物若发生分解、变质，可导致药效降低，甚至产生或增加毒副作用，危及患者的健康和生命安全。通过对中药制剂在不同条件下（如温度、湿度、光线等）稳定性的研究，掌握其质量随时间变化的规律，不仅可以为中药制剂的生产、包装、贮存、运输条件和有效期的确定提供科学依据，而且保障了其临床用药的有效性和安全性。制剂稳定性的研究贯穿于药品的研发、生产、包装、储运和使用的全过程，一般始于制剂的处方前研究，在临床研究期间和上市后仍要继续进行稳定性考察。因此，必须重视和研究中药制剂的稳定性。

(五) 中药制剂的生物有效性研究

中药药剂学不仅要研究中药制剂制备、生产、贮藏等过程，而且要深入研究其应用于机体后药物或其制剂的体内过程，如吸收、分布、代谢、排泄等过程，以及各种影响因素，包括剂型因素和机体生理因素，从而为阐明中医药理论，正确评价药剂质量，设计合理的剂型、处方及生产工艺，为临床合理用药提供科学依据，使中药制剂发挥最佳的治疗作用。为了阐明中药有效成分或有效部位的分布特点、被机体利用的程度和速度、量 - 效或量 - 时关系及其与药效或毒副反应间的关系等,通常采用生物利用度和溶出度对中药制剂的生物有效性进行评价。

第四节 药品标准

药品标准(drug standard)是国家对药品质量、规格及检验方法所作的技术规定,是保证药品质量,供药品生产、经营、使用、检验和管理部门共同遵循的法定依据。我国现行的药品标准是国家药品标准,系指国家食品药品监督管理总局(China Food and Drug Administration,CFDA)颁布的《中国药典》、卫生部颁药品标准(部颁标准)、药品注册标准和其他药品标准。

一、药典

(一)概述

药典(pharmacopoeia)系指一个国家记载药品标准、规格的法典,一般由国家药典委员会组织编纂,并由政府颁布执行,具有法律约束力。药典收载的品种是疗效确切、副作用小、质量稳定的常用药品及其制剂,并明确规定了其质量标准。

不同时代的药典代表着一个国家的药品生产、医疗和科学技术的水平。由于医药科技水平的不断提高,新的药物和新的制剂不断被开发出来,对药物及其制剂的质量要求也更加严格,所以药品的检验方法亦在不断更新和提高。因此,各国的药典需要不断修订,如美国自从 2005 年出版《美国药典(28)/国家处方集(23)》后每年出一次修订版;中国和日本的药典每五年出一次修订版,在新版药典中,不仅增加新的品种,而且增设一些新的检验项目或方法,同时对有问题的药品进行删除。在新版药典出版前,往往由国家药典委员会编辑出版增补本,以利于指导新药和新制剂在临床的应用,增补本与药典具有相同的法律效力。可见,药典在保证人民用药安全有效,促进药品研究和生产方面起到重要作用。

知识链接

药典的发展史

公元 659 年,我国唐代政府组织编纂的《新修本草》是我国第一部具有药典性质的国家药品标准,堪称世界上最早的一部法定药典,全书 54 卷,收载药物 844 种。1498 年由佛罗伦萨学院出版的《佛罗伦萨处方集》(Florence Formulation),一般公认为欧洲第一部法定药典。而其后纽伦堡的瓦莱利乌斯医生编著的《药方书》(Formulation Catalogue)在当时赢得了很高的声誉,被纽伦堡当局认定为第一本《纽伦堡药典》(Nurnberg Pharmacopoeia),并于 1546 年出版。在《纽伦堡药典》的影响下,奥格斯堡、安特卫普、里昂、巴塞尔、巴伦西亚、科隆、巴黎和阿姆斯特丹等地也相继有药典问世。这一进展标志着欧洲各地区性药典向法定性国家药典转化的新阶段。至 20 世纪,我国于 1930 年颁布了《中华药典》;世界卫生组织(WHO)于 1951 年颁布了《国际药典》;瑞典、丹麦、挪威于 1964 年颁布了《北欧药典》;欧共体于 1969 年颁布了《欧洲药典》。至 21 世纪初,世界上已有近 40 个国家编制了国家药典,另外,尚有区域性药典(北欧药典、欧洲药典、亚洲药典及非洲药典)和 WHO 编订的《国际药典》。这些药典对世界医药科技交流和国际医药贸易具有极大的促进作用。

笔记

(二)《中华人民共和国药典》

《中华人民共和国药典》,简称为《中国药典》(*The Pharmacopoeia of the People's Republic of China , Ch. P.*),由国家药典委员会编纂。新中国成立以来,先后共编纂颁布《中国药典》十版,除1953年版为一部、2005年版和2010年版为三部、2015版为四部外,其他版次均为两部。各版药典简况见表1-2。

表1-2 《中国药典》各版简况表

版次	分部	收载药品数量	收载于制剂通则的剂型种类	主要修订内容
1953年版	1	531种	10种剂型,外加抗生素、菌苗两类药品	—
1963年版	2	一部:643种 二部:667种	一部9种 二部10种	一部记载药品的"功能与主治",二部增加了药品的"作用与用途"
1977年版	2	一部:1152种 二部:773种	一部14种 二部8种	检验方法增加了显微鉴别和理化鉴别
1985年版	2	一部:713种 二部:776种	一部12种 二部10种	1988年10月,出版了我国第一部英文版《中国药典》(1985年版),同年还出版了药典二部注释选编。自1985年开始,《中国药典》均编写相应的英文版
1990年版	2	一部:784种 二部:967种	一部18种 二部12种	药典二部品种项下规定的"作用与用途"和"用法与用量",分别改为"类别"和"剂量",另组织编著《临床用药须知》(1996年出版)和《药典注释》(1993年出版)两本重要参考书。有关品种的红外光吸收图谱,收入《药品红外光谱集》另行出版,该版药典附录内不再刊印
1995年版	2	一部:920种 二部:1455种	一部21种 二部14种	增加了茶剂、露剂、颗粒剂、口服液和缓释制剂等剂型;二部药品外文名称改用英文名,取消拉丁名;中文名称只收载药品法定通用名称,不再列副名
2000年版	2	一部:992种 二部:1699种	一部26种 二部21种	一部新增附录10个,修订附录31个;二部新增附录27个,修订附录32个。二部附录中首次收载了药品标准分析方法验证要求等六项指导原则
2005年版	3	一部:1146种 二部:1967种 三部:101种	一部26种 二部21种 三部12种	首次将《中国生物制品规程》并入药典;本版药典收载的附录,药典一部为98个,其中新增12个、修订48个,删除1个;药典二部为137个,其中新增13个、修订65个、删除1个;药典三部为140个,其中新增62个,修订78个,删除1个 一、二、三部共同采用的附录分别在各部中予以收载,并进行了协调统一。本版药典在标准要求、形式内容等方面,与2000年版相比均有重大改进与提高

续表

版次	分部	收载药品数量	收载于制剂通则的剂型种类	主要修订内容
2010 年版	3	一部:1146 种 二部:1967 种 三部:101 种	一部 26 种 二部 21 种 三部 12 种	本版药典收载的附录,药典一部为 112 个,其中新增 14 个、修订 47 个;药典二部为 152 个,其中新增 15 个、修订 69 个、删除 1 个;药典三部为 149 个,其中新增 18 个、修订 39 个。一、二、三部共同采用的附录分别在各部中予以收载,并尽可能做到协调统一、求同存异、体现特色。本版药典,更加注重一部、二部、三部体例和内容的规范性,以及各部之间、正文品种与附录之间的协调与统一,科学性、权威性、先进性比历版药典有进一步提升
2015 年版	4	一部:2598 种 二部:2603 种 三部:137 种 四部:0 种	一部 0 种 二部 0 种 三部 0 种 四部 38 种	本版药典进一步扩大药品品种的收载和修订,共收载品种 5608 种。一部收载品种 2598 种,其中新增品种 440 种、修订品种 517 种、不收载品种 7 种。二部收载品种 2603 种,其中新增品种 492 种、修订品种 415 种、不收载品种 28 种。三部收载品种 137 种,其中新增品种 13 种、修订品种 105 种、新增生物制品通则 1 个、新增生物制品总论 3 个、不收载品种 6 种。本版药典首次将上版药典附录整合为通则,并与药用辅料单独成卷作为《中国药典》四部。四部收载通则总数 317 个,其中制剂通则 38 个、检测方法 240 个(新增 27 个)、指导原则 30 个(新增 15 个)、标准品、标准物质及试液试药相关通则 9 个。药用辅料收载 270 种,其中新增 137 种、修 97 种、不收载 2 种。

现行版药典为《中国药典》2015 年版(本教材中提及的药典内容除另有说明外,均为《中国药典》2015 年版),共有四部。一部收载药材和饮片、植物油脂和提取物、成方制剂和单味制剂等;二部收载化学药品、抗生素、生化药品以及放射性药品等;三部收载生物制品;四部收载通则、药用辅料等。国家药品标准由凡例与正文及其引用的通则共同构成。药典收载的凡例与通则对未载入本版药典但经国务院药品监督管理部门颁布的其他中药标准具同等效力。凡例是正确使用《中国药典》进行药品质量检定的基本原则,是对《中国药典》正文、通则及与质量检定有关的共性问题的统一规定。凡例和通则中采用"除另有规定外"这一用语,表示存在与凡例或通则有关规定不一致的情况时,则在正文中另作规定,并按此规定执行。正文中引用的药品系指本版药典收载的品种,其质量应符合相应的规定。正文所设各项规定是针对符合《药品生产质量管理规范》(good manufacture practice for drug,GMP)的产品而言。任何违反GMP 或有未经批准添加物质所生产的药品,即使符合《中国药典》或按照《中国药典》没有检出其添加物质或相关杂质,亦不能认为其符合规定。通则主要收载制剂通则、通用检测方法和指导原则。制剂通则系按照药物剂型分类,针对剂型特点所规定的

基本技术要求;通用检测方法系各正文品种进行相同检查项目的检测时所应采用的统一的设备、程序、方法及限度等;指导原则系为执行药典、考察药品质量、起草与复核药品标准等所制定的指导性规定。《中国药典》的英文名称为 *Pharmacopoeia of The People's Republic of China*;英文简称为 *Chinese Pharmacopoeia*;英文缩写为 Ch. P.。

世界上已有近 40 个国家编制了国家药典,另外还有区域性药典和 WHO 组织编制的《国际药典》等,均对世界医药科技交流和国际医药贸易具有极大的促进作用。其中代表性的有《美国药典》、《英国药典》、《日本药典》和《欧洲药典》。

《美国药典》(*The United States Pharmacopoeia*,USP),是目前世界上唯一一部由非政府机构出版的法定药品汇编,由美国政府所属的美国药典委员会(The United States Pharmacopeial Convention)编纂出版。现已在 131 个国家销售,一些没有法定药典的国家通常都采用《美国药典》作为本国的药品法定标准。

目前,USP/NF 现行版为 USP(35)/NF(30)版,于 2011 年 12 月出版,2012 年 5 月 1 日正式生效。USP 正文药品名录分别按法定药名字母顺序排列,各药品条目大都列有药名、结构式、分子式、CAS 登记号、成分和含量说明、包装和贮藏规格、鉴定方法、干燥失重、炽灼残渣、检测方法等常规项目,正文之后附有通则,其中列有详细的各种分析测试方法和要求的通用章节以及对各种药物的一般要求。目前,USP/NF 有英文版和西班牙文版两个版本,英文版提供印刷版、在线电子版和光盘版三种形式。从 USP(30)/NF(25)(2007 年)开始,USP/NF 的印刷版以三卷一套的形式出版。

知识链接

美国药典的发展史

1820 年,11 位来自美国各州的医师、药剂师及医药专业教师的代表,自发在华盛顿特区召开会议,成立了美国药典委员会,共同制订了 USP,建立了美国第一部药品标准和质量控制(处方)系统,即美国药典的最早版本。此外,由药剂师们自发编辑的国家处方集(the national formulary,NF)于 1883 年首次出版,从 1896 年起对那些尚未编入 USP 的药品提供标准规范。为减少重复,方便使用,NF 于 1980 年第 15 版起并入 USP。美国药典委员会将这两个法定药品标准 USP 和 NF 制成合订单行本出版,前面部分为 USP,后面部分为 NF。所以,这本出版物的完整名称为《美国药典/国家处方集》(*U.S. Pharmacopoeia/National Formulation*,USP/NF)。

《英国药典》(*British Pharmacopoeia*,BP)是由英国药典委员会编纂,英国卫生和社会安全部颁布实施的英国国家药品标准,是英国制药标准的重要来源。英国药典有着悠久的历史,最早可追溯到 1618 年编写的《伦敦药典》,后又有《爱丁堡药典》和《爱尔兰药典》,1864 年合为《英国药典》。《英国药典》在世界各国药典中享有一定信誉。在国际贸易中,一些贸易机构和贸易商常以《英国药典》标准签订合同,作为药品质量检验的依据。目前现行版 BP 是 BP2012 版,于 2011 年 8 月出版,2012 年 1 月 1 日起开始正式生效。BP2012 版收载的内容包括药用物质、制剂和在药品实践中使用的物品等。其中一部分品种来源于英国本国的药品标准,另外一部分品种来源于欧洲药典第 7 版。

《日本药典》的全称是《日本药局方》(*Pharmacopoeia of Japan*,JP),由日本药局方编委会编纂,日本厚生省颁布执行。1886 年出版了第一版《日本药典》,现行版本是

2011 年出版的第 16 改正版,以 JP(16)表示。该版药典收载药品 1483 种,其中新收载 102 种。日本药典有日文版和英文版两种。

《欧洲药典》(*European Pharmacopoeia*,EP)由欧洲药典委员会编纂,欧洲药品质量管理局负责出版和发行,有英文版和法文版两种法定文本,对其成员国皆有法律约束力。欧洲药典委员会于 1964 年成立,1977 年出版第一版《欧洲药典》。由于欧洲一体化及国际间药品标准协调工作不断发展,为适应科学技术的发展,及时增补新的内容,剔除过时内容,自 2002 年开始《欧洲药典》每年出版三部增补本。目前现行版 EP 为第七版,即 EP7.0,于 2010 年 6 月出版,2011 年 1 月 1 日开始生效。

近年来,《欧洲药典》的权威性和影响力正在不断扩大,参与制定和执行《欧洲药典》的国家在不断增加。欧洲药典委员会在人用药品注册技术规定国际协调会议中与美国、日本等国药典委员会协调统一药典标准进程中也起着积极主导作用。

二、药典外药品标准

国家药典是药品法典,尚不能包罗已生产、使用的全部药品品种,因此,除药典外,还有其他药品标准,作为国家药典的补充。

我国现有卫生部颁药品标准和药品注册标准。英国除国家药典外,尚有国家处方集(national formulation)和英国准药典(*British Pharmaceutical Codex*,BPC)。日本的药典外标准有《日本抗生物质医药品基准》、《放射性医药品基准》、《生物学制剂基准》、《诊断用医药品基准》等。

第五节 药品管理法规

一、药品注册管理办法

药品注册系指 SFDA 根据药品注册申请人的申请,依照法定程序,对拟上市销售的药品的安全性、有效性、质量可控性等进行审查,并决定是否同意其申请的审批过程。我国于 2002 年 12 月 1 日起施行《药品注册管理办法(试行)》,并于 2005 年 5 月 1 日和 2007 年 10 月 1 日两次颁布实施了新的《药品注册管理办法》,药品注册申请分为:新药申请、仿制药申请、进口药品申请及其补充申请和再注册申请。我国药品注册管理日益和国际接轨,将有利于新药研究开发,促进药品国际贸易。

二、药品生产质量管理规范

《药品生产质量管理规范》(good manufacture practice for drug,GMP)系指药品生产过程中,用科学、合理、规范化的条件和方法来保证生产优良药品的一整套系统科学的管理规范,是药品生产和管理的基本准则。适用于药物制剂生产的全过程和原料药生产中影响成品质量的关键工序,也是新建、改建和扩建医药企业的依据。我国于 1982 年由中国医药工业公司颁发了《药品生产管理规范(试行本)》,这是我国医药工业第一次试行的 GMP。试行后进行了不断修订和完善,于 2011 年,SFDA 最终修订并颁布了《药品生产质量管理规范(2010 年修订)》,共 14 章 313 条,规定于 2011 年 3 月 1 日起全面施行。同时于 2011 年 2 月印发药品 GMP 的附录,对无菌药品、非无菌药品、原料药、生物制品、放射性药品、中药制剂等的生产和质量管理的特殊要求予以补充规定。

GMP 的检查对象是：①人；②生产环境；③制剂生产的全过程。其三大要素是：①人为产生的错误减小到最低；②防止对医药品的污染和低质量医药品的产生；③保证产品高质量的系统设计。

为加强对药品生产企业的监督管理，我国组织实施了 GMP 的认证工作。SFDA 于 2011 年 1 月发布了《药品生产质量管理规范认证管理办法》（《药品 GMP 认证办法》），自 2011 年 3 月 1 日起实施。按规定，今后所有生产药品的企业（车间）必须通过 GMP 认证。推行 GMP 是人民用药安全有效的重要保证，是国际贸易药品质量认证体制的重要内容，同时也是与国际认证机构开展双边、多边认证合作的基础。

三、药品非临床研究质量管理规范

《药品非临床研究质量管理规范》（good laboratory practice of drug，GLP）系指对从事实验研究的规划设计、执行措施、管理监督、记录报告、实验室的组织管理、工作方法和有关条件提出的法规性文件。我国的 GLP 于 1999 年发布并于 1999 年 11 月 1 日起试行，并于 2003 年 6 月 4 日经 SFDA 局务会审议通过，自 2003 年 9 月 1 日起施行。

GLP 实施的主要目的：①严格控制各种可能影响试验结果的主客观因素，尽可能减少试验误差，确保新药安全性评价的科学性和可靠性；②使我国新药研究的安全性试验符合国际上公认的标准。

GLP 主要应用于药品的安全性试验中，主要包括：急性毒性、亚急性毒性、慢性毒性、生殖毒性、致突变性、致癌性、刺激性、药物依赖性和抗原性等方面。

GLP 的组织系统主要有：有关毒理学研究的各种功能性实验室（病理、生理、生化药理及特殊毒理研究室）、实验动物中心、资料和档案的管理和质量保证部门等。

学习小结

1. 学习内容

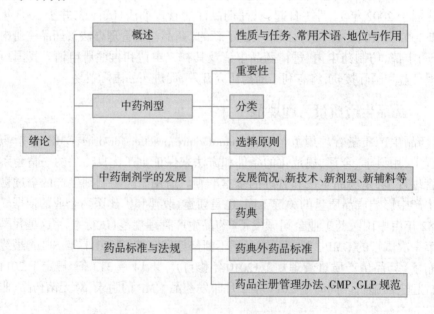

2. 学习方法

(1) 通过与现代药剂学、中药学相关课程的联系和比较,理解中药药剂学的性质与任务及其在中医药实践中的地位与作用。

(2) 联系临床需求,熟悉中药剂型的作用和分类方法,重点掌握中药剂型的选择原则。

(3) 以时间顺序了解中药药剂学的发展,并通过了解中药有效成分、有效部位的研究进展,熟悉现代中药制剂新技术、新剂型、新辅料等内容。

(4) 对于药品标准和法规,要联系生产实践,重点掌握现行版《中国药典》的内容与使用方法;熟悉药品注册管理办法、GMP 与 GLP 在药物制剂研究和生产中的意义。

(李范珠 李永吉)

复习思考题

1. 简述中药药剂学的性质与任务。
2. 简述中药剂型的选择原则。
3. 简述中药制剂的新技术。
4. 简述药典的定义及其作用。
5. 简述 GMP 和 GLP 的含义与目的。

第二章

制 药 卫 生

第一节 概 述

一、制药卫生的含义

　　制药卫生系指药品生产过程中所采取的各种防止微生物污染的措施。药品是用于预防、治疗、诊断人的疾病的物品,在生产过程中若受到微生物的污染,用于人体后可能会直接引起或传染疾病;或在贮存期间微生物生长繁殖,导致药品变质、疗效降低,甚至可能产生对人体有害的物质。因此,制药卫生是药品生产质量管理的一项重要内容,贯穿着药品生产的全过程。在药品生产的各个环节,强化制药卫生管理是保证药品质量的重要手段,也是《中国药典》和中国《药品生产质量管理规范(2010 年修订)》(GMP)及其附录的具体要求。

　　药品的剂型不同,给药途径不同,其相应的卫生标准也有差异。如注射剂要求不含微生物,至少不得有活的微生物;而口服剂型,如丸剂、颗粒剂等则不需要达到完全无微生物,但对含微生物的数量有一定限度要求,且不得含有致病的微生物。由此可见,在生产过程中,应根据药物和剂型的种类、卫生标准的具体要求,有针对性地采取制药卫生措施,以确保产品质量。

　　中药制剂多由药材提取分离制成,甚至有的制剂中还含有药材原粉,成品中容易出现微生物污染、滋生、繁殖。研究如何更好地防止生产过程中微生物的污染,如何更有效地抑制微生物在成品中的生长繁殖、杀灭或除去药品中微生物,对于提高中药制剂质量,保证药品疗效有着重要意义。

二、制药卫生的基本要求

《中国药典》四部对各类中药制剂的微生物限度标准作出了规定,是当前药品生产和质量控制的基本要求和法规文件。

1. 制剂通则、品种项下要求无菌的及标示无菌的制剂　应符合无菌检查法规定。
2. 用于手术、严重烧伤、严重创伤的局部给药制剂　应符合无菌检查法规定。
3. 非无菌不含药材原粉的中药制剂的微生物限度标准见表 2-1。
4. 非无菌含药材原粉的中药制剂的微生物限度标准见表 2-2。

表 2-1　非无菌不含药材原粉的中药制剂的微生物限度标准

给药途径	需氧菌总数 (cfu/g、cfu/ml 或 cfu/10cm^2)	霉菌和酵母菌总数 (cfu/g、cfu/ml 或 cfu/10cm^2)	控制菌
口服给药 　固体制剂 　液体制剂	 10^3 10^2	 10^2 10^1	不得检出大肠埃希菌(1g 或 1ml); 含脏器提取物的制剂还不得检出 沙门菌(10g 或 10ml)
口腔黏膜给药制剂 齿龈给药制剂 鼻用制剂	10^2	10^1	不得检出大肠埃希菌、金黄色葡 萄球菌、铜绿假单胞菌(1g、1ml 或 10cm^2)
耳用制剂 皮肤给药制剂	10^2	10^1	不得检出金黄色葡萄球菌、铜绿 假单胞菌(1g、1ml 或 10cm^2)
呼吸道吸入制剂	10^2	10^1	不得检出大肠埃希菌、金黄色葡 萄球菌、铜绿假单胞菌、耐胆盐革 兰阴性菌(1g 或 1ml)
阴道、尿道给药制剂	10^2	10^1	不得检出铜绿假单胞菌、金黄色 葡萄球菌、白色念珠菌、梭菌(1g、 1ml 或 10cm^2)
直肠给药 　固体制剂 　液体制剂	 10^3 10^2	 10^2 10^2	不得检出金黄色葡萄球菌、铜绿 假单胞菌(1g 或 1ml)
其他局部给药制剂	10^2	10^2	不得检出金黄色葡萄球菌、铜绿 假单胞菌(1g、1ml 或 10cm^2)

表 2-2　非无菌含药材原粉的中药制剂的微生物限度标准

给药途径	需氧菌总数 (cfu/g、cfu/ml 或 cfu/10cm^2)	霉菌和酵母菌总数 (cfu/g、cfu/ml 或 cfu/10cm^2)	控制菌
固体口服给药制剂 　不含豆豉、神曲等发酵原粉 　含豆豉、神曲等发酵原粉	 10^4(丸剂 3×10^4) 10^5	 10^2 5×10^2	不得检出大肠埃希菌(1g);不 得检出沙门菌(10g);耐胆盐革 兰阴性菌小于 10^2cfu(1g)

续表

给药途径	需氧菌总数 (cfu/g、cfu/ml 或 cfu/10cm²)	霉菌和酵母菌总数 (cfu/g、cfu/ml 或 cfu/10cm²)	控制菌
液体口服给药制剂			不得检出大肠埃希菌(1ml);不得检出沙门菌(10ml);耐胆盐革兰阴性菌小于 10^1 cfu(1ml)
不含豆豉、神曲等发酵原粉	$5×10^2$	10^2	
含豆豉、神曲等发酵原粉	10^3	10^2	
固体局部给药制剂			不得检出金黄色葡萄球菌、铜绿假单胞菌(1g 或 10cm²);阴道、尿道给药制剂还不得检出白色念珠菌、梭菌(1g 或 10cm²)
用于表皮或黏膜不完整	10^3	10^2	
用于表皮或黏膜完整	10^4	10^2	
液体局部给药制剂			不得检出金黄色葡萄球菌、铜绿假单胞菌(1ml);阴道、尿道给药制剂还不得检出白色念珠菌、梭菌(1ml)
用于表皮或黏膜不完整	10^2	10^2	
用于表皮或黏膜完整	10^2	10^2	

三、预防中药制剂污染的措施

为预防微生物的污染,确保中药制剂微生物限度符合《中国药典》要求,必须针对可能发生微生物污染的环节,采取积极地防菌、灭菌措施。中药制剂的微生物污染主要来源于中药原料、辅料、包装材料、生产过程和贮藏过程。

1. 中药原料的洁净和灭菌　中药原料大多为天然植物、动物和矿物类药材,原药材不仅本身带有大量的微生物、虫卵及杂质,而且在采集、加工、运输、贮藏过程中还会受到各种污染。因此,用于中药制剂的中药材必须经前处理,减少微生物的污染,以避免微生物污染引起药材变质。

中药材的前处理一般可以按照规定进行拣选、整理、剪切、洗涤、浸润或其他炮制加工,处理后的中药材不得直接接触地面,不得露天干燥,以防止微生物污染。直接入药的中药材可以采用适当的灭菌措施,常用方法有:热压灭菌、气体灭菌、辐射灭菌等。对于一般耐热且质地坚硬的药材,可采用水洗、流通蒸汽灭菌、干燥的综合处理方法;对含热敏性成分的药材,可采用酒精喷洒或熏蒸,也可采用环氧乙烷气体灭菌或 γ 射线辐射灭菌的方法处理。由于中药成分复杂、污染面广等原因,在选择灭菌方法时要注意对产品成分、药效、安全性和稳定性的影响。

2. 辅料和包装材料的选择和处理　制剂生产过程中使用的各种辅料也是微生物污染的重要环节。如淀粉、糊精、胶囊壳、蜂蜜等,临用前必须严格选择或适当处理,使符合药用标准;制备蜜丸的主要辅料蜂蜜既带有一定数量微生物,又是适宜微生物生长繁殖的培养基,所以使用前要先炼蜜,在熬炼过程中杀死绝大部分微生物。

包装材料包括容器、盖子、塞子以及容器内的填充物,由塑料、玻璃、橡胶、金属等材料构成,它们一般与药品直接接触,如果包装材料本身的质量不佳或者保管不当,不仅有被微生物污染的可能,还会造成中药制剂的污染。因此,应采用适当的方法清洗、洁净,并作相应的灭菌处理,且在规定的时限内使用。

3. 生产过程中污染的预防

(1) 环境卫生和空气:空气中的微生物来自土壤、人和动物的体表及其排泄物,不洁的环境使空气中含有大量的微生物,从而污染药物原辅料、制药用具和设备,最终导致中药制剂的污染。因此,药品生产车间的环境卫生和空气净化必须引起重视,生产区周围应无裸露土地面和污染源,不同制剂的生产厂房应根据 GMP 所规定的要求,达到相应的洁净级别。

(2) 制药设备和用具:直接与药物接触的制药设备和容器,如药筛、粉碎机、制粒机、压片机等,其表面带有的微生物会直接污染药品。因此,设备和用具必须采用适当方法进行洁净和灭菌处理。设备和器具使用后,应尽快清洗干净,保持清洁干燥。必要时,临用前还应消毒灭菌。对于清洗后不易干燥的设备宜用 75% 乙醇擦拭,防止微生物滋生。

(3) 操作人员:人体的外表皮肤、毛发及鞋、帽和衣物带有一些微生物,有时还带有一些致病菌,均可能给药品生产造成污染。为防止污染,操作人员必须注意个人卫生,严格执行卫生管理制度,穿戴专用的工作衣物,并定时换洗。

4. 贮藏过程中微生物的控制　除灭菌和无菌制剂外,各种口服制剂或外用制剂往往带有一定数量的微生物,当外界的温度、湿度等条件适宜时,微生物就容易滋长和增殖。因此,药品贮藏过程中,应重视各项防腐措施的落实,并注意将药品贮藏于阴凉、干燥处。另外,在搬运和贮藏时应注意防止由于包装材料的破损而引起微生物再次污染。

第二节　制药环境的卫生管理

一、中药制药环境的基本要求

《中华人民共和国药品管理法(2015 年修订)》、《药品生产质量管理规范(2010 年修订)》等法规对药品生产企业的环境、布局、厂房和设施等方面提出了基本要求,是实施制药环境卫生管理的基本准则,药品生产企业的新建、改建和扩建均必须按上述文件的有关要求执行。

1. 生产厂区的环境　药品生产厂址宜选在大气含尘、含菌浓度低,无有害气体,自然环境好的区域,尽量远离铁路、码头、机场、交通要道等污染严重的地区。厂区内的空地应进行绿化,铺植草坪,种植不产生花絮、绒毛、花粉等对大气有不良影响的植物。厂区内的道路应采用不易起尘的材料铺面。

2. 厂区合理布局　厂区总体布局应符合国家有关工业企业总体设计原则,并应满足环境保护的要求,同时应防止交叉污染。厂区一般按行政、生产、辅助和生活等划区布局。洁净厂房应布置在厂区内环境清洁,人流货流不穿越或少穿越的地方。中药材的前处理操作工序,不得与制剂生产使用同一生产厂房,制剂厂房应位于中药材前处理厂房的上风侧。三废处理,锅炉房等有严重污染的区域应置于厂的最大频率下风侧。

3. 厂房设计和设施装备要求　制药厂的厂房必须有足够的面积和空间,厂房内应按生产工艺流程及所要求的洁净级别进行设计装修。洁净区的内表面(墙壁、地面、天棚)应当平整光滑、无裂缝、接口严密、无颗粒物脱落,避免积尘,便于有效清洁。洁净区与非洁净区之间、不同洁净区之间应保持适当的压差梯度。人流、物流要分开,物流应通过缓冲室,经清洁、灭菌后进入,器具灭菌后通过传递窗传入。

中药材和中药饮片的取样、筛选、称重、粉碎、混合等操作易产生粉尘的,应采取措施控制粉尘扩散,如安装捕尘设备、排风设施或设置专用厂房(操作间)等。中药、辅料、包装材料、半成品、成品、不合格品均要有专门存放的空间,不得在药品生产车间或厂内空地上任意设置堆放处。

二、空气洁净技术与应用

空气洁净技术(techniques for air purification)系指能创造洁净空气环境的各种技术的总称。根据不同行业的要求和洁净标准,可分为工业洁净和生物洁净。工业洁净系指除去空气中悬浮的尘埃粒子;生物洁净系指不仅除去空气中悬浮的尘埃粒子,而且要求除去微生物等以创造洁净空气的环境。药品生产需要生物洁净,净化的空气环境是药品生产中降低污染和交叉污染,提高药品质量的有力保障。为了满足药品生产洁净室(区)对空气洁净度的不同要求,制药行业的空气洁净技术分为非单向流洁净净化系统和单向流洁净净化系统。

1. 非单向流洁净净化系统　非单向流洁净净化系统气流运动形式是乱流(或称紊流),是通过高度净化的空气将操作室内产生的尘粒稀释的空气净化方式。由于洁净室内空气流线呈不规则状态,各流线间的尘埃易相互扩散,不易将尘埃除尽,可获得D、C级洁净空气。其洁净系统的工作流程为:室外新风经初效滤过后与洁净室的回风混合,经空调器处理温、湿度,再通过中效过滤器和高效过滤器滤过,进入洁净室,室内产生的尘菌被洁净空气稀释后由回风口进入回风管系统。如此反复循环,就可以把洁净室空气污染控制在一个稳定的水平。非单向流洁净室气流组织形式通常有:顶送下回,顶送下侧回,侧送下侧回和顶送顶回等,见图2-1。

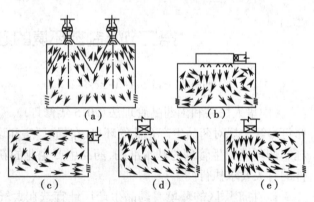

图2-1　非单向流洁净室送、回风布置形式
(a)密集流线形散发器顶送双侧下回　(b)孔板顶送双侧下回　(c)上侧风同侧下回　(d)带扩散板高效过滤器风口顶送单侧下回　(e)无扩散板高效过滤器风口顶送单侧下回

2. 单向流洁净净化系统　单向流洁净净化系统气流的运动形式属单向流(或称层流),是用高度净化的气流作载体,将操作室内产生的尘埃排除的空气净化方法。由于空气流线呈同向平行状态,各流线间的尘埃不易相互扩散,室内产生的尘埃可随层流迅速流出,可获得更高的空气洁净度,常用于A、B级洁净区。单向流洁净净化系统的气流方向可分为水平单向流和垂直单向流,见图2-2。

水平单向流的送风口布满一侧墙面,对应墙面为回风口,气流以水平方向流动;

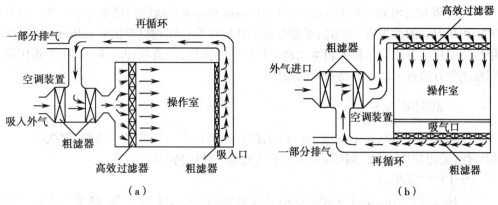

图 2-2　水平单向流和垂直单向流气流方式示意图
(a)水平单向流　(b)垂直单向流

垂直单向流净化系统以高效过滤器为送风口,布满顶棚,地板全部为回风口,使气流自上而下地流动。选用哪种形式的单向流系统是由需要保护的物品或操作步骤来决定,特别是涉及操作人员的介入和其他潜在的污染源。理想的操作活动必须尽量靠近单向流保护面,同时使操作人员置于下风向。

在制药生产或实验室操作中,常使用局部单向流保护装置消除人为污染,降低生产成本。如洁净操作台、超净工作台、无菌小室等,安装在 B 或 C 级洁净区内,达到 A 级洁净度的要求。局部单向流净化对输液和注射剂的灌封以及粉针的分装等局部工序具有较好的实用价值。

三、洁净区的卫生与管理

根据 GMP 所规定的要求将洁净区分为 A、B、C、D 四个级别。①A 级:高风险操作区,如灌装区、放置胶塞桶和与无菌制剂直接接触的敞口包装容器的区域及无菌装配或连接操作的区域;②B 级:无菌配制和灌装等高风险操作 A 级洁净区所处的背景区域;③C 级和 D 级:无菌药品生产过程中重要程度较低的洁净区。应当根据产品特性、工艺和设备等因素,确定无菌药品生产用洁净区的级别。

为了保证洁净室的洁净度,洁净室的维护和管理非常重要。洁净室内应保持清洁整齐,定期清洗与灭菌。进入洁净区的工作人员必须按要求做好清洁工作,通过规定的程序进入。各种物料和器具进入洁净区也应进行必要的洁净处理,流动性物料一般按一次通过方式,边灭菌边送入无菌室内。长期置于洁净室内的物件应定时净化处理。

第三节　灭菌方法与无菌操作

灭菌方法(the technique of sterilization)系指用适当的物理或化学手段将物品中活的微生物杀灭或除去,从而使物品残存活微生物的概率下降至预期的无菌保证水平(sterility assurance level,SAL)的方法。与微生物学上的要求不同,中药药剂学中灭菌方法的选择应当将灭菌效果与药物性质结合起来综合考虑,既要达到灭菌的效果,又不能降低药品中相关成分的稳定性,影响疗效。

与灭菌方法相关的操作包括:①灭菌(sterilization):系指用物理或化学方法将所有致病和非致病的微生物、细菌的芽孢全部杀死的操作;②防腐(抑菌)(antisepsis):系指用物理或化学方法防止和抑制微生物生长繁殖的操作;③消毒(disinfection):系指用物理或化学方法将病原微生物杀死的操作。

一、物理灭菌法

物理灭菌法(physical sterilization)系指利用蛋白质与核酸具有遇热、射线不稳定的特性,采用加热、声波、射线等方法,杀灭或除去微生物的技术。

(一) 干热灭菌法

干热灭菌法(dry heat sterilization)系指将物品置于干热灭菌柜、隧道灭菌器等设备中,利用干热空气达到杀灭微生物或消除热源物质的方法,包括干热空气灭菌法与火焰灭菌法。

1. 干热空气灭菌法　系指用高温干热空气灭菌的方法。适用于耐高温的玻璃、金属设备、器具、粉末药品、以及不允许湿热穿透的油脂类材料(如注射用油、油性软膏基质等),不适用于橡胶、塑料及大部分药品。

由于干热空气穿透力较差、比热小,必须长时间高热作用才能达到灭菌目的,所以干热空气灭菌法所需温度一般比湿热灭菌法高。《中国药典》2015年版四部规定一般干热灭菌条件为(160~170℃)×120分钟以上、(170~180℃)×60分钟以上或250℃×45分钟以上。250℃×45分钟的干热灭菌也可除去无菌产品包装容器及有关生产灌装用具中的热原物质。

2. 火焰灭菌法　系指用火焰直接灼烧灭菌的方法。火焰灭菌法简便,灭菌效果可靠,适用于不易被火焰损伤的瓷器、玻璃和金属制品,如镊子、玻璃棒、搪瓷桶等器具的灭菌。一些金属或搪瓷的容器,加入少量的高浓度乙醇,点火燃烧,亦可达到灭菌目的,但不适用于药品的灭菌。

(二) 湿热灭菌法

湿热灭菌法(moist heat sterilizaton)系指将物品置于灭菌柜内利用高压饱和蒸汽、过热水喷淋等手段使微生物菌体的蛋白质、核酸发生变异而杀灭微生物的方法,包括热压灭菌、流通蒸汽灭菌、煮沸灭菌和低温间歇灭菌等。由于湿热灭菌时蒸汽的比热大,穿透力强,容易使蛋白质凝固或变性,灭菌效果更为可靠,是目前制剂生产中应用最广泛的一种灭菌方法。

1. 热压灭菌法　系指用高压饱和水蒸汽加热杀灭微生物的方法。热压灭菌法是公认的最可靠的湿热灭菌方法,能杀灭所有细菌增殖体和芽孢,适用于耐高温和耐高压蒸汽的所有中药制剂,玻璃容器、金属容器、瓷器、橡胶塞、滤膜过滤器等。热压灭菌条件通常采用121℃×15分钟、121℃×30分钟或116℃×40分钟的程序,也可采用其他温度和时间参数,但无论采用何种灭菌条件,最终无菌产品的$SAL \leq 10^{-6}$。

热压灭菌法主要通过控制灭菌温度和时间来达到灭菌目的。为了保证产品的无菌效果,有必要对灭菌方法的可靠性进行验证。目前主要采用F与F_0值作为验证灭菌可靠性的参数,相关理论分述为:

(1) D值:系指在一定温度下被灭菌物品中微生物数减少90%所需时间。微生物受高温、辐射等作用后的死亡速度符合一级动力学过程,用式(2-1)表示:

$$\frac{dN}{dt} = -kt \tag{2-1}$$

或

$$\lg N_0 - \lg N_t = \frac{kt}{2.303} \tag{2-2}$$

式中,N_0 为原始的微生物数,N_t 为灭菌时间 t 时残存的微生物数,k 为微生物致死速度常数。

D 值用式(2-3)表示:

$$D = t = \frac{2.303}{k}(\lg 100 - \lg 10) \tag{2-3}$$

D 值随微生物的种类、环境和灭菌温度变化而异。在一定灭菌条件下,不同微生物具有不同的 D 值;同一微生物在不同灭菌条件下,D 值亦不相同,如含嗜热脂肪芽孢杆菌的 5% 葡萄糖水溶液,121℃蒸汽灭菌的 D 值为 2.4 分钟,105℃的 D 值为 87.8 分钟。

(2) Z 值:系指降低了一个 $\lg D$ 所需升高的温度,即灭菌时间减少到原来的 1/10 所需升高的温度,或者说是在相同灭菌时间内,杀灭 99% 的微生物所需提高的温度,用式(2-4)表示:

$$Z = \frac{T_1 - T_2}{\lg D_2 - \lg D_1} \tag{2-4}$$

式(2-4)可重排为:

$$\frac{D_2}{D_1} = 10^{\frac{T_1 - T_2}{z}} \tag{2-5}$$

式(2-4)、(2-5)中,D_2 为温度 T_2 的 D 值,D_1 为温度 T_1 的 D 值。若设 $L = D_2/D_1$,当 Z 值一定时,L 就是灭菌温度 T_2 与灭菌温度 T_1 的灭菌效果的比值,通常称为灭菌效率系数。热压灭菌时一般把参比温度 T_2 定为 121℃,T_1 为灭菌温度。

(3) F 值:系指在一定灭菌温度(整个灭菌过程中所经历的各种温度)T,给定 Z 值所产生的灭菌效果,与设计的参比温度 T_0 给定 Z 值所产生的灭菌效果相同时所相当的时间,单位为分钟,用式(2-6)表示:

$$F = \Delta t \sum 10^{\frac{T_1 - T_0}{z}} \tag{2-6}$$

式中,Δt 为测量被灭菌物品温度的时间间隔,通常是 0.5~1 分钟或更小。T 为每个 Δt 测得的被灭菌物品的温度。

(4) F_0 值:系指一定灭菌温度(T),Z 值为 10℃产生的灭菌效果,与 121℃、Z 值 10℃产生的灭菌效力相同时所相当的时间。F_0 值目前仅限于热压灭菌法,单位为分钟,用式(2-7)表示:

$$F_0 = \Delta t \sum 10^{\frac{T - 121}{10}} \tag{2-7}$$

式(2-7)表明,通过计算 F_0 值,可以把变温条件下的灭菌时间转化成与 121℃灭菌等效的时间值。即一定灭菌温度(T),t 分钟内产生的灭菌效果相当于温度在 121℃下灭菌 F_0 分钟的效果。

笔记

25

灭菌过程中,只需记录灭菌的温度和时间,就可计算出 F_0 值。例如假设灭菌温度数据见表 2-3,Δt 取 1 分钟,即每分钟测量一次温度。

表 2-3　灭菌过程中不同时间对应的温度

时间(min)	0	1	2	3	4	5	6	7	8	9~39	40	41	42	43	44
温度(℃)	100	102	104	106	108	110	112	115	114	115	110	108	106	102	100

用式 (2-7) 计算如下:

$$F_0=1\times\ [10^{(100-121)/10}+10^{(102-121)/10}+10^{(104-121)/10}+10^{(106-121)/10}+10^{(108-121)/10}+10^{(110-121)/10}$$
$$+10^{(112-121)/10}+10^{(115-121)/10}+10^{(114-121)/10}+(10^{(115-121)/10})\times30+10^{(110-121)/10}$$
$$+10^{(108-121)/10}+10^{(106-121)/10}+10^{(102-121)/10}+10^{(100-121)/10}]=8.50\text{min}$$

计算结果说明 44 分钟内系列温度下的灭菌效果相当于该物品在 121℃ 灭菌 8.50 分钟的灭菌效果。

F_0 值是任意温度湿热灭菌过程以 $Z=10℃$、理想灭菌温度(121℃)为参比标准的杀菌效率的量值,它包括了灭菌过程中升温、恒温、冷却三部分热能对微生物的总致死效果,故 F_0 值对于灭菌过程的设计及验证灭菌效果有重要意义。

为了使 F_0 值测定准确,应选择灵敏度高,重现性好,精密度为 0.1℃ 的热电偶,灭菌时应将热电偶的探针置于被测样品的内部,经灭菌器通向灭菌柜外的温度记录仪。仍需注意影响 F_0 值的因素:①容器大小、形状及热穿透性等;②灭菌产品溶液性质、充填量等;③容器在灭菌器内的数量及分布等。

F_0 值由微生物的 D 值和微生物的初始数及残存数所决定,所以又称为生物 F_0,其数学表达式为:

$$F_0=D_{121℃}\times(\lg N_0-\lg N_t) \tag{2-8}$$

式中,N_t 为灭菌后预计达到的微生物残存数,即染菌度概率(probability of nonsterility),当 N_t 达到 10^{-6} 时(原有菌数的百万分之一),或 100 万个制品中只允许一个制品染菌,即可认为灭菌效果可靠。将含有 200 个嗜热脂肪芽孢杆菌的 5% 葡萄糖水溶液以 121℃ 热压灭菌时,D 值为 2.4 分钟,则 $F_0=2.4\times(\lg 200-\lg 10^{-6})=19.92$ 分钟。因此,生物 F_0 值可认为是以相当于 121℃ 热压灭菌时,杀灭容器中全部微生物所需要的时间。

为了确保灭菌效果,应严格控制原辅料质量和环境条件,尽量减少微生物的污染,采取各种有效措施使每一容器的含菌数控制在一定水平以下(一般含菌数为 10 以下,即 $\lg N_t$ 小于 1)。一般规定 F_0 值不小于 8.0 分钟,为增加安全系数,实际控制时应增加 50%,即 F_0 值不小于 12 分钟为宜。

2. 流通蒸汽灭菌法与煮沸灭菌法　流通蒸汽灭菌法系指用蒸汽在不封闭的容器内加热 100℃ 进行灭菌的方法。不耐高热的药品和 1~2ml 注射剂均可采用流通蒸汽灭菌法灭菌。煮沸灭菌法系指把安瓿或其他被灭菌物品放在水中加热煮沸进行灭菌的方法。流通蒸汽灭菌法和煮沸灭菌法,不能保证杀灭所有的芽孢,故制备过程应尽量避免微生物污染,减少物品中微生物的数量,亦可添加适量的抑菌剂,以确保灭菌效果。

3. 低温间歇灭菌法　系指将待灭菌物品用 60~80℃ 水或流通蒸汽加热 60 分钟,

杀灭微生物繁殖体后,在室温条件下放置 24 小时,让待灭菌物中的芽孢发育成繁殖体,再次加热灭菌、放置,循环操作 3 次以上,直至杀灭所有芽孢的方法。低温间歇灭菌法适用于必须采用加热灭菌但又不耐较高温度的物料和制剂的灭菌。不足之处是工效低、灭菌效果差,加入适量抑菌剂可提高灭菌效率。

4. 影响湿热灭菌的因素

(1) 微生物的种类和数量:微生物的种类不同,耐热性有很大差异;不同发育阶段的微生物对热的抵抗力亦有很大的差别,一般繁殖期微生物比衰老期的微生物抗热能力弱,细菌的芽孢耐热性较强。根据一级动力学反应规律,最初细菌数量越少,所需要的灭菌时间越短。

(2) 药物与介质的性质:制剂中含有营养物质(如糖类、蛋白质等),对微生物可能有一定的保护作用,能增强其抗热性。介质的性质对微生物的活性亦有影响,如一般微生物在中性环境中耐热性最大,在碱性环境中次之,而酸性环境则不利于微生物的发育。

(3) 蒸汽的性质:蒸汽有饱和蒸汽、湿饱和蒸汽和过热蒸汽。饱和蒸汽热含量较高,热穿透力较强,灭菌效率较高;湿饱和蒸汽因含有水分,热含量较低,热穿透力较差,灭菌效率较低;过热蒸汽类似于干热空气,虽然温度高,但穿透力差,灭菌效率低,且易引起药品的不稳定性。因此,热压灭菌应采用饱和蒸汽。

(4) 灭菌时间:灭菌时间与灭菌温度成反比,考虑到药物成分的稳定性,在达到灭菌要求的前提下,可适当降低温度和缩短时间。

(三) 微波灭菌法

微波灭菌法(microwave sterilization)系指采用微波(频率为 300MHz~300kMHz)照射产生的热能杀灭微生物和芽孢的方法。水可强烈地吸收微波,微生物中极性水分子可随微波电场方向改变而高速转动,并与周围不转或转速不同的分子发生摩擦、碰撞,从而产生具有杀菌能力的热效应。同时,微生物中的活性成分构型遭受到微波高强度电场的破坏,影响其自身代谢,导致微生物死亡。

微波灭菌法适用于水性药液的灭菌,对含有少量水分的药材饮片和固体制剂亦有灭菌作用,且对固体物料具有干燥作用。由于微波能穿透到介质的深部,因而升温迅速,通常可以使加热表里一致,灭菌时间仅需要几秒钟至数分钟。

(四) 紫外线灭菌法

紫外线灭菌法(ultraviolet sterilization)系指用紫外线(能量)照射杀灭微生物和芽孢的方法。用于紫外灭菌的波长一般是 220~300nm,灭菌力最强的波长是 254nm。紫外线能促使核酸蛋白变性,同时空气受紫外线照射后产生微量臭氧,共同发挥杀菌作用。

紫外线以直线传播,可被不同的表面反射或吸收,穿透能力弱,但能穿透清洁的空气和纯净的水,因而适用于表面灭菌、空气灭菌及蒸馏水的灭菌;不适用于药液的灭菌及固体物料深部的灭菌,装于容器中的药物亦不宜用紫外线灭菌;普通玻璃可吸收紫外线,故玻璃容器中的药物不能采用紫外线灭菌法灭菌。

紫外线对人体照射过久会引起结膜炎和皮肤烧灼,一般应在操作前 1~2 小时开启紫外灯,操作时关闭。

(五) 辐射灭菌法

辐射灭菌法(radation sterilization)系指将灭菌物品置于适宜放射源的 γ 射线或适

宜的电子加速器发生的电子束中进行电离辐射而达到杀灭微生物的方法。最常用的为 ^{60}Co-γ 射线辐射灭菌。辐射灭菌过程中被灭菌物品的温度变化小,可用于热敏性和挥发性药物;辐射穿透力强,灭菌彻底,且不受物品包装及形态的限制;产品先包装后灭菌,可有效地防止"二次污染"。适用于医疗器械、容器、生产辅助用品、不受辐射破坏的原料药及成品等,尤其适于包装药品的灭菌。目前,^{60}Co-γ 射线辐照在解决中药和中成药微生物污染问题方面,受到重视并得到广泛的研究。辐射灭菌法的不足之处是设备费用高,有些药物灭菌后疗效可能降低,对液体药剂的稳定性也有影响。

辐射灭菌所控制的参数主要是辐射剂量(指灭菌物品的吸收剂量),包括最高和最低吸收剂量。选用辐射灭菌方式时,事先需要验证在所使用的灭菌剂量范围内,应不影响被灭菌物品的安全性、有效性及稳定性。尽可能采用低剂量辐射灭菌,中药辐射剂量原则上不超过 10kGy[①]。

知识拓展

中药辐射灭菌剂量的制定

根据中药处方组成、所含成分类别、微生物负载及抗辐射强度等情况,以及国内外的研究报道和实际生产中积累的数据,全面分析和评估辐射对药用物质基础、药物安全性和有效性的影响,确定拟采用的辐射剂量。紫菀、锦灯笼、乳香、天竺黄、补骨脂等原料药材、饮片、药粉,以及含有上述一种或多种原料的中药半成品或成品建议辐射剂量不超过 3kGy。龙胆、秦艽原料药材、饮片、药粉及含有龙胆、秦艽的半成品或成品不宜辐射灭菌。

二、化学灭菌法

化学灭菌法(chemical sterilization)系指用化学药品直接作用于微生物而将其杀灭的方法。化学药品因品种和用量不同,有些可用于灭菌,有些只能用于抑菌。化学药品杀菌或抑菌的机制主要是:①使病原体蛋白质变性,发生沉淀;②与细菌的酶系统结合,影响其代谢功能;③降低细菌的表面张力,增加菌体胞浆膜的通透性,使细胞破裂或溶解。

化学灭菌法一般包括:①气体灭菌法;②浸泡与表面消毒法。

(一) 气体灭菌法

气体灭菌法系指用化学消毒剂形成的气体杀灭微生物的方法。气体灭菌法特别适合环境消毒以及不耐加热灭菌的医用器具。有些固体药物或者辅助材料在灭菌气体中性质稳定,亦采用气体灭菌法进行灭菌,但应注意灭菌剂的残留以及与药物可能发生的相互作用。采用气体灭菌时应注意灭菌气体的可燃可爆性、致畸性和残留毒性。

1. 环氧乙烷灭菌法　环氧乙烷室温下为无色气体,对大多数固体呈惰性,易穿透塑料、纸板及固体粉末,暴露于空气中容易从这些物质中消散。环氧乙烷的杀菌力强,不仅可以杀死微生物的繁殖体,对细胞芽孢也较敏感。可用于对热敏感的固体药物、

---

① Gy(Gray),吸收剂量,指被照射物质所吸收的射线的能量。

纸或塑料包装的药物、医疗器械、塑料制品等不能采取高温灭菌的物品,但不适用于含氯物品及能吸附环氧乙烷的物品。

环氧乙烷具有可燃性,应用时需用二氧化碳或氮气稀释,常用混合气体是环氧乙烷 10%,二氧化碳 90%。环氧乙烷灭菌时,一般先将灭菌物品置于灭菌器内,将灭菌腔室抽成真空,通入蒸汽使腔室内达到设定的温湿度平衡的额定值,再通入经过滤和预热的环氧乙烷混合气体,经一定时间后,抽真空排除环氧乙烷混合气体,然后送入无菌空气,直至将环氧乙烷完全排出。

2. 甲醛蒸气熏蒸灭菌法 甲醛是杀菌力很强的广谱杀菌剂。纯的甲醛在室温下是气体,沸点 –19℃,容易聚合,通常以白色固体聚合物存在。甲醛蒸气可由甲醛固体聚合物或以液体状态存在的甲醛溶液产生。

甲醛蒸气与环氧乙烷相比,杀菌力更大,但由于穿透力差,只能用于空气灭菌。应用甲醛溶液加热熏蒸法灭菌时,一般采用气体发生装置,每立方米空间用 40% 甲醛溶液 30ml。加热后产生甲醛蒸气,室内相对湿度以 75% 为宜。需灭菌的空间,通入甲醛蒸气后,应密闭熏蒸 12~14 小时,灭菌后,残余蒸气可由氨气吸收,或通入经处理的无菌空气排出。

3. 其他气体灭菌法 臭氧、气体过氧化氢也可以用作气体灭菌剂。加热熏蒸法还可以用丙二醇、乳酸、三甘醇、过氧乙酸等用于室内灭菌。

(二) 浸泡与表面消毒法

浸泡与表面消毒法系指以化学药品作为消毒剂,采用喷雾、涂抹或浸泡以达到消毒目的的方法。常用的消毒剂有:

1. 醇类 包括乙醇、异丙醇、氯丁醇等,能使菌体蛋白变性,但杀菌力较弱,可杀灭细菌繁殖体,但不能杀灭芽孢。常用于皮肤消毒和物品表面的消毒。

2. 酚类 包括苯酚、甲酚、氯甲酚、甲酚皂溶液等。高浓度的苯酚对细胞有原生质毒性,对细胞壁与细胞质膜有损害作用,并能沉淀蛋白质。苯酚的杀菌力较强,有效浓度为 0.5%,一般用 2%~5% 浓度,可杀灭细菌繁殖体,但不能杀灭芽孢。常用于浸泡消毒和皮肤黏膜的消毒。

3. 表面活性剂 包括洁尔灭(苯扎氯铵)、新洁尔灭(苯扎溴铵)、杜灭芬等季铵盐类阳离子表面活性剂。这类化合物对细菌繁殖体有广谱杀菌作用,作用快而强。一般用 0.1%~0.2% 的浓度。常用于皮肤、内外环境表面和器械消毒。

4. 氧化剂 包括过氧乙酸、过氧化氢、臭氧等。这类化合物均具有很强的氧化能力,杀菌作用较强。常用于塑料、玻璃、人造纤维等器具的浸泡消毒。

5. 其他 如一些含氯化合物、含碘化合物、酸类化合物和醛类化合物等亦有杀菌消毒功效,可根据具体情况选择应用。

三、过滤除菌法

过滤除菌法(filtration sterilization)系指利用细菌不能通过致密具孔滤材的原理以除去气体或液体中微生物的方法。常用于气体、热不稳定的药品溶液或原料的除菌。

繁殖型细菌一般大于 $1\mu m$,芽孢不大于 $0.5\mu m$,药品生产中采用的除菌滤膜一般孔径不超过 $0.22\mu m$。除菌过滤膜的材质分亲水性和疏水性两种,根据过滤物品的性

笔记

质及过滤目的选用。为了保证除菌效果,应注意:①药液均应经过预滤处理,一般先用粗滤装置滤除较大颗粒的杂质,然后用微孔薄膜滤器滤过;②滤器和滤膜在使用前应进行洁净处理,并用高压蒸气进行灭菌或作在线灭菌;③必须无菌操作,必要时在滤液中添加适当的防腐剂;④对新使用或已多次重复使用的滤器,必须检查过滤除菌的效果,必要时可测定滤器的孔径或采样作微生物检查。

四、无菌操作法

无菌操作法(aseptic operation)系指整个过程控制在无菌条件下进行的一种操作方法,对于不能用加热灭菌或不宜采用其他方法灭菌的无菌制剂的制备,均需采用无菌操作法。无菌操作必须在无菌操作室或无菌操作柜内进行,所用的一切用具、材料以及环境应严格灭菌。

无菌操作法的操作要点与注意事项:①严密控制操作环境的洁净度;②相关的设备、包装容器、塞子等应采用适当方法灭菌,并防止被再次污染;③无菌操作过程的无菌保证应通过培养基无菌灌装模拟试验验证;④严密监控操作环境的无菌空气质量、操作人员的素质、各物品的无菌性;⑤无菌操作工艺应定期进行验证。

五、中药制剂在灭菌中应注意问题

为了确保灭菌的有效性以及灭菌前后产品的生物和化学稳定性,中药制剂在灭菌中应注意以下问题:

(1) 依据中药制剂所含成分的性质、剂型等选择有效的灭菌方法,并进行灭菌前后的对比研究,包括采用指纹图谱等方法,尽可能全面地反映灭菌前后制剂所含成分种类或含量的变化情况,使其最大限度地得以保留。若处方药味含有结构不稳定成分,应有针对性地考察灭菌对有关成分的影响。

(2) 中药制剂生产过程中必须严格执行 GMP 规范,各个生产环节应设置降低微生物负载的措施,严格原料药材的挑选、清洁、炮制等加工环节,使微生物污染控制在规定的限度内,确保被灭菌产品能得到足够的无菌保证。

(3) 中药制剂的灭菌程序须经验证后,方可交付正式使用。当灭菌设备或程序发生变更(包括灭菌物品装载方式和数量的改变)时,应进行重新验证。

(4) 中药制剂日常生产中应对灭菌程序的运行情况进行监控,确认关键参数(如温度、压力、时间、湿度、灭菌气体浓度及吸收的辐照剂量等)均在验证确定的范围内,并按规定使用生物指示剂确认灭菌效果。

(5) 采取措施防止已灭菌制剂被再次污染,容器及其密封系统应确保制剂在有效期内符合无菌要求。

第四节　防腐与防虫

防腐与防虫是保证中药制剂质量的一个重要环节。中药制剂由于原料质量、生产工艺、设备条件、贮藏环境等因素,有时会出现霉变、染菌及虫蛀等情况,严重影响药品质量,应积极采取各种有效措施,解决好防腐与防虫的问题。

一、防腐

(一)防腐措施

防止微生物污染是防腐的重要措施,详见本章第一节内容。但在生产过程中完全避免微生物的污染很困难,当有少量微生物污染时,可通过加入防腐剂,以抑制微生物的繁殖,达到防腐目的。

(二)防腐剂

防腐剂(preservative)系指能抑制微生物生长繁殖的化学物品,也称抑菌剂。理想的防腐剂应符合:①用量小,无毒性和刺激性;②溶解度能达到有效抑菌浓度;③抑菌谱广,能抑制多种微生物生长繁殖;④性质稳定,不与制剂中的其他成分起反应,对 pH 值和温度变化的适应性较强,贮存时也不改变性状;⑤无特殊的不良气味和味道。常用的防腐剂有:

1. 羟苯酯类 商品名为尼泊金类,包括对羟基苯甲酸甲酯、乙酯、丙酯和丁酯,其中羟苯丁酯的抑菌力最强。可在酸性、中性及弱碱性药液中发挥防腐作用,酸性溶液中作用最强,碱性溶液中,因酚羟基的解离、酯的水解,防腐能力减弱。羟苯酯类混合使用有协同作用,如羟苯乙酯与羟苯丙酯以 1∶1 比例混合、羟苯乙酯与羟苯丁酯以 4∶1 比例混合等。常用量为 0.01%~0.25%。羟苯酯在水中溶解度较小,配制时先将水加热至 80℃左右,然后加入羟苯酯搅拌溶解,或先将羟苯酯溶解在少量乙醇中,再加入溶液中混合均匀。聚山梨酯与羟苯酯发生络合作用,抑菌作用减弱,因此含聚山梨酯的药液不宜选用羟苯酯类防腐剂,若要选用则应适当增加羟苯酯类用量。羟苯酯类常用作内服溶液防腐剂。

2. 苯甲酸与苯甲酸钠 苯甲酸水中的溶解度为 0.29%(20℃),乙醇中为 43%(20℃),常用量为 0.1%~0.25%。未解离的分子抑菌作用强,故在酸性溶液中抑菌效果较好,最适 pH 值为 4,溶液 pH 值增高时解离度增大,防腐效果降低。苯甲酸类防霉作用较尼泊金类弱,而防发酵能力则较尼泊金类强,二者配合特别适用于中药液体制剂的防发霉和发酵。苯甲酸钠易溶于水,应用方便,在酸性溶液中与苯甲酸的防腐能力相当。苯甲酸与苯甲酸钠适用于内服和外用制剂的防腐剂。

3. 山梨酸与山梨酸钾 山梨酸在水中的溶解度为 0.2%(20℃),常用量为 0.15%~0.2%,对真菌的抑制力强,对细菌的最低抑菌浓度为 2mg/ml(pH 值小于 6.0),对霉菌、酵母菌的最低抑菌浓度为 0.8%~1.2mg/ml。

山梨酸类起防腐作用的是未解离分子,故在酸性水溶液中效果较好,一般介质的 pH 值以 4.5 左右为宜,在水溶液中易氧化,使用时应予以注意。山梨酸类与聚山梨酯也会发生络合作用,但由于其有效抑菌浓度低,一般用量情况下仍有较好的防腐效力,故特别适用于含聚山梨酯的液体制剂防腐。

4. 季铵盐类 常用作防腐剂的有洁尔灭、新洁尔灭和杜灭芬,常用量约为 0.01%,具有杀菌和防腐作用。洁尔灭、新洁尔灭一般用作外用溶液,杜灭芬可用作口含消毒剂。季铵盐类化合物在 pH 值小于 5 时作用减弱,遇阴离子表面活性剂时失效。

5. 其他 苯酚、三氯叔丁醇、醋酸洗必泰、氯仿等均可作防腐剂使用。20% 乙醇、30% 以上的甘油溶液具有防腐作用。中药挥发油也有一定防腐作用,如常用 0.01%

桂皮醛、0.01%~0.05% 桉叶油、0.5% 薄荷油等进行防腐。

二、防虫

中药的虫害主要系指仓库害虫的危害。许多中药材及其制剂本身含有可供害虫生长繁殖所需的养分,加上自然界危害中药的害虫种类多、繁殖快、适应能力强、分布广,若加工制作不当,保管不善,就很容易被害虫污染,这些害虫在适宜的条件下滋长繁殖,造成虫害。特别是以粉末直接入药的药材,若在制备过程中未采取适当措施将虫卵杀死,一旦条件适宜,虫卵就会在制剂中生长繁殖。

危害中药及其制剂的害虫常见的有米象、谷象、大谷盗、药谷盗及螨类等数十种。中药及其制剂被害虫污染的途径有:①药材的采收、加工、运输、贮藏过程;②制剂生产所用的辅料、包装材料;③制剂生产与加工过程;④包装不严密;⑤贮藏条件不佳。

防虫措施,首先应当注意杜绝虫源。认真分析害虫污染的可能途径,采取相应措施,如对中药材、辅料及包装材料进行必要的灭虫处理,对贮藏各类物品的仓库进行科学管理,以防止害虫的污染及滋生繁殖。其次,在制剂生产过程中,生产厂房、车间环境和操作人员的个人卫生等须严格执行 GMP 有关规定,杜绝虫害污染。

学习小结

1. 学习内容

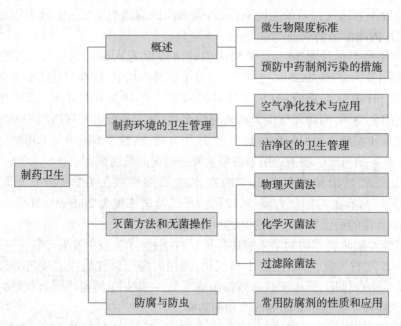

2. 学习方法

围绕制药卫生的基本要求和中药制剂可能污染微生物的环节,学习制药过程中常用的防菌、灭菌措施,注重制药环境的空气净化、药物制剂的灭菌和防腐等内容的掌握。空气洁净技术满足药品生产对空气洁净度的不同要求,区分非单向流净化系统和单向流净化系统的差异。归纳各种物理灭菌法和化学灭菌法的特点和适用范围,

笔记

特别是湿热灭菌法的应用及其影响因素,理解灭菌参数 F_0 值对验证灭菌的意义。对比学习羟苯酯类、苯甲酸、山梨酸和季铵盐类防腐剂的特点和应用,增强对防腐剂的选用能力。

(张亚军　杨智钧)

复习思考题

1. 物理灭菌法有哪些? 它们的特点和适用范围是什么?
2. 中药制剂微生物污染的途径和预防措施有哪些?
3. 常用防腐剂的性质、特点和应用。

第三章

中药调剂与医疗机构制剂

> **学习目的**
>
> 通过学习中药调剂的相关理论知识与操作技术、医疗机构制剂的要求,学会中药处方、小包装中药饮片、中成药的调配,为从事医疗机构中药房、制剂室等相关工作奠定基础。
>
> **学习要点**
>
> 中药处方、小包装中药饮片、中成药的调剂程序与注意事项;汤剂与煮散的含义与特点;中药配方颗粒与中药提取物;医疗机构制剂的要求。

第一节 中 药 调 剂

一、中药调剂的含义与特点

中药调剂(dispensing of Chinese materia medica)系指调剂人员根据医师处方要求,按照配方程序和原则,及时、准确地调配和发出药剂的过程,是一项负有法律责任的专业操作技术。古籍中的"合药分剂"、"合和"、"合剂"等均属中药调剂的范畴。

中药调剂分为中药饮片调剂和中成药调剂,具有临时调配的特点,且涉及的知识面广,调剂质量的好坏又直接影响治疗效果和用药安全。因此,要求调剂人员除应具备调剂操作技能外,还必须掌握有关中医学基础、中药学、方剂学、中药鉴定学、中药炮制学、中药制剂学等方面的知识,以严谨科学的态度对待调剂工作,认真把好调剂关键环节的质量关,确保调剂的质量。

二、处方

处方(prescription)系指由注册的执业医师和执业助理医师在诊疗活动中为患者开具的、由取得药学专业技术职务任职资格的药学专业技术人员审核、调配、核对,并作为患者用药凭证的医疗文书。

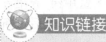 **知识链接**

处方的种类

1. 法定处方 系指国家药品标准所收载的处方,具有法律的约束力。

2. 协定处方 一般是根据某一地区或某一医院日常医疗用药需要,由医院药剂科与医师协商共同制定的处方。它适于大量配置和贮备药品,便于控制药物的品种和质量,可事先调配与贮备,以减少患者候药时间。

3. 医师处方 系指医师对患者治病用药的书面文件。

4. 经方 系指《伤寒论》、《金匮要略》等经典医籍中所记载的处方。

5. 古方 系指古医籍中记载的处方。

6. 时方 系指从清代至今出现的处方。

7. 单方、验方、秘方 单方一般系指比较简单的处方,往往只有1~2味药。验方系指民间和医师积累的经验处方。秘方系指秘而不传的处方。不少单方、验方和秘方确有特殊疗效,应注意发掘、整理。

第二节 中药处方的调剂

中药处方的调剂系指将中药饮片或中成药准确无误地调配给患者使用,是完成临床医师对患者辨证论治,正确用药的重要环节。中药处方的调剂程序为:计价——审查处方——调配处方——复核——发药。

一、计价

药价的计算要按当地物价部门统一规定的办法和计价收费标准执行,不得任意改价或估价,做到准确无误。

二、审查处方

(一) 审查项目与处理

审查处方是调剂工作的关键环节,也是调剂人员的首要职责。药师调剂处方时必须做到"四查十对":查处方,对科别、姓名、年龄;查药品,对药名、剂型、规格、数量;查配伍禁忌,对药品性状、用法用量;查用药合理性,对临床诊断。其他还要检查的内容包括:处方日期和医师签字是否完整;毒、麻药品处方是否符合规定;处方中药物是否有"十八反"、"十九畏"配伍禁忌及妊娠禁忌;需特殊处理的药物是否有脚注;药味是否有短缺。

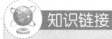 **知识链接**

"十八反"、"十九畏"

十八反:甘草反甘遂、大戟、海藻、芫花;乌头反贝母、瓜蒌、半夏、白蔹、白及;藜芦反人参、沙参、丹参、玄参、细辛、芍药。

十九畏:硫磺畏朴硝;水银畏砒霜;狼毒畏密陀僧;巴豆畏牵牛;丁香畏郁金;川乌、草乌畏犀角;牙硝畏三棱;官桂畏赤石脂;人参畏五灵脂。

笔记

审方中发现处方有疑问,如字迹不清、药味短缺、配伍禁忌、超剂量用药、服用方法有误、毒麻药使用违反规定等,应及时与处方医师联系,请医师更改或释疑后重新签字,否则可拒绝调配,调剂人员无权涂改医师处方。

(二) 审查处方相关知识

1. 毒性药 系指毒性剧烈,治疗量与中毒量接近,使用不当可致人中毒或死亡的药物。调剂人员在审查处方时,应严格遵循《中国药典》规定的毒性药品种、用量与用法。

2. 配伍禁忌 系指有些药物配伍后会产生毒副作用,降低或破坏药效,即配伍"七情"中的"相恶"、"相反",历代医药书籍对配伍禁忌的论述不尽一致,影响较大的是金元时期概括的"十八反"、"十九畏"。

3. 妊娠禁忌 系指妇女妊娠期治疗用药的禁忌。依据药物毒性大小、作用强弱及对母体和胎儿损伤程度的不同,一般分为禁用药和慎用药两类。禁用药系指毒性剧烈或药性峻猛的药物,必须严格禁止使用;慎用药包括通经祛瘀、行气破滞及辛热滑利之品,根据病情需要可谨慎使用,但必须观察患者的病情变化及用药后反应。

4. 并开药物 系指将处方中疗效基本相同或配伍产生协同作用的2~3味中药缩写在一起。如"二活"即羌活和独活,均具有祛风胜湿、止痛的作用;"知柏"即知母和黄柏,其配伍能增强滋阴降火的作用。

5. 脚注 系指医师开处方时在某味药的右上角或右下角所加的注解,是对调剂人员配方时提出的要求。脚注内容一般包括炮制法、煎药法、服用法等。常用的脚注术语有打碎、炒制、先煎、后下、另煎、包煎、烊化、捣汁、冲服等。

三、调配处方

调配处方系指调剂人员接方后首先查验是否已计价、缴款,并再次审方,严格按照处方要求进行调配,是中药调剂的重要环节。

四、复核

复核是调剂工作的把关环节,处方调配完毕后,须由有经验的执业中药师进行一次全面细致的审核。

五、发药

发药是调剂工作的最后一个环节。发药人员要认真核对患者姓名、取药凭证和剂数,准确无误后方可交付给患者,并向患者交待注意事项,指导患者正确用药。

第三节 小包装中药饮片的调剂

一、概述

小包装中药饮片系指按设定的剂量包装、能直接"数包"配方的中药饮片。中药调剂历来采用"手抓戥称^①"的传统调剂方式,随着各医疗机构中医药服务量的逐步增长等诸多因素的变化,传统调剂方法逐步显现称不准、分不匀、效率低、复核难、养护难、浪费大、卫生差等若干弊端。随着社会的发展与科技的进步,为确保中药处方的配方质量,部分中医医院先后将小包装中药饮片用于中药处方的调剂。

小包装中药饮片的特点是:①保持特色;②剂量准确;③易于复核;④提高效率;⑤饮片纯净;⑥减少浪费;⑦改善环境;⑧有利管理;⑨增进信任,普及知识。

二、小包装中药饮片的规格设定

规格设定系指每种中药饮片在进行小包装时,应设几种规格(品规数)以及每一规格(每包)的含药量(品规量)。规格设定是否合理,这是医疗机构运用小包装中药饮片进行调剂能否成功的关键。

每个医疗机构、每种中药饮片的品规数和品规量,都有一定规律可循的,即常用品种规格相对固定,且数量有限。

小包装中药饮片的规格设定的基本原则:

1. 因药而异原则　不同的中药饮片品种,在采用小包装时,要设定不同的品规数和品规量。如麻黄、细辛与白花蛇舌草、石膏的品规设定应有显著差异。

2. 满足临床常用剂量需要原则　每种中药饮片的品规数和品规量,应最大限度地满足临床医师处方的常用剂量,尽量减少因使用小包装中药饮片而对临床医师处方剂量的限制。

3. 品规最少原则　一种中药饮片,在采用小包装时,应在最大限度满足临床医师常用处方剂量的前提下,尽量设定最少的品规数。

4. 高频多规原则　对于使用频率高的中药饮片品种,在中药饮片调剂室面积允许的条件下,根据临床常用剂量,可设定多种品规,以提高中药饮片处方的配方效率。

> **知识链接**
>
> **小包装中药饮片的规格设定注意事项**
>
> 1. 凡麻醉药(罂粟壳)不得制成小包装中药饮片,在调剂时应当按规定将其他小包装的中药饮片拆包后与麻醉药(罂粟壳)混合后发药,并在调剂时应严格按处方剂量临方处理。
>
> 2.《中国药典》《炮制规范》注明"有毒"的中药饮片(非毒性饮片),如白附子、甘遂等,其最大规格的设定,应不超过规定的最大剂量。
>
> 3. 毒性中药饮片不得制成小包装中药饮片。
>
> 4. 凡不以重量为剂量单位的中药饮片,如灯心草(支、扎)、蜈蚣(条)等,可不设定品规,调剂时应按处方标定的剂量,临方处理。

---

① 手抓戥称,戥(děng):一种小型的秤,用来称金、银、药品等分量小的东西,称"戥子"。

三、小包装中药饮片的调剂操作

(一) 取药

根据处方(或者调剂清单)顺序取药,取药时必须关注包装上的标签内容与内装药物是否一致以及药物是否有变质情况。每取一味药须将所需包数数准,取完药后在药名右上角做标记,以示该药已取过。

(二) 分剂

使用调剂台的,分剂时可先将药袋套到配药桶上,药配完后把药袋拎起扎好。分剂时应按一定的顺序,每分一味药最好中途不要停顿,以免搞不清停顿前分到哪一剂,也可每分一味药后在处方该药名处作标记。

使用调剂车(调剂篮)的,也可先将药袋放在调剂车上(或调剂篮内),在取药的同时进行分剂,药配完后把药袋扎好。

(三) 特殊药物处理

处方中如有需特殊处理的品种,如先煎、后下、包煎、冲服、烊化等,最好使用专用标签,在相应项目上打勾,并将专用标签贴在外面的药袋上,以提醒患者注意。

(四) 自查

处方调配完毕,调剂人员取一剂药自行检查后在处方(配药清单)上签名,然后交复核人员复核。

(五) 复核

复核人员依据处方(有医生工作站的可按配方清单)仔细复核。复核时应当既要核对药名,又要核对剂量。复核完毕后,应当在该处方(或配方清单)上签名,并在自己复核过的这一剂药的包装袋上写上患者的姓名,表示这一剂是自己复核过的。

将配方清单的一联或领药证存根(使用手写处方的)固定在外面的药袋上,并在药袋上写上领药号及患者姓名,以防配药清单(领药证存根)掉落后核查。

(六) 发药

发药时应严格执行《处方管理办法》规定,仔细核对患者姓名、药剂数等,收回具医师签章的纸质处方,同时将一份配方清单交患者,以便患者自行核对。

第四节 中成药的调剂

一、概述

中成药系指在中医药理论指导下,以中药饮片为原料,按规定的处方和标准制成具有一定规格的剂型,可直接用于防治疾病的制剂。

中成药的处方是根据中医理论,针对某种病证或症状制定的,因此使用时要依据中医理论辨证选药,或辨病辨证结合选药。

中成药具有特定的名称和剂型,在标签和说明书上注明了批准文号、品名、规格、处方成分、功效和适应证、用法用量、禁忌、注意事项、生产批号、有效期等内容。

中成药的剂型不同,使用后产生的疗效、持续的时间、作用的特点会有所不同。

中成药的常用剂型有：合剂、糖浆剂、酒剂、酊剂、注射液、散剂、颗粒剂、胶囊剂、片剂、丸剂、栓剂、软膏剂、膏药、气雾剂等。

二、中成药的调剂操作

中成药的调剂操作应遵守调剂工作制度，按审方、调配、复核和发药交代的程序进行。因为中成药是成分制剂，单从药品外观不能了解药物组成，所以药师应熟记组成药味。另外，中成药的调剂必须注意药品的有效期，应加强管理、定期检查，做到近期药品先用。

《处方管理办法》中要求药师在向患者交付药品时，按照药品说明书或者处方用法，进行用药交代与指导，包括每种药品的用法、用量、注意事项等。

第五节　汤剂与煮散

一、概述

汤剂又称汤液（decoction），系指将中药饮片或粗颗粒加水煎煮或沸水浸泡，去渣取汁而制成的浸出制剂。其中以药材粗颗粒入药者，又称为煮散（powder for boiling），是汤剂的一种用药形式。

 知识链接

汤剂、煮散的发展史

汤剂是我国应用最早、最广泛的一种剂型，至今已有数千年历史。商汤时期伊尹首创汤剂，并总结了《汤液经》，我国现存最早的医书《灵枢·邪客》中就有治目不暝的半夏汤。现代中医临床也以汤剂应用数量最多。

煮散沿用历史悠久，始见于唐代孙思邈《备急千金要方》，如卷八"续命煮散"、卷十二"茯神煮散"等，共11首煮散方。宋代《太平惠民和剂局方》共788首药方，其中煮散方237首，煮散的应用已达全盛时期。明清以后，药材开始私营，切制技术提高，煮散的应用逐渐减少。

汤剂的优点：符合中医辨证施治、随证加减的需要；可充分发挥方药多种成分的多效性和综合性作用；吸收快，奏效迅速；制备方法简单等。不足之处：需临用制备，久置易发霉变质；味苦、量大，携带、服用不方便等。

煮散具有汤剂的优点，药材粉碎后有利于药效成分的溶出，减少了药材用量，缩短了煎药时间，且携带方便；但药粉缺乏外观鉴别特征，挥发性成分容易损失，含淀粉、黏液质较多的药材煎煮时易糊化，或煎液浑浊。

二、汤剂与煮散的制备

（一）汤剂的制备

汤剂制备采用煎煮法，将中药饮片或粗颗粒加一定量水浸泡一定时间后加热至沸，保持微沸状态一段时间，滤取煎液，药渣再煎1~2次，合并各次煎液即得。

影响汤剂质量的因素：

1. 药材品质　药材品种、饮片炮制和药材粒径直接影响煎液质量。

对药材品种应认真进行鉴别，必须符合国家药品标准的要求，避免同名异物、异名同物、假冒伪劣对煎液质量的影响。

依据处方要求对药材依法炮制，炮制可起到增强药效、降低或消除毒副作用、改变或缓和药性、便于调剂和服用等作用。

从理论上讲，药材粒径越小，成分浸出率越高，但药粉过细，不仅给滤过带来困难，也会影响浸出效率。实际制备时，质地疏松的全草、花、叶类药材，可直接入煎或切段、厚片入煎；质地坚硬的根、根茎、果实类药材，应切薄片入煎；含淀粉、黏液质较多的药材，宜切片入煎。

2. 煎药器具　煎煮器具与煎液质量有密切关系。

历代医药学家对煎药器具均很重视，如陶弘景说："温汤忌用铁器"，李时珍说："煎药并忌用铜铁器，宜银器、瓦罐"。目前认为煎煮器具宜选用化学性质稳定的砂锅、搪瓷锅、不锈钢锅。砂锅导热均匀，热力缓和，但孔隙和纹理多，易吸附药物成分而"串味"，且易破碎。搪瓷锅和不锈钢锅，可抗酸耐碱，避免与成分发生化学变化，大量制备时多选用。铝、铁、铜、镀锡器具不宜供煎药使用。

3. 煎煮过程　煎煮过程中各种因素包括煎煮用水、浸泡时间、煎药火候、煎煮时间、煎煮次数均能影响煎液质量。

煎煮用水宜选用经过净化和软化的饮用水。加水量应视药材的吸水性、药材体积、煎煮时间而定，一般为药材量的 5~8 倍，或浸过药材表面 2~10cm。

药材在煎煮前宜用冷水浸泡 20~30 分钟，使药材润湿变软、细胞膨胀，有利于有效成分的溶出，同时又可避免加热煎煮时，药材组织内的蛋白质固化、淀粉糊化，妨碍有效成分的溶出。

煎药一般采用传统的直火加热法，沸前"武火"，沸后"文火"，保持微沸状态，以减缓水分的蒸发，有利于有效成分的溶出。

煎煮时间应根据药材成分的性质、质地以及临床用药要求等适当增减。一般药物头煎 20~25 分钟，二煎 15~20 分钟；解表药头煎 10~15 分钟，二煎 10 分钟；滋补药头煎 30~40 分钟，二煎 25~30 分钟。煎液应趁热滤过，尽量减少药渣中煎液的残留量。

一般煎煮 2~3 次，基本上能达到浸出要求。煎煮次数过多，不仅耗费工时和燃料，而且使煎出液中杂质增多。

4. 特殊药材的处理　处方中某些药物因治疗需要或质地不同，不能与群药合煎，需要进行特殊处理，常用方法有：①先煎：质地坚硬的矿石类、贝壳类、角甲类药材，有毒的药材或久煎才有效的药材；②后下：气味芳香、含挥发油较多的药材或不宜久煎的药材；③包煎：花粉类、细小种子果实类、药物细粉、含淀粉、黏液质较多或附绒毛的药材；④另煎：一些贵重药材；⑤烊化：胶类或糖类药材；⑥冲服：贵重药物；⑦榨汁：需取鲜汁应用的药材。

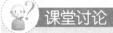 **课堂讨论**

　　汤剂的制法直接影响药物的临床疗效,如果制法不当,就会破坏有效成分,难以收到预期的治疗效果,在汤剂的制备过程中应注意哪些?

(二)煮散的制备

　　煮散的制备方法基本与汤剂相同,关键是选择药物适宜的颗粒粒径,药材的质地或成分不同,粒径的要求亦不尽相同。一般说来,质地疏松的全草、花、叶类药材,粉碎成 4mm 的颗粒;质地坚硬的根、根茎、果实类药材,粉碎成 2~4mm 的颗粒;含淀粉、黏液质较多的药材,粉碎成 2mm 或更大的颗粒。

三、举例

　　例:旋覆代赭汤

　　【处方】旋覆花(布包煎)9g　　　人参 12g
　　　　　　赭石(先煎)15g　　　　　炙甘草 5g
　　　　　　制半夏 9g　　　　　　　　生姜 12g
　　　　　　大枣 4 枚

　　【制法】先将赭石置煎器内,加水 350ml,煎 1 小时,再将旋覆花布包,同其余五味药物置煎器内,共煎 30 分钟,滤取药液;再加水 250ml,煎 20 分钟,滤取药液。将两次煎出液合并,即得。

　　【功能与主治】降逆化痰。益气和胃。用于胃虚气逆,痰浊内阻所致的嗳气频作,胃脘痞硬,反胃呕恶,口吐涎沫等症。

　　【用法与用量】口服。分 2 次温服。

第六节　中药配方颗粒、中药提取物

　　传统汤剂多为复方制剂,饮片配方煎汤存在服用不方便、质量无法控制等难题。随着现代科学技术的发展和临床用药需求的不断变化,20 世纪 80 年代出现以中药配方颗粒和中药提取物为代表,安全有效、质量可控、使用方便的现代中药新剂型。

一、中药配方颗粒

　　中药配方颗粒(traditional Chinese medicinal dispensing granule)系指以符合炮制规范的中药饮片为原料,经现代工艺浸提、分离、精制、浓缩、干燥、制粒而成的纯中药系列产品,供临床替代中药饮片配方使用。

中药配方颗粒剂的发展史

20世纪70年代,日本、韩国和我国台湾省等国家和地区首先生产和使用中药配方颗粒剂,主要以复方颗粒为主,单味颗粒加减为辅,并逐渐被国际市场所接受。2001年7月随着《中药配方颗粒管理暂行规定》及《中药配方颗粒质量标准研究的技术要求》正式发布,国家将中药配方颗粒纳入饮片管理范畴,逐步实施饮片文号管理。目前我国有六家中药配方颗粒试点生产企业,生产的中药配方颗粒不仅满足了国内市场需求,而且远销到美国、加拿大、澳大利亚等20多个国家和地区。

中药配方颗粒作为一种中药新剂型,不仅保留了传统中药饮片组方灵活、加减随机的特色与优势,而且使用方便、质量规范、安全有效、稳定可控。但汤剂煎煮过程中药物成分间增溶增效、降低毒性等作用是单味浓缩颗粒暂时无法实现的,还应深入研究,不断完善。

二、中药提取物

中药提取物(traditional Chinese medicinal extracts)系指以中药为原料,利用现代植物化学提取分离技术,获得的具有明确指标成分的单一组分或混合组分,指标成分的纯度和含量是衡量质量优劣的关键指标。

中药提取物按照工艺大致分为:①简单提取物:经过水或乙醇提取、未加分离的单一中药浸膏粉或流浸膏,有明确的质量控制标准,如大黄流浸膏、甘草浸膏等;②精制提取物:按照一定工艺和技术制备的提取物,如连翘、刺五加、银杏叶提取物等,还包括有效部位,如大豆异黄酮、人参茎叶皂苷、三七总皂苷等;③纯化提取物:纯度达到95%以上的单体化合物,结构清楚、药效明确、药理学研究资料全面,如莽草酸、加兰他敏、芦丁、甘草酸、紫杉醇等。

中药提取物的发展史

德国是进行植物药研究最古老、管理最完善的国家,在立法程序上允许植物药提取物作为处方药进行登记。日本于20世纪70年代末将中药制成提取物应用。新加坡、我国台湾省也相继研制并广泛使用。中药提取物在美国主要作为健康食品原料或食品添加剂使用。

目前我国中药提取物产业已形成一定的规模,许多先进设备和技术广泛应用于中药的提取、分离、纯化、干燥和质量检测,如银杏叶内酯、大豆异黄酮的提取中应用了大孔吸附树脂分离技术;石杉碱甲的提取中应用了离子交换树脂分离和吸附色谱技术;紫杉醇和白果内酯的提取中应用了超临界萃取、高速逆流色谱和工业色谱技术等。

笔记

第七节　医疗机构制剂

一、概述

（一）医疗机构制剂的含义与特点

医疗机构制剂系指医疗机构根据本单位临床需要经批准而配制、自用的固定处方制剂。其作为临床用药不可缺少的组成部分,在医疗实践活动中发挥了极其重要的作用。与企业生产的药品一样,医疗机构制剂安全直接关系到人民群众的身体健康和生命安全,必须实行严格的审批管理和质量管理。

医疗机构制剂不同于药品监管部门正式批准上市的药品,主要特点有:

1. 只有市场上没有供应的品种,才可以申报医疗机构制剂,患者只能在该医疗机构凭医师处方购得。在特殊情况下,经药品监管部门批准,医疗机构制剂可以在指定的医疗机构之间调剂使用。如果市场上有该品种供应,不允许医疗机构再自行配制。

2. 医疗机构制剂是一项小规模、小批量的生产活动,一些需要临时配制的、稳定性差、有效期短的制剂和销量小、利润低、制药企业无法大规模生产的品种,只能通过医疗机构制剂的形式来供应。

3. 医疗机构制剂只在医院内部配制和使用,根据临床需求以及临床疗效,可直接结合临床开发新制剂。因能密切配合临床和科研需要,所以作为上市药品的有益补充部分,医疗机构制剂不可能完全被药品所替代。

（二）医疗机构制剂的要求

1. 医疗机构配制制剂,须经所在地省级卫生行政部门审核同意,由省级药品监管部门批准,发给《医疗机构制剂许可证》;无《医疗机构制剂许可证》的医疗机构不得配制制剂。

2. 医疗机构配制制剂,必须按规定报送有关资料和样品,经所在地省级药品监管部门批准,并发给制剂批准文号后,方可配制。

3. 具有《医疗机构制剂许可证》且取得制剂批准文号,并属于"医院"类别的医疗机构的中药制剂,可以申请委托本省、自治区、直辖市内取得《医疗机构制剂许可证》的医疗机构或者取得《药品生产质量管理规范(2010年修订)》认证证书的药品生产企业配制制剂。

4. 委托单位取得《医疗机构中药制剂委托配制批件》后,委托配制的前三批制剂必须经所在地区的市级以上药品检验机构检验合格后方可投入使用。

5.《医疗机构制剂许可证》有效期为5年,有效期届满需要继续配制制剂的,医疗机构应当在有效期届满前6个月,向原发证机关申请换发《医疗机构制剂许可证》。

二、医疗机构中药制剂

目前,市场上许多单品种年销售额超亿元的药品都来源于医疗机构中药制剂,医疗机构应认真总结临床经验,尤其是名老中医根据多年临床经验总结出的中药制剂配方,专科专病特色突出;筛选疗效确切、质量稳定、毒副作用小的中药制剂,开发成新药,使之具有更广阔的应用前景。现今医疗机构中药制剂的主要剂型有合剂(口服液)、颗粒剂、软膏剂等。

学习小结

1. 学习内容

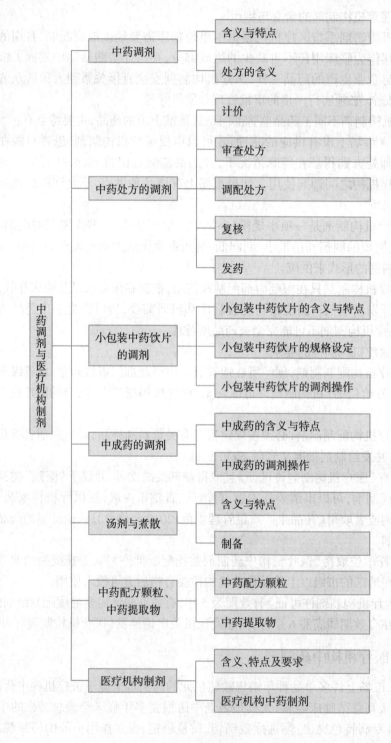

2. 学习方法

(1) 熟悉中药调剂的含义与特点、处方的含义。

(2) 掌握中药处方的调剂操作,特别是审查项目与处理、审查处方相关知识。

(3) 掌握小包装中药饮片的含义、特点与调剂操作,了解其规格设定。

(4) 掌握中成药的含义与特点,调剂操作。

(5) 熟悉汤剂与煮散的含义、特点及制备方法,特别是影响汤剂质量的因素,要注意煎煮过程、特殊中药的处理及煮散颗粒粒径要求。

(6) 了解中药配方颗粒与中药提取物的含义。

(7) 了解医疗机构制剂的含义、特点与要求,特别是与批准上市药品的区别。

(肖学凤　李忠思)

复习思考题

1. 简述中药调剂的含义与特点。

2. 简述审查处方时的注意事项。

3. 简述小包装中药饮片的规格设定的基本原则。

4. 简述小包装中药饮片的调剂操作的注意事项。

5. 简述中成药的调剂操作。

6. 简述汤剂与煮散的优缺点。

7. 简述医疗机构制剂与批准上市药品的异同点。

第四章

粉碎、筛析与混合

学习目的

通过学习粉体学的基本知识及粉碎、筛析与混合等内容,学会粉体的性质及应用,药物粉碎、筛析与混合的基本方法和常用设备的应用,为学习散剂、颗粒剂、胶囊剂、片剂、丸剂等剂型的制备奠定基础。

学习要点

粉体的性质与应用;粉碎、筛析、混合的目的;粉碎的基本原理、方法与设备及其适用范围;药筛的规格、粉末的分等、过筛及离析的器械;混合的方法和设备等内容。

第一节　粉体学基本知识

一、粉体学的概念

粉体是指无数个固体粒子的集合体。粉体学是研究粉体基本性质及其应用的科学。粉体的本质是固体,具有抗变形能力,但因其具有与液体相似的流动性及与气体相似的压缩性和填充性,故常将其视为第四种物态进行研究。

通常所说的"粉"、"粒"都属于粉体的范畴,其中,粒径小于 $100\mu m$ 的粒子叫"粉",粒径大于 $100\mu m$ 的粒子叫"粒"。在制药行业中常用的粒子大小范围是从药物原料粉的几微米到片剂的十几毫米,而小于 1 微米时对提高难溶性药物的溶解度及中药提取等方面具有重要意义。

粉体学是药剂学的基础知识之一。粉体的基本特性(如粒径、形态、表面积等)直接影响原辅料在生产中的各单元操作(如粉碎、混合、结晶、过滤等)及各种剂型的稳定性、释放速率与疗效,故粉体学为固体制剂的处方设计、生产过程、质量控制等提供了科学的理论依据及技术方法。

二、粉体的性质与应用

(一)粉体粒子的性质

1. 粒径　粒子大小是粉体的最基本性质。粒子形状通常不规则,大小各异,无法用统一长度表示粒径。因此,常利用几何和物理学概念定义粒子的粒径,常用的表示

46

方法有：几何学粒径、有效粒径、比表面积粒径、筛分径等。

（1）几何学粒径：根据几何学尺寸定义的粒径，一般用显微镜法、库尔特计数法等测定。

三轴径：反映粒子的三维尺寸，即，粒子平面投影上的长、短、高。

定向径：指全部粒子都按同一方向测出的粒径，主要包括定方向接线径和定向等分径。其中，定方向接线径为在一定方向上将粒子的投影面外接的平行线间的距离；定向等分径为在一定方向上将粒子投影面积分割为两等分的长度。

外接圆径：与粒子投影面积相等圆的直径。

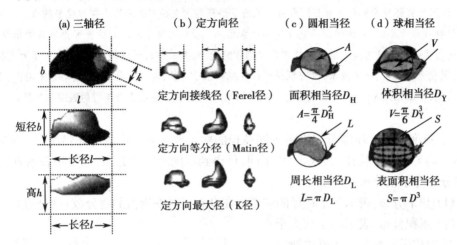

图 4-1　粒子几何学粒径示意图

（2）有效粒径：粒径相当于在液相中具有相同沉降速度的球形颗粒的直径。该粒径根据 Stock 方程计算所得，因此又叫 Stock 径，记作 D_{stk}。

$$D_{stk}=\sqrt{\frac{18\eta h}{(\rho_p-\rho_1)\cdot gt}} \tag{4-1}$$

式中，ρ_p、ρ_1 分别表示被测粒子与液相的密度；η 表示液相的黏度；h 表示等速沉降距离；t 表示沉降时间。

（3）比表面积粒径：与粒子的比表面积相等球的直径，采用透过法、吸附法测得比表面积后计算求得。

（4）筛分径：当粒子通过粗筛网且被截留在细筛网时，粗筛孔直径（a）与细筛孔直径（b）的算术或几何平均值称为筛分径，截留于细筛的粒径可表示为（-a+b），即粒径小于 a，大于 b。

知识链接

常用的粒径测定方法

1. 显微镜法：将粉末用适宜液体分散稀释后涂片，采用成像法直接观察和测量颗粒平面投影图像，从而测得颗粒粒径的方法。光学显微镜可以测定微米级粒径，电子显微镜可以测定纳米级粒径，可测粒径为 0.01μm 以上的粒子。

2. 筛分法：让药粉通过不同筛号的筛，然后从各号筛上残留粉末重量求出药粉粒度分布，是应用最广的测量方法。常用的测定范围在 45μm 以上。

3. 沉降法：让粒子在液体中沉降，从其沉降速度来测得粒径。本法是根据 Stock 公式计算，适于 0.5~100μm 粒径的测定。

4. 小孔通过法(库特法)：将粒子分散于带有小孔的隔板的电解质溶液中，内设一个带有小孔的隔板，两侧插上电极。混悬粒子通过小孔时两极间电阻瞬时产生变化，这种变化的大小和粒子容积成比例。通过测出粒子变化数值的大小，可求出粒子分布。本法可用于测定混悬剂、乳剂、脂质体、粉末药物等粒径分布。

5. 激光衍射法：利用颗粒对激光散射的特性作等效对比，所测出的等效粒径为等效散射粒径，即用与实际被测颗粒具有相同散射效果的球形颗粒的直径来代表这个实际颗粒的大小。当被测颗粒为球形时，其等效粒径就为其实际直径。一般认为激光法所测的直径为等效体积径。激光粒度分析仪是根据光的散射原理测量颗粒的大小，是一种较通用的粒度仪，集成了激光技术、现代光电技术、电子技术、精密机械和计算机技术于一体，具有测量速度快、动态范围大、操作简便、重复性好等优点，测量范围为 0.02~2000μm，现已成为全世界最流行的粒度测试仪。

2. 粒度分布　粒度分布表示不同粒径的粒子群在粉体中的分布情况，反映粒子大小的均匀程度。粒径的表示方法不同，可得到不同的粒度分布，常用的表示方法有频率分布与累积分布。

(1) 频率分布：表示各个粒径的粒子群在全粒子群中所占的百分数(微分型)。

(2) 累积分布：表示小于或大于某粒径的粒子群在全粒子群中所占的百分数(积分型)。

频率分布与累积分布可以用表格形式表示，也可用函数图像表示。用筛分法测定累积分布时，小于某筛孔直径的累积分布叫筛下分布；大于某筛孔直径的累积分布叫筛上分布。

粒度分布基准可用个数基准、质量基准、面积基准及长度基准等表示。基准不同，粒度分布曲线不

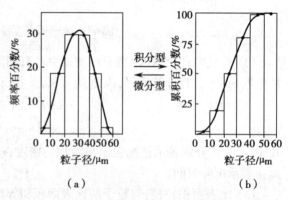

图 4-2　图形表示的粒度分布示意图

同，因此表示粒度分布时须注明粒度分布基准。不同基准的粒度分布可相互换算。在制药粉体处理中应用较多的是质量基准分布和个数基准分布。

3. 平均粒径　制药行业中最常用的平均粒径为中位径，也叫中值径，系指在累积分布中累积值正好为 50% 所对应的粒径，常用 D_{50} 表示。

(二) 粉体的密度与空隙率

1. 粉体的密度　密度系指单位体积粉体的质量。由于粉体的颗粒内部和颗粒间存在空隙，粉体的体积具有不同含义。粉体密度根据所指的体积不同分为真密度、粒密度、堆密度(或称松密度)三种。

(1) 真密度：系指是指粉体质量(W)除以不包括颗粒内外空隙的体积(真体积 V_t)求得的密度，即 $\rho_t = W/V_t$。通常采用氦气置换法求得。

（2）粒密度：系指粉体质量除以包括开口细孔与封闭细孔在内的颗粒体积 V_g 所求得密度，即 $\rho_g=W/V_g$。颗粒内存在的细孔粒径小于 $10\mu m$ 时，水银不能渗入，因此可用水银置换法测定粒密度。

（3）堆密度（或称松密度）：系指粉体质量除以该粉体所占容器的体积 V_b 求得的密度，即 $\rho_b=W/V_b$。堆密度所用的容积是指包括微粒本身的空隙以及微粒间的空隙在内的总容积。

测定粉体堆密度时，一般是将粉体充填于量筒中，并按一定方式振动，以保证实验条件一致，重现性好，量得粉体容积，由质量及容积求得堆密度。

在固体粉末药物中有"轻质"与"重质"之分，是指其堆密度不同。凡堆密度小，即堆容积（包括微粒内空隙及微粒间空隙）大的属于"轻质"；粉体堆密度大，而堆容积小的，属于"重质"。粉体的"轻质"与"重质"主要与该粉体的总空隙有关，即与堆密度有关，而与真密度无关。

2. 空隙率　粉体中的空隙包括微粒本身的空隙和微粒间的空隙。其空隙率（$E_{总}$）系指粉体层中空隙所占有的比率。用下式表示：

$$E_{总}=\frac{V_b-V_t}{V_b}=1-\frac{V_t}{V_b}\tag{4-2}$$

式中，$E_{总}$ 为孔隙率，V_b 粉体体积，V_t 为粉体本身的体积。

粉体的空隙率受很多因素影响，如粉体形态、粉体大小、粉体表面的摩擦系数、温度及压力等。但是如果测出药物粉末的真密度，便可以求出总空隙率。

（三）粉体的流动性和充填性

1. 粉体的流动性　粉体的流动性（fluidity）与粒子间的作用力（如范德华力、静电力、内摩擦力等）、粒子形状、大小、表面状态、密度、空隙率等有关，对颗粒剂、胶囊剂、片剂等制剂的重量差异及正常操作影响很大。流动性在药剂生产与应用中，如散剂、冲剂分装，片剂颗粒充填于模孔，外用散剂撒布等均有较大意义。粉体流动性的表示方法较多，一般用休止角、流速和压缩度等表示。其测定方法如下：

（1）休止角：休止角是指静止状态下，粉体堆积体自由表面与水平面之间的最大夹角，是表示微粒间作用力的主要方法之一。常用的测定方法有注入法、排出法、倾斜角法等，如图 4-3 表示。休止角可用量角器直接测定，也可根据粉体层高度和圆盘半径计算而得，即 $\tan\theta=$ 锥体高/锥体底部半径。一般认为 $\theta\leqslant30°$ 时流动性好；$\theta\leqslant40°$ 时可满足生产过程中流动性的需求。

（2）流速：流速系指粉体由一定孔径的孔或管中流出的速度，是粉体的重要性质之一。流速既是粉体的粒度又是其均匀性的函数。一般来说，粉体的流速快，则其流动均匀性好，即流动性好。其测定

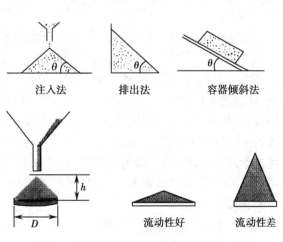

图 4-3　休止角的测定方法

方法是在圆筒容器的底部中心开口(出口大小视粉体粒径大小而定),把粉体装入容器内,测定单位时间里流出的粉体量。

(3) 压缩度:一定量的粉体轻轻装入量筒后测量最初松体积,计算最松密度 ρ_0;然后轻敲量筒使粉体处于最紧状态后测量最终的体积,计算最紧密度 ρ_f;用下面公式(4-3)计算压缩度 C。

$$C=\frac{\rho_f-\rho_0}{\rho_f}\times100(\%) \tag{4-3}$$

压缩度是粉体流动性的重要指标,C 值在 20% 以下时流动性较好,达到 40%~50% 时粉体很难从容器中自动流出。

粉体流动性的影响因素与改善方法:①流动性与粒径大小有关,增大粒径可有效降低粒子间的团聚作用,流速增加。制剂中的造粒是改善粉体流动性的有效方法。②流动性与粒子表面光滑程度有关,粒子表面越粗糙,越不规则,休止角越大,不利于流动。③粉体中的水分含量对流动性有影响,粒子表面吸附的水分可增加粒子间的黏着力,适当干燥有利于减弱粒子间的作用力。④加入助流剂的影响:加入 0.5%~2% 滑石粉等助流剂时,微粉粒子在粉体的粒子表面填平粗糙面而形成光滑面,可大大改善粉体的流动性。

2. 粉体的充填性 充填性(packability)是粉体集合体的基本性质,对片剂、胶囊剂、颗粒剂等固体制剂的装填过程及重量差异等具有重要意义。充填性的常用表示方法见表 4-1。

表 4-1 充填状态的指标

指标	定义
比容(specific volume)	单位质量粉体的体积(cm^3/g)
堆密度(bulk density)	单位体积粉体的质量(g/cm^3)
空隙率(porosity)	粉体的空隙体积与堆体积之比
空隙比(void ratio)	粉体的空隙体积与真体积之比
充填率(packing fraction)	粉体的真体积与堆体积之比
配位数(coordination number)	一个粒子周围相邻的其他粒子个数

堆密度与空隙率直接反映粉体的充填状态,如对一定物料,紧密充填时堆密度大,空隙率小。影响充填性的因素主要有:①粒度大小:粒度越小,因粒子间的黏着力、凝聚力大于重力,不能紧密充填而产生较大的空隙;当粒径大于某一值时,空隙率不变,此时的充填状态不受粒径的影响。②颗粒的排列方式:颗粒的接触点数反映充填的状态,如球形颗粒规则排列时,接触点数最小为 6,空隙率最大(47.6%),接触点数最大为 12 时,空隙率最小(26.0%)。③充填速率:对于粗颗粒,较高的充填速率会使物料可产生较小的堆密度,但对于细粉,降低填充速率可得到松散的堆积。④助流剂:助流剂附着于粉体粒子表面,可使粒子间的黏着力下降到最低,堆密度上升到最大,即增大充填密度。

(四) 粉体的吸湿性和润湿性

1. 吸湿性 吸湿性是指固体表面吸附水分的现象。药物粉体的吸湿性取决于物料表面产生的水蒸气压 P_W 与空气中水蒸气分压 P 的相对大小,当空气中的水蒸气分压大于药粉表面水分产生的水蒸气压时,药粉发生吸湿;反之,则干燥;而当空气水蒸气分压等于药粉表面水蒸气压时,吸湿与干燥达到动态平衡。

吸湿可使粉末流动性下降、固结、润湿、液化,甚至产生化学反应而降低药物稳定性,如许多含糖及淀粉较多的中药材或中药制剂,吸湿后易霉变并导致有效成分含量下降。药物吸湿性常用吸湿平衡曲线表示,即在不同湿度下测定平衡吸湿量,再以吸湿量对相对湿度作图即得吸湿平衡曲线。

(1) 水溶性药物的吸湿性:在相对湿度较低的环境下水溶性药物几乎不吸湿,而当相对湿度增加到一定值时,吸湿量迅速增加,此时的相对湿度称为临界相对湿度(CRH)。CRH 为水溶性药物的特征参数,用来衡量药物吸湿的难易程度。

在复方制剂中,水溶性物质的混合物吸湿性更强。根据 Elder 假说:"混合物的临界相对湿度大约等于各个药物的临界相对湿度的乘积",即:

$$CRH_{AB}=CRH_A \times CRH_B \qquad (4-4)$$

式中,CRH_A,CRH_B 分别表示 A 物质与 B 物质的临界相对湿度;CRH_{AB} 为 A 和 B 物质混合物的临界相对湿度。

CRH 的药剂学意义:①可作为药物吸湿性指标,一般 CRH 越大,越不易吸湿;②为药物生产、贮藏的环境提供参考;③为选择防湿性辅料提供参考,一般应选择 CRH 值大的物料作辅料。

(2) 水不溶性药物的吸湿:水不溶性药物的吸湿性随相对湿度的变化而缓慢发生变化,无临界值。水不溶性药物的混合物的吸湿性具有加和性。

2. 润湿性　润湿性是指固体界面由固 - 气界面变成固 - 液界面的现象,用接触角 θ 表示,即液滴在固液接触边缘的切线与固体平面间的夹角。液体与固体制剂的润湿性不同,接触角不同。接触角最小为 0°,最大为 180°,接触角越小润湿性越好。根据接触角大小,分为完全润湿(θ=0°),润湿(0°<θ<90°),不润湿(90°<θ<180°),完全不润湿(θ=180°)。粉体的润湿在制剂生产中有着十分重要的意义,如湿法制粒、制剂包衣、制备混悬液等都要求原辅料具有良好的润湿性,同时,片剂、胶囊剂、颗粒剂的崩解及药物溶出,都与润湿性有关。

(五) 粉体的黏附性与凝聚性

黏附性是指不同分子间产生的引力,如粉体粒子与器壁间的黏附;凝聚性(黏着性)是指同分子间产生的引力,如粉体粒子之间发生黏附而形成聚集体。产生黏附性和凝聚性的原因是:①在干燥状态下,主要是由于范德华力与静电力发挥作用;②在润湿状态下,主要由于粒子表面存在的水分形成液体桥或由于水分的蒸发而产生固体桥发挥作用。在液体桥中溶解的溶质干燥而析出结晶时形成固体桥,这正是吸湿性粉末溶液固结的原因。一般情况下,粒度越小的粉体越易发生黏附与凝聚而影响流动性、充填性。因此可通过造粒方法增大粒径或加入助流剂等手段防止黏附与凝聚。

(六) 粉体的压缩性

粉体压缩性表示粉体在一定压力下体积减少的能力;成形性表示物料紧密结合成一定形状的能力。对于药物粉末来说压缩性和成形性是紧密联系在一起的,因此将粉体的压缩性和成形性简称压缩成形性。

片剂的生产制备是典型的粉体压缩过程。片剂中所用的辅料在压缩过程中所体现的压缩机械行为有很大的差异,有的物料如硬脂酸镁、碳酸钙、磷酸钙、晶体乳糖和蔗糖是通过破碎而固结的;而有的物料如微晶纤维素、硬脂酸、氯化钠和淀粉则是通过塑性形变而固结的;就压片的原辅料混合物或者颗粒而言,通常是两种机制同时存在。片剂粉体层的压缩性质直接影响压片过程的顺利与否,片剂的硬度、脆碎度、药物的溶出度等也和被压缩粉体的压缩性及粒子间相互作用有关,因此,有必要对粉体的压缩特性和机制进行研究。

然而,固体物料的压缩成形性是一个复杂问题,其机制尚未完全清楚。目前主要有以下几种解释:

1. 压缩后粒子间的距离很近,从而在粒子间产生范德华力、静电力等引力。

2. 粒子在受压时产生的塑性变形使粒子间接触面积增大。

3. 粒子受压破碎而产生的新生表面具有很大的表面自由能。

4. 粒子在受压变形时相互嵌合而产生的机械结合力。

5. 物料在压缩过程中由于摩擦力而产生热,特别是颗粒间支撑点处局部温度较高,使熔点较低的物料部分熔融,解除压力后重新固化而在粒子间形成"固体桥"。

6. 水溶性成分在粒子的接触点处析出结晶而形成"固体桥"等。

第二节 粉 碎

一、粉碎的目的

粉碎(crushing)系指借机械力或其他方法将大块固体物料破碎成适宜程度的颗粒或粉末的操作过程。粉碎是制备散剂、颗粒剂、胶囊剂、片剂、丸剂等剂型的重要工序,是制剂生产中的基本操作之一。

药物粉碎的目的:①增加药物的表面积,促进药物的溶解与吸收,提高难溶性药物的生物利用度;②有利于进一步制备多种药物剂型,如散剂、颗粒剂、胶囊剂、片剂、丸剂等;③加速中药中有效成分的浸出和溶出;④便于中药材的干燥和贮藏,便于调剂和服用。

二、粉碎的基本原理

物质的形成依赖于其内部存在的分子间的内聚力,内聚力的不同使各种物质显示出不同的硬度和物理特性。固体药物的粉碎过程,一般是通过施加外力,部分地破坏物质分子间的内聚力,使大块固体物料碎裂成小块、颗粒或粉末,表面积增大,根据能量守恒定律,外力做功的能量转化成表面能。因此,粉碎的基本过程就是外力破坏物质分子间的内聚力,机械能转变成表面能的过程。

粉碎时,物料受外力的作用产生应力,当应力超过物料本身分子间内聚力时即可引起物料的破碎。一般情况下,外力主要作用在物料的突出部位,产生很大的局部应力,局部温度升高产生局部膨胀,物料出现小裂纹。随着外力不断地施加,在裂纹处产生应力集中,裂纹迅速伸长和扩散,使物料破碎。如果物料内部存在结构上的缺陷、裂纹,则受力时在缺陷、裂纹处产生应力集中,使物料首先沿这些脆弱面破碎。

为使机械能尽可能有效地用于粉碎过程,应及时将已达到细度要求的粉末分离移去,使粗粒有充分的机会接受机械能,这种粉碎方法称为自由粉碎。反之,若细粉始终保留在粉碎系统中,不仅在粗粒中起缓冲作用,而且消耗大量机械能,称为缓冲粉碎,这种粉碎同时也产生了大量不需要的过细粉末。因此,在粉碎操作中,必须随时分离细粉。在粉碎机内安装药筛或利用空气将细粉吹出,均是为了使自由粉碎得以顺利进行。

三、粉碎的方法

根据物料的性质、使用要求及粉碎设备的性能,粉碎有以下几种不同的方法。

(一) 开路粉碎与循环粉碎

物料只通过粉碎设备一次即得到粉碎产品的粉碎称为开路粉碎。开路粉碎一般适用于粗碎或为进一步细碎作预粉碎。

粉碎产品中,若含有尚未达到粉碎粒径的粗颗粒,通过筛分设备将粗颗粒分离出来再返回粉碎设备中继续粉碎,称为循环粉碎(闭路粉碎)。循环粉碎可以达到产品所要求的粒度,适用于细碎或对粒度范围要求较严格的粉碎。

(二) 干法粉碎与湿法粉碎

干法粉碎系指将物料经过适当的干燥处理,使物料中的水分含量降低至一定限度(一般少于 5%)再进行粉碎的方法。中药一般均采用干法粉碎。

湿法粉碎系指在药物中加入适量液体进行研磨粉碎的方法,又称加液研磨。液体的选用以药物遇湿不膨胀、与药物不起化学反应、不影响药效为原则,通常选用水或乙醇。湿法粉碎由于液体小分子容易通过药物的裂隙渗入到其内部,从而减少药物内部分子间的内聚力而利于粉碎;对于毒剧性、刺激性强的药物,可以避免药物粉尘飞扬和粉碎过程中粒子的凝聚,减少药物的损失,有利于环保和劳动保护。

粉碎冰片、薄荷脑时通常加入少量的乙醇或水;粉碎麝香时常加入少量水,俗称"打潮",特别是研磨到剩下的麝香渣时,"打潮"就更有必要。对于冰片和麝香的湿法粉碎有个原则,即"轻研冰片,重研麝香"。朱砂、珍珠、炉甘石等采用"水飞法"粉碎,即利用粗细粉末在水中悬浮性的不同,将不溶于水的药物反复研磨制备所需粒度粉末的粉碎方法。"水飞法"的操作方法:将药物粉碎成粗颗粒,除去杂质,放入研钵或球磨机等研磨机械中,加适量水后研磨。研磨过程中当有粉碎成细粉的药物漂浮在水面或悬浮在水中时,倾出混悬液,剩下的药物再加水反复研磨,重复操作直至全部研细为止,合并研得的混悬液,过滤,干燥,研散,过筛,即得极细粉。

(三) 单独粉碎和混合粉碎

单独粉碎系指将一味中药单独进行粉碎的方法。这种粉碎方法既可以按欲粉碎药材的性质选择较为合适的粉碎机械,又可以避免粉碎时因不同药材损耗不同而引起含量不准确的现象出现。通常需要单独粉碎的药材有:贵重细料药(如牛黄、人参、麝香等,主要目的是避免损失),毒性或刺激性药材(如马钱子、蟾酥、斑蝥、轻粉等,主要目的是避免损失和对其他药材的污染,利于劳动保护),氧化或还原性强药物(如硫黄、雄黄、火硝等,主要目的是避免混合粉碎发生爆炸),质地坚硬不便与其他药材混合粉碎的中药(如磁石、赭石等)。

混合粉碎系指将中药复方制剂中某些性质和硬度相似的药材全部或部分混合在一起进行粉碎的方法。由于一种物料适度地掺入到另一种物料中,分子间内聚力减少,表面能降低,粉末不易重新聚结,并且粉碎与混合操作同时进行,因此,混合粉碎可以提高生产效率。此外,混合粉碎还可以适当降低含有大量糖分、树脂、树胶、黏液质等黏性药材,以及含有大量油脂性成分的种子类药材和动物皮、肉、筋、骨等药材单独粉碎的难度。

知识链接

串料、串油和蒸罐

串料:处方中含大量糖分等黏性药物(如乳香、没药、熟地黄、黄精、麦冬、枸杞子、山茱萸等)时,先将处方中其他药物粉碎成粗粉,再将黏性药物陆续掺入其中逐步粉碎。

串油:处方中含大量油脂性成分的药物(如桃仁、苦杏仁、酸枣仁、紫苏子等)时,先将处方中其他药物粉碎成粗粉,再将油脂性药物陆续掺入其中逐步粉碎。

蒸罐:处方中含动物药(如乌鸡、鹿胎等)或需蒸制的植物药(如地黄、何首乌等)时,先将处方中其他药物粉碎成粗粉,再将用适当的方法蒸制过的动物类或其他中药陆续掺入,经干燥,再粉碎成所需粒度。

(四) 低温粉碎

低温粉碎系指将药物冷却后或在低温条件下进行粉碎的方法。低温粉碎是利用药物在低温下脆性增强的特性,使药物易于粉碎。采用低温粉碎,不但可以获得粒度较细的产品,较好地保留药物的挥发性成分,而且可以降低粉碎机械的能量消耗。低温粉碎多用于具有热塑性、强韧性、热敏性、挥发性及熔点低的药物。

低温粉碎一般有四种方法:①物料先行冷却或在低温条件下,迅速通过高速撞击或粉碎机粉碎;②粉碎机壳通入低温冷却水,在循环冷却下进行粉碎;③待粉碎的物料与干冰或液氮混合再进行粉碎;④组合运用上述冷却方法进行粉碎。

(五) 超微粉碎

超微粉碎系指采用适当的技术和方法将药材粉碎成 $10\mu m$ 以下粉末的粉碎技术,通过对药材的冲击、碰撞、剪切、研磨、分散等手段而实现。超微粉碎具有速度快、时间短、粒径细、分布均匀、节省原料等特点,可增加药材利用率,提高疗效,同时也为剂型改革创造了条件。

超微粉碎的关键是方法和设备,以及粉碎后的粉体分级。在制备过程中除控制粉体的粒径大小外,还要控制粒径的分布,尽可能使粉体的粒径分布在较窄的范围内。

四、粉碎设备

1. 柴田式粉碎机 又称万能粉碎机,是中药生产普遍使用的粉碎设备。本机由机壳、打板和装在动力轴上的甩盘、刀形挡板、风扇及分离器等部件组成,见图4-4。粉碎机

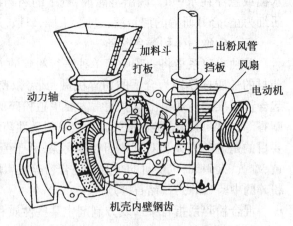

图 4-4 柴田式粉碎机示意图

主要靠六块打板的碰撞作用工作。

柴田式粉碎机构造简单，使用方便，粉碎能力强，广泛适用于黏软性、纤维性及坚硬的中药的粉碎，但对油性过多的中药不适用。

2. 万能磨粉机　是一种应用较广泛的粉碎机。主要由两个带齿的圆盘（分别为定子和转子）及环形筛组成，见图4-5。定子和转子均为带钢齿的圆盘，钢齿在圆盘上相互交错排列。工作时，转子高速旋转，药物在钢齿间受到撞击、研磨和撕裂等作用而被粉碎。

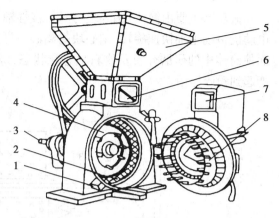

图4-5　万能磨粉机示意图

1. 出粉口　2. 筛板　3. 水平轴　4. 转子　5. 加料斗　6. 抖动装置　7. 加料口　8. 定子

万能磨粉机适用范围广泛，可用于粉碎各种干燥的非组织性药物，如：根、茎、皮类等中药，结晶性药物及干浸膏等，但不适于粉碎腐蚀性、毒剧及贵重药物。由于粉碎过程中容易产生热量，故也不适于粉碎含大量挥发性成分、黏性强或软化点低且遇热发黏的药物。

3. 球磨机　主要由圆筒体、端盖、轴承和传动机构等组成，见图4-6。圆筒体一般由不锈钢或陶瓷制成，其内装有直径为25~150mm的钢球、瓷球或其他研磨介质，装入量约为筒体有效容积的25%~45%。工作时，电机通过传动机构带动筒体缓慢转动，研磨介质随筒体上升至一定高度后向下滚落或滑动。固体物料由进料口进入筒体，并逐渐向出料口运动。在运动过程中，物料在研磨介质的连续撞击、研磨和滚压作用下逐渐被粉碎成细粉，并由出料口排出。

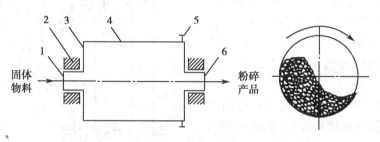

图4-6　球磨机结构与工作原理示意图

1. 进料口　2. 轴承　3. 端盖　4. 圆筒体　5. 大齿圈　6. 出料口

球磨机是一种常用的细碎设备，其优点是结构简单，运行可靠无需特别管理，且可密闭操作，因而操作粉尘少，劳动条件好，并容易达到无菌要求。其不足之处是体积庞大，运行时有强烈的振动和噪音，能耗大，工作效率低。球磨机适用于结晶性或脆性药物、树胶、树脂及非组织性中药的粉碎。由于球磨机可密闭操作，常用于毒剧性、刺激性、强吸湿性、易氧化性及贵重药物的粉碎。

4. 动磨　利用研磨介质（球形、柱形或棒形）在有一定振幅的筒体内对固体物料产生冲击、摩擦、剪切等作用而达到粉碎物料的目的。

振动磨主要由筒体、偏心块、弹簧、挠性轴套和电动机等组成,见图4-7。工作时,电动机带动主轴快速旋转,偏心块的离心力可使筒体产生近似于椭圆轨迹的运动,从而使筒体中的研磨介质及物料呈悬浮状态,研磨介质的抛射、撞击、研磨等对物料均能起到粉碎作用。

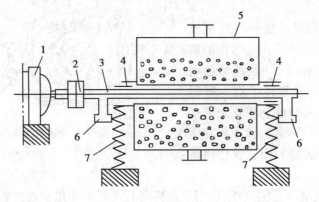

图 4-7　振动磨示意图

1. 电动机　2. 挠性轴套　3. 主轴　4. 轴承　5. 筒体　6. 偏心块　7. 弹簧

与球磨机相比,振动磨采用的研磨介质的直径较小,相应的研磨表面积可增大许多倍。此外,振动磨的研磨介质填充率可达60%~70%,研磨介质对物料的冲击频率比球磨机高出数万倍,因此粉碎比[①]高,粉碎时间短,并且能连续粉碎。

5. 流能磨　又称气流式粉碎机,利用高速气流(空气、蒸气或惰性气体)使药物的颗粒之间以及颗粒与器壁之间产生强烈的冲击、碰撞和摩擦,从而达到粉碎药物的目的。图4-8是一种循环管式气流粉碎机,主要由进料系统、循环系统、粉碎区、喷嘴及出料系统等部分组成。

工作时,高压气体经喷嘴以极高的速度射入循环管式粉碎区,而物料则由加料口经高压气体引射进入粉碎区。在粉碎区内,高速气流夹带着固体颗粒沿循环管运动。在强烈的碰撞、冲击及高速气流的剪切作用下,固体颗粒被粉碎。在离心力的作用下,粒径较大的颗粒靠近循环管的外层运动,而粒径较

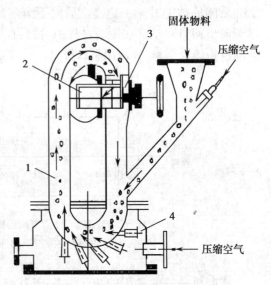

图 4-8　循环管式气流粉碎机示意图

1. 粉碎区　2. 出料口　3. 分级区　4. 喷嘴

小的颗粒则靠近内层运动。当颗粒的粒度达到一定细度后,即被气流夹带至分级区

---

① 粉碎比:物料在粉碎前后的颗粒粒径之比。粉碎比可用公式表示为 $I=D/d$,D指原料中最大颗粒直径,d指产品中最大颗粒直径。粉碎比是检验破碎设备的一个非常重要的性能指标。

并随气流一起由出料管排出,而粗颗粒仍沿外层作循环运动,即继续在粉碎区内被粉碎。

流能磨结构简单;粉碎的产品粒度较细,可获得 $5\mu m$ 以下的超微粉体;经无菌处理后,能实现无菌粉碎;由于压缩气体膨胀时的冷却作用,粉碎过程中的温度几乎不升高,适用于热敏性中药材的粉碎。

五、粉碎的原则

药物粉碎的原则包括:

1. 药物粉碎前后的组成成分和药理药效作用应不变。

2. 药物粉碎时应根据药物性质、剂型、应用等选择适当的粉碎方法和机械。

3. 粉碎过程中应将药物粉碎到需要的粒度,同时要及时过筛,以防止药物过度粉碎,从而可以减少能量消耗、提高工作效率及减少药物的损失。

4. 需要粉碎的中药一定要全部粉碎应用,难以粉碎的植物叶脉、纤维、油脂类等,要采取适当的方法加以处理,不能随意丢弃。

第三节 筛 析

一、筛析的目的

筛析(sieving)是固体粉末的分离技术。筛即过筛,系指粉碎后的药粉通过网孔性的工具,使粗粉和细粉分离的操作;析即离析,系指粉碎后的药粉借助外力(通常为空气或液体的流动或离心力等)作用使药物的粗粉和细粉得以分离的操作。

筛析的目的:①将粉碎好的药粉或颗粒按不同的粒度范围分成不同等级,以便制备成各种剂型;②对药粉起混合作用,从而保证组成的均一性;③及时将符合细度要求的药粉筛出,可以避免过度粉碎,减少能量消耗,提高粉碎效率。

二、药筛的种类与规格

药筛系指按药典规定,我国统一用于制剂生产的筛,或称标准药筛。在实际生产中,经常使用工业用筛,这类筛的选用,应与药筛标准相近,且不影响制剂质量。根据药筛的制作方法,可以分成编织筛和冲眼筛两种。其中,编织筛适用于粗、细粉的筛分。冲眼筛系指在金属板冲压出一定形状的筛孔而成,其筛孔坚固,孔径不宜变动,但孔径不能太细,多用于高速粉碎机的筛板及药丸的分档筛选。

我国制药工业用筛的标准是泰勒标准和《中国药典》标准。习惯以目数表示筛号,即每英寸(2.54cm)长度上的筛孔数目表示,如 100 目筛即指每英寸上有 100 个孔,能通过 100 目筛的粉末称为 100 目粉,目数越大,粉末越细。《中国药典》2015 年版四部所选用的药筛,选用国家标准的 R40/3 系列,共规定了 9 种筛号,一号筛的筛孔内径最大,依次减小,九号筛的筛孔内径最小。具体规定见表 4-2。

表4-2 《中国药典》筛号、目号、筛孔内径对照表

筛号	目号(目)	筛孔内径(μm)
一号筛	10	2000 ± 70
二号筛	24	850 ± 29
三号筛	50	355 ± 13
四号筛	65	250 ± 9.9
五号筛	80	180 ± 7.6
六号筛	100	150 ± 6.6
七号筛	120	125 ± 5.8
八号筛	150	90 ± 4.6
九号筛	200	75 ± 4.1

三、粉末的分等

粉碎后的药粉必须经过筛选才能得到粒度比较均匀的粉末,以适应医疗和制剂生产需要。筛选方法是以适当筛号的药筛过筛。过筛的粉末包括所有能通过该药筛筛孔的全部粉粒。如通过一号筛的粉末,并不都是近于2mm直径的粉粒,包括所有能通过二至九号筛甚至更细的粉粒在内。富含纤维的中药在粉碎后,有的粉粒呈棒状,其直径小于筛孔,而长度则超过筛孔直径,过筛时,这类粉粒也能直立地通过筛网,存在于过筛的粉末中。为了控制粉末的均匀度,《中国药典》2015年版规定了6种粉末规格,见表4-3。

表4-3 粉末的分等标准

等级	分等标准
最粗粉	能全部通过一号筛,但混有能通过三号筛不超过20%的粉末
粗粉	能全部通过二号筛,但混有能通过四号筛不超过40%的粉末
中粉	能全部通过四号筛,但混有能通过五号筛不超过60%的粉末
细粉	能全部通过五号筛,并含能通过六号筛不少于95%的粉末
最细粉	能全部通过六号筛,并含能通过七号筛不少于95%的粉末
极细粉	能全部通过八号筛,并含能通过九号筛不少于95%的粉末

四、过筛及离析的器械

(一)过筛器械

过筛器械种类很多,可以根据粉末的性质、数量以及制剂对粉末细度的要求来选用。

1. 手摇筛 又称为套筛,筛网常用不锈钢丝、铜丝、尼龙丝等编织而成,边框为圆形或长方形的金属框。通常按筛号大小依次套叠,自上而下筛号依次增大,底层的最细筛套于接受器上。使用时将适宜号数的药筛套于接受器上,加入药粉,盖好上盖,

用手摇动过筛即可。手摇筛适用于小批量粉末的筛分,用于毒性、刺激性或质轻药粉的筛分时可避免粉尘飞扬。

2. 悬挂式偏重筛 主要由电动机、偏重轮、筛网和接受器等组成,见图4-9。

筛粉机悬挂于弓形铁架上,工作时,电动机带动主轴和偏重轮高速旋转,由于偏重轮两侧重量的不平衡而产生振动,从而使物料中的细粉快速通过筛网而落于接受器内,粗粉则留在筛网上。

悬挂式偏重筛可密闭操作,因而可有效防止粉尘飞扬。采用不同规格的筛网可适应不同的筛分要求。此外,悬挂式偏重筛还具有结构简单、体积小、造价低、效率高等优点。

3. 圆形振动筛粉机 主要由筛网、电动机、重锤、弹簧等组成,见图4-10。电动机通轴的上下分别设有不平衡重锤,轴上部穿过筛网并与其相连,筛框以弹簧支撑于底座上。工作时,上部重锤使筛网产生水平圆周运动,下部重锤使筛网产生垂直运动,由此形成筛网的三维振动。当物料加至筛网中心部位后,将以一定的曲线轨迹向器壁运动,其中的细颗粒通过筛网由下部出料口排出,而粗颗粒则由上部出料口排出。

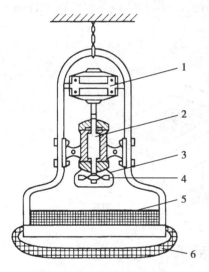

图 4-9 悬挂式偏重筛示意图

1. 电动机 2. 主轴 3. 保护罩 4. 偏重轮 5. 筛网 6. 接受器

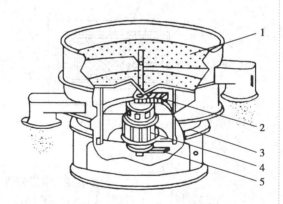

图 4-10 圆形振动筛粉机示意图

1. 筛网 2. 上部重锤 3. 弹簧 4. 电动机 5. 下部重锤

圆形振动筛粉机具有占地面积小、重量轻、维修费用低、分离效率高、可连续操作、生产能力大等优点,适合于大批量物料的筛分。

4. 旋转筛 主要由筛筒、筛板、打板等组成,见图4-11。圆形筛筒固定于筛箱内,其表面覆盖有筛网。主轴上设有打板和刷板,打板与筛筒的间距为25~50mm,并与主轴有3°的夹角。打板的作用是分散和推进物料,刷板的作用是清理筛网并促进筛分。工作时,物料由筛筒的一端加入,同时电动机通过主轴使筛筒以400转/分的速度旋转,从而使物料中的细粉通过筛网并汇集至下部出料口排出,而粗粉则留于筒内并逐渐汇集于粗粉出料口排出。

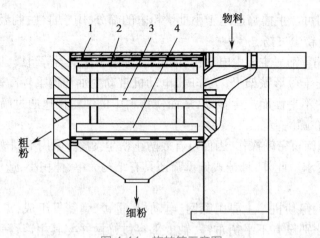

图 4-11 旋转筛示意图

1. 筛筒 2. 刷板 3. 主轴 4. 打板

旋转筛具有操作方便、适应性广、筛网更换容易、筛分效果好等优点,常用于中药粉末的筛分。

5. 电磁簸动筛粉机 主要由接触器、电磁铁、衔铁、筛网和弹簧等部件或元件组成,见图 4-12。

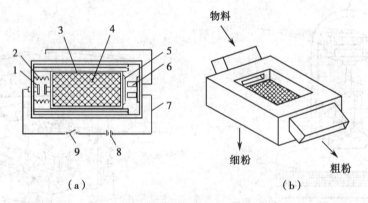

图 4-12 电磁簸动筛粉机示意图

(a)工作原理 (b)结构

1. 接触器 2. 弹簧 3. 筛框 4. 筛网 5. 衔铁 6. 电磁铁 7. 电路 8. 电源 9. 开关

在筛框的一边装有弹簧,另一边装有衔铁。当弹簧将筛拉紧时,接触器相互接触使电路接通,此时电磁铁产生磁性并吸引衔铁,使筛向磁铁方向移动。当接触器被拉脱时,电路断开,此时电磁铁失去磁性,筛又重新被弹簧拉回。此后,接触器又重新接触而引起第二次的电磁吸引,如此往复,产生簸动作用。

电磁簸动筛粉机的振动频率较高,可达 200 次/秒以上;振幅较小,一般小于 3mm,因此有较强的振荡作用。适用于黏性较强的药物如含油或树脂药粉的筛分,且筛分效率较高。

(二)离析器械

1. 旋风分离器 系指利用惯性离心力的作用从含尘气流中分离出尘粒的设备,

见图 4-13。

器体的上部呈圆筒形，下部呈圆锥形，上部有排风管和沿切线安装的进风管，下部有集料管。工作时，含尘气流由进风管沿切线方向进入分离器，然后沿器壁作自上而下螺旋运动，气流中的尘粒在惯性离心力的作用下被抛向器壁，再沿壁面下落至锥底的集尘器内被收集，而净化后的气流则在中心轴附近作自下而上的螺旋运动，最后由顶部的排风管排出。

旋风分离器构造简单，分离效率高，但也有一些不足，如气体中的细粉不能完全除尽，对气体的流量变动敏感等。

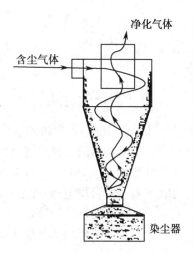

图 4-13 旋风分离器示意图

2. 袋滤器 系指使含尘气体穿过支撑在适当骨架上的袋状滤布以滤除气体中尘粒的装置。主要由滤袋及其骨架、壳体、清灰装置和排灰阀等部件组成，见图 4-14。气体由外向内穿过支撑在骨架上的滤袋，洁净气体汇集于上部出口管排出，颗粒被截留于袋外表面上。清灰时，开动压缩空气反吹，脉冲气流从布袋中由内向外吹出，使尘粒落入灰斗。

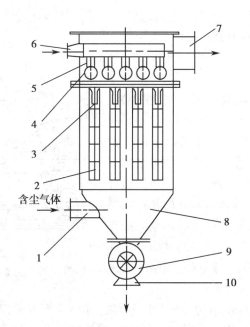

图 4-14 袋滤器示意图

1. 进风管 2. 滤袋骨架 3. 文丘里管 4. 喷嘴 5. 电磁阀 6. 连接压缩空气管 7. 净化空气出口 8. 灰斗 9. 排灰阀 10. 出灰口

袋滤器结构简单，使用方便，除尘效率高，与旋风分离器配合应用对粉末的收集具有很好的效果。但袋滤器不适于处理高温、含湿量过高或强腐蚀性的气体。

第四节 混 合

一、混合的目的

混合(mixing)系指将两种或两种以上的固体粉末相互分散而达到均匀状态的操作过程。混合的目的是使多组分物质含量均匀一致,它是散剂、颗粒剂、胶囊剂、片剂、丸剂等固体制剂生产中的一个基本单元操作。混合结果直接关系到制剂的外观及内在质量,如散剂混合是否均匀,会直接影响其色泽一致性,特别是含毒性药物的散剂,还会影响其疗效,甚至带来危险。片剂生产中,颗粒若混合不均匀,片面可能会出现色斑,对有含量测定的品种还会影响其含量的准确性。因此,混合操作是保证制剂质量的重要措施之一。

二、混合的方法

1. 过筛混合 通过过筛的方法使多种组分的药物混合均匀,但对于密度相差悬殊的组分,过筛之后还要进行搅拌才能混合均匀。

2. 搅拌混合 少量药物配制时,可以通过反复搅拌使之混合。但该法不适于大量药物组分混合,制剂生产中常使用搅拌混合机,经过一定时间可使药物混合均匀。

3. 研磨混合 对于一些结晶性药物粉末,可以在研体中进行研磨混合,但该法不适用于吸湿性和爆炸性组分的混合。

三、混合设备

1. 槽形混合机 主要由混合槽、搅拌桨、机架和驱动装置等组成,见图4-15。螺旋形搅拌桨(有单桨和双桨之分)水平安装于混合槽内,搅拌轴与驱动装置相连。混合槽可绕水平轴转动,以便自槽内卸出物料。工作时,搅拌桨以一定的速度旋转,推动其表面的物料沿螺旋方向进行轴向运动,同时四周的物料向搅拌桨中心运动,以填补因物料轴向运动而产生的"空缺",结果使混合槽内的物料上下翻滚,从而达到混合物料的目的。

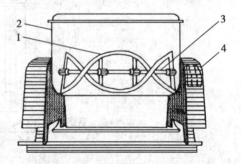

图4-15 槽形混合机示意图
1. 搅拌桨 2. 混合槽 3. 搅拌轴 4. 机架

槽形混合机的优点是结构简单,价格低廉,操作维修方便,在制药工业中有着广泛的应用。缺点是混合效率低,混合时间长,搅拌轴两端密封件处易漏粉,从而影响产品质量和成品率。

2. 双螺旋锥形混合机 主要由锥形筒体、螺旋杆和传动装置等组成,见图4-16(a);由于混合某些物料时可能产生分离作用,因此可采用图4-16(b)的非对称双螺旋锥形混合机。工作时,螺旋杆在容器内既有公转又有自转。两螺旋杆的自转可将物料自下而上提升,形成两股沿锥体壁上升的螺柱形物料流,并在锥体中心汇合后向下流动,从而在筒体内形成物料的总体循环流动。同时,螺旋杆在筒体内作公转运动,使螺柱体外的物料不断混入螺柱体内,从而使物料在整个锥体内不断混掺错位,达到混合的目的。

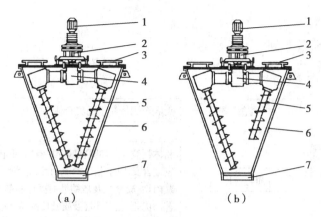

图 4-16　双螺旋锥形混合机示意图

(a)对称双螺旋　(b)非对称双螺旋

1. 电动机　2. 减速器　3. 进料口　4. 传动装置　5. 螺旋杆　6. 锥形筒体　7. 出料口

　　双螺旋锥形混合机可密闭操作,并具有混合效率高,操作、维护、清洁方便等优点,对大多数粉粒状物料均能满足其混合要求。

　　3. 二维运动混合机　主要由混合筒、传动系统、机座和控制系统等组成,见图4-17。混合筒可同时进行转动和摆动,其内常设有螺旋叶片。工作时,物料在随筒转动、翻转和混合的同时,又随筒的摆动而发生左右来回的掺混运动,两种运动的联合作用可使物料在短时间内得以充分混合。

　　二维运动混合机具有混合效率高、混合量大、出料方便等优点。不足之处是间歇操作,劳动强度较大。

　　4. 三维运动混合机　主要由混合筒、传动系统、控制系统、多向运行机构和机座等组成,见图4-18。混合筒为两端锥形的圆筒,筒身与两个带有万向节的轴相连,其中一个为主动轴,另一个为从动轴。该机充分利用了三维摆动、平移转动和摇滚原理,使混合筒在工作中形成复杂的空间运动,并产生强力的交替脉动,从而加速物料的流动与扩散,使物料在短时间内混合均匀。

　　三维运动混合机具有装料系数大、混合均匀度高、混合速度快等优点,可以避免一般混合机因离心力作用而产生的物料偏析和积聚现象,对不同粒度、密度的几种物料能进行较好的混合。不足之处是间歇操作,批处理量小于二维运动混合机。

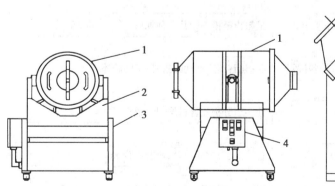

图 4-17　二维运动混合机示意图

1. 混合筒　2. 传动系统　3. 机座　4. 控制面板

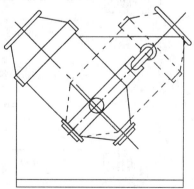

图 4-18　三维运动混合机示意图

学习小结

1. 学习内容

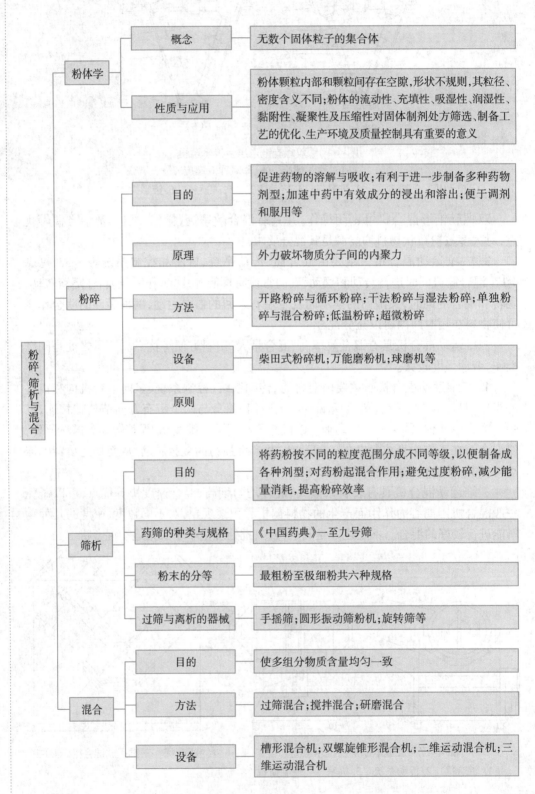

	粉体学	概念 — 无数个固体粒子的集合体
		性质与应用 — 粉体颗粒内部和颗粒间存在空隙,形状不规则,其粒径、密度含义不同;粉体的流动性、充填性、吸湿性、润湿性、黏附性、凝聚性及压缩性对固体制剂处方筛选、制备工艺的优化、生产环境及质量控制具有重要的意义

粉碎、筛析与混合

- **粉体学**
  - 概念 —— 无数个固体粒子的集合体
  - 性质与应用 —— 粉体颗粒内部和颗粒间存在空隙,形状不规则,其粒径、密度含义不同;粉体的流动性、充填性、吸湿性、润湿性、黏附性、凝聚性及压缩性对固体制剂处方筛选、制备工艺的优化、生产环境及质量控制具有重要的意义

- **粉碎**
  - 目的 —— 促进药物的溶解与吸收;有利于进一步制备多种药物剂型;加速中药中有效成分的浸出和溶出;便于调剂和服用等
  - 原理 —— 外力破坏物质分子间的内聚力
  - 方法 —— 开路粉碎与循环粉碎;干法粉碎与湿法粉碎;单独粉碎与混合粉碎;低温粉碎;超微粉碎
  - 设备 —— 柴田式粉碎机;万能磨粉机;球磨机等
  - 原则

- **筛析**
  - 目的 —— 将药粉按不同的粒度范围分成不同等级,以便制备成各种剂型;对药粉起混合作用;避免过度粉碎,减少能量消耗,提高粉碎效率
  - 药筛的种类与规格 —— 《中国药典》一至九号筛
  - 粉末的分等 —— 最粗粉至极细粉共六种规格
  - 过筛与离析的器械 —— 手摇筛;圆形振动筛粉机;旋转筛等

- **混合**
  - 目的 —— 使多组分物质含量均匀一致
  - 方法 —— 过筛混合;搅拌混合;研磨混合
  - 设备 —— 槽形混合机;双螺旋锥形混合机;二维运动混合机;三维运动混合机

2. 学习方法

(1) 掌握粉体的流动性、吸湿性,熟悉粉体粒子的性质、密度与空隙率、充填性、润湿性、黏附性与凝聚性、压缩性,了解粉体、粉体学的概念。

(2) 掌握粉碎的目的、方法,熟悉粉碎常用设备的性能与应用,了解粉碎的基本原理及原则。

(3) 掌握药筛的种类与规格、熟悉筛析的目的、粉末的分等、以及过筛及离析器械的应用。

(4) 掌握混合的方法,熟悉混合的目的及常用设备的性能与应用。

(韩翠艳　王　芳)

复习思考题

1. 简述粉体流动性的测定方法及其在生产中的应用。
2. 简述粉体的吸湿性。
3. 简述粉碎的目的及常用的方法。
4. 简述水飞法的原理及操作要点。
5. 简述药筛的种类与规格。
6. 简述常用过筛及离析的器械。
7. 简述混合的方法与常用设备。

第五章

浸提、分离、精制、浓缩与干燥

学习目的

通过学习中药的浸提、分离、精制、浓缩与干燥等内容,学会中药常用浸提、分离等技术和方法,为学习各类中药制剂的制备奠定基础。

学习要点

中药浸提的过程及其影响因素;常用的浸提方法与选用;常用分离方法的特点与选用;常用精制方法的原理与选用;常用的浓缩、干燥方法。原理及其选用。

第一节 概 述

一、药材成分与疗效

为减少服药量和制成药物剂型等,多数中药材需要进行浸提,而药材浸提过程中所浸出的药材成分的种类(或性质)与中药制剂的疗效具有密切的关系。药材成分可以分为四类,即有效成分(包括有效部位)、辅助成分、无效成分和组织成分。

（一）有效成分与有效成分群(包括有效部位)

有效成分系指药材中起主要药效作用的化学成分,如生物碱、苷类、挥发油、有机酸等。一种中药往往含多种有效成分,如甘草的生物活性成分,已知的就有甘草酸、甘草次酸、甘草苷、异甘草苷、甘草苦苷等,而其中仅甘草酸就具有肾上腺皮质激素样作用、抗变态反应作用、抗溃疡作用、抗动脉硬化作用、抗 HIV 作用和解毒作用等。

中药复方的综合作用研究更为复杂,若以单一有效成分来说明复方的多功效及其综合作用显然是不够的。中药提取时往往得到的是有效部位,如总生物碱、总苷、总挥发油等。应用有效部位在药理和临床上能够代表或部分代表原药材或方剂的疗效,有利于发挥其综合效能。

（二）辅助成分

辅助成分系指本身无特殊疗效,但能增强或缓和有效成分作用的成分,或指有利于有效成分的浸出或增加制剂稳定性的成分。如麦角中的蛋白质分解成的组胺、酪胺、乙酰胆碱等均能增强麦角生物碱的缩宫作用;大黄中的鞣质能缓和大黄的泻下作用,大黄流浸膏比单独服用大黄蒽醌苷泻下作用缓和,副作用小;洋地黄中的皂苷可

笔记

66

促进洋地黄苷溶解和吸收;葛根淀粉可使麻黄碱游离,增加其溶解度;黄连流浸膏中小檗碱的含量大大超过小檗碱的溶解限度,也是由于有辅助成分存在的缘故。

(三) 无效成分

无效成分系指本身没有药效,但对浸提效果、制剂质量、稳定性、外观产生影响的成分。如某些蛋白质、鞣质、油脂、树脂、淀粉等。

(四) 组织物质

组织物质系指一些构成药材细胞或其他的不溶性物质,如纤维素、栓皮、石细胞等。

二、浸提、分离、精制、浓缩与干燥的目的

中药制剂的疗效,在很大程度上取决于中药浸提、分离、精制、浓缩与干燥等方法的选择是否恰当,工艺过程是否科学、合理。这些单元操作的目的是尽量浸提出有效成分或有效部位,最低限度地浸出无效甚至有害的物质,减少服用量,增加制剂的稳定性,提高疗效等。

中医治病的特点是复方用药,欲发挥多成分、多途径、多环节、多靶点的综合作用和整体效应。故在拟定浸提、分离、精制、浓缩与干燥工艺时,应根据临床疗效的需要、处方中各组成药物的性质、拟制备的剂型,并结合生产设备条件、经济技术的合理性等,选择和确定最佳工艺。

第二节 浸 提

浸提(extraction)系指采用适当的溶剂和方法使中药材所含有效成分或有效部位浸出的操作。矿物药和树脂类药材无细胞结构,其成分可直接溶解或分散悬浮于溶剂中;药材经粉碎后,对破碎的细胞来说,其所含成分可被溶出、胶溶或洗脱下来。对具完好细胞结构的动植物药材来说,细胞内的成分浸出,需经过一个浸提过程。中药材的浸提过程一般可分为浸润、渗透、解吸、溶解、扩散等几个相互联系的阶段。

一、浸提的过程

(一) 浸润与渗透阶段

浸提的目的是利用适当的溶剂和方法将药材中的有效成分提取出来。因此,溶剂须在加入药材后能够湿润药材的表面,并能进一步渗透到药材的内部,即必须经过一个浸润、渗透阶段。

溶剂能否使药材表面润湿,与溶剂和药材性质有关,取决于溶剂与药材表面物质之间的亲和性。如果药材与溶剂之间的亲和力大于溶剂分子间的内聚力,则药材易被润湿。反之,药材不易被润湿。

大多数中药材由于含有较多带极性基团的物质(如蛋白质、果胶、糖类、纤维素等),与常用的浸提溶剂(如水、醇等极性溶剂)之间有较好的亲和性,因而能较快地完成浸润过程。但是,如果溶剂选择不当,或药材中含特殊有碍浸提的成分,则润湿会遇到困难,溶剂就很难向细胞内渗透。如欲从含脂肪油较多的中药材中浸提水溶性成分,应先进行脱脂处理;用乙醚、石油醚、氯仿等非极性溶剂浸提脂溶性成分时,药

材须先进行干燥。

溶剂渗入药材内部的速度,除与药材所含各种成分的性质有关外,还受药材的质地、粒度及浸提压力等因素的影响。药材质地疏松、粒度小或加压提取时,溶剂可较快地渗入药材内部。

为了帮助溶剂润湿药材,有时于溶剂中加入适量表面活性剂。由于其具有降低界面张力的作用,故能加速溶剂对某些药材的浸润与渗透。

(二) 解吸与溶解阶段

溶剂进入细胞后,可溶性成分逐渐溶解,胶性物质由于胶溶作用,转入溶液中或膨胀生成凝胶。随着成分的溶解和胶溶,浸出液的浓度逐渐增大,渗透压升高,溶剂继续向细胞内透入,部分细胞壁膨胀破裂,为已溶解的成分向外扩散创造了有利条件。

由于药材中有些成分相互之间或与细胞壁之间,存在一定的亲和性而有相互吸附的作用。当溶剂渗入药材时,溶剂必须首先解除这种吸附作用(即解吸阶段),才可使一些有效成分以分子、离子或胶体粒子等形式或状态分散于溶剂中(即溶解阶段)。如叶绿素本身可溶于苯或石油醚中,但单纯用苯或石油醚并不能很好地从药材组织中提取出叶绿素,这是因为叶绿素的周围被蛋白质等亲水性物质包围之故。若于苯或石油醚中加入少量乙醇或甲醇,可促使苯或石油醚渗过组织的亲水层,将叶绿素溶解浸出。成分能否被溶解,取决于成分的结构和溶剂的性质,遵循"相似相溶"的规律。

解吸与溶解是两个紧密相连的阶段,其快慢主要取决于溶剂对有效成分的亲和力大小。因此,选择适当的溶剂对于加快这一过程十分重要。此外,加热提取或于溶剂中加入酸、碱、甘油及表面活性剂,由于可加速分子的运动,或者可增加某些有效成分的溶解性,有助于有效成分的解吸和溶解。

(三) 浸出成分扩散阶段

当浸出溶剂溶解大量药物成分后,细胞内液体浓度显著增高,使细胞内外出现浓度差和渗透压差。所以,细胞外侧纯溶剂或稀溶液向细胞内渗透,细胞内高浓度的液体可不断地向周围低浓度方向扩散,至内外浓度相等,渗透压平衡时,扩散终止。因此,浓度差是渗透或扩散的推动力。物质的扩散速率可借用 Fick 第一扩散公式(5-1)来说明:

$$ds = -DF\frac{dc}{dx}dt \tag{5-1}$$

式中,dt 为扩散时间,ds 为在 dt 时间内物质(溶质)扩散量,F 为扩散面积,代表药材的粒度和表面状态,dc/dx 为浓度梯度,D 为扩散系数,负号表示药物扩散方向与浓度梯度方向相反。

扩散系数 D 值随药材而变化,与浸提溶剂的性质亦有关。可按式(5-2)求得:

$$D = \frac{RT}{N} \times \frac{1}{6\pi\gamma\eta} \tag{5-2}$$

式中,R 为摩尔气体常数,T 为绝对温度,N 为阿伏加德罗常数,γ 为扩散物(溶质)分子半径,η 为黏度。

从式(5-1)、式(5-2)可以看出,扩散速率(ds/dt)与扩散面积(F),即药材的粒度及表面状态、扩散过程中的浓度梯度 dc/dx 和温度(T)成正比;与扩散物质(溶质)分子半径(γ)和液体的黏度(η)成反比。药材的粒度、浸提持续的时间只能依据实际情况适当掌握，D 值随药材而变化。生产中最重要的是保持最大的浓度梯度。如果没有浓度梯度，其他的因素，如 D 值、F 值、t 值都将失去作用。因此，用浸提溶剂或稀浸出液随时置换药材周围的浓浸出液，创造最大的浓度梯度是浸出方法和浸出设备设计的关键。

二、影响浸提的因素

1. 药材粒度　主要影响渗透与扩散二个阶段。药材粒度小，在渗透阶段，溶剂易于渗入药材颗粒内部；在扩散阶段，由于扩散面大、扩散距离较短，有利于药物成分扩散。但粉碎得过细的植物药材粉末，不适于浸提，原因在于：①过细的粉末吸附作用增强，使扩散速度受到影响；②粉碎过细，使大量细胞破裂，致使细胞内大量高分子物质（如树脂、黏液质等）易胶溶入浸出液中，而使药材外部溶液的黏度增大，扩散系数降低，浸出杂质增加；③药材粉碎过细，给浸提操作带来不便，如浸提液滤过困难，产品易浑浊。如用渗漉法浸提时，由于粉末之间的空隙太小，溶剂流动阻力增大，容易造成堵塞，使渗漉不完全或渗漉发生困难。

2. 药材成分　由式（5-2）得知，扩散系数（D 值）与粒径（γ）成反比，即小分子成分先溶解扩散。因此，小分子成分主要在最初部分的浸出液内，大分子的成分主要在继续收集的浸出液内。药材的有效成分多属于小分子物质，大分子成分多属无效成分。但应指出，药材成分的浸出速度还与其溶解性（或与溶剂的亲和性）有关。对于易溶性物质，即使其分子大，也能先浸提出来，这一影响因素在式（5-2）中未能包括。

3. 浸提温度　浸提温度升高，可使分子的运动加剧，植物组织软化，促进膨胀，从而加速溶剂对药材的渗透及对药物成分的解吸、溶解，同时促进药物成分的扩散，提高浸提效果。而且温度适当升高，可使细胞内蛋白质凝固破坏，杀死微生物，有利于浸提和制剂的稳定性。但浸提温度高能使药材中某些不耐热成分或挥发性成分分解、变质或挥发散失。如浸提鞣质时，若温度超过 100℃，部分鞣质分解，浸出量反而降低。此外，高温浸提液中，往往无效杂质较多，放冷后会因溶解度降低和胶体变化而出现沉淀或浑浊，影响制剂质量和稳定性。因此浸提过程中，要适当控制温度。

4. 浸提时间　浸提过程的每一阶段都需要一定的时间，因此若浸提时间过短，将会造成药材成分浸出不完全。但当扩散达到平衡后，时间即不起作用。此外，长时间的浸提往往导致大量杂质溶出，某些有效成分分解。若以水作为溶剂时，长期浸泡则易霉变，影响浸提液的质量。

5. 浓度梯度　浓度梯度系指药材组织内的浓溶液与其外部溶液的浓度差。它是扩散作用的主要动力。浸提过程中，若能始终保持较大的浓度梯度，将大大加速药材内成分的浸出。浸提过程中的不断搅拌、经常更换新鲜溶剂、强制浸出液循环流动，或采用流动溶剂渗漉法等，均是为了增大浓度梯度，提高浸提效果。

6. 溶剂 pH 值　浸提过程中，除根据各种被浸出物质的理化性质选择适宜的溶剂外，浸提溶剂的 pH 值与浸提效果有密切关系。在中药材浸提过程中，调节适当的 pH 值，将有助于药材中某些弱酸、弱碱性有效成分在溶剂中的解吸和溶解，如用酸性溶剂浸提生物碱，用碱性溶剂浸提皂苷等。

7. 浸提压力　提高浸提压力可加速溶剂对药材的浸润与渗透过程，使药材组织内更快地充满溶剂，并形成浓浸液，使开始发生溶质扩散过程所需的时间缩短。同时，在加压下的渗透,尚可能使部分细胞壁破裂,亦有利于浸出成分的扩散。但当药材组织内已充满溶剂之后,加大压力对扩散速度则没有影响。对组织松软的药材,容易浸润的药材,加压对浸提影响亦不显著。

此外,新的技术的不断发展,如超声波提取法,超临界流体萃取技术、微波提取技术等,不仅使浸提过程加快,浸提效果提高,而且有助于提高制剂质量。

三、常用浸提溶剂

用于药材浸提的液体称浸提溶剂。浸提溶剂的选择与应用,关系到有效成分的充分浸出、制剂的有效性、安全性、稳定性及经济效益的合理性。优良的溶剂应:①最大限度地溶解和浸出有效成分,最低限度地浸出无效成分和有害物质;②不与有效成分发生化学变化,亦不影响其稳定性和药效;③比热小,安全无毒,价廉易得。完全符合这些要求的溶剂是很少的,实际工作中,除首选水、乙醇外,还常采用混合溶剂,或在浸提溶剂中加入适宜的浸提辅助剂。

1. 水 经济易得、极性大、溶解范围广。药材中的苷类、有机酸盐、鞣质、蛋白质、色素、多糖类(果胶、黏液质、菊糖、淀粉等)以及酶和少量的挥发油均能被水浸提。但水的浸提针对性或选择性差,容易浸提出大量无效成分,给制剂的制备带来困难(如难于滤过、制剂色泽不佳、易于霉变、不易贮存等),而且还能引起一些有效成分的水解,或促使某些化学变化。

2. 乙醇 能与水以任意比例混溶。乙醇作为浸提溶剂的最大优点是可通过调节乙醇的浓度,选择性地浸提药材中某些有效成分或有效部位。一般乙醇含量在 90%以上时,适于浸提挥发油、有机酸、树脂、叶绿素等;乙醇含量在 50%~70% 时,适于浸提生物碱、苷类等;乙醇含量在 50% 以下时,适于浸提苦味质、蒽醌苷类化合物等;乙醇含量在 40% 以上时,能延缓许多药物(如酯类、苷类等成分)的水解,增加制剂的稳定性;乙醇含量在 20% 以上时具有防腐作用。

乙醇的比热小,沸点 78.2℃,气化潜热比水小,故蒸发浓缩等工艺过程耗用的热量较水少。但乙醇具挥发性、易燃性,生产中应注意安全防护。此外,乙醇还具有一定的药理作用,故使用时乙醇的浓度以能浸出有效成分,满足制备目的为度。

3. 其他 其他有机溶剂如乙醚、氯仿、石油醚等在中药生产中很少用于提取,一般仅用于某些有效成分的纯化精制。使用这类溶剂,最终产品须进行溶剂残留量的限度测定。

四、浸提辅助剂

浸提辅助剂系指为提高浸提效能,增加浸提成分的溶解度,增加制剂的稳定性,以及去除或减少某些杂质,特加于浸提溶剂中的物质。常用的浸提辅助剂有酸、碱及表面活性剂等。在生产中一般只用于单味药材的浸提,而较少用于复方制剂的浸提。

1. 酸 浸提溶剂中加酸的目的主要是促进生物碱的浸出;提高部分生物碱的稳定性;使有机酸游离,便于用有机溶剂浸提;除去酸不溶性杂质等。常用的酸有硫酸、盐酸、醋酸、酒石酸、枸橼酸等。酸的用量不宜过多,以能维持一定的 pH 值即可,过量的酸可能会引起不需要的水解或其他不良反应。

2. 碱 浸提溶剂中加碱的目的是增加偏酸性有效成分的溶出、碱性成分的游离、中和药材中有机酸酸性等,同时可以除去在碱性条件下不溶解的杂质。如浸提甘草时,在水中加入少许氨水,能使甘草酸形成可溶性铵盐,保证甘草酸的浸出完全;浸提远志时,若在水中加入少量氨水,可防止远志酸性皂苷水解,产生沉淀。常用的碱为氨水,因为它是一种挥发性弱碱,对成分的破坏作用小,易于控制其用量。对特殊浸提,常选用碳酸钙、氢氧化钙、碳酸钠等。碳酸钙为不溶性的碱化剂,使用时较安全,且能除去很多杂质,如鞣质、有机酸、树脂、色素等,故在浸提生物碱或皂苷时常用。氢氧化钙与碳酸钙作用相似,但前者微溶于水,而有较强的碱性。碳酸钠有较强的碱性,只限用于某些稳定的有效成分的浸提。氢氧化钠碱性过强,易破坏有效成分,一般不使用,动物生化制剂浸提时,有时配成稀溶液用于调节 pH 值。

3. 表面活性剂 浸提溶剂中加入适宜的表面活性剂的目的是促进药材表面的润湿性,利于某些药材成分的浸提。如阳离子型表面活性剂的盐酸盐等,有助于生物碱的浸出。但阴离子型表面活性剂对生物碱多有沉淀作用,故不适宜于生物碱的浸出。非离子型表面活性剂一般对药物的有效成分不起化学作用,且毒性较小或无毒性,故常选用。如用水提醇沉淀法提取黄芩苷,酌加聚山梨酯 80 可以提高其收得率。但由于浸提方法不同或用不同的表面活性剂,其浸提效果亦有差异。如在 70% 乙醇中加入 0.2% 聚山梨酯 20 渗漉颠茄草时,则渗漉液中有效成分的含量较相同用量聚山梨酯 80 好,但用振荡法浸提,则聚山梨酯 80 又比聚山梨酯 20 的浸提效果好。

五、常用浸提方法与设备

中药浸提方法的选择应根据处方药料特性、溶剂性质、剂型要求和生产实际等综合考虑。常用的浸提方法主要有煎煮法、浸渍法、渗漉法、回流法、水蒸气蒸馏法等。近年来,超临界流体提取法、超声波提取法等新技术也在中药制剂提取研究中应用。

(一)煎煮法

煎煮法(decoction)系指用水作溶剂,通过加热煮沸浸提药材成分的方法,又称煮提法或煎浸法。适用于有效成分能溶于水,且对湿、热较稳定的药材。由于煎煮法能浸提出较多的成分,符合中医传统用药习惯,故对于有效成分尚未清楚的中药或方剂进行剂型改进时,通常采取煎煮法粗提。

1. 操作方法 煎煮法属于间歇式操作,即将药材饮片或粗粉置煎煮器中,加水使浸没药材,浸泡适宜时间,加热至沸,并保持微沸状态一定时间,用筛或纱布滤过,滤液保存。药渣再依法煎煮 1~2 次,合并各次煎出液,供进一步制成所需制剂。根据煎煮时加压与否,可分为常压煎煮法和加压煎煮法。常压煎煮适用于一般性药材的煎煮,加压煎煮适用于药材成分在高温下不易被破坏,或在常压下不易煎透的药材。

2. 常用设备

(1)一般提取器:小量生产常采用敞口倾斜式夹层锅,也有用搪玻璃罐或不锈钢罐等。为了强化提取,有的在提取器上加盖,增设搅拌器、泵、加热蛇管等。为了出药渣方便并装设假底。

(2)多能式提取罐:是一类可调节压力、温度的密闭间歇式提取或蒸馏等多功能设备。其特点有:①可进行常压常温提取,也可以加压高温提取,或减压低温提取;②无论水提、醇提、提油、蒸制、回收药渣中溶剂等均能适用;③采用气压自动排渣,操作方便,安全可靠;④提取时间短,生产效率高;⑤设有集中控制台,控制各项操作,有

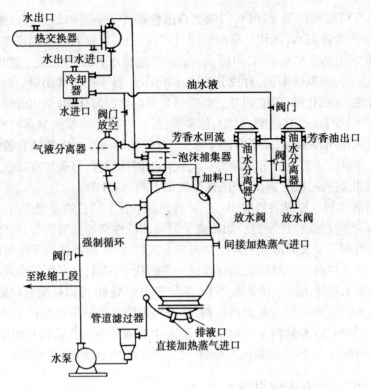

图 5-1　多能式中药提取罐示意图

利于组织流水线生产。多能式中药提取罐,见图 5-1。

(3) 球形煎煮罐:多用于驴皮的煎煮。在煎煮过程中,球罐不停地转动,起到翻动搅拌作用。球形煎煮罐见图 5-2。

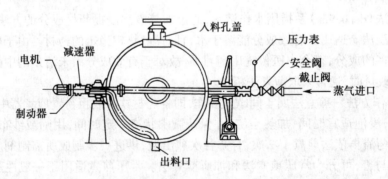

图 5-2　球形煎煮罐示意图

(二) 浸渍法

浸渍法(maceration)系指用适当的溶剂,在一定的温度下,将药材浸泡一定的时间,以浸提药材成分的一种方法。

1. 浸渍法的类型　浸渍法按浸提的温度和浸渍次数可分为:冷浸渍法、热浸渍法、重浸渍法。

(1) 冷浸渍法:又称常温浸渍法,在室温下进行操作:取药材饮片或粗颗粒,置有盖容器内,加入定量的溶剂,密闭,在室温下浸渍 3~5 日或至规定时间,经常振摇或搅拌,滤过,压榨药渣,将压榨液与滤液合并,静置 24 小时后,滤过,收集滤液。冷浸渍法可直接制得酒剂、酊剂。若将滤液浓缩,可进一步制备流浸膏、浸膏、颗粒剂、片剂等。

(2) 热浸渍法:将药材饮片或粗颗粒置特制的罐内,加定量的溶剂(如白酒或稀乙醇),水浴或蒸气加热,使在 40~60℃进行浸渍,以缩短浸渍时间,余同冷浸渍法操作。制备酒剂时常用。由于浸渍温度高于室温,故浸出液冷却后有沉淀析出应分离除去。

(3) 重浸渍法:又称多次浸渍法,可减少药渣吸附浸出液所引起的药材成分的损失。操作方法是:将全部浸提溶剂分为几份,先用其第一份浸渍后,药渣再用第二份溶剂浸渍,如此重复 2~3 次,最后将各份浸渍液合并处理,即得。重浸渍法能大大地降低浸出成分的损失,提高浸提效果。

2. 浸渍法的特点　浸渍法适用于黏性药物、无组织结构的药材、新鲜及易于膨胀的药材、芳香性药材。不适于贵重药材、毒性药材及高浓度的制剂,因为溶剂的用量大,且呈静止状态,溶剂的利用率较低,有效成分浸出不完全。即使采用重浸渍法,加强搅拌,或促进溶剂循环,只能提高浸提效果,不能直接制得高浓度的制剂。另外,浸渍法所需时间较长,不宜用水做溶剂,通常用不同浓度的乙醇或白酒,故浸渍过程中应密闭,防止溶剂的挥发损失。

(三) 渗漉法

渗漉法(percolation)系指将药材粗粉置渗漉器内,溶剂连续地从渗漉器的上部加入,渗漉液不断地从其下部流出,从而浸出药材中有效成分的一种方法。

1. 渗漉法的类型与设备　渗漉法根据操作方法的不同,可分为单渗漉法、重渗漉法、加压渗漉法、逆流渗漉法,本章主要介绍单渗漉法和重渗漉法。

(1) 单渗漉法:操作步骤为:粉碎药材──→润湿药材──→药材装筒──→排除气泡──→浸渍药材──→收集漉液。

1) 粉碎药材:药材的粒度应适宜,过细易堵塞,吸附性增强,浸提效果差;过粗不易压紧,粉柱增高,减少粉粒与溶剂的接触面,不仅浸提效果差,而且溶剂耗量大。

2) 润湿药材:药粉在装渗漉筒前应先用浸提溶剂润湿,使其充分膨胀,避免在筒内膨胀,造成装筒过紧,影响渗漉操作的进行。一般加药粉一倍量的溶剂拌匀后,视药材质地密闭放置 15 分钟至 6 小时,以药粉充分地均匀润湿和膨胀为度。

3) 药材装筒:根据药材性质选择适宜的渗漉器,膨胀性大的药材粉末宜选用圆锥形渗漉筒,膨胀性较小的药材粉末宜选用圆柱形渗漉筒。操作方法:先取适量脱脂棉,用溶剂润湿后,轻轻垫铺在渗漉筒的底部,然后将已润湿膨胀的药粉分次装入渗漉筒中,每次投药后压平。松紧程度视药材及溶剂而定。渗漉装置见图 5-3。

装筒时药粉的松紧及使用压力是否均匀,对浸提效果影响很大。药粉装得过松,溶剂很快流过药粉,造成浸提不完全,消耗的溶剂量多。药粉装得过紧,会使出口堵塞,溶剂不易通过,渗漉速度减慢甚至无法进行渗漉。因此装筒时,要分次装,并层层压平,不能过松过紧。图 5-4 是渗漉筒装填优劣的对照示意图。图 5-4(乙)是装得不均匀的渗漉筒,由于压力不均匀,溶剂沿较松的一侧流下,使大部分药材不能得到充分的浸取。渗漉筒中药粉量装得不宜过多,一般装其容积的 2/3,留一定的空间以存放溶剂,可连续渗漉,便于操作。

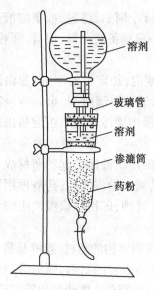

图 5-3 连续渗漉装置

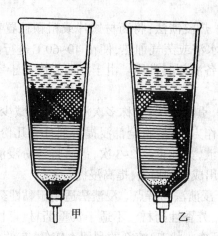

图 5-4 填桶均匀与不均匀示意对照图
甲:均匀渗漉现象 乙:不均匀渗漉现象

4) 排除气泡:药粉填装完毕,先打开渗漉液出口,再添加溶剂,以利于排除气泡,防止溶剂冲动粉柱,使原有的松紧度改变,影响渗漉效果。加入的溶剂必须始终保持浸没药粉表面,否则渗漉筒内药粉易于干涸开裂,这时若再加溶剂,则从裂隙间流过而影响浸提。若采用连续渗漉装置,见图 5-3,则可避免此种现象。

5) 浸渍药材:排除筒内剩余空气,待漉液自出口处流出时,关闭活塞,流出的漉液再倒入筒内,并继续添加溶剂至浸没药粉表面数厘米,加盖放置 24~48 小时,使溶剂充分渗透扩散。这一措施在制备高浓度制剂时更重要。

6) 收集漉液:渗漉速度应适当,若太快,则有效成分来不及浸出和扩散,药液浓度低;太慢则影响设备利用率和产量。一般 1000g 药材的漉速,每分钟在 1~3ml 之间选择。大生产的漉速,每小时相当于渗漉容器被利用容积的 1/48~1/24。有效成分是否渗漉完全,可由渗漉液的色、味、嗅等以及已知成分的定性反应加以判定。

渗漉液的收集与处理操作也需注意。若采用渗漉法制备流浸膏时,先收集药物量 85% 的初漉液另器保存,续漉液经低温浓缩后与初漉液合并,调整至规定标准;若用渗漉法制备酊剂等浓度较低的浸出制剂时,不需要另器保存初

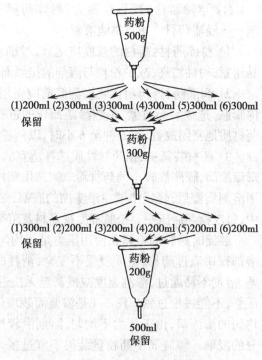

图 5-5 重渗漉法图解

笔记

漉液,可直接收集相当于欲制备量的 3/4 的漉液,即停止渗漉,压榨药渣,压榨液与渗漉液合并,添加乙醇至规定浓度与容量后,静置,滤过即得。

(2) 重渗漉法:重渗漉法系将渗漉液重复用作新药粉的溶剂,进行多次渗漉以提高浸出液浓度的方法,见图 5-5。

具体操作方法:如欲渗漉 1000g 药粉,可分为 500g、300g、200g,分别装于 3 个渗漉筒内,将 3 个渗漉筒串联排列(图 5-5),先用溶剂渗漉 500g 装的药粉。渗漉时先收集最初流出的浓漉液 200ml,另器保存;然后继续渗漉,并依次将漉液流入 300g 装的药粉,又收集最初漉液 300ml,另器保存;继之又依次将续漉液流入 200g 装的药粉,收集最初漉液 500ml,另器保存;最后收集其剩余漉液,供再渗漉同一品种新药粉之用。并将收集的 3 份最初漉液合并,共得 1000ml 渗漉液。

重渗漉法中一份溶剂能多次利用,溶剂用量较单渗漉法减少;同时渗漉液中有效成分浓度高,可不必再加热浓缩,因而可避免有效成分受热分解或挥发损失,成品质量较好;但所占容器较多,操作烦琐。

2. 渗漉法的特点 渗漉法属于动态浸提,即溶剂相对药粉流动浸提,溶剂的利用率高,有效成分浸出完全。故适用于贵重药材、毒性药材及高浓度制剂;也可用于有效成分含量较低的药材的浸提。但对新鲜的及易膨胀的药材、无组织结构的药材则不宜选用。渗漉法不经滤过处理可直接收集渗漉液。因渗漉过程所需时间较长,不宜用水做溶剂,通常用不同浓度的乙醇或白酒,故应防止溶剂的挥发损失。

(四) 回流法

回流法(circumfluence)系指用乙醇等挥发性有机溶剂浸提,浸提液被加热,挥发性溶剂馏出后又被冷凝,重复流回浸出器中浸提药材,这样周而复始,直至有效成分回流浸提完全的方法。

1. 回流法的类型与设备 回流法可分为回流热浸法和回流冷浸法。

(1) 回流热浸法:将药材饮片或粗粉装入圆底烧瓶内,添加溶剂浸没药材表面,瓶口上安装冷凝管,通冷凝水,药材浸泡一定时间后,水浴加热,回流浸提至规定时间,滤取药液后,药渣再添加新溶剂回流 2~3 次,合并各次药液,回收溶剂,即得浓缩液。

(2) 回流冷浸法:小量药材粉末可用索氏提取器提取。大量生产时采用循环回流冷浸装置,见图 5-6,其原理同索式提取器。

2. 回流法的特点 回流热浸法溶剂只能循环使用,不能不断更新,为提高浸提效率,通常需更换新溶剂 2~3 次,溶剂用量较多。回流冷浸法溶剂既可循

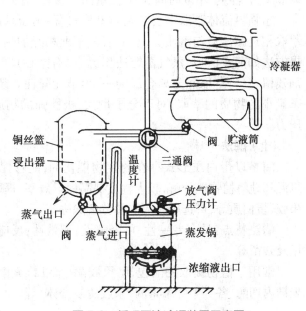

图 5-6 循环回流冷浸装置示意图

环使用,又能不断更新,故溶剂用量较回流热浸法少,也较渗漉法的溶剂用量少,且浸提较完全。回流法由于连续加热,浸提液在蒸发锅中受热时间较长,故不适用于受热易被破坏的药材成分的浸提。

(五) 水蒸气蒸馏法

水蒸气蒸馏法(vapor distillation)系指将含有挥发性成分药材与水共蒸馏,使挥发性成分随水蒸气一并馏出的一种浸出方法。基本原理:根据道尔顿定律,相互不溶也不起化学作用的液体混合物的蒸气总压,等于该温度下各组分饱和蒸气压(即分压)之和。因此尽管各组分本身的沸点高于混合液的沸点,但当分压总和等于大气压时,液体混合物即开始沸腾并被蒸馏出来。因混合液的总压大于任一组分的蒸气分压,故混合液的沸点要比任一组分液体单独存在时为低。

水蒸气蒸馏法适用于具有挥发性,能随水蒸气蒸馏而不被破坏,与水不发生反应,又难溶或不溶于水的化学成分的浸提、分离,如挥发油的浸提。

水蒸气蒸馏法分为:共水蒸馏法(即直接加热法)、通水蒸气蒸馏法及水上蒸馏法3种。为提高馏出液的纯度或浓度,一般需进行重蒸馏,收集重蒸馏液。但蒸馏次数不宜过多,以免挥发油中某些成分氧化或分解。

(六) 超临界流体提取法

超临界流体提取法(supercritical fluid extraction, SFE)系指利用超临界流体(supercritical fluid, SCF)的强溶解特性,对药材成分进行提取和分离的一种方法。SCF 是超过临界温度和临界压力的非凝缩性高密度流体,其性质介于气体和液体之间,既具有与气体接近的黏度及高的扩散系数,又具有与液体相近的密度。在超临界点附近压力和温度的微小变化都会引起流体密度的很大变化,从而可有选择地溶解目标成分,而不溶解其他成分,从而达到分离纯化所需成分的目的。

用超临界流体萃取法提取药材中成分时,一般用 CO_2 作萃取剂。操作时首先将原料装入萃取槽,将加压后的超临界 CO_2 送入萃取槽进行萃取,然后在分离槽中通过调节压力、温度、萃取时间、CO_2 流量四个参数,对目标成分进行萃取分离。

超临界流体萃取主要有两类萃取过程:恒温降压过程和恒压升温过程。前者是萃取相经减压后与溶质分离;后者是萃取相经加热实现溶质与溶剂分离。与传统浸提方法如煎煮法、水蒸气蒸馏法相比,超临界 CO_2 萃取法既可避免高温破坏,又无溶剂残留,且将萃取和分离合二为一,可节能降耗。超临界流体萃取适用于亲脂性、分子量小的物质的萃取;对于分子量大、极性强的物质萃取时需加改性剂及提高萃取压力。

(七) 酶法

酶是以蛋白质形式存在的生物催化剂,能够促进活体细胞内的各种化学反应。可温和地将植物壁分解,较大幅度提高提取效率、提取物的纯度。对于植物中的淀粉、果胶、蛋白质等,可选用相应的酶分解除去。

酶法特点:具有专一性、可降解性、高效性;反应条件温和;能够减少化学品的使用及残留等。

常用于植物提取的酶包括:果胶酶、半纤维素酶、纤维素酶、多酶复合体(包括葡聚糖内切酶、各类半纤维素酶、果胶酶复合体)等。

(八) 超声波提取法

超声波提取法 (ultrasonic extraction) 系利用超声波通过增大溶剂分子的运动速度及穿透力以提取中药有效成分的方法。

超声波提取的特点：超声波提取利用超声波的空化作用、机械作用、热效应等增大物质分子运动频率和速度，增加溶剂穿透力，从而提高药材有效成分浸出率；与煎煮法、浸渍法、渗漉法等传统的提取方法比较，超声波提取具有省时、节能、提取率高等优点。

(九) 微波提取法

微波提取，即微波辅助萃取 (microwave assisted extraction, MAE) 系指利用微波对中药与适当的溶剂的混合物进行辐照处理，从而在短时间内提取中药有效成分的一种新的提取方法。

微波提取的特点：①微波对极性分子的选择性加热从而对其选择性溶出；②微波提取只需几秒到几分钟，大大降低了提取时间，提高了提取速度；③微波提取由于受溶剂亲和力的限制较小，可供选择的溶剂较多，同时减少了溶剂的用量；④微波提取应用于大生产，安全可靠，无污染，生产线组成简单，可节省投资。

第三节　分离与精制

一、分离

将固体 - 液体非均相体系用适当方法分开的过程称为固 - 液分离 (separation)。中药提取液的精制、药物重结晶等均要分离操作；注射剂的除菌也用到分离技术。分离方法一般有 3 类：沉降分离法、离心分离法和滤过分离法。

(一) 沉降分离法

沉降分离法 (separation by sedimentation) 系指固体物与液体介质密度相差悬殊，固体物靠自身重量自然下沉，用虹吸法吸取上层澄清液，使固体与液体分离的一种方法。中药浸出液经一定时间的静置冷藏后，固体即与液体分层界限明显，利于上清液的虹吸。沉降分离法分离不够完全，经常还需进一步滤过或离心分离，但可去除大量杂质，利于进一步分离操作。适用于溶液中固体微粒多而质重的粗分离，对固体物含量少，粒子细而轻的浸出液不适用。

(二) 离心分离法

离心分离法 (separation by centrifuge) 与沉降分离法皆是利用混合液密度差进行分离的方法。不同之处在于离心分离的力为离心力而沉降分离的力为重力。离心分离操作时将待分离的浸出液置于离心机中，借助于离心机的高速旋转所产生的离心力，使浸出液中的固体与液体，或两种密度不同且不相混溶的液体混合物分开。用沉降分离法和一般的滤过分离难以进行或不易分开时，可考虑进行离心分离。在制剂生产中遇到含水量较高、含不溶性微粒的粒径很小或黏度很大的滤浆时也可考虑选用离心分离法进行分离。

(三) 滤过分离法

滤过分离法 (separation by filtering) 系指将固 - 液混悬液通过多孔介质，使固体粒子被介质截留,液体经介质孔道流出,从而实现固-液分离的方法。

滤过机制主要有过筛作用和深层滤过作用。影响滤过速度的因素有:①滤渣层两侧的压力差:压力差越大,则滤速越快,故常用加压或减压滤过;②滤器面积:在滤过初期,滤过速度与滤器面积成正比;③过滤介质或滤饼毛细管半径:滤饼半径越大,滤过速度越快,但在加压或减压时应注意避免滤渣层或滤材因受压而过于致密。常在料液中加入助滤剂以减小滤饼阻力;④过滤介质或滤饼毛细管长度:滤饼毛细管长度越长,则滤速越慢。常采用预滤、减小滤渣层厚度、动态滤过等加以克服,同时操作时应先滤清液后滤稠液;⑤料液黏度:黏稠性越大,滤速越慢。因此,常采用趁热滤过或保温滤过。另外,添加助滤剂亦可降低黏度。

滤过方法主要有:常压滤过法(常用玻璃漏斗、搪瓷漏斗、金属夹层保温漏斗等滤器,用滤纸或脱脂棉作滤过介质)、减压滤过法(常用布氏漏斗、垂熔玻璃滤器)、加压滤过法(常用压滤器、板框压滤机)、薄膜滤过。

二、精制

精制(refinement)系采用适当的方法和设备除去中药提取液中杂质的操作。常用的精制方法有:水提醇沉淀法、醇提水沉淀法、大孔树脂吸附法、超滤法、盐析法、酸碱法,澄清剂法、透析法、萃取法等,其中以水提醇沉淀法应用尤为广泛。超滤法、澄清剂法、大孔树脂吸附法越来越受到重视,已在中药提取液的精制方面得到较多的研究和应用。

(一) 水提醇沉淀法

水提醇沉淀法(water extraction followed by ethanol sedimentation)系指先以水为溶剂提取药材有效成分,再用不同浓度的乙醇沉淀去除提取液中杂质的方法。广泛用于中药水提液的精制,以降低制剂的服用量,或增加制剂的稳定性和澄清度,也可用于制备具有生理活性的多糖和糖蛋白。

1. 工艺设计依据 ①根据药材成分在水和乙醇中的溶解性:通过水和不同浓度的乙醇交替处理,可保留生物碱盐类、苷类、氨基酸、有机酸等有效成分;去除蛋白质、糊化淀粉、黏液质、油脂、脂溶性色素、树脂、树胶、部分糖类等杂质。一般料液中含乙醇量达到50%~60%时,可去除淀粉等杂质,当含醇量达75%以上时,除鞣质、水溶性色素等少数无效成分外,其余大部分杂质均可沉淀而去除;②根据工业生产的实际情况:因为中药材体积大,若用乙醇以外的有机溶剂提取,用量多,损耗大,成本高,且有些有机溶剂如乙醚等沸点低,不利于安全生产。

2. 操作方法 将中药材饮片先用水提取,再将提取液浓缩至约每毫升相当于原药材1~2g,加入适量乙醇,静置冷藏适当时间,分离去除沉淀,回收乙醇,最后制得澄清的液体。具体操作时应注意:

(1) 药液的浓缩:水提取液应经浓缩后再加乙醇处理,这样可减少乙醇的用量,使沉淀完全。浓缩时最好采用减压低温,特别是经水醇反复数次沉淀处理后的药液,不宜用直火加热浓缩。

(2) 药液温度:在加入乙醇时,药液温度一般为室温或室温以下,以防乙醇挥发。

(3) 加醇的方式:多次醇沉、慢加快搅有助于杂质的除去和减少有效成分的损失。

(4) 含醇量的计算:调药液含醇量达某种浓度时,只能将计算量的乙醇加入到药液中,而用乙醇计直接在含醇的药液中测量的方法是不正确的。分次醇沉时,每次需达到的某种含醇量,需通过计算求得。

乙醇计的标准温度为20℃,测得乙醇本身的浓度时,如果温度不是20℃,应作温度校正。根据实验证明,温度每相差1℃,所引起的百分浓度误差为0.4。因此,这个校正值就是温度差与0.4的乘积。可用式(5-3)求得乙醇本身的浓度。

$$C_实 = C_测 + (20-t) \times 0.4 \tag{5-3}$$

式中,$C_实$为乙醇的实际浓度(%);$C_测$为乙醇计测得的浓度(%);t为测定时乙醇本身的温度。

(5) 冷藏与处理:醇沉后一般于5~10℃下静置12~24小时(加速胶体杂质凝聚),但若含醇药液降温太快,微粒碰撞机会减少,沉淀颗粒较细,难于滤过。醇沉液充分静置冷藏后,先虹吸上清液,下层稠液再慢慢抽滤。

(二)醇提水沉淀法

醇提水沉淀法(ethanol extraction followed by water sedimentation)系指先以适宜浓度的乙醇提取药材成分,再用水除去提取液中杂质的方法。其原理及操作与水提醇沉淀法基本相同。适用于提取药效物质为醇溶性或在醇水中均有较好溶解性的药材,可避免药材中大量淀粉、蛋白质、黏液质等高分子杂质的浸出;水处理又可较方便地将醇提液中的树脂、油脂、色素等杂质沉淀除去。应特别注意,如果药效成分在水中难溶或不溶,则不可采用水沉处理,如厚朴中的厚朴酚、五味子中的五味子甲素均为药效成分,易溶于乙醇而难溶于水,若采用醇提水沉淀法,其水溶液中厚朴酚、五味子甲素的含量甚微,而沉淀物中含量却很高。

(三)酸碱法

酸碱法系指针对单体成分的溶解度与酸碱度有关的性质,在溶液中加入适量酸或碱,调节pH值至一定范围,使单体成分溶解或析出,以达到分离目的的方法。如生物碱一般不溶于水,加酸后生成生物碱盐能溶于水,再碱化后又重新生成游离生物碱而从水溶液中析出,从而与杂质分离。有时也可用调节浸出液的酸碱度来达到去除杂质的目的,如在浓缩液中加新配制的石灰乳至呈碱性,可使大量的鞣质、蛋白质、黏液质等成分沉淀除去,但也可使酚类、极性色素、酸性树脂、酸性皂苷,某些黄酮苷和蒽醌苷,以及大部分多糖类等成分沉淀析出。因此,应根据精制目的确定是否选用酸碱法。如中药水煎浓缩液中含生物碱或黄酮类药效成分,同时含鞣质、蛋白质等无效物质,可采用酸碱法除去鞣质、蛋白质等杂质。

(四)大孔树脂吸附法

大孔树脂吸附法系指将中药提取液通过大孔树脂,吸附其中的有效成分,再经洗脱回收,除掉杂质的一种精制方法。该方法采用特殊的有机高聚物为吸附剂,利用有机化合物与其吸附性的不同及化合物分子量的大小,通过改变吸附条件,选择性的吸附中药浸出液中的有效成分、去除无效成分,是一种新的纯化方法,具有高度富集药效成分、减小杂质、降低产品吸潮性、有效去除重金属、安全性好、再生产简单等优点。

(五)其他

1. 盐析法 盐析法系指在含某些高分子物质的溶液中加入大量的无机盐,使其溶解度降低沉淀析出,而与其他成分分离的一种方法。适用于蛋白质的分离纯化,且不致使其变性。此外,提取挥发油时,也常用于提高药材蒸馏液中挥发油的含量及蒸馏液中微量挥发油的分离。

2. 澄清剂法 澄清剂法系指在中药浸出液中加入一定量的澄清剂,利用它们具有可降解某些高分子杂质,降低药液黏度,或能吸附、包合固体微粒等特性来加速药液中悬浮粒子的沉降,经滤过除去沉淀物而获得澄清药液的一种方法。它能较好地保留药液中的有效成分(包括多糖等高分子有效成分),除去杂质,操作简单,澄清剂用量小,能耗低。澄清剂法在中药制剂的制备中,主要用于除去药液中粒度较大及有沉淀趋势的悬浮颗粒,以获得澄清的药液。

3. 透析法 透析法系指利用小分子物质在溶液中可通过半透膜,而大分子物质不能通过的性质,借以达到分离的方法。可用于除去中药提取液中的鞣质、蛋白质、树脂等高分子杂质,也常用于某些具有生物活性的植物多糖的纯化。

第四节 浓 缩

浓缩(concentration)系指在沸腾状态下,经传热过程,利用气化作用将挥发性大小不同的物质进行分离,从液体中除去溶剂得到浓缩液的工艺操作。

中药提取液经浓缩制成一定规格的半成品,或进一步制成成品,或浓缩成过饱和溶液使析出结晶。蒸发是浓缩药液的重要手段,此外,还可以采用反渗透法、超滤法等使药液浓缩。

一、影响浓缩效率的因素

蒸发浓缩是在沸腾状态下进行的,沸腾蒸发的效率常以蒸发器的生产强度来表示,即单位时间、单位传热面积上所蒸发的溶剂或水量。可用式(5-4)表示:

$$U = \frac{W}{A} = \frac{K \cdot \Delta t_m}{r'} \tag{5-4}$$

式中,U 为蒸发器的生产强度$[kg/(m^2 \cdot h)]$;W 为蒸发量(kg/h);A 为蒸发器的传热面积(m^2);K 为蒸发器传热总系数$[kJ/(m^2 \cdot h \cdot ℃)]$;$\Delta t_m$ 为加热蒸气的饱和温度与溶液沸点之差(℃);r' 为蒸气二次的气化潜能(kJ/kg)。

由式(5-4)可以看出,生产强度与传热温度差及传热系数成正比,与蒸气二次的气化潜能成反比。

(一) 传热温度差(Δt_m)的影响

依照分子运动学说,气化是由于获得了足够的热能,使分子振动能力超过了分子间内聚力而产生的。因此,在蒸发过程中必须不断地向料液供给热能。良好的传导传热也必须有一定的 Δt_m。

提高加热蒸气的压力可以提高 Δt_m,但是,不适当的提高 Δt_m 可能导致热敏性成分破坏。借助减压方法适当降低冷凝器中二次蒸气的压力,可降低料液的沸点和提高 Δt_m,且可及时移去蒸发器中的二次蒸气,有利于蒸发过程顺利进行。

但是,Δt_m 的提高也应有一定的限度。因为要维持冷凝器中二次蒸气过低的压力,则真空度过高,既不经济,也易因料液沸点降低而引起黏度增加,使传热系数(K)降低。

蒸发操作过程中,随着蒸发时间的延长,料液浓度增加,其沸点逐渐升高,会使 Δt_m 逐渐变小,蒸发速率变慢。

在蒸发过程中还需要控制适宜的液层深度。因为下部料液所受的压力(液柱静压头)比液面处高,相应地下部料液的沸点就高于液面处料液的沸点,形成由于液柱静压头引起的沸点升高。沸腾蒸发可以改善液柱静压头的影响。一般不宜过度加深液层的深度。

(二) 传热系数(K)的影响

提高 K 值是提高蒸发器效率的主要因素

$$K = \cfrac{1}{\cfrac{1}{\alpha_0} + \cfrac{1}{\alpha_i} + R_W + R_S} \tag{5-5}$$

式中,α_0 为管间蒸气冷凝传热膜系数[kJ/(m²·h·℃)];α_i 为管内料液沸腾传热膜系数[kJ/(m²·h·℃)];R_W 为管壁热阻{1/[kJ/(m²·h·℃)]};R_S 为管内垢层热阻{1/[kJ/(m²·h·℃)]}。

由式(5-5)可知,增大的主要途径是减少各部分的热阻。通常管壁热阻(R_W)很小,可略去不计;在一般情况下,蒸气冷凝的热阻在总热阻中占的比例不大,但操作中应注意对不凝性气体的排除,否则,其热阻也会增大。管内料液侧的垢层热阻(R_S),在许多情况下是影响 K 的重要因素,尤其是处理易结垢或结晶的料液时,往往很快就在传热面上形成垢层,致使传热速率降低。为了减少垢层热阻(R_S),除了要加强搅拌和定期除垢外,还可以从设备结构上改进。

二、浓缩方法与设备

由于中药提取液有的稀,有的黏;有的对热较稳定,有的对热极敏感;有的蒸发浓缩时易产生泡沫;有的易结晶;有的需浓缩至高密度;有的浓缩时需同时回收挥散的蒸气。所以,必须根据中药提取液的性质与蒸发浓缩的要求,选择适宜的蒸发浓缩方法与设备。

(一) 常压蒸发

常压蒸发系指料液在一个大气压下进行蒸发的方法,又称常压浓缩。若待浓缩料液中的有效成分是耐热的,而溶剂又无燃烧性,无毒害者可用此法进行浓缩。

常压浓缩若以水为溶剂的提取液多采用敞口倾倒式夹层蒸发锅;若是乙醇等有机溶剂的提取液,则采用蒸馏装置。常压浓缩的特点:浓缩速度慢、时间长,药物成分易破坏;适用于非热敏性药物的浓缩,而对于含热敏性成分的药物溶液则不适用。

常压浓缩时应注意搅拌以避免料液表面结膜,影响蒸发,并应随时排走所产生的大量水蒸气。因此常压浓缩的操作室内常配备电扇和排风扇。

(二) 减压蒸发

减压蒸发系指在密闭的容器内,抽真空降低内部压力,使料液的沸点降低而进行蒸发的方法,又称减压浓缩。减压蒸发的特点:能防止或减少热敏性物质的分解;增大传热温度差,强化蒸发操作;并能不断地排除溶剂蒸气,有利于蒸发顺利进行;同时,沸点降低,可利用低压蒸气或废气加热。但是,料液沸点降低,其气化潜热随之增大,即减压蒸发比常压蒸发消耗的加热蒸气的量多。

减压蒸发常用的设备有:

1. 减压蒸馏装置　又称减压浓缩装置,系通过抽气减压使药液在减压和较低温度下浓缩的设备,见图5-7。减压浓缩装置可以在浓缩过程中回收乙醇等有机溶剂。减压浓缩时应避免由于冷凝不充分或真空度过大,造成乙醇等有机溶剂损失。

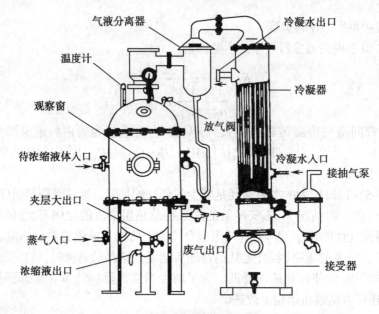

图 5-7　减压蒸馏装置示意图

2. 真空浓缩罐　对于以水为溶剂提取药液,常用真空浓缩罐进行浓缩,见图5-8。

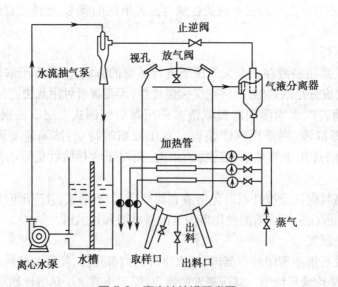

图 5-8　真空浓缩罐示意图

(三) 薄膜蒸发

薄膜蒸发系指使料液在蒸发时形成薄膜,增加气化表面进行蒸发的方法,又称薄膜浓缩。薄膜蒸发的特点是蒸发速度快,受热时间短;不受料液静压和过热影响,成分不易被破坏;可在常压或减压下连续操作;能将溶剂回收重复利用。

薄膜蒸发的进行方式有两种:①使液膜快速流过加热面进行蒸发;②使药液剧烈地沸腾使产生大量泡沫,以泡沫的内外表面为蒸发面进行蒸发。前者在短暂的时间内能达到最大蒸发量,但蒸发速度与热量供应间的平衡较难掌握,料液变稠后易黏附在加热面上,加大热阻,影响蒸发,故较少使用。后者目前使用较多,一般采用流量计控制液体流速,以维持液面恒定,否则也易发生前者的弊端。

薄膜浓缩常用的设备有升膜式蒸发器(图5-9),降膜式蒸发器,刮板式薄膜蒸发器,离心式薄膜蒸发器等。

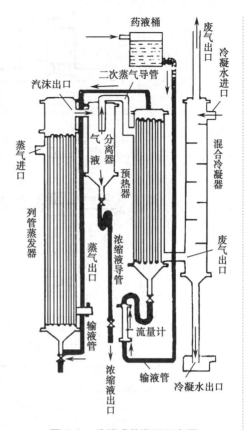

图 5-9　升膜式蒸发器示意图

(四) 多效蒸发

多效蒸发系将两个或多个减压蒸发器并联形成的浓缩设备。操作时,药液进入减压蒸发器后,给第一个减压蒸发器提供加热蒸气,药液被加热后沸腾,所产生的二次蒸气通过管路通入第二个减压蒸发器中作为加热蒸气,这样就可以形成两个减压蒸发器并联,称为双效蒸发器。同样可以有三个或多个蒸发器并联形成三效或多效蒸发器。制药生产中应用较多的是二效或三效浓缩。多效蒸发的特点:由于二次蒸气的反复利用,多效蒸发器是节能型蒸发器,能够节省能源,提高蒸发效率。为了提高传热温差,多效蒸发器一般在真空下操作,使药液在较低的温度下沸腾。

多效蒸发器的类型,按加料方式可分为4种,见图5-10。

1. 顺流式　又称并流式,料液与加热蒸气走向一致,随着浓缩液稠度逐渐增大,蒸气温度逐渐降低。适用于随温度的降低黏度增高不太大,或随浓度增大热敏性增加,温度高溶解度反而变小的料液。

2. 逆流式　料液与加热蒸气走向相反,随着加热蒸气温度逐渐升高,浓缩液稠度逐渐增大,适用于顺流式相反的情况。

3. 平流式　也有的称并流式,料液与加热蒸气走向一致,料液分别通过各效蒸发器,适用于从各效易于析出结晶的料液。

4. 错流式　兼具顺流与逆流的特点。料液走向是先进入二效,流向三效,再反向流入一效。加热蒸气由一效顺次走向三效,料液最后浓缩温度高。

笔记

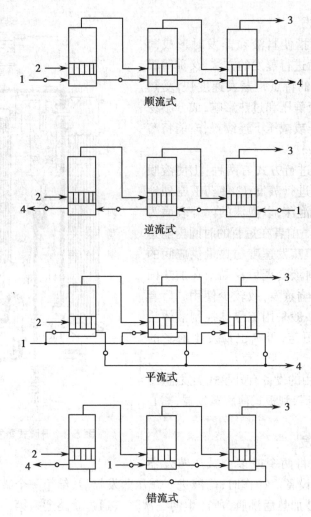

顺流式

逆流式

平流式

错流式

图 5-10　多效蒸发器流程示意图
1. 料液　2. 加热蒸气　3. 蒸气　4. 浓缩液

第五节　干　燥

　　干燥（drying）系指利用热能除去含湿的固体物质或膏状物中所含的水分或其他溶剂,获得干燥物品的工艺操作。在制剂生产中,新鲜药材除水,原辅料除湿,颗粒剂、片剂、水丸等制备过程中均用到干燥。干燥的好坏,将直接影响到中药的内在质量。中药制剂常用的干燥设备有烘箱、喷雾干燥器、沸腾干燥器、减压干燥器及微波干燥器等。这些设备分别用于中药半成品(如药液和浸膏等)或者成品(如颗粒剂和片剂等)的干燥。近些年来,喷雾干燥法在微胶囊、中药胶剂等新制剂方面的开发应用正受到人们的注目。喷雾通气冻干新技术以及一些国际上新型干燥设备的引入,必将改善中药制剂生产工艺,提高中药生产的技术水平,进而提高中药制剂质量。

一、干燥的基本理论

(一) 干燥原理

在对流干燥过程中,湿物料与热空气接触时,热空气将热能传至物料表面,再由表面传至物料内部,这是一个传热过程;与此同时,湿物料得到热量后,其表面水分首先汽化,物料内部水分以液态或气态扩散透过物料层而达到表面,并不断向空气主体流中气化,这是一个传质过程。因此物料的干燥是由传热和传质同时进行的过程,两者间有着相互的联系。

图 5-11 是对流干燥中热空气与湿物料之间的传热和传质示意图。物料表面温度为 t_w,湿物料表面的水蒸气分压为 p_w(物料充分湿润时 p_w 为 t_w 的饱和蒸气压);紧贴在物料表面有一层气膜,厚度为 δ(类似传热边界层的膜);气膜以外是热空气主体,其温度为 t,空气中水蒸气分压为 p。因为热空气温

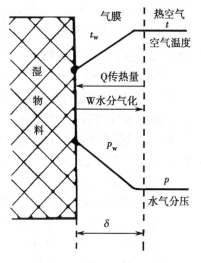

图 5-11　干燥机制示意图

度 t 高于物料表面温度 t_w,热能从热空气传递到物料表面,传热的推动力就是温差($t-t_w$)。由于热空气以高速流过湿物料的表面,所以热量的传递过程主要以对流的方式进行,对流干燥由此而得名。而物料表面产生的水蒸气压 p_w 大于空气中的水蒸气分压 p,水蒸气必然从物料表面扩散到热空气中,其传质推动力为(p_w-p)。

当热空气不断地把热能传递给湿物料时,湿物料的水分不断地汽化,并扩散至热空气的主体中由热空气带走,而物料内部的湿分又源源不断地以液态或气态扩散到物料表面,这样湿物料中的湿分不断减少而干燥。因此,干燥过程应是水分从物料内部──物料表面──气相主体的扩散过程。

干燥过程得以进行的必要条件是被干燥物料表面所产生的水蒸气分压大于干燥介质中的水蒸气分压,即 $p_w-p>0$;如果 $p_w-p=0$,表示干燥介质与物料中水汽达到平衡,干燥即行停止;如果 $p_w-p<0$,物料不仅不能干燥,反而吸潮。

物料的干燥速率与物料内部水分的性质、空气的性质有关。

(二) 物料中所含水分的性质

1. **结晶水**　系化学结合水,一般用风化方法去除,在药剂学中不视为干燥过程。如芒硝($Na_2SO_4 \cdot 10H_2O$)经风化,失去结晶水而成玄明粉(Na_2SO_4)。

2. **结合水**　系指存在于细小毛细管中的水分和渗透到物料细胞中的水分。结合水难以从物料中去除。因为毛细管内水分所产生的蒸气压较同温度时水的蒸气压低;物料细胞中的水分被细胞膜包围和封闭,如不扩散到膜外,则不易蒸发去除。

3. **非结合水**　系指存在于物料表面润湿水分,粗大毛细管中水分和物料孔隙中水分。非结合水与物料结合力弱,易于去除。因为它所产生的蒸气压等于同温度水的蒸气压。

4. **平衡水分与自由水分**　某物料与一定温度、湿度的空气相接触时,将会发生排除水分或吸收水分的过程,直到物料表面所产生的蒸气压与空气中的水蒸气分压相

等为止,物料中的水分与空气处于动态平衡状态,此时物料中所含的水分称为该空气状态下物料的平衡水分。平衡水分与物料的种类、空气的状态有关。物料不同,在同一空气状态下的平衡水分不同;同一种物料,在不同的空气状态下的平衡水分亦不同。

物料中所含的总水分为自由水分与平衡水分之和,在干燥过程中可以除去的水分只能是自由水分(包括全部非结合水和部分结合水),不能除去平衡水分。固体物料中所含水分相互关系,见图 5-12。

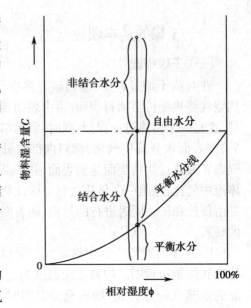

图 5-12　固体物料中所含水分相互关系示意图

(三) 湿空气的性质

在我们周围的大气是干空气和水蒸气的混合物,称为湿空气。能用于干燥的湿空气必须是不饱和空气,从而继续容纳水分。在干燥过程中,采用热空气作为干燥介质的目的不仅是为了提供水分所需的热量,而且是为了降低空气的相对湿度以提高空气的吸湿能力。空气性质对物料的干燥影响很大,而且随着干燥过程的进行不断发生变化。空气常用性质表示:干球温度、湿球温度、湿度、相对湿度、湿比热、湿比容、湿焓等。为了达到有效的干燥目的必须选用适宜的空气和干燥方法。

(四) 干燥速率与干燥速率曲线

干燥速率是指在单位时间内,在单位干燥面积上被干燥物料中水分的气化量。可用式(5-6)微分形式表示:

$$U=\frac{\mathrm{d}w'}{s\mathrm{d}t} \tag{5-6}$$

式中,U 为干燥速率[kg/(m²·s)];s 为干燥面积(m²);w' 为气化水分量(kg);t 为干燥时间(s)。

物料干燥过程是被气化的水分连续进行内部扩散和表面气化的过程。所以,干燥速率取决于内部扩散和表面气化速率,可以用干燥速率曲线来说明。图 5-13 为干燥介质状态恒定时典型的干燥速率曲线,其横坐标为物料的湿含量(C),纵坐标为干燥速率(U)。从干燥曲线可以看出,干燥过程明显地分成两个阶段,等速阶段和降速阶段。在等速阶段,干燥速率与物料湿含量无关。在降速阶段,干燥速率近似地与物料湿含量成正比。干燥曲线的折点所示的物料湿含量是临界湿含量(C_0),与横轴交点所示的物料湿含量是平衡水分($C_{平}$)。因此,当物料湿含量大于(C_0)时,干燥过程属于等速阶段;当物料湿含量小于(C_0)时,干燥过程属于降速阶段。

等速阶段:在干燥的初期,由于水分从物料内

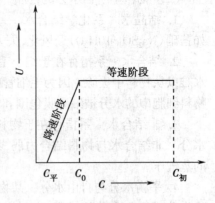

图 5-13　干燥速率曲线

部扩散速率大于表面气化速率,物料表面停留有一层非结合水。此时水分的蒸气压恒定,表面气化的推动力保持不变,因而干燥速率主要取决于表面气化速率,所以出现等速阶段。此阶段又称为表面气化控制阶段。在等速阶段,凡能影响表面气化速率的因素均可影响等速阶段的干燥。如干燥介质的温度、湿度、流动情况等。

降速阶段:当干燥进行到一定程度(C_0),由于物料内部水分的扩散速率小于表面气化速率,物料表面没有足够的水分满足表面气化的需要,所以干燥速率逐渐降低了,出现降速阶段。此阶段又称为内部迁移控制阶段。在降速阶段,干燥速率主要与内部扩散有关,因此,物料的厚度、干燥的温度等均可影响降速阶段的干燥。此时热空气的流速、相对湿度等已不是主要因素。实践证明,某些物料在降速阶段,由于内部扩散速率太小,物料表面就会迅速干燥,而引起表面呈现假干现象或龟裂现象,不利于继续干燥。为了防止此种现象的发生,必须采取降低表面气化速率的措施。如利用"废气循环",使部分潮湿空气回到干燥室中。

二、影响干燥的因素

(一) 被干燥物料的性质

这是影响干燥速率的最主要因素。湿物料的形状、大小、料层的厚薄、水分的结合方式均会影响干燥速率。一般说来,物料呈结晶状、颗粒状、堆积薄者,较粉末状、膏状、堆积厚者干燥速率快。

(二) 干燥介质的温度、湿度与流速

在适当范围内,提高空气的温度,可使物料表面的温度亦相应提高,加快蒸发速度,有利于干燥。但应根据物料的性质选择适宜的干燥温度,以防止某些热敏性成分被破坏。空气的相对湿度越低,干燥速率越大。降低有限空间的相对湿度亦可提高干燥效率。实际生产中常采用生石灰、硅胶等吸湿剂吸除空间水蒸气,或采用排风、鼓风装置等更新空间气流。空气的流速越大,干燥速率越快。但空气的流速对降速干燥阶段几乎无影响。这是因为提高空气的流速,可以减小气膜厚度,降低表面气化的阻力,从而提高等速阶段的干燥速率。而空气流速对内部扩散无影响,故与降速阶段的干燥速率无关。

(三) 干燥速度与干燥方法

在干燥过程中,首先是物料表面液体的蒸发,然后是内部液体逐渐扩散到表面继续蒸发,直至干燥完全。当干燥速度过快时,物料表面的蒸发速度大大超过内部液体扩散到物料表面的速度,致使表面粉粒黏着,甚至熔化结壳,从而阻碍了内部水分的扩散和蒸发,形成假干燥现象。假干燥的物料不能很好地保存,也不利于继续制备操作。

干燥方式与干燥速率也有较大关系。若采用静态干燥法,则温度只能逐渐升高,以使物料内部液体慢慢向表面扩散,源源不断地蒸发。否则,物料易出现结壳,形成假干现象。动态干燥法颗粒处于跳动、悬浮状态,可大大增加其暴露面积,有利于提高干燥效率。但必须及时供给足够的热能,以满足蒸发和降低干燥空间相对湿度的需要。沸腾干燥、喷雾干燥由于采用了流态化技术,且先将气流本身进行干燥或预热,使空间相对湿度降低,温度升高,故干燥效率显著提高。

(四) 压力

压力与蒸发量成反比。因而减压是改善蒸发、加快干燥的有效措施。真空干燥

能降低干燥温度,加快蒸发速度,提高干燥效率,且产品疏松易碎,质量稳定。

三、干燥方法与设备

在制药工业中,由于被干燥物料的形状是多种多样的,有颗粒状、粉末状、丸状,也有浆状(如中药浓缩液)、膏状(如流浸膏);物料的性质各不相同,如热敏性、酸碱性、黏性、易燃性等;对干燥产品的要求亦各有差异,如含水量、形状、粒度、溶解性及卫生要求等;生产规模及生产能力各不相同。因此,采用的干燥方法与设备亦是多种多样的。下面重点介绍制药工业中常用的几种干燥方法与设备类型。

(一)烘干法

烘干法系指将湿物料摊放在烘盘内,利用热的干燥气流使湿物料水分气化进行干燥的一种方法。由于物料处于静止状态,所以干燥速度较慢。常用的有烘箱和烘房。

1. 烘箱　又称干燥箱,适用于各类物料的干燥或干热灭菌,小批量生产。由于是间歇式操作,向箱中装料时热量损失较大,若无鼓风装置,则上下层温差较大,应经常将烘盘上下对调位置。

2. 烘房　为供大量生产用的烘箱,其结构原理与烘箱一致,但由于容量大,在设计上更应注意温度、气流路线及流速等因素间的相互影响,以保证干燥效率。

(二)减压干燥法

减压干燥,又称真空干燥,系指在负压条件下而进行干燥的一种方法。其特点是干燥温度低,干燥速度快;减少了物料与空气的接触机会,避免污染或氧化变质;产品呈海绵状、蓬松易于粉碎;适用于热敏性或高温下易氧化物料的干燥,但生产能力小,劳动强度大。减压干燥效果取决于负压的高低(真空度)和被干燥物的堆积厚度。

图 5-14 为减压干燥器,由干燥柜、冷凝器与冷凝液收集器、真空泵三部分组成。

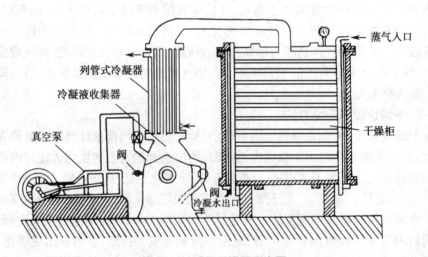

图 5-14　减压干燥器示意图

(三)喷雾干燥法

喷雾干燥法是流态化技术用于浸出液干燥的一种较好方法,系直接将浸出液喷雾于干燥器内使之在与通入干燥器的热空气接触过程中,水分迅速汽化,从而获得粉末或颗粒的方法。最大特点是物料受热表面积大,传热传质迅速,水分蒸发极快,几秒钟内即可完成雾滴的干燥,且雾滴温度大约为热空气的湿球温度(一般为50℃左右),特别适用于热敏性物料的干燥。此外,喷雾干燥制品质地松脆,溶解性能好,且保持原来的色香味。可根据需要控制和调节产品的粗细度和含水量等质量指标。喷雾干燥不足之处是能耗较高,进风温度较低时,热效率只有30%~40%;控制不当常出现干燥物粘壁现象,且成品收率较低;设备清洗较麻烦。

图5-15为一种喷雾干燥装置。

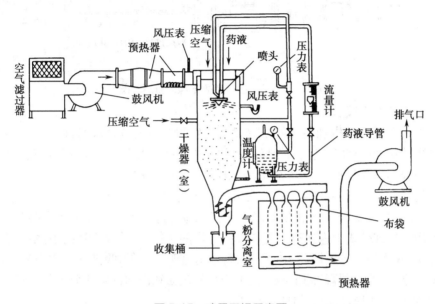

图5-15　喷雾干燥示意图

(四) 沸腾干燥法

沸腾干燥,又称流床干燥,系指利用热空气流使湿颗粒悬浮,呈流态化,似"沸腾状",热空气在湿颗粒间通过,在动态下进行热交换,带走水气而达到干燥的一种方法。其特点是适于湿粒性物料,如片剂、颗粒剂制备过程中湿粒的干燥和水丸的干燥;沸腾床干燥的气流阻力较小,物料磨损较轻,热利用率较高;干燥速度快,产品质量好,一般湿颗粒流化干燥时间为20分钟左右,制品干湿度均匀,没有杂质带入;干燥时不需翻料,且能自动出料,节省劳动力;适于大规模生产。但热能消耗大,清扫设备较麻烦,尤其是有色颗粒干燥时给清洁工作带来困难。

沸腾干燥设备在制药工业生产中应用较多的为负压卧式沸腾干燥装置,见图5-16。此沸腾干燥床流体阻力较低,操作稳定可靠,产品的干燥程度均匀,且物料的破碎率低。其主要结构由空气预热器、沸腾干燥室、旋风分离器、细粉捕集室和排风机等组成。

(五) 冷冻干燥法

冷冻干燥法系将浸出液浓缩至一定浓度后预先冻结成固体,在低温减压条件下将水分直接升华除去的干燥方法。其特点是物料在高度真空及低温条件下干燥,可避免成分因高热而分解变质,适用于极不耐热物品的干燥,如天花粉针、淀粉止血海绵等;干燥制品外观优良,质地多孔疏松,易于溶解,且含水量低,一般为1%~3%,利于药品长期贮存。但冷冻干燥需要高度真空及低温,设备特殊,耗能大,成本高。

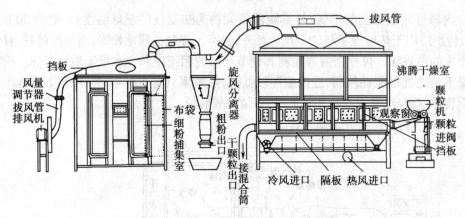

图 5-16 负压卧式沸腾干燥装置示意图

（六）红外线干燥法

红外线干燥法系指利用红外线辐射器产生的电磁波被含水物料吸收后,直接转变为热能,使物料中水分气化而干燥的一种方法。红外线干燥属于辐射加热干燥。

红外线辐射器所产生的电磁波以光的速度辐射到被干燥的物料上,由于红外线光子的能量较小,被物料吸收后,不能引起分子与原子的电离,只能增加分子热运动的动能,使物料中的分子强烈振动,温度迅速升高,将水等液体分子从物料中驱出而达到干燥。远红外线干燥速率是近红外线干燥的 2 倍,是热风干燥的 10 倍。由于干燥速率快,故适用于热敏性药物的干燥,特别适宜于熔点低、吸湿性强的物料,以及某些物体表层(如橡胶硬膏)的干燥。又由于物料表面和内部的物质分子同时吸收红外线,因此物料受热均匀,产品的外观好,质量高。

（七）微波干燥法

微波干燥系指把物料置于高频交变电场内,从物料内部均匀加热,迅速干燥的一种方法。微波是一种高频波,其波长为 1mm 到 1m,频率为 300MHz 到 300kMHz。制药工业上微波加热干燥只用 915MHz 和 2450MHz 两个频率,后者在一定条件下兼有灭菌作用。

微波干燥的特点是:穿透力强,可以使物料的表面和内部能够同时吸收微波,使物料受热均匀,因而加热效率高,干燥时间短,干燥速度快,产品质量好;有杀虫和灭菌的作用;设备投资和运行的成本高。适用于含有一定水分而且对热稳定药物的干燥或灭菌,中药中较多应用于饮片、药物粉末、丸剂等干燥。

（八）其他

1. 鼓式干燥法　鼓式干燥法系指将湿物料蘸附在金属转鼓上,利用传导方式提供气化所需热量,使物料得到干燥的一种方法,又称鼓式薄膜干燥法或滚筒式干燥法。其特点是适于浓缩药液及黏稠液体的干燥;可连续生产,根据需要调节药液浓度、受热时间(鼓的转速)和温度(蒸气);对热敏性药物液体可在减压情况下使用;干燥物料呈薄片状,易于粉碎。常用于中药浸膏的干燥和膜剂的制备。

2. 吸湿干燥法　吸湿干燥法系指将湿物料置干燥器中,用吸水性很强的物质作干燥剂,使物料得到干燥的一种方法。数量小,含水量较低的药品可用吸湿干燥法。干燥器可分为常压干燥器和减压干燥器,小型的多为玻璃制成。常用的干燥剂有硅胶、氧化钙、粒状无水氯化钙、五氧化二磷、浓硫酸等。

学习小结

1.学习内容

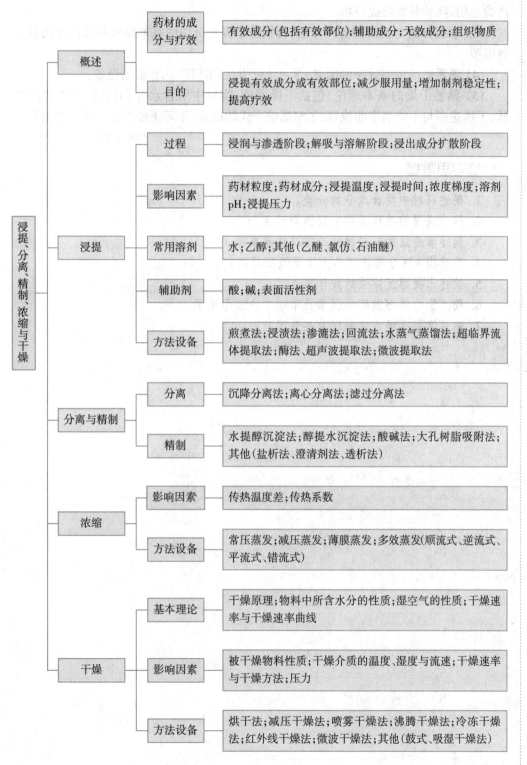

2. 学习方法

（1）了解药材成分与疗效的关系，区分有效成分（或有效部位）与其他成分，明确浸提、分离、精制、浓缩与干燥的目的。

（2）熟悉浸提的过程及其影响因素，结合药物的性质，学习浸提溶剂、辅助剂与方法的选用，熟悉各类浸提设备。

（3）掌握分离与精制的各种方法，特别是水提醇沉法的基本原理和操作方法及注意事项。

（4）熟悉影响浓缩效率的因素，学习浓缩方法的选用，熟悉浓缩设备。

（5）熟悉干燥的基本理论，包括干燥原理、物料中所含水分的性质、湿空气的性质、干燥速率与干燥速率曲线等，了解影响干燥的因素，学习干燥方法与设备的选用。

（黄绳武　刘丽丽）

复习思考题

1. 简述药材中所含成分的分类。
2. 简述浸提的过程及影响浸提的因素。
3. 简述渗漉法的一般操作步骤及注意事项。
4. 简述固‑液分离常用的方法及适用范围。
5. 简述水提醇沉淀法的操作要点。
6. 简述影响浓缩效率的因素及浓缩方法适用范围。
7. 简述常用干燥方法原理及其适用范围。

第六章

中药制剂新技术

学习目的

通过学习包合物制备技术、固体分散体制备技术、微囊与微球制备技术、脂质体制备技术,为中药传统剂型的改革奠定基础。

学习要点

β-环糊精包合物的作用及制备;固体分散体的含义、特点、类型、常用载体及特性;单凝聚法和复凝聚法制备微囊的原理、条件及影响因素;脂质体的组成、特点、制备材料与方法、作用机制及质量评价。

第一节 包 合 技 术

一、概述

(一) 含义

包合技术系指一种分子被包藏于另一种分子的空穴结构内,形成包合物(inclusion compound)的技术。包合物是一种分子(客分子)被包嵌在另一种分子(主分子)的空穴结构中而制得的非化学键分子复合物,由主分子和客分子两种组分组成,主分子(host molecule)系指具有包合作用的外层分子,客分子(guest molecule 或 enclosed molecule)系指被包合到主分子空穴中的小分子物质。主分子具有较大的空洞结构,可将客分子容纳其中而形成囊状的包合物又称为分子胶囊。根据临床需要可制成片剂、胶囊剂、注射剂、栓剂和软膏剂等。

(二) 包合物的分类

1. 按包合物的结构和性质分类

(1) 单分子包合物:由单一的主分子和单一的客分子形成包合物,如以环糊精为辅料的包合物等。

(2) 多分子包合物:由氢键连结若干主分子,按一定方向松散地排列形成晶格空穴,客分子嵌入空穴中形成包合物。多分子包合物为固体,加入溶剂后,晶格解体并将客分子释放出来。如以硫脲、尿素、去氧胆酸、对苯二酚、苯酚等为辅料的包合物。

(3) 大分子包合物:由大分子化合物形成多孔的结构,容纳一定大小的分子后即形成大分子包合物,如以葡聚糖凝胶、沸石、糊精、硅胶等大分子化合物为辅料的包合物。

(4) 碘蓝反应包合物:碘可与淀粉及其他许多化合物发生变色反应,通常呈蓝黑色。碘原子聚合成链状,淀粉等分子以螺旋状围绕碘链形成沟道状包合物。一般来说,螺旋状结构在形成包合物时比较稳定。

2. 按主分子形成空穴的几何形状分类

(1) 笼状包合物:由客分子进入主分子构成的笼状晶格中而成,如对苯二酚包合物。此类包合物制备简单,将主分子溶于溶剂中,再加入客分子使其饱和析出包合物结晶,形成的固态包合物较稳定,被包合药物臭味消失,通过加热溶于水或研磨粉碎,可将客分子释出。

(2) 管状包合物:由一种分子构成管形或筒形空洞骨架,另一种分子填充其中而成,在溶液中较稳定。如尿素、硫脲、环糊精、去氧胆酸等均能与客分子形成管状包合物。

(3) 层状包合物:由如胶岭石黏土、石墨等组成的层状空间,包封客分子而成。药物与某些表面活性剂形成的胶束结构亦属于层状包合物,如月桂酸钾使乙苯增溶时,乙苯存在于表面活性剂亲油基的层间,形成层状包合物,达到增溶作用。

(三) 药物经过包合后的特点

包合物是一种特殊的分子复合物,主、客分子之间没有化学反应,也没有离子键、共价键或配位键,彼此靠几种力(偶极分子间引力、氢键、电荷迁移力等)的协同作用而稳定存在。客分子能否进入主分子空洞内与主分子空洞大小形状有关,也与主、客分子的极性有关。其中主分子必须形成特定的笼格、空腔或沟道能容纳客分子;且主、客分子的比例并不严格遵循化学计量关系,变化范围较大。药物形成包合物后能保持原有性质,形成超微粒分散,增加了药物溶解度和稳定性,改进药物在体内的吸收和分布,并影响药物的起效时间和作用期限。另外需注意的是,包合物存在包合作用竞争,当向主、客分子成平衡状态的水溶液中加入其他客分子或有机溶剂时,原客分子可被取代出来,利用此性质可对包合物中的药物进行测定。

药物经过包合后的特点有:①增加药物溶解度,提高生物利用度,如薄荷油、桉叶油包合后溶解度增加 50 倍;②降低药物的刺激性,掩盖药物不良气味,如将六神丸中的蟾蜍、冰片等用环糊精包合后,降低对黏膜的刺激性;③提高药物稳定性,对易受热、湿、光照等影响的药物,包合后可提高稳定性,如肉桂油形成环糊精包合物后稳定性明显提高;④减少挥发性成分损失,可使液体药物可粉末化,如大蒜精油制成包合物后,刺激性和不良臭味减小,药物亦由液态变为白色粉末;⑤调节药物的释药速率,如将樟脑、薄荷脑与 β- 环糊精包合物制成吸入剂,可较均匀地释放。⑥可用于药物的分离和测定,如环糊精与秦皮甲素、秦皮乙素形成包合物后发生荧光增敏作用,可进行微量及痕量检测。

二、包合材料

包合材料有环糊精、胆酸、淀粉纤维素、蛋白质等,常用环糊精及其衍生物。

1. 环糊精(cyclodextrin,CD) 系指葡萄糖以 α-1,4- 糖苷键连接而成的环状低聚糖化合物,是淀粉经微生物发酵、转化而成的具有环状结构的高分子化合物,为水溶性、非还原性白色晶状粉末。经 X 射线衍射和核磁共振证实,其分子构型呈上宽下窄中空的环筒状,氢氧基团分布于筒的两端和外部,糖苷键氧原子位于筒的中部及筒内,即外部和两端呈亲水性,筒的内部为疏水性,见图 6-1。常见的 CD 是由 6、7、8 个葡萄糖分子通过 α-1,4- 糖苷键连接而成,分别为 α-CD、β-CD、γ-CD,它们空穴内径与物理特性有较大的差别。

CD 为淀粉衍生物,可被 α- 淀粉酶及大肠内细菌生物降解,但不为葡萄糖淀粉酶降解,主要用作口服和注射用药物制剂,安全性试验证明 CD 基本无毒、无刺激性。其对皮肤和眼以及吸入无刺激,且无证据显示 CD 能诱导突变或致畸。CD 口服给药后被结肠微生物群代谢,最终代谢为二氧化碳和水排泄,目前,CD 已被多个国家批准在食品和口服给药的制剂中使用(图 6-1)。

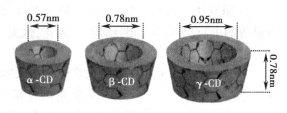

图 6-1 环糊精立体结构

β-CD 为白色结晶性粉末,熔点在 300~305℃,对碱、热和机械作用均相当稳定,但对酸较不稳定,常发生水解反应生成线性低聚糖。β-CD 分子中 2 位和 3 位羟基之间易形成分子内氢键而导致其水溶性差,但随着水中温度升高溶解度增大。若水中含 20% 乙醇,常温下溶解度可增加 5.5%。其包合物胃肠外给药后可在肾中产生结晶造成肾毒性;且 β-CD 的羟基呈现类似酶催化作用,影响了药物的稳定性。组成 β-CD 的葡萄糖单体数量决定了内孔的直径和孔的体积,所以可以包合芳香烃或杂环烃(图 6-2)。

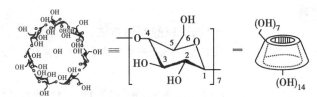

图 6-2 β-CD 分子结构示意图

🌐 **知识链接**

β-CD 的应用

β-CD 可作为食品的稳定剂,用来保护芳香物质和保持色素稳定,还可除去异味和苦味,如海产品和乳制品;在环保上的应用包括,农业污染物治理和残留检测(多数农药具有疏水性,降解困难,β-CD 可引发农药光降解反应)以及在一定条件下与重金属离子配位进而进行污水治理和土壤改性;在分析化学方面,由于 β-CD 是手性分子,对有机分子有选择和识别能力,因此可进行柱色谱分离、电泳分离及分析检测和痕量金属含量测定。

2. CD 衍生物　系指 CD 经结构修饰后的产物,主要有二甲基 -β-CD、2- 羟乙基 -β-CD、3- 羟丙基 -β-CD 和三甲基 -β-CD 等。

3. 其他包合材料　尿素、硫脲和硒脲等具有完美的平面三角形几何结构,且同时具有质子给体和受体,可以形成 6 个以上的氢键,是很好的主体分子。此外,甘草酸、甘珀酸钠也能与某些化合物形成包合物。目前,尿素包合物主要用于不饱和脂肪酸的分离纯化。

三、包合物的制备

(一) 制备方法

1. **饱和水溶液法** 将 CD 制成饱和水溶液,药物(难溶性药物应先溶于有机溶剂中)按一定的比例加入,在一定温度下搅拌或振荡适当的时间,冷藏,过滤,洗涤,干燥,即得。

2. **研磨法** 取 CD 加入 2~5 倍量水混合,研匀,加入药物(难溶性药物应先溶于有机溶剂中)充分混匀,充分研磨成糊状,低温干燥洗涤,干燥,即得包合物。该法只适用于难挥发性物质。

3. **超声波法** 在 CD 饱和水溶液中加入客分子药物,混合后立即用超声波发生仪在适宜的强度下超声适当时间,将析出的沉淀过滤,适宜溶剂洗涤,干燥即得。

4. **冷冻干燥法** 先将药物和包合材料在适当溶剂中包合,再采用冷冻干燥法除去溶剂。采用冷冻干燥法制得的包合物易溶于水,适合于在水中溶解度低或加热易分解变色变性的药物。此法制得的包合物成品疏松,溶解性好,可制成粉针剂。

5. **喷雾干燥法** 先将药物和包合材料在适当溶剂中包合,再采用喷雾干燥法除去溶剂。采用喷雾干燥法制得的包合物易溶于水,适合于制备难溶性、疏水性药物。其特点是干燥温度高,受热时间短。所得包合物产率高。由于喷雾干燥法采用瞬间加热,CD 包合物脱包率降低,同时减少了生产步骤,节省资源,适于大批量工业生产。

 知识链接

包合物的其他制备方法

包合物的制备方法除了上述传统方法外,现代研究发现另有其他较为适于工业大量生产及适合实验研究的方法。

1. **胶体磨研磨法**:即取一定量 β-CD 与水研匀,倒入胶体磨中,缓慢连续滴加用适宜溶剂溶解的药物,研磨一定时间后,取出,涂布于真空低温连续干燥机的履带上,干燥即得。该法具有制备时间短、产量高、设备投入低、适合工业化生产等优点。

2. **超临界流体法**:以具有优越传质能力及高溶剂化性能得到超临界 CO_2 为包合介质,将包合材料与药物形成超临界溶液,所得产品不需要干燥处理即可直接使用。

3. **高压均质法**:称取适宜包合材料适量,加适量蒸馏水,一边搅拌一边缓慢加入药物,搅拌至均匀,采用高压均质机均质压力适度,循环几次,所得乳液进行喷雾干燥,称重即得。

4. **高速组织捣法**:将 β-环糊精置于高速组织捣碎机中,加蒸馏水捣至溶解,加入客体药物,操作一定时间后,冷藏、过滤、洗涤、烘干后可得包合物。

另外还有混合溶媒法、逐步滴加法、浆状法、揉捏法等方法可对不同药物进行包合。

(二) 影响因素

1. **主客分子配比** 主客分子的投料比例对形成的包合物是否稳定具有一定的影响,客分子的最大存在量取决于主分子所能提供的空洞数,包合物的主客分子之比一般不遵循化学计量关系。但大多数环糊精包合物摩尔比为 1∶1 时,可形成稳定的单分子包合物,也有 1∶3 的情况(包合时客分子是从单分子空穴内包入,而不是在晶格嵌入,所以形成的是单分子化合物)。但当主分子环糊精用量不合适时,也可使包合物不易形成,表现为客分子含量较低。主客分子的投料比例选择应根据实验结果确定,由于客,分子性质不尽相同,所以主客分子比例差异较大。

2. 药物 主分子与客分子药物形成包合物,主要是分子间吸引力的作用结果。实验表明,环糊精与水溶性小的药物包合,增加溶解度的百分率(是环糊精浓度的函数)较大。

由于β-CD具有环状中空筒穴、环外亲水、环内疏水的特殊结构,所以能与许多物质,特别是脂溶性药物形成包合物。一般可包合相对分子质量在100~400之间,水中溶解度小于10g/L,熔点低于250℃的药物客分子。一般来说,环糊精空穴内部为疏水区,非极性脂溶性客分子药物容易被包合到空穴内,形成的包合物溶解度较小;极性药物可嵌在空穴外部及开口亲水区,形成的包合物溶解度较大;非解离型比解离型的药物易被包合。

3. 介质 包合材料是影响包合工艺的首要因素,包合材料是否适合影响包合效果。环糊精及其衍生物是目前最常用包合材料,其中β-CD是国内外能大量工业生产而且价格低廉的包合材料,是首选的包合材料。但尽管如此,β-CD在某些方面尚存在不足之处。如分子内氢键导致水溶性差,其包合物胃肠外给药可导致肾毒性及类似酶催化作用影响药物稳定性等。

制备包合物时,溶剂的选择也非常重要。除了有些小分子的强亲水性溶剂外,大多数溶剂不能用,因为它们也能与CD形成比较稳定的包合物,与客体分子形成竞争作用。我们应当控制有机溶剂的使用,对于水溶性较差的客体分子,可加入适量有机溶剂溶解后再进行包合。

4. 其他 包合物在水溶液中或含有少量乙醇的水溶液中与客分子药物处于一种动态平衡状态。环糊精浓度越高,包合物的生成量增加,最终达到饱和状态;若客分子浓度越大,则不利于包合物的形成和解离,且客分子的离子化也会降低包合物的形成和解离速率。在制备包合物时,若加入其他客分子药物或有机溶剂,可将原包合物中的药物置换出来,影响包合效果。

四、包合物的验证及质量评价

(一)物相鉴定

1. 显微镜法和电镜扫描法 由于包合过程中晶体发生变化,故可通过分析包合物晶格变化及相态变化来判断包合物是否形成。采用显微镜成像法对干姜挥发油的包合物与制备的空白包合物(不加任何药物)进行观察,结果空白包合物为规则的β-CD板状结晶,含油包合物为不规则形粉末,证明挥发油与β-CD已形成包合物。

2. 热分析法 包括差示热分析法(DTA)和差示扫描量热法(DSC)。

(1) 差示热分析法:DTA是在程序控制温度下测定样品物理参数随温度变化的一种方法。此法简便、快速。对β-CD、白术挥发油与β-CD物理混合物和白术挥发油/β-CD包合物进行差热分析,升温范围50~350℃,升温速率12℃/min,样品量5mg。结果显示,β-CD在82.9℃和215.1℃处有两特征峰;物理混合物中也显示了β-CD特征峰;而在包合物中,β-CD两特征峰消失,同时出现新特征峰。

(2) 差示扫描量热法:DSC是在程序控制温度下输入到参比物和样品的能量随温度变化的一种分析方法。此法比DTA灵敏、重现性好。

3. **红外光谱法** 通过比较药物包合前后在红外区吸收的特征,根据吸收峰的变化情况(吸收峰的降低、位移或消失),证明药物与CD间的包合作用,并确定包合物的结构。

4. **X射线衍射法** 晶体药物在用X射线衍射时显示该药物的结晶的衍射特征峰,而药物的包合物是无定形态,没有衍射特征峰。如白术挥发油与β-CD物理混合物及白术挥发油/β-CD包合物粉末X射线衍射图分析,包合物和物理混合物的主要特征峰明显不同,新特征峰的出现,表明包合物形成新的晶型。

(二) 包合前后成分鉴定

1. **薄层色谱法** 将药物及其包合物分别用适当的同种溶剂溶解制成供试液,通过选择适当的溶剂系统,在同样的条件下进行薄层色谱展开,观察所得色谱图中药物对应的斑点位置有无斑点及斑点数,若药物与β-CD已形成包合物,则包合物色谱的相应位置不出现斑点。

2. **核磁共振谱法** 从核磁共振谱上碳原子的化学位移大小,推断包合物的形成。一般对于含有芳香环的药物,可采用^{1}HNMR技术,而对于不含有芳香环的药物可采用^{13}CNMR技术。

3. **荧光光谱法** 比较药物与包合物的荧光光谱,从曲线中吸收峰的位置和高度来判断是否形成包合物,如儿茶素β-CD包合物。

4. **圆二色谱法** 对有光学活性的药物,可分别作药物与包合物的Cotton效应曲线,即圆二色谱,从曲线形状可判断包合与否,如紫杉醇有明显的圆二色性,而紫杉醇的β-CD包合物无圆二色性。

(三) 包合物的稳定性研究

1. **抗光解性实验** 分别称取肉桂油β-CD包合物和按制备投料比混匀所得的物理混合物各若干份,照射10天(强度3000lx),于第0天、1天、3天、5天、10天取样,测定含量,结果显示,包合物抗光解性优于混合物。

2. **热稳定性实验** 分别称取包合物和混合物各若干份,密封于玻璃瓶中,分别于40℃、60℃、80℃恒温于干燥箱内放置10天,于第0天、1天、3天、5天、10天取样,测定含量,结果表明,包合物的热稳定性明显优于混合物。

3. **湿稳定性实验** 分别称取包合物和混合物适量,置入两个密闭容器内,相对湿度分别为75%(NaCl)和92.5%(KNO₃),于室温放置10天,第0天、1天、3天、5天、10天取样测定含量,结果表明,在高湿条件下,包合物较混合物稳定。

知识链接

药物经载体材料包合后形成的包合物验证及质量评价方法朝着更多样化、更准确的方向发展,除了上述常见检验方法外,目前研究还发现更多具较强针对性的评价方法。

① 热质量分析法(TG):其原理是通过分析药物、包合材料、药物与包合材料的物理混合物及包合物的热质量曲线,观察它们各自的失质量温度,判断药物是否真正被包合。

② 化学法:利用包合材料和药物分子各自的化学特性和特征性反应而包合物不呈同样反应来间接证明。

③ 圆二色性(circular dichroism,CD):由于包含发色团的分子的不对称性,而引起左右两圆偏振光具有不同的光吸收的现象。

五、举例

例1：肉桂挥发油包合物

【处方】肉桂挥发油 1ml   β-CD 8g

【制法】按处方量称取 β-CD 8g，加入 15 倍量的蒸馏水，水浴加热至 β-CD 完全溶解，制得 β-CD 饱和溶液，置于 40℃ 水浴中保温。移取肉桂挥发油 1ml，缓慢加至 β-CD 饱和溶液中，超声 30 分钟。置冰箱中冷藏 24 小时，抽滤，沉淀于 40℃ 干燥，即得。

【注解】肉桂挥发油为有效成分，β-CD 为包合材料。制备方法为饱和水溶液法，在包合温度 40℃，油∶β-CD 为 1∶8，超声包合时间 30 分钟时，肉桂挥发油包合条件稳定。

例2：陈皮挥发油包合物

【处方】陈皮挥发油 1ml   β-CD 6g

【制法】取 β-CD 6g 置乳钵中，加入一定量蒸馏水，研磨均匀，取陈皮挥发油 1ml，用无水乙醇配成 50%（*V/V*）溶液，缓慢加至研钵中，连续研磨至糊状，冷藏，抽滤，洗涤干燥，即得。

【注解】β-CD 为包合材料，制备方法为研磨法。

第二节　固体分散技术

一、概述

(一) 含义

固体分散体（solid dispersion，SD）系指药物特别是难溶性固体药物以分子、胶态、微晶或无定形状态分散在适宜载体材料中形成的固态分散体系。将药物制成固体分散体的技术称为固体分散体技术。固体分散体作为制剂的中间体，可以根据需要制成注射剂、胶囊剂、片剂、滴丸剂、栓剂以及软膏剂等多种剂型。

固体分散体的特点：①不同性质的载体材料可使药物在高度分散状态下达到不同的用药要求，如利用亲水性高分子载体材料增加难溶性药物的溶解和溶出度，利用难溶性高分子载体材料延缓或控制药物释放，利用肠溶性高分子载体材料控制药物于小肠定位释放；②利用载体材料的包藏作用，延缓药物的水解和氧化，增加药物的化学稳定性；③掩盖药物的不良气味和刺激性；④可使液体药物固体化。

固体分散体存在许多问题：①载药量小，往往需要大量的载体材料才能达到理想的溶出效果，不适用于剂量较大的难溶性药物；②物理稳定性差。固体分散体属于高能不稳定态，高度分散的药物分子有可能自发聚集成晶核，微晶逐渐生长成晶粒；③工业化生产困难。固体分散体往往在高温或大量使用有机溶剂的情况下生产，其操作过程比较复杂，影响质量的关键环节较多。

(二) 固体分散体类型

在固体分散体中，药物以微晶状态、胶体状态、分子状态和无定形状态存在，这些状态可以在各种固体分散体中以单独或多种形式共存。

固体分散体的分类方法很多，根据药物的分散状态，固体分散体可分为：

1. 低共熔混合物（eutectic mixture）　系指药物与载体材料按适当比例混合，在较

笔记

低温度下融合,骤冷固化而成的物理混合物。药物仅以微晶状态分散于载体中。

2. 固态溶液(solid solution) 系指药物以分子状态均匀分散于熔融的固体载体材料中,呈均相体系,具有类似于真溶液的分散性质。在固态溶液中,药物以分子形式存在,其溶出速率由载体的溶出速率决定,通过选择合适的载体,即可将药物的溶出速率显著提高。

固态溶液按照药物与载体的互溶情况,可分为连续性的固态溶液和非连续性的固态溶液;按照药物在载体材料中的分散方式,可分为置换型与填充型固态溶液。

如水杨酸和PEG6000即可组成部分互溶的固态溶液,当PEG6000含量较多时,可形成水杨酸溶解于其中的α固态溶液;当水杨酸的含量较多时,形成PEG6000溶解于水杨酸的β固态溶液,这两种固态溶液在42℃又可形成低共熔混合物。

3. 玻璃溶液(glass solution)或玻璃混悬液(glass suspension) 系指药物以分子状态分散于无定形载体材料中,骤然冷却,得到玻璃样质脆透明状的固体溶液。这种固体分散体没有确定的熔点,加热时逐渐软化,熔融后黏度大。常用多羟基化合物作载体材料,例如枸橼酸、PVP、蔗糖、葡萄糖、木糖醇等,有较强的氢键效应,能抑制药物析出结晶。由于玻璃溶液的晶格小于固态溶液,药物溶出较固态溶液容易,还由于玻璃溶液黏度大,过饱和时析出的结晶仍很小,所以相对溶出速率高。当药物和载体材料同在熔融状态下不能互相混溶时,便可形成玻璃混悬液。

4. 共沉淀物(coprecipitation) 系指药物与载体材料以适当比例混合,形成的非结晶性无定形物。通常采用适当溶剂溶解药物和载体,除去溶剂共沉淀而得。由于药物以分子形式分散,几乎在所有条件下,均能产生比药物晶体更快的溶出速率。因为这些聚合物本身以链状的无定形网络存在,可容纳相当数量的药物分子,而且可阻滞药物的结晶析出。目前,共沉淀物是应用最多的固体分散体类型,可以成倍地增加药物的溶出速率。

二、固体分散体的载体

(一) 水溶性载体材料

1. 高分子聚合物类

(1) 聚乙二醇类(polyethylene glycol,PEG):结晶性聚合物,毒性小,能溶于水和多种有机溶剂,熔点低,可采用熔融法或溶剂法制备固体分散体。最常用的水溶性载体材料为PEG4000和PEG6000。

(2) 聚维酮类,即聚N-乙烯基吡咯烷酮(polyvinylpyrrolidone,PVP):结晶性聚合物,无毒,对热稳定(加热到150℃变色),但成品对湿的稳定性差,易吸湿而析出结晶;易溶于水和多种有机溶剂。由于PVP熔点较高,且融化时易分解,故常采用溶剂法制备固体分散体。常用规格有PVP K15、PVP K30、PVP K90等。

2. 表面活性剂类 在水和有机溶剂中均有较大溶解度,熔点低,有较好的分散能力,可采用熔融法或溶剂法制备固体分散体。另外,其载药量大,在制法过程中可阻滞药物产生结晶,是较理想的速效载体材料。常选用含有聚氧乙烯基的非离子型表面活性剂,如泊洛沙姆188(poloxamer 188)、聚氧乙烯(polyoxyethylene,PEO)、聚羧乙烯(carbopol,CP)等。其中泊洛沙姆188为片状固体,毒性小,对黏膜的刺激性小,可用于静脉注射;增加药物溶出的效果优于PEG载体。

3. 糖类与醇类 这些材料水溶性强,毒性小,分子量较小,有吸湿性,常采用熔融法制备固体分散体,分子中的多个羟基与药物以氢键结合而成固体分散体。常用的糖类载体有右旋糖酐、半乳糖和蔗糖等;醇类载体有甘露醇、山梨醇和木糖醇等。

4. 有机酸类 可作为载体的有枸橼酸、酒石酸、琥珀酸、去氧胆酸等,均易溶于水而不溶于有机溶剂。此类有机酸不适于对酸敏感的药物。

(二)难溶性载体材料

1. 纤维素类 常用的有乙基纤维素(ethylcellulose,EC),EC 无毒,溶于有机溶剂,黏性大,载药量大,稳定性好,不易老化。常以乙醇为溶剂,以溶剂法制备固体分散体。

2. 含季铵基团的聚丙烯酸树脂类 在胃液中可溶胀,在肠液中不溶,不被吸收,对机体无害,多用于制备缓释性的固体分散体,制备时多采用溶剂法。常用的有聚丙烯酸树脂 Eudragit E、Eudragit RL 和 Eudragit RS 等。

3. 脂质类 可延缓药物的释放,可采用熔融法制备固体分散体。常用的有胆固醇(cholesterol)、β- 谷固醇、棕榈酸甘油酯、胆固醇硬脂酸酯、巴西棕榈酸酯等。

(三)肠溶性载体材料

1. 纤维素类 常用的有醋酸纤维素酞酸酯(CAP)、羟丙基甲基纤维素酞酸酯(hydroxypropyl methyl cellulose phthalate,HPMCP)、羧甲乙纤维素(CMEC),均能溶于肠液中,可用于制备胃中不稳定的药物,在肠道释放和吸收,生物利用度高的固体分散体。HPMCP 为羟丙甲纤维素的苯二甲酸酯类,随着苯二甲酸基含量的不同,可控制HPMCP 快速崩解的 pH 值范围,具有成膜性好、性质稳定、安全无毒、崩解快等特点。

2. 聚丙烯酸树脂类 常用 Eudragit L100 和 Eudragit S100,分别相当于国产Ⅱ号及Ⅲ号聚丙烯酸树脂,二者分别在 pH 值 6 以上和 pH 值 7 以上的介质中溶解,有时两者联合使用,可制成释药速率较理想的肠溶型固体分散体。

三、固体分散体的制备

1. 熔融法 将药物与载体材料分别粉碎、混匀、加热并不断搅拌至熔融,或将载体材料加热熔融后加入药物混匀,在剧烈搅拌下迅速冷却成固体或将熔融物倾倒在不锈钢板上成薄层,在板的另一面吹冷空气或接触冰水,使骤冷成固体,再将此固体放在干燥器中在一定温度下放置变脆,即得。

熔融法适用于对热稳定及熔点与载体材料接近的药物,多选用熔点低、不溶于有机溶剂的载体材料,如 PEG 类、柠檬酸、糖类等。熔融法制备中药固体分散体的制剂,最典型的例子是直接制成滴丸。

2. 溶剂法(即共沉淀法或共蒸发法) 将药物与载体材料共同溶于适宜的有机溶剂中,或分别溶于有机溶剂后再混合均匀,蒸去有机溶剂后使药物与载体材料同时析出,得到的共沉淀物经干燥即得固体分散体。溶剂法适用于对热不稳定或易挥发的药物,但使用有机溶剂成本高,且较难除尽,存在溶剂残留和使药物重结晶而降低药物的分散度的问题。

常用的除去溶剂的干燥方法有喷雾干燥法、冷冻干燥法、流化床干燥法、超临界流体法等。常用的有机溶剂有氯仿、二氯甲烷、乙醇、丙酮等。载体材料可选用能溶于水或多种有机溶剂、熔点高、对热不稳定的物质,如 PVP 类、半乳糖、甘露醇、胆酸类等。

3. 溶剂 - 熔融法 将药物先溶于适宜有机溶剂中,将此溶液直接加入已熔融的

笔记

载体材料中混合均匀,迅速挥去有机溶剂,按熔融法冷却固化即得。毒性很小的有机溶剂可不除去,因少量溶剂(5%~10%)不影响载体材料的固体性质,但需符合制剂允许的残留溶剂限度要求。

溶剂 - 熔融法制备过程中除去溶剂的受热时间短,产物稳定、质量好,适用于液态药物、受热稳定性差的固体药物或剂量小于 50mg 的药物。

4. 研磨法　将药物与载体材料混合后,强力持久地研磨,借助机械力降低药物的粒度,破坏药物分子原来有序的结晶排列,使药物以微晶或分子簇的形式均匀吸附在载体材料粒子表面,同时可能伴有从晶型至无定形的转变,形成固体分散体。在高度分散过程中,载体材料可与药物形成氢键,阻止药物分子的再聚集,而与水接触时则迅速润湿或崩解。常用的载体材料为可溶性或亲水性材料如微晶纤维素、乳糖、PVP 类、PEG 类等。

研磨法可用于工业生产,但费时费力,仅适用于小剂量的药物。

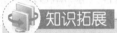

知识拓展

超临界流体技术

SC-CO$_2$ 作为溶剂:①超临界溶液快速膨胀法(rapid expansion of supercritical solutions,RESS)是先将药物和载体溶解在超临界流体中,然后使超临界流体快速通过一个喷嘴进行减压膨胀,形成极高的过饱和度,使溶质在瞬间形成大量晶核,并在短时间内完成晶核的生长,从而最终形成大量粒径及形态均一的超细微粒。②静态法:当药物可以溶解在 SC-CO$_2$ 中,而载体不溶时,可以 SC-CO$_2$ 为溶剂,使用超临界二氧化碳静态法制备固体分散体。将按比例混合均匀的药物和载体置于高压釜中,在一定的温度和压力下,静态反应预定时间后,快速降压,收集到的颗粒即固体分散体。

SC-CO$_2$ 作为溶质:饱和气体溶液法(particles from gas-saturated solutions,PGSS)是将 SC-CO$_2$ 作为溶质溶解于已熔化的液态溶液中,形成所谓的饱和气体溶液,然后利用溶解在溶液中的 SC-CO$_2$ 的膨胀作用及其引起的 Joule-Thomson 效应,使饱和气体溶液通过喷嘴雾化后被减压膨胀,同时在沉淀槽内迅速冷却,即可沉积得到合适的颗粒。当药物和载体在 SC-CO$_2$ 溶解度不高时,可以选择以 PGSS 法制备固体分散体。

SC-CO$_2$ 作为抗溶剂:选择的药物和载体在 SC-CO$_2$ 中不溶或具有极小的溶解度时,可以利用 SC-CO$_2$ 的抗溶剂效应制备固体分散体。把药物和载体溶解在一种有机溶剂中,通入 SC-CO$_2$,由于 SC-CO$_2$ 的抗溶剂效应而发生共结晶,药物均匀分散在载体中得到固体分散体。目前,以 SC-CO$_2$ 为抗溶剂制备固体分散体的方法主要有气体反溶剂法(gas anti-solvent,GAS)、超临界反溶剂法(supercritical anti-solvent,SAS)、压缩反溶剂沉淀法(precipitation with compressed anti-solvent,PCA),其中 SAS 法应用最多。

除上述制备方法外,固体分散体还可用喷雾(冷冻)干燥法及静电旋压法制得。

四、固体分散体的质量评价

1. 溶解度及溶出速率测定　将药物制成固体分散体后,溶解度和溶出速率会发生改变,由此可初步判断固体分散体是否形成。

2. 热分析法　主要包括:①DTA,以固体分散体为测试物,测试是否存在药物晶体的吸热峰或测量吸热峰面积的大小并与物理混合物比较,考察药物在载体的分散

笔记

程度。②DSC,曲线中出现的热量变化峰或基线突变的温度与测试样品的转变温度相对应。固体分散体中若有药物晶体存在,则 DSC 曲线中会出现吸热峰,药物晶体存在越多,吸热峰总面积越大。

3. X 射线衍射法　可明确固体分散体的分散性质。固体分散体中若有药物晶体存在,则在衍射图上就会出现其衍射特征峰;若药物以无定形状态存在,则药物晶体的衍射峰消失;若药物以低共熔物状态存在,则会出现药物的晶体衍射特征峰,但峰强度可能减小。

4. 红外光谱法　主要用于确定固体分散体中是否有复合物形成或药物与载体材料间是否有相互作用。在固体分散体的红外光谱中,药物与高分子载体材料间发生某种反应后可使药物吸收峰发生位移或强度改变以及吸收峰的产生或消失。

5. 扫描电镜法　以扫描电镜直接观察药物与载体材料在制备固体分散体前后各自晶体状态的变化。较粗的固体分散系可应用显微镜观察。

6. 核磁共振谱法　主要通过观察核磁共振图谱上共振峰的位移或消失等现象,确定药物和载体是否存在分子间或分子内的相互作用。

此外,也可用拉曼光谱法进行固体分散体的鉴别。

五、举例

例 1:丹参提取物固体分散体

【处方】丹参提取物 1g　　　　　PEG2000 0.27g

　　　　　PEG4000 0.63g

【制法】将 PEG2000 与 PEG4000 组成的混合载药材料于 60℃熔融,强力搅拌下加入丹参提取物使之均匀分散,之后放入冰浴中快速完全冷却,取出放至真空干燥箱中干燥,粉碎即得。

【注解】丹参提取物为有效成分,PEG2000 与 PEG4000 组成了混合载药材料。制备采用熔融法,将 PEG2000 与 PEG4000 按 3：7 混合,将丹参提取物按药载比(丹参提取物:PEG)1：9 投药,制备丹参提取物固体分散体,其丹参酮ⅡA 溶出度最优。

例 2:水飞蓟素固体分散体

【处方】水飞蓟素 100g　　　　　PEG6000 500g

【制法】分别取处方量水飞蓟素,用少量无水乙醇溶解,与熔融的 PEG6000 载体混合均匀,搅拌蒸去溶剂并立即将熔融物倾倒在玻璃板上成薄膜,迅速冷却成固体,再将此固体放置于干燥器内 24 小时,待形成硬脆状固体后取出,置乳钵中研成细粉,过 80 目筛,即得。

【注解】水飞蓟素为有效成分,PEG6000 为载体。制备方法为溶剂 - 熔融法。

第三节　微囊与微球制备技术

一、概述

微囊(microcapsules)系指固态或液态药物被辅料包封成的微小胶囊。微球(microspheres)系指药物溶解或分散在载体辅料中形成的小球状实体。通常粒径在

笔记

1~250μm 的称微囊（微球），粒径在 0.1~1μm 的称为亚微囊（微球），粒径在 10~100nm 的称纳米囊（纳米球）。

微囊化的特点：①提高药物的稳定性，减少复方制剂中药物之间的配伍禁忌，如将易氧化的 β-胡萝卜素、易挥发的中药挥发油类、薄荷脑等通过微囊化可以改善其稳定性；②使液态药物固态化，便于贮存或再制成各种剂型，如陈皮油、香料等；③防止药物在胃内失活或减少对胃的刺激性，如麦冬提取物等易在胃内失活，甾体皂苷类等对胃有刺激性，可用微囊化克服；④掩盖药物的不良气味及口味，如鱼肝油、大蒜素等药物；⑤使药物具有缓释或控释性能，通过使用不同性质的囊材包裹药物可达到控释或缓释的目的；⑥使药物具有靶向性，将治疗指数低的药物或毒性大的药物制成微囊，可提高药物的疗效，降低毒副作用，如盐酸川芎嗪靶向明胶微球。

二、微囊与微球的载体材料

1. 囊心物与微球内容物　微囊的囊心物与微球的内容物（core material）可以是固体，亦可以是液体，囊心物与内容物包括主药及附加剂，如稳定剂、稀释剂以及控制释放速率的阻滞剂和促进剂等。

2. 囊材与载体材料　用于包囊所需要的材料称为囊材（coating material），用于制备微球所需要的材料称为载体。对囊材与载体的一般要求是：①性质稳定；②有适宜的释放速率；③无毒、无刺激性；④能与药物配伍，不影响药物的药理作用及含量测定；⑤成型性好，微囊囊材应能完全包封囊心物。

常用的囊材与载体材料可以分为三大类：

（1）天然高分子材料：性质稳定、无毒、成型性好，是最常用的囊材与载体材料。

1）明胶（gelatin）：系指氨基酸与肽交联形成的直链聚合物，分子量介于 15 000~250 000 之间。根据水解条件不同，明胶分酸法明胶（A 型）和碱法明胶（B 型）。A 型明胶与 B 型明胶的等电点分别为 7~9、4.7~5.3，10g/L 溶液（25℃）的 pH 值分别为 3.8~6.0、5.0~7.4。两者的成囊性或成球性无明显差别，溶液的黏度均在 0.2~0.75cPa·s 之间，可生物降解，几乎无抗原性。通常可根据药物对酸碱性的要求不同选用 A 型或 B 型明胶，用量一般为 20~100g/L，用作微球的量大于 200g/L。

2）阿拉伯胶（acacia）：系指由糖和半纤维素组成的松散的聚集体，其主要成分为阿拉伯酸的钙、镁、钾盐。阿拉伯胶不溶于乙醇，能溶解于甘油或丙二醇。水中溶解度为 1：2.7，5%（W/V）水溶液的 pH 值为 4.5~5.0，溶液易霉变。一般常与明胶等量配合使用，作囊材时的用量为 20~100g/L。

3）海藻酸盐（alginate）：系指多糖类化合物，为褐藻的细胞膜组成成分。海藻酸钠可溶于不同温度的水中，不溶于乙醇、乙醚及其他有机溶剂及酸类（pH 值 3 以下）；其黏度因规格不同而有差异，因海藻酸钙不溶于水，故海藻酸钠可用氯化钙固化成囊或球。

4）壳聚糖（chitosan，CS）：系指壳多糖在碱性条件下，脱乙酰基后制得的一种天然聚阳离子型多糖，可溶于酸或酸性水溶液，无毒、无抗原性，在体内能被溶菌酶等酶解，具有优良的生物降解性和成膜性，在体内可溶胀成水凝胶。

（2）半合成高分子材料：多为纤维素衍生物，毒性小、黏度大、成盐后溶解度增大。

1）羧甲基纤维素盐：属阴离子型的高分子电解质，如羧甲基纤维素钠（CMC-Na）

常与明胶配合作复合囊材。CMC-Na遇水溶胀,体积可增大10倍,在酸性溶液中不溶,水溶液黏度大,有抗盐能力和一定的热稳定性,不会发酵,亦可以制成铝盐CMC-Al单独作囊材。

2) 醋酸纤维素酞酸酯(CAP):不溶于乙醇,可溶于丙酮与丁酮及醚醇混合液,在强酸中不溶解,可溶于pH值6以上的水溶液,分子中游离羧基的相对含量决定其水溶液的pH值及能溶解CAP的溶液的最低pH值,用作囊材时可单独使用,用量一般为30g/L,亦可与明胶配合使用。

3) 乙基纤维素(EC):化学稳定性高,不溶于水、甘油和丙二醇,可溶于乙醇、甲醇、丙酮和二氯甲烷等,遇强酸水解,故不适用于强酸性药物。

4) 甲基纤维素(MC):在冷水中可溶,不溶于热水、无水乙醇、氯仿、丙酮与乙醚,用作微囊囊材的用量为10~30g/L,可与明胶、CMC-Na、PVP等配合作复合囊材。

(3) 合成高分子材料:可分为可生物降解和不可生物降解两类。可生物降解高分子囊材特点是无毒、成膜性好、化学稳定性高。

1) 聚酯类:系羟基酸或其内酯的聚合物。聚酯类是迄今应用最广的生物降解合成高分子,使用的羟基酸主要为乳酸和羟基乙酸。由乳酸缩合得到的聚酯用PLA表示,由羟基乙酸缩合得到的聚酯用PGA表示,由乳酸与羟基乙酸缩合得到的聚酯用PLGA表示。PLA为白色粉末,无臭,味微酸,分子量在10 000~15 000之间。

2) 聚酰胺:为结晶性固体,密度小强度高,具柔韧性和延展性,溶于苯酚、甲酚和甲酸等,不溶于醇类,碱性条件下稳定,酸性条件下迅速被破坏,遇光变质。

三、微囊与微球的制备

(一) 微囊的制备

微囊的制备方法可分为物理化学法、物理机械法和化学法三类。根据药物、囊材的性质和微囊的粒径、释放要求及靶向性要求选择不同的制备方法。微囊不同的制备方法如表6-1所示。

表6-1 微囊的制备方法

分类	制备方法
物理化学法	单凝聚法、复凝聚法、溶剂-非溶剂法、改变温度法
物理机械法	喷雾干燥法、空气悬浮法、喷雾凝结法、多孔离心法
化学法	界面缩聚法、辐射交联法

1. 物理化学法又称相分离法 系指药物与载体材料在一定条件下形成新相析出,根据形成新相方法的不同,又分为单凝聚法、复凝聚法、溶剂-非溶剂法和改变温度法等。

(1) 单凝聚法(simple coacervation):系指在高分子囊材溶液中加入凝聚剂以降低高分子溶解度而凝聚成囊的方法。

1) 基本原理:将药物分散在明胶溶液中,加入凝聚剂,由于明胶分子水合膜的水分子与凝聚剂结合,使明胶的溶解度降低,分子间形成氢键,最后从溶液中析出而凝聚形成微囊或微球。凝聚是可逆的,一旦解除促进凝聚的条件,就可发生解凝聚,使微囊很快消失,可逆性在制备过程中可反复利用,直到凝聚微囊形状满意为止(显微镜观察),最后再采取措施加以交联,使之成为不凝结、不黏连、不可逆的球形微囊或微球。

2) 单凝聚法制备微囊的一般工艺流程:

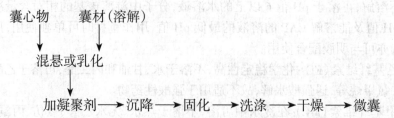

3) 成囊或成球的影响因素:①凝聚剂的种类和 pH 值:常用凝聚剂有各种醇类和电解质。用电解质作凝聚剂时,阴离子对胶凝起主要作用,阳离子亦有胶凝作用,其电荷数愈高胶凝作用愈强。明胶的分子量不同,使用的凝聚剂不同,成囊或成球要求的 pH 值亦不同;②药物的性质:药物与明胶要有足够亲和力,使药物可吸附适量的明胶才能包裹成囊;③增塑剂:增塑剂可使明胶微囊具有良好的可塑性,常用的增塑剂有山梨醇、PEG、丙二醇或甘油。在单凝聚法制备明胶微囊时加入增塑剂,可减少微囊聚集、降低囊壁厚度,且加入增塑剂的量同释药 $t_{1/2}$ 之间呈负相关。

(2) 复凝聚法(complex coacervation):系指经典的微囊化方法,它操作方便,适合于难溶性药物的微囊化。

1) 基本原理:利用两种具有相反电荷的高分子材料为囊材,将囊心物分散、混悬或乳化在囊材的水溶液中,在一定条件下,相反电荷的高分子互相交联后,溶解度降低,自溶液中凝聚析出而成囊。

可作复合材料的有明胶与阿拉伯胶(或 CMC、CAP 等)、海藻酸盐与聚赖氨酸、海藻酸盐与壳聚糖、海藻酸与白蛋白、白蛋白与阿拉伯胶等。

以明胶与阿拉伯胶为例,将溶液 pH 值调至明胶的等电点以下(pH 值 4.0~4.5)使之带正电,而阿拉伯胶带负电,由于电荷互相吸引交联形成正、负离子的络合物,溶解度降低而凝聚成囊,加水稀释,加入甲醛交联固化,洗去甲醛,即得,如芸香油微囊等。

2) 复凝聚法制备微囊的一般工艺流程:

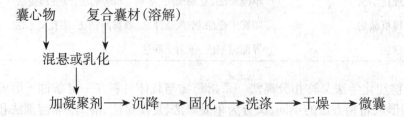

(3) 溶剂 - 非溶剂法(solvent-nonsolvent):系指在囊材的溶液中加入一种对囊材不溶的溶剂(称非溶剂),引起相分离,而将药物包裹成囊或球的方法。疏水囊材要用有机溶剂溶解,疏水性药物可与囊材溶液混合;亲水性药物不溶于有机溶剂,可混悬或乳化在囊材溶液中,然后加入争夺有机溶剂的非溶剂,使材料降低溶解度而从溶液中分离,除去有机溶剂即得载药微囊或微球。

(4) 改变温度法:系指通过控制温度成囊或成球,而不加凝聚剂的方法。如用聚异丁烯（PIB，M_{av}=3.8×10⁵）、EC 与环己烷组成的三元系统，在 80℃条件下溶解成均匀溶液，缓慢冷至 45℃，再迅速冷至 25℃，EC 可凝聚成囊。PIB 的作用为稳定剂，可减少微囊黏连。

2. 物理机械法　系指将固态或液态药物在气相中进行微囊化的方法，需要一定设备条件，其中常用的方法是喷雾干燥法和空气悬浮法。

(1) 喷雾干燥法（spray drying）：系先将囊心物分散在囊材的溶液中，再用喷雾法将此混合物喷入惰性热气流使液滴收缩成球形，进而干燥即得微囊。如囊心物不溶于囊材溶液，可得到微囊；如能溶解，则得微球。溶解囊材的溶剂可以是水或有机溶剂，以水作溶剂更易达到环保要求，降低成本。喷雾干燥法可用于固态或液态药物的微囊化。常用设备为喷雾干燥设备，详见第五章第五节。

(2) 空气悬浮法（air suspension）：亦称流化床包衣法（fluidized bed coating），囊心物通常为固体粉末，利用垂直强气流使囊心物悬浮在包衣室中，将囊材溶液通过喷嘴喷射于囊心物表面，热气流将溶剂挥干，囊心物表面便形成囊材薄膜而成微囊。

(3) 喷雾凝结法（spray congealing）：将囊心物分散于熔融的囊材中，再喷于冷却液体介质或冷气流中凝固而成囊的方法。常用的囊材有蜡类、脂肪酸和脂肪醇等，在室温下均为固体，而在较高温下能熔融。

(4) 多孔离心法（multiorifice-centrifugal process）：利用圆筒的高速旋转使囊材溶液形成液态膜，同时使囊心物在离心力作用下高速穿过液态膜形成微囊，再经过不同方法加以固化（用非溶剂法、凝结或挥去溶剂等），即得微囊。

其他的物理机械法还有液中干燥法、锅包衣法、挤压法、静电结合法等。

3. 化学法　系指利用溶液中的单体或高分子通过聚合反应或缩合反应产生囊膜而制成微囊的方法。特点为不加凝聚剂，先制成 W/O 型乳状液，再利用化学反应或射线辐照交联固化。常用方法为界面缩聚法和辐射交联法。

(1) 界面缩聚法（interface polycondensation）：亦称界面聚合法，系指在分散相（水相）与连续相（有机相）的界面上发生单体的聚合反应，如淀粉衍生物（羟乙基淀粉 HES 或羧甲基淀粉 CMS）用邻苯二甲酰氯发生界面交联反应即可得微囊。

(2) 辐射交联法（radiation crosslinking）：系指将明胶在乳化状态下，经 γ 射线照射发生交联，再处理制得粉末状微囊，工艺简单，不在明胶中引入其他成分。

(二) 微球的制备

微球的制备常根据材料和药物的性质不同采用不同的制备方法。

1. 明胶微球　可用乳化交联法制备。将药物溶解或分散在明胶的水溶液中，与含乳化剂的油混合，搅拌乳化，形成稳定的 W/O 型或 O/W 型乳状液，加入化学交联剂甲醛或戊二醛，可得粉末状微球。

2. 白蛋白微球　可用喷雾干燥法制备。喷雾干燥法将药物与白蛋白的混合溶液经喷嘴喷入干燥室内，同时送入干燥室的热空气流使雾滴中的水分快速蒸发、干燥，即得微球。由于热变性后白蛋白的溶解度降低，所以微球的释放速度亦相应降低，因此如将喷雾干燥得到的微球再进行热变性处理，可得到缓释微球。

3. 淀粉微球　系指由淀粉水解再经乳化聚合制得。淀粉微球制备中可用甲苯、氯仿、液状石蜡为油相，以司盘 60 为乳化剂，将 20% 的碱性淀粉分散在油相中，形成 W/O 型乳状液，升温至 50~55℃，加入交联剂环氧丙烷适量，反应数小时后，去除油相，分别用乙醇、丙酮多次洗涤干燥,得白色粉末状微球。

4. 聚酯类微球 可用液中干燥法制备。以药物与聚酯材料组成挥发性有机相,加至含乳化剂的水相中搅拌乳化,形成稳定的 O/W 型乳状液,加水萃取,挥发除去有机相,即得微球。

5. 磁性微球 需同时包裹药物与磁流体,成型方法可依据囊材与药物性质不同加以选择,特殊之处在于磁流体的制备,一般通过共沉淀反应制得。

四、微囊与微球的质量评价

1. 形态、粒径与粒径分布 微囊、微球可采用光学显微镜或电子显微镜观察,粒径小于 2μm 的须用扫描或透射电子显微镜观察。

2. 载药量与包封率 对于粉末状微囊(球),先测定其含药量后计算载药量(drug loading);对于混悬于液态介质中的微囊(球),先将其分离,分别测定液体介质和微囊(球)的含药量后计算其载药量和包封率(entrapment rate)。用式(6-1)和式(6-2)表示:

$$载药量 = \frac{微囊(球)中含药量}{微囊(球)的总重量} \times 100\% \qquad (6\text{-}1)$$

$$包封率 = \frac{微囊(球)中包封的药量}{微囊(球)和介质中的总药量} \times 100\% \qquad (6\text{-}2)$$

3. 突释效应或渗漏率的检查 药物在微粒制剂中的情况一般有三种,即吸附、包入和嵌入。在体外释放试验时,表面吸附的药物会快速释放,称为突释效应。开始 0.5 小时内的释放量要求低于 40%。

若微囊、微球分散在液体介质中贮藏,应检查渗漏率,用式(6-3)计算:

$$渗漏率 = \frac{贮藏一定时间后渗漏到介质中的药量}{贮藏前包封的药量} \times 100\% \qquad (6\text{-}3)$$

4. 有机溶剂残留量 凡工艺中采用有机溶剂者,应测定有机溶剂残留量,并不得超过相关法规规定的限量。

五、举例

例1:斑蝥素微囊

【处方】斑蝥素 4g   明胶 4g

【制法】用 37℃的注射用水 40ml 溶解明胶(A 型)4g 制备出明胶溶液,将需要包囊的斑蝥素 4g 混悬于明胶溶液中,置 50℃恒温水浴中,缓慢地搅拌,用 10% 的醋酸调 pH 值 3.5~3.6,然后不断搅拌加入 60% 的硫酸钠溶液 20ml,使其凝聚,从水浴中取出,待温度降至 30℃以下时,加入 21.5% 硫酸钠稀释液 200ml,于 15℃的恒温水浴中搅拌,然后放置 24 小时,倾去上清液,用 21.5% 硫酸钠溶液洗涤 3 次,按每毫升微囊液加 37% 甲醛 1ml 固化,搅拌 15 分钟,滤过,用注射用水洗至 pH 值 7,冷冻干燥,密封贮存备用。

【注解】明胶为囊材,甲醛为固化剂,制备方法为单凝聚法,微囊化调节 pH 值时,可一次性加入醋酸,以减少挥发,斑蝥素需微粉化,使粒度直径在 6~10μm 之间,以便形成粒度适宜的微囊。

例2：阿魏挥发油微囊

【处方】阿魏挥发油 1ml　　　阿拉伯胶 2.255g
　　　　明胶 2.255g

【制法】将等量等浓度的明胶和阿拉伯胶溶液混匀,作为复合囊材,吸取阿魏挥发油 1ml 加入 4.1% 的复合囊材溶液 110ml 中,置组织捣碎机中乳化 1 分钟,使其成乳状液,40℃下搅拌并滴加 10% 醋酸调至 pH 值 4,保温 15 分钟,冰浴使体系降温至 10℃以下,并用 10% 氢氧化钠溶液调至 pH 值 6,加入 37% 甲醛,维持低速搅拌,使微囊固化,得到微囊分散液,静置、分离、干燥,得微囊。

【注解】等量等浓度的明胶和阿拉伯胶为复合囊材,甲醛为固化剂,制备方法为复凝聚法。

第四节　脂质体制备技术

一、概述

脂质体(liposomes)系指药物被类脂双分子层包封成的微小囊泡,由于结构上类似生物膜,故脂质体又被称为"人工生物膜"。

 知识链接

脂质体发展史

20 世纪六十年代英国学者 Bangham 和 Standish 发现磷脂分散在水中可自发形成球形的、自我封闭的多层囊泡,当时将这种囊泡称为脂质体。后来 Ryman 等人将其作为药物载体加以应用,第一个脂质体注射剂两性霉素 B 制剂(AmBisome)是 1995 年在欧洲上市的,随后愈来愈多的脂质体产品出现。目前在我国上市销售的脂质体有注射用紫杉醇脂质体、注射用两性霉素 B 脂质体和盐酸多柔比星脂质体注射液等。

1. 脂质体包封药物后的特点

(1) 靶向性:为脂质体作为药物载体最突出的特征。载药脂质体进入体内可被巨噬细胞当作外界异物而吞噬,进而产生靶向性。脂质体以静脉给药时,主要被网状内皮系统(reticuloendothelial system,RES)所摄取,集中在肝、脾、淋巴结和骨髓等。

(2) 缓释性:许多药物在体内由于被迅速代谢或排泄而使其体内作用时间短,将药物包封于脂质体中,可减少肾排泄和代谢而延长药物在血液中的滞留时间,使某些药物在体内缓慢释放,从而延长药物作用时间。

(3) 降低药物毒性:药物被脂质体包封后,在肝、脾和骨髓等网状内皮细胞较丰富的器官集中,而使药物在心、肾中累积量比游离药物明显降低,从而降低药物的毒性。

(4) 细胞亲和性和组织相容性:脂质体结构类似生物膜,对正常细胞和组织无损害和抑制作用,有细胞亲和性与组织相容性,并可长时间吸附于靶细胞周围,使药物能透过靶细胞、靶组织。

(5) 保护被包封药物:不稳定的药物被脂质体包封后受到脂质体双层膜的保护,可提高稳定性。

2. 脂质体的组成、结构 脂质体是由磷脂和胆固醇等组成,磷脂与胆固醇均是两亲性物质,其结构中含有亲水基团和疏水基团,用它们作脂质体的膜材时,常常先将二者溶于有机溶剂,然后蒸发除去有机溶剂,在器壁上形成均匀的由磷脂与胆固醇混合分子相互间隔定向排列的双分子层组成的薄膜,其中磷脂分子的亲水基团呈弯曲的弧形,形如手杖,与胆固醇分子的亲水基团结合,在亲水基团的两侧接有两个亲油基团,形如"U 形"结构,见图 6-3,两组 U 形结构疏水链相对,形成双分子层结构的薄膜。薄膜形成后,加入磷酸盐缓冲液振荡或搅拌使磷脂膜水化,形成封闭双分子层结构的脂质体。在电镜下脂质体常见的是球形或类球形。

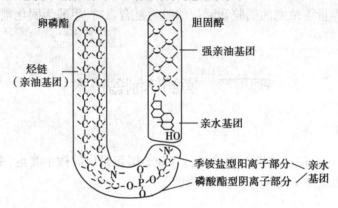

图 6-3 卵磷脂与胆固醇在脂质体中的排列形式

3. 脂质体的分类

(1) 按脂质体的结构和粒径分类:凡由一层类脂质双分子层构成者,称为单室脂质体,它又分大单室脂质体(large unilamellar vesicles,LUVs),粒径 0.1~1μm 和小单室脂质体(single unilamellar vesicles,SUVs)粒径 0.02~0.08μm,亦称为纳米脂质体(nanoliposomes);由多层类脂质双分子层构成的称为多室脂质体(multilamellar vesicles,MLVs),粒径 1~5μm。单室脂质体中水溶性药物的溶液只被一层类脂质双分子层所包封,脂溶性药物则分散于双分子层中。多室脂质体中双分子层被含水溶性药物的水膜隔开,形成不均匀的聚合体,脂溶性药物则分散于几层双分子层中。脂质体的结构见图 6-4。

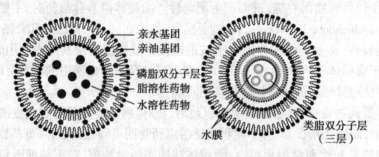

图 6-4 单室和多室脂质体结构示意图

(2) 按脂质体性能分类:可分为一般脂质体和特殊性能脂质体。

1) 一般脂质体:包括单室脂质体、多室脂质体。

2) 特殊性能脂质体:①热敏脂质体,系指具有稍高于体温的相变温度的脂质体,其药物的释放对热具有敏感性;②pH值敏感脂质体,系指对pH值(特别是低pH值)敏感的脂质体;③多糖被复脂质体,系指结合了天然或人工合成的糖脂的脂质体;④免疫脂质体,系指类脂膜表面被抗体修饰的具有免疫活性的脂质体。另外还有超声波敏感脂质体、光敏脂质体和磁性脂质体等。

(3) 按脂质体荷电性分类:①中性脂质体;②负电荷脂质体;③正电荷脂质体。

4. 脂质体的几个重要理化性质

(1) 相变温度:脂质体的物理性质与介质温度有密切关系。当温度升高时,脂质体双分子层中酰基侧键可从有序排列变为无序排列,从而引起一系列变化,如由"胶晶"变为"液晶"态,膜的厚度减少、流动性增加等,转变时的温度称为相变温度(phase transition temperature),相变温度的高低取决于磷脂的种类。当达到相变温度时,由于膜的流动性增加,被包裹在脂质体内的药物释放速率变大,因而会直接影响脂质体的稳定性。

(2) 荷电性:改变脂质体脂质材料种类,可使脂质体表面电荷改变,如含磷脂酸(PA)和磷脂酰丝氨酸(PS)等的酸性脂质的脂质体荷负电,含碱基(胺基)脂质如十八胺等的脂质体荷正电,不含离子的脂质体显电中性。脂质体表面的电性对其包封率、稳定性、靶器官分布及对靶细胞的作用均有影响。

(3) 粒径和粒度分布:脂质体粒径大小和分布均匀程度与其包封率和稳定性有关,直接影响脂质体在机体组织的行为和处置。

5. 脂质体的作用机制　脂质体在体内与细胞的主要作用机制可包括吸附、脂交换、内吞、融合等。吸附是脂质体作用的开始,在适当条件下,脂质体通过静电、疏水等作用非特异性吸附到细胞表面,或通过脂质体上的配体与细胞表面上的受体结合而特异性吸附到细胞表面,吸附使细胞周围药物浓度增高,药物可慢慢渗透到细胞内;脂交换是脂质体的脂质与细胞膜上脂质发生交换;内吞是脂质体的主要作用机制,脂质体易被网状内皮系统细胞特别是巨噬细胞作为外来异物所吞噬进入溶酶体,特异性地将药物集中释放于细胞内,亦可使不能通过细胞膜的药物达到细胞内部;融合是脂质体的膜插入细胞膜的脂质层中而释放出药物到细胞内。

二、制备脂质体的材料

制备脂质体的膜材料主要为类脂成分,很多类脂可用于制备脂质体,如磷脂和胆固醇等,而磷脂最常用。

1. 中性磷脂　最常见的中性磷脂是磷脂酰胆碱(phosphatidylcholine,PC),有天然和合成两种来源,可从蛋黄和大豆中提取。磷脂酰胆碱是细胞膜主要磷脂成分,它也是脂质体的主要组成部分。

2. 负电荷磷脂　又称为酸性磷脂,常用的负电荷脂质有磷脂酸、磷脂酰甘油。在负电荷磷脂中,有三种力量共同调节双分子层膜头部基团的相互作用,这三种力即空间屏障位阻、氢键和静电荷。

3. 正电荷脂质　正电荷脂质均为人工合成产品,目前常用的正电荷脂质有:①硬脂酰胺;②油酰基脂肪胺衍生物;③胆固醇衍生物。正电荷脂质常用于制备基因转染脂质体。

4. 胆固醇　是一种中性脂质,亦属于两亲性分子,但亲油性大于亲水性。由于胆固醇本身相聚合的能量较大,故常难于和蛋白质结合,而主要与磷脂相结合,阻止磷脂凝集成晶体结构。

三、脂质体的制备

根据药物装载机制的不同,脂质体的制备方法可分为主动载药与被动载药。主动载药系指先制成空白脂质体,然后借助脂质体内外水相的不同离子或化合物梯度进行载药,两亲性物质常采用主动载药法,pH 梯度法属于主动载药。被动载药系指首先把药物溶于水相(水溶性药物)或有机相(脂溶性药物)中,然后按所选择的脂质体制备方法制备载药脂质体。

1. 薄膜分散法　系指将磷脂等膜材及脂溶性药物溶于有机溶剂(常为氯仿)中,然后在减压旋转下除去溶剂,使其在内壁上形成薄膜,加入水溶性药物缓冲液,振摇,即得脂质体。所制脂质体通常为粒度分布不均,几微米至十几微米的多室脂质体。

2. 注入法　系指将磷脂等膜材及脂溶性药物共溶于有机溶剂中(油相),然后把油相匀速注射到恒温(有机溶剂沸点以上)缓冲液(可含有水溶性药物)中,不断搅拌直至有机溶剂除尽为止,再乳匀或超声得到脂质体。其粒径较大,不可静脉注射,亦可进一步处理得到单室脂质体。

3. 逆相蒸发法　系指将磷脂等膜材溶于有机溶剂中,加入待包封的药物水溶液进行短时超声,直至形成稳定 W/O 型乳状液,然后减压蒸发除去有机溶剂,达到胶态后,滴加缓冲液,旋转使器壁上的凝胶脱落,在减压下继续蒸发,制得水性混悬液,通过分离,除去未包入的游离药物,即得大单室脂质体。逆相蒸发法适合于包裹水溶性药物及大分子活性物质。

4. 冷冻干燥法　系将磷脂等膜材分散于缓冲液中,经超声波处理与冷冻干燥,再分散到含药物的水性介质中,即得。

5. pH 梯度法　通过调节脂质体内外水相的 pH 值,使内外水相之间形成一定的 pH 梯度差,根据弱酸或弱碱药物在不同 pH 值中存在的状态不同,产生分子型与离子型药物浓度之差,从而使药物以离子型包封在内水相中。

6. 高压乳匀法　系指利用高压流精确规定的微细通道,流体立刻被加速到极高速度,并在特质的反应室内产生强大的剪切、冲击和空化作用,形成预期的精细密集、极为均一的脂质体。该法优点是重复性好,能大规模生产;均匀、稳定性好;包封率达到 75%。

此外,还有超声分散法、二次乳化法、喷雾干燥法、流化床包衣法等。

四、脂质体的质量评价

1. 形态与粒径及其分布　测定方法有光学显微镜法、电子显微镜法(小于 $2\mu m$ 时须用扫描电镜或透射电镜)、电感应法、光感应法或激光衍射法等。

2. 载药量　系指脂质体中所含药物的质量百分率(g/g),用式(6-4)计算:

$$载药量 = \frac{脂质体中所含药物量}{脂质体的总重} \times 100\% \tag{6-4}$$

3. 包封率　测定脂质体中的总药量后,经色谱柱或离心分离,测定介质中未包入的药量,用式(6-5)计算:

$$包封率 =1- \frac{液体介质中未包封的药量}{脂质体中包封与未包封的总药量} \times 100\% \qquad (6-5)$$

脂质体的包封率一般不得低于80%。

4. 渗漏率 表示脂质体在贮存期间包封率的变化情况,是脂质体稳定性的主要指标。测定方法是一定条件下贮存脂质体,定时取样,测定脂质体包封药量或游离药物量,从而得到贮存后渗漏到介质的药量,与贮藏前包封的药物量比较,具体计算见式(6-3)。

5. 磷脂的氧化程度 含有磷脂、植物油等容易被氧化载体辅料的微粒制剂,需进行氧化程度的检查。在含有不饱和脂肪酸的脂质混合物中,磷脂的氧化分三个阶段:单个双键的偶合、氧化产物的形成、乙醛的形成及键断裂。因为各阶段产物不同,氧化程度很难用一种试验方法评价。

6. 有机溶剂残留量 应测定有机溶剂残留量,并不得超过相关法规规定的限量。

五、举例

例1:盐酸小檗碱脂质体

【处方】注射用大豆卵磷脂 0.6g   胆固醇 0.2g

   盐酸小檗碱 30mg   磷酸盐缓冲液适量

【制法】按处方量称取磷脂、胆固醇,置于100ml烧瓶中,加入无水乙醇2~3ml,65~70℃水浴中,搅拌使溶解,于旋转蒸发仪上旋转,使磷脂的乙醇液在壁上成膜,减压除去乙醇,制备磷脂膜。另称取适量的盐酸小檗碱,用磷酸盐缓冲液(pH值约5.7)配成1mg/ml的溶液,预热至65~70℃,加至含有磷脂膜的烧瓶中,在65~70℃水浴中水化10~20分钟。取出脂质体混悬液于烧杯中,置于磁力搅拌器上,室温搅拌一段时间,即得。

【注解】盐酸小檗碱为有效成分,大豆卵磷脂、胆固醇为成膜材料。制备方法为薄膜分散法,制备时磷脂膜的水化过程,一定要充分保证所有脂质水化,不得存在脂质块。

例2:注射用柴胡挥发油脂质体

【处方】柴胡挥发油 3.2ml   大豆磷脂 12.0g

   胆固醇 4.0g

【制法】按处方量称取大豆磷脂适量,按比例加入磷酸盐缓冲溶液(pH值6.8)搅拌使溶解。另称取处方量胆固醇,用少量乙醚溶解后,用滴管将其滴入60~70℃保温的大豆磷脂溶液中,搅拌使混合均匀,超声处理30分钟;按比例加入挥发油溶液,再超声处理50分钟,用磷酸盐缓冲溶液(pH值6.8)调整体积至规定量,再将混悬液通过高压乳匀机2次,过滤,即得挥发油脂质体。

【注解】处方中需要满足大豆磷脂:胆固醇(3:1),空白脂质体:挥发油溶液(5:1)。制备方法为高压乳匀法。

例3:黄芩苷脂质体

【处方】黄芩苷 50mg   卵磷脂 160mg

   胆固醇 40mg   氯仿与异丙醇 30ml

   磷酸盐缓冲液适量

【制法】按处方量称取卵磷脂和胆固醇,溶于氯仿与异丙醇混合溶液(14∶1)30ml中。将黄芩苷溶于磷酸盐缓冲液(PBS,pH 值 7.0)10ml 中。再将含有药物的 PBS 与有机相混合,水浴式超声处理 8 分钟,直至形成稳定的 W/O 型乳剂(水浴 20℃),然后于旋转蒸发仪中减压蒸发除去有机溶剂,达到胶态后滴加 1~2mlPBS,水化,继续短时减压蒸发,即得淡乳黄色脂质体混悬液。

【注解】黄芩苷为有效成分,卵磷脂和胆固醇为载体材料。制备方法为逆相蒸发法,制备的黄芩苷脂质体粒径小,包封率高。

学习小结

1. 学习内容

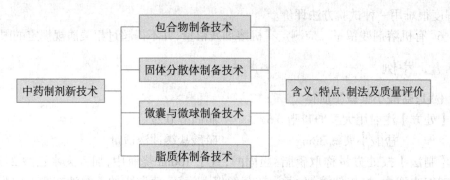

2. 学习方法

掌握包合物制备技术、固体分散体制备技术、微囊与微球制备技术与脂质体制备技术的含义与特点,熟悉其制备方法及其制备产物的鉴定和质量评价方法。

(王利胜　李学涛)

复习思考题

1. 简述药物微囊化的特点。
2. 简述药物微囊化的制备方法。
3. 简述脂质体的分类及作用特点。
4. 简述脂质体的常用制备方法。

第七章

中药制剂的包装与贮藏

学习目的

通过学习药品包装材料、各类中药制剂的包装,药品说明书与标签及药品贮藏等内容,认识中药制剂包装与贮藏对中药制剂质量,说明书与标签对中药制剂使用的重要性,为评价各类中药制剂质量、合理使用中药制剂奠定基础。

学习要点

药品包装的含义、特点及作用;药品包装材料的选择原则及种类;各类中药制剂的包装及贮藏等内容。

第一节 概 述

《中华人民共和国药品管理法》(2001 年 2 月修订),对药品包装的管理进行了专门规定,包括:直接接触药品的包装材料和容器(药包材)必须经过注册审批;药品包装必须适合药品质量的要求,方便储存、运输和医疗使用;药品包装必须印有或贴有标签并附有说明书。还指出"发运中药材必须有包装。在每件包装上,必须注明品名、产地、日期、调出单位,并附有质量合格的标志"。并规定药品经营企业和医疗机构"必须制定和执行药品保管制度,采用必要的冷藏、防冻、防潮、防虫、防鼠等措施,保证药品质量"。《中华人民共和国药品管理法实施条例》(2002 年 8 月)也对药品包装进行了类似规定。

《中国药典》2015 年版将药包材首次以通则的形式收录其中,增加了《药包材通用要求指导原则》和《药用玻璃材料和容器指导原则》,并明确:作为药品的一部分,药包材本身的质量、安全性、使用性能以及药包材与药物之间的相容性对药品质量有着十分重要的影响。药包材与药物的相容性研究是选择药包材的基础,药物制剂在选择药包材时必须进行药包材与药物的相容性研究。《药品生产质量管理规范(2010 年修订)》部分章节对药品包装材料及包装流程进行了相关的规定,如第六章规定"药品生产所用的原辅料、与药品直接接触的包装材料应当符合相应的质量标准。药品上直接印字所用油墨应当符合食用标准要求",并在第四节"包装材料"中对包装材料的管理与控制进行了专门的规定。2004 年 7 月 20 日颁布施行的《直接接触药品的包装材料和容器管理办法》规定了实施注册管理的药包材产品目录及相关注册流程。而

2000 年 10 月 1 日施行的《药品包装用材料、容器管理办法(暂行)》对药包材的分类管理进行了详细规定。

2007 年 10 月 1 日施行的《药品注册管理办法》(2007 年 7 月)第十一章规定药品说明书和标签须经国家食品药品监督管理总局(China Food and Drug Administration,CFDA)审评中心审核批准,其格式、内容等符合 CFDA 的规定,并要求对药品说明书进行及时的修改。2006 年 6 月 1 日施行的《药品说明书和标签管理规定》和《化学药品和中药非处方药说明书规范细则》也对药品说明书和标签的管理进行了详细的规定。

一、药品包装的含义与特点

药品包装是指为药品运输、贮存、管理和使用过程中提供保护、分类和说明,选用适宜的包装材料或容器,采用适宜的包装技术对药品或药物制剂进行分、封、装、贴签等加工过程的总称。但无菌生产工艺中产品的无菌灌装,以及最终灭菌产品的灌装等不视为包装。药品包装有两方面含义:一是指包装药品所用的包装材料及辅助物;二是指药品的包装操作,包括包装方法和包装技术。上述两方面内容在《药品生产质量管理规范(2010 年修订)》第六章第四节"包装材料"和第九章第四节"包装操作"中有详细的规定。

药品包装是保证药物制剂安全、有效、稳定、质量可控的有效措施之一,是药品生产的一个重要环节,必须符合《药品管理法》等相关法律法规的要求,具有法定性和强制性的特点。如《药品管理法》中规定"药品生产企业不得使用未经批准的直接接触药品的包装材料和容器。对不合格的直接接触药品的包装材料和容器,由药品监督管理部门责令停止使用"。

二、药品包装的分类

按照是否与药品直接接触,将药品包装分为内包装与外包装两类。

内包装直接与药品接触,如安瓿瓶、输液瓶以及包装片剂、胶囊的塑料瓶、泡罩(由药用聚氯乙烯、聚偏二氯乙烯等塑料硬片与冷成型铝构成)等。内包装应针对药品的特性进行选择,如有效防止中药制剂特殊异味、吸潮、泛油等,保证药品在生产、运输、贮藏及使用过程中的质量稳定,并便于临床使用。

外包装不直接接触药品,可指内包装以外的包装材料,如小盒、说明书、中包装、纸箱及其他辅助材料。外包装应根据药品的特性选用不易破损、防潮、防冻、防虫鼠的包装,以保证药品在运输、贮藏过程中的质量。

三、药品包装的作用

药品包装是药品生产的继续,是对药品加工的最后一道工序。对绝大多数药品来说,只有进行了包装,制剂成品的生产过程才算完成。一个(种)药品,从原料、中间产品、最小规格剂量单位、包装到使用,一般要经过生产和流通(含销售)两个环节。在此过程中,药品包装起着重要作用,具有特殊的功能。

(一) 保护药品安全

1. 药品包装应保护药品自身质量。无论在造型、结构的设计上,还是材料的选择上,都应把保护药品质量作为首要因素来考虑。药品包装的保护功能涉及多方面,如防潮、防光照、防震、防寒、防热、防辐射、防虫蛀等,以密封(即彻底与外界隔绝)最为重要,通过阻隔外界的空气、光、水分、热、异物与微生物等与药物接触,以提高药品的稳定性、延缓药品变质。此外还有利于正确储运,方便流通的作用。

2. 药品包装应适应临床应用要求,保证用药安全。主要是指适应各剂型的使用要求及使用方法(如气雾剂、滴鼻剂的包装),适应药物的用药剂量、用药疗程(如眼用制剂的单剂量包装、计划生育用药的计日、计数包装等),便于患者按剂量准确使用(如糖浆剂的包装);适应特殊人群的使用,如儿童患者的防开启安全包装,老年患者的提醒按时服药包装等。此外,药品包装还应防止使用过程中的药品污染、失效、变质,注意绿色环保等,还应便于分发和账务统计。

(二) 合理应用

药品包装对于医师决定用药、药师指导患者安全、有效、经济、合理地用药具有重要意义。说明书及标签是药品包装的重要组成部分,它向人们科学并准确地介绍具体药品的基本信息、贮运保管要求,其内容不得超出 CFDA 批准的药品说明书所限定的内容。药品的标签分为内标签和外标签,药品内标签指直接接触药品的包装的标签,外标签指内标签以外的其他包装的标签。这两者都是为医药工作者、患者提供用药依据,保证用药的合理、安全与有效。

(三) 商品宣传

药品属于特殊商品,安全、有效和质量可控是其基本要素。但从其商品属性来看,药品包装还具有塑造医药产品的品牌形象,表现产品特点,吸引消费者注意力以及准确迅速地传达医药产品信息,清晰有效地引导患者使用医药产品和提高产品的附加值的功能。所以,药品包装的科学化、现代化,在一定程度上有助于显示药品的质量和生产水平,能给人予信任感、安全感,缓解患者的负面情绪,有助于药品的营销宣传。近年来,国内外医药企业越来越关注药品包装,药品包装的外观设计专利申请数量也急剧增多。

第二节　药品包装材料及技术要求

一、药品包装材料的选择

《直接接触药品的包装材料和容器管理办法》将药品生产企业生产的药品和医疗机构配制的制剂所使用的直接接触药品的包装材料和容器统称为药包材。《药品管理法》中规定"直接接触药品的包装材料和容器,必须符合药用要求,符合保障人体健康、安全的标准"。

选择药包材时,应遵循以下基本原则:

(一) 与药物相容性原则

选择药品包装的目标应是保证药品在生产、运输及临床使用过程中,药包材不与被包装的药品产生反应,不吸附、吸着药品,药包材成分不能进入药品,必须使药品在规定的货架寿命期内保持药品的性能,如安全性、均一性、药效、质量或纯度。

(二) 无污染性与协调性原则

药包材应洁净,符合不同剂型应达到的卫生学要求,并且对在贮藏或使用时能损坏或污染药品的因素有可预见性。

其次,药包材应与其包装所承担的功能相协调,并且能抵抗外界气候、抗微生物、抗物理化学等作用的影响,确保药品在有效期内的质量稳定。

(三) 美学性原则

药品的包装是否符合美学要求,在一定程度上会左右一个药品的命运。从药包材的选用来看,主要考虑药包材的颜色、透明度、挺度[①]、种类等。如注意不同颜色对心理、生理的不同影响;采用透明材料包装,不仅使人一目了然,同时也便于了解制剂的外观质量。

(四) 对等性原则

在选择药品包装时,除了必须考虑保证药品的质量外,还应考虑药品的品性或相应的价值。对于贵重药品或附加值高的药品,应选用价格性能比较高的药包材;对于价格适中或较低的常用药品,除考虑美观外,还要多考虑经济性,其所用的药包材应与之对等。

二、药品包装材料的种类

药包材按材料可分为塑料类、金属类、玻璃类、陶瓷类、橡胶类和其他类(如纸、干燥剂)等,也可以由两种或两种以上材料复合和组合而成。玻璃材料具有高稳定性、不渗透特性的优点,可用来包装大部分的药品,目前常用的药用玻璃有硼硅玻璃、钠钙玻璃等。塑料具有质轻、不易破碎等优点,占据了部分药品包装市场,目前常用的药用塑料有聚乙烯(polyethylene,PE)、聚丙烯(polypropylene,PP)、聚氯乙烯(polyvinyl chloride,PVC)、聚偏二氯乙烯(polyvinylidene chloride,PVDC)、聚对苯二甲酸乙二醇酯(poly ethylene terephthalate,PET)、聚碳酸酯(polycarbonate,PC)等。

为加强药包材的监督管理,保证药品质量,保障药品使用安全、有效、方便,CFDA制定并颁布实施了《药品包装用材料、容器管理办法(暂行)》,该规定根据药包材与药品的接触程度将药包材产品分为Ⅰ、Ⅱ、Ⅲ三类。Ⅰ类药包材指直接接触药品且直接使用的药品包装用材料、容器。Ⅱ类药包材指直接接触药品,但便于清洗,在实际使用过程中,经清洗后需要并可以消毒灭菌的药品包装用材料、容器。Ⅲ类药包材指Ⅰ、Ⅱ类以外其他可能直接影响药品质量的药品包装用材料、容器。药包材分类目录由CFDA制定、公布,其中,Ⅰ类药包材的注册向CFDA提出申请,Ⅱ、Ⅲ类药包材的注册向省、自治区、直辖市FDA提出申请,都应取得相应的注册批件。CFDA修订完善的130项药包材的国家标准已于2015年12月1日起实施。

(一) 实施Ⅰ类注册管理的药包材产品

①药用丁基橡胶瓶塞;②药品包装用PTP铝箔;③药用PVC硬片;④药用塑料复合硬片、复合膜(袋);⑤塑料输液瓶(袋);⑥固体、液体药用塑料瓶;⑦塑料滴眼剂瓶;⑧软膏管;⑨气雾剂喷雾阀门;⑩抗生素瓶铝塑组合盖;⑪其他接触药品直接使用药包材产品。

(二) 实施Ⅱ类注册管理的药包材产品

①药用玻璃管;②玻璃输液瓶;③玻璃模制抗生素瓶;④玻璃管制抗生素瓶;⑤玻

---

① 挺度:纸或纸板抵抗弯曲的强度性能,一般来说,纸张越厚,挺度越高。

璃模制口服液瓶;⑥玻璃管制口服液瓶;⑦玻璃(黄料、白料)药瓶;⑧安瓿;⑨玻璃滴眼剂瓶;⑩输液瓶天然胶塞;⑪抗生素瓶天然胶塞;⑫气雾剂罐;⑬瓶盖橡胶垫片(垫圈);⑭输液瓶涤纶膜;⑮陶瓷药瓶;⑯中药丸塑料球壳;⑰其他接触药品便于清洗、消毒灭菌的药包材产品。

（三）实施Ⅲ类注册管理的药包材

①抗生素瓶铝(合金铝)盖;②输液瓶铝(合金铝)、铝塑组合盖;③口服液瓶铝(合金铝)、铝塑组合盖;④除实施Ⅱ、Ⅲ类管理以外其他可能直接影响药品质量的药包材产品。

三、药品包装材料的技术要求

药包材应符合的技术要求:

1. 一定的机械性能　包装材料应能有效地保护产品,因此应具有一定的强度、韧性和弹性等,以适应压力、冲击、振动等静力和动力因素的影响。

2. 良好的阻隔性能　根据对产品包装的不同要求,包装材料应对水分、水蒸气、气体、光线、芳香气、异味、热量等具有一定的阻挡。

3. 良好的安全性能　包装材料本身的毒性要小,以免污染产品和影响人体健康;包装材料应无腐蚀性,并具有防虫、防蛀、防鼠、抑制微生物等性能,以保护产品安全。

4. 合适的加工性能　包装材料应宜于加工,易于制成各种包装容器;应易于包装作业的机械化、自动化,以适应大规模工业生产;应适于印刷,便于印刷包装标志。

5. 较好的经济性能　包装材料应来源广泛、取材方便、成本低廉,使用后的包装材料和包装容器应易于处理,不污染环境、以免造成公害。

第三节　中药制剂的包装

几千年来,我国中药传统剂型多为丸、散、膏、丹、酒、露、汤、饮等,长期使用纸袋、纸盒、玻璃瓶、塑料袋、纸箱进行简单包装。随着中药制剂的发展,新剂型的增多,以及质量检测控制手段的提高,中成药生产已走向现代化,与之相适应的中药制剂包装正面临着巨大的挑战,如注射剂、气雾剂、滴丸等新剂型的出现,以往简单的纸盒、塑料袋包装等已无法满足质量控制的要求。随着材料科学的发展和包装设计理念的更新,新的药包材不断涌现,药包材生产企业发展迅速,中药制剂包装焕然一新,迅速摆脱以往包装简单粗糙、款式陈旧、标签含糊不清、说明书说不明的落后形象。

目前,中药制剂常根据物态将其分为固体剂型(如颗粒剂、胶囊剂、片剂、丸剂、栓剂、膜剂、锭剂等)、半固体剂型(如软膏剂、乳膏剂、凝胶剂、糊剂等)、液体剂型(如糖浆剂、露剂、注射剂等)和气体剂型(如气雾剂、喷雾剂、吸入粉雾剂等)。各种剂型对包装的要求各不相同,如注射剂要求无菌、稳定性好,所以国外制药企业大多采用中性硼硅或高硼硅玻璃包装注射剂;如颗粒剂的比表面积较大,其吸湿性与风化性都比较显著,所以颗粒剂的包装基本采用铝塑复合膜袋装。

一、中药液体制剂的包装

中药液体制剂包括糖浆剂、露剂、混悬剂、灌肠剂、洗剂、注射剂等,其包装材料包

笔记

括容器(玻璃瓶、塑料瓶等)、瓶塞(如软木塞、橡胶塞、塑料塞等)、瓶盖(如金属盖、电木盖、赛璐珞瓶帽等)、标签、硬纸盒、塑料盒、说明书、纸箱、木箱等。

二、中药固体制剂的包装

中药固体制剂包括颗粒剂、胶囊剂、片剂、丸剂、栓剂、膜剂等,包装材料多种多样。中药固体制剂根据剂量可分为单剂量包装和多剂量包装。单剂量包装,如胶囊剂、片剂常采用泡罩式包装(以无毒铝箔为底层材料和热成型塑料薄板经热压形成)(图7-1),由两层膜片(铝塑复合膜、双纸铝塑复合膜等)经黏合或加压形成的窄条式包装;颗粒剂通常采用各种PE和铝层或纸层复合膜袋装;丸剂、栓剂常用蜡纸或锡纸包裹后,置于小硬纸盒或塑料盒内,应避免互相黏连和受压。

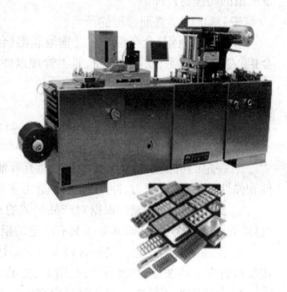

图7-1 平板式铝塑膜泡罩机

多剂量包装常用的容器有玻璃瓶(管)、塑料瓶(盒)及由软性薄膜、纸塑复合膜、金属箔复合膜等制成的药袋,容器内间隙处塞入干燥的软纸、脱脂棉或塑料盖内带弹性丝,防止震动。瓶口密封,可用铁螺盖内衬橡皮垫圈或加塑料内盖或以木塞封蜡,再加胶木盖旋紧。易吸湿变质的胶囊剂、片剂等,还可在瓶内加放一小袋烘干的硅胶作吸湿剂。

三、中药半固体制剂的包装

中药半固体制剂包括软膏剂、凝胶剂、糊剂、涂膜剂等。由于油脂性基质制成的软膏剂在贮存过程中可能发生酸败,水溶性基质或乳膏剂基质易失水和霉变,生产中多采用密封性好的锡制、铝制或塑料软膏管包装,医院制剂多采用塑料盒包装。软膏剂的容器应不与药物或基质发生理化作用。若药物易与金属软管发生化学反应,可在管内涂一薄层蜂蜡与凡士林(6:4)的熔合物或环氧酚醛树脂隔离。

四、中药气体制剂的包装

气体制剂是中药新剂型,包括吸入制剂(包括吸入气雾剂、吸入粉雾剂)、喷雾剂、气雾剂(鼻用气雾剂)等。气雾剂系指将原料药物或原料药物和附加剂与适宜的抛射剂共同封装于具有特制阀门系统的耐压容器中的制剂,耐压容器以玻璃、塑料和金属材质为主,应该具有耐腐蚀、不易破碎、美观价廉等优点,阀门系统一般由推动钮、阀门杆、封圈、弹簧、带有封圈的底盘、阀室、浸入管组成。

喷雾剂的容器一般选用金属容器,如不锈钢容器或马口铁制的容器,后者常涂复合防护膜以提高耐腐蚀性,所用阀门系统与气雾剂相同,只是在阀杆的内孔一般有3个,且比较大,以便于物质的流动。

中药制剂有其区别于化药制剂自身特点,比如含挥发性成分(如各种芳香油等)、含糖量高易霉变吸潮、含油脂性成分易渗透等,应根据药物的性质,结合给药途径、剂量和方法选择与应用。

第四节 包装设计与药品说明书、标签制定

一、包装设计

医药包装设计,首先是保护医药产品安全流通,方便储运与方便患者使用;其次是展示产品形象和促进销售。医药类产品包装的功能是塑造医药产品的品牌形象,表现产品特点,吸引患者注意力以及准确迅速地传达医药产品信息,清晰有效地引导患者使用医药产品和提高产品的附加值。

在当代中药制剂包装设计中,不少采用传统文化元素来创意,如由汉字变化出来的风格迥异的书法艺术,"玉兔捣药"图等传统图案及医药人物形象都是设计创意中的常用元素;将药物疗效与"五色入五脏"结合可以方便显示其功能。在图形、色彩、结构、材料、工艺上以传统元素结合现代科学技术,融入现代设计的表现形式,使药品包装有较强的时代感和民族感,突显药品品牌的特征,对中药制剂的流通、销售具有积极的推动作用。

二、说明书的制定

《药品管理法》第五十四条规定,药品包装必须按照规定印有或者贴有标签并附有说明书。标签或者说明书上必须注明药品的通用名称、成分、规格、生产企业、批准文号、产品批号、生产日期、有效期、适应证或者功能主治、用法、用量、禁忌、不良反应和注意事项。麻醉药品、精神药品、医疗用毒性药品、放射性药品、外用药品和非处方药的标签,必须印有规定的标志。同时,第八十六条还规定,药品标识不符合本法第五十四条规定的,除依法应当按照假药、劣药论处,责令改正,给予警告外;情节严重的,撤销该药品的批准证明文件。

为贯彻实施《药品说明书和标签管理规定》(2006年3月),规范中药、天然药物处方药说明书的书写和印刷,CFDA还制定了《中药、天然药物处方药说明书的书写格式》、《中药、天然药物处方药说明书内容书要求》以及《中药、天然药物处方药说明书撰写指导原则》,特别针对中药制剂及天然药物的说明书格式及内容作出规定。

药品说明书应当包含药品安全性、有效性的重要科学数据、结论和信息,用以指导安全、合理使用药品。药品说明书对疾病名称、药学专业名词、药品名称、临床检验名称和结果的表述,应当采用国家统一颁布或规范的专用词汇,度量衡单位应当符合国家标准的规定。

药品说明书应当列出全部活性成分或者组方中的全部中药药味。注射剂和非处方药还应当列出所用的全部辅料名称。药品处方中含有可能引起严重不良反应的成分或者辅料,应当予以说明。药品生产企业应当主动跟踪药品上市后的安全性、有效性情况,需要对药品说明书进行修改的,应当及时提出申请。根据药品不良反应监测、药品再评价结果等信息,CFDA也可以要求药品生产企业修改药品说明书。药品说明

书获准修改后,药品生产企业应当将修改的内容立即通知相关药品经营企业、使用单位及其他部门,并按要求及时使用修改后的说明书和标签。

药品说明书应当充分包含药品不良反应信息,详细注明药品不良反应。药品生产企业未根据药品上市后的安全性、有效性情况及时修改说明书或者未将药品不良反应在说明书中充分说明的,由此引起的不良后果由该生产企业承担。

药品说明书核准日期和修改日期应当在说明书中醒目标示。

中药制剂的说明书和标签的制定遵守《药品说明书和标签管理规定》的统一规定,但目前中药制剂说明书在一定程度上还存在着如下问题:主要成分排序不正确,用法用量不详细,功能主治表述不规范,不良反应、药物相互作用、禁忌、药理毒理、药代动力学、药物相互作用、临床研究及贮藏等项目缺失,注意事项和特殊人群用药等项目内容不完善等。这些问题有待进一步研究解决。

三、标签的制定

药品的标签系指药品包装上印有或者贴有的内容,分为内标签和外标签。药品内标签系指直接接触药品的包装的标签,外标签系指内标签以外的其他包装的标签。药品的内标签应当包含药品通用名称、适应证或者功能主治、规格、用法用量、生产日期、产品批号、有效期、生产企业等内容。包装尺寸过小无法全部标明上述内容,应至少标注药品通用名称、规格、产品批号、有效期等内容。

药品外标签应当注明药品通用名称、成分、性状、适应证或者功能主治、规格、用法用量、不良反应、禁忌、注意事项、贮藏、生产日期、产品批号、有效期、批准文号、生产企业等内容。适应证或者功能主治、用法用量、不良反应、禁忌、注意事项不能全部注明的,应当标出主要内容并注明"详见说明书"字样。

用于运输、贮藏的包装标签,至少应当注明药品通用名称、规格、贮藏、生产日期、产品批号、有效期、批准文号、生产企业,也可以根据需要注明包装数量、运输注意事项或者其他标记等必要内容。原料药的标签应当注明药品名称、贮藏、生产日期、产品批号、有效期、执行标准、批准文号、生产企业,同时还需注明包装数量以及运输注意事项等必要内容。

同一药品生产企业生产的同一药品,药品规格和包装规格均相同的,其标签的内容、格式及颜色必须一致;药品规格或者包装规格不同的,其标签应当明显区别或者规格项明显标注。同一药品生产企业生产的同一药品,分别按处方药与非处方药管理的,两者的包装颜色应当明显区别。对贮藏有特殊要求的药品,应当在标签的醒目位置注明。

> **知识链接**
>
> #### 药品标签的有效期
>
> 药品标签中的有效期应当按照年、月、日的顺序标注,年份用四位数字表示,月、日用两位数表示。其具体标注格式为"有效期至 ××××年××月"或者"有效期至××××年××月××日";也可以用数字和其他符号表示为"有效期至××××.××"或者"有效期至××××/××/××"等。

预防用生物制品有效期的标注按照 CFDA 批准的注册标准执行,治疗用生物制品有效期的标注自分装日期计算,其他药品有效期的标注自生产日期计算。有效期若标注到日,应当为起算日期对应年月日的前一天,若标注到月,应当为起算月份对应年月的前一月。

目前少数制剂的标签存在字体不规范或过小、印字脱落,未按规定要求排版,标签内容与说明书不一致、显示部位不方便阅读等问题,需要注意。

第五节 中药制剂的贮藏

中药制剂在贮藏中常易产生霉变、虫蛀、变色、酸败、挥发、沉淀、软化、熔化等现象,导致其质量降低。其主要原因有三个方面,一是内在因素,系指中药本身所含的成分因受自然界的影响而引起变异,导致其质量变化。如含淀粉的中药制剂易吸收外界水分,受霉菌感染。含有挥发油的中药制剂,一般气温在20℃左右其油分就会挥发。二是外在因素,又称"环境因素",系指导致中药制剂变质的自然因素,直接或间接影响其质量。如日光、空气、温度、湿度、微生物等。三是时间因素,中药制剂因含有多种成分,尽管贮藏条件适宜,但时间过久,也会或多或少受到外界环境影响,逐渐变质、失效。

因此,中药制剂的贮藏条件是否合适直接影响着药品的安全、有效和质量稳定。《中国药典》、《新药转正标准》、《国家中成药标准汇编》等药品标准都明确规定了各中药制剂的贮藏条件。

液体制剂特别是以水为溶剂者,在贮藏中容易水解、氧化或污染微生物,而产生沉淀、变色或腐败,一般都是临时调配。大量生产须采取防微生物污染措施,而且需添加防腐剂。一般应密闭贮藏于阴凉、干燥的地方,贮藏期应根据原辅料的理化性质来确定。

固体制剂的贮藏问题,《中国药典》规定宜密封贮藏,防止受潮、发霉、变质。除另有规定外,一般应将包装好的固体制剂放在阴凉(20℃以下),通风、干燥处贮藏。对光敏感的固体制剂,应避光保存,受潮后易分解变质的固体制剂,应在包装容器内放入干燥剂(干燥硅胶等)。

半固体制剂如软膏剂,易受温度影响,温度过高或过低,基质可能分层或影响软膏的均匀性。软膏应密封包装,贮存于阴凉干燥处。而胶剂还应防止过分干燥,以免胶片破碎。

气体制剂因容器内具有一定的内压,遇热或受撞击易发生爆炸,在贮藏中除了以上规定,还要注意防泄漏、防爆炸。

总之,中药制剂的贮藏除符合药品标准规定的条件,还应避免高温、氧化、受潮、光照等不良因素对制剂质量的影响。中药制剂一般要求在密闭(封)、阴凉干燥(温度20℃以下,相对湿度65%~75%)条件下贮藏,注射剂、滴眼剂、滴丸剂还需避光保存。

目前,国家十分重视对药物从生产到使用的全过程监管,要求按照《药品经营质量管理规范》的要求进行流通领域的中药制剂贮藏,但在门诊、病房、零售药店、特殊使用环境(如高原、野外)下如何严格按照贮藏要求保证药品质量仍需要引起重视。

笔记

知识拓展

药品包装的未来关注点

随着科学技术的不断进步,人类日益对健康的关注和环保意识的增强,药品包装也正开始沿着环保、安全、人性化的方向发展。

1. 环保——远离"白色污染"　进入 20 世纪 90 年代之后,环境问题越来越严峻。国际化标准组织(ISO)对此非常重视,提出了环境管理体系概念,并出台了多个国际标准,支持环保工作。其中,促进污染物全过程控制是 ISO 14000 标准的重要内容之一。来自医药包装的污染主要是带有病毒的"白色污染"。对于这个问题,已经开发成功的新型可降解包装材料可以帮助我们解决一些问题,但对药品来说,如果更换包装材料,至少须进行为期三年的稳定性实验,可见这一工作还任重道远。

2. 安全——保障用药安全　"将药物放在儿童不能触及的地方"这种字样,消费者早已不陌生了;防止儿童误食的安全药盖也已经问世。更有国家通过立法管制所有泡罩包装的药物,因为此类药品的包装与许多糖果的包装相似。这些做法都是为了保障用药安全,避免悲剧的发生。

3. 人性化——关注使用者需求　人性化设计观念的实质,就是在考虑设计问题时以人为轴心展开设计思考。药品包装除需符合一般商品包装要求外,还应更多考虑药品本身严格的质量要求及患者的特殊生理、心理需求。

学习小结

1. 学习内容

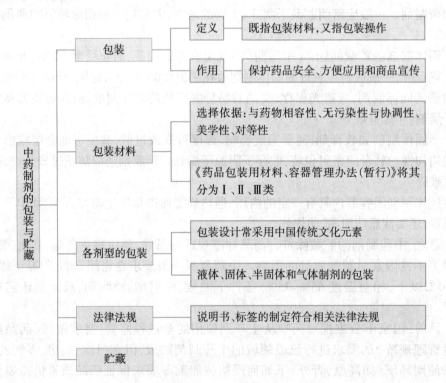

2. 学习方法

（1）掌握药品包装的含义和药品包装的作用。

（2）熟悉药品包装材料的选择原则和种类,熟悉《药品包装用材料、容器管理办法(暂行)》中实施Ⅰ、Ⅱ、Ⅲ类注册管理的目录。

（3）熟悉各类中药剂型的包装。

（4）熟悉《药品说明书和标签管理规定》,了解有关细则。

（5）熟悉中药制剂的贮藏条件。

（龚慕辛）

复习思考题

1. 简述药品包装的含义及其作用。

2. 简述药品包装材料的分类及选择原则。

3. 简述《药品说明书和标签管理规定》中药品说明书的内容。

第八章

浸 出 制 剂

学习目的

通过学习合剂、糖浆剂、煎膏剂、酒剂、酊剂、流浸膏剂、浸膏剂等浸出制剂,学会各类浸出制剂的制备方法及质量检查方法,为学习后续章节各类中药制剂奠定基础。

学习要点

各类浸出制剂(合剂、糖浆剂、煎膏剂、酒剂、酊剂、流浸膏剂、浸膏剂)的含义、特点、制备方法及质量检查等内容。

第一节 概 述

浸出技术系指用适宜的溶剂和方法浸提饮片中有效成分的工艺技术。通常将浸出的提取物直接制得的制剂称为浸出制剂,包括汤剂、合剂、糖浆剂、煎膏剂、酒剂、酊剂、流浸膏剂与浸膏剂等。以浸出的提取物为原料,再经一定的制备工艺过程制得的制剂,如注射剂、颗粒剂、胶囊剂、片剂、浓缩丸剂、栓剂、软膏剂、气雾剂等也属于广义的浸出制剂范围。本章主要讨论合剂、糖浆剂、煎膏剂、酒剂、酊剂、流浸膏剂及浸膏剂等剂型,汤剂在第三章讲述。

一、浸出制剂的含义与特点

浸出制剂(leaching preparation)系指用适宜的溶剂和方法浸提饮片中提取物,直接或再经一定的制备工艺过程而制得的可供内服或外用的一类制剂。浸出制剂在中医临床实践中应用极为广泛,它不仅是中药各类新剂型的基础,更是中药现代化的重要途径。

浸出制剂主要特点为:

1. 具有中药各浸出成分的综合作用与特点,符合中医药理论 浸出制剂与同一中药中提取的单体化合物相比,不仅疗效好,有时还能发挥单体化合物所不能起到的治疗效果。如阿片酊中含有多种生物碱,除具有镇痛作用外,还有止泻功效,而从阿片粉中提取的吗啡虽有较强的镇痛作用却无明显的止泻功效。又如芒果叶浸膏有较好的镇咳作用,但若从中分离纯化出芒果苷则其镇咳作用随纯化程度而降低。又如

笔记

白毛藤水浸膏有一定的抗癌作用,若将其进行分离,则愈纯化抗癌活性愈低,这充分显示出中药多成分的综合作用。对复方制剂,中药多成分的综合作用就更为突出。如补中益气汤具有调整小肠蠕动作用,但若从该方中抽走升麻、柴胡,则小肠蠕动明显减弱,而此两味药对肠蠕动无直接作用。

2. 作用缓和持久,毒性降低 对于中药复方制剂而言,由于多种成分的相辅相成或相互制约,不仅可以增强疗效,有的还可降低毒性。如四逆汤的强心升压效应优于方中各单味药,且能减慢窦性心率,避免单味药附子所产生的异位心律失常。这也体现了"附子无干姜不热,得甘草则性缓"的传统论述。

3. 有效成分浓度提高 浸出制剂由于在浸出过程中去除了部分无效成分和组织物质,相应地提高了有效成分的浓度,故与原方药相比,减少了体积,便于携带与服用。同时,某些有效成分经浸出处理可增强其稳定性及疗效。

4. 浸出制剂可作为其他制剂的原料 浸出制剂在浸提过程中,除汤剂、酒剂、酊剂等可直接由提取液制得外,其他提取液一般需经纯化浓缩成流浸膏、浸膏等作为原料,供进一步制备其他制剂,如中药注射剂、片剂、胶囊剂、气雾剂等。

5. 浸出制剂的质量控制比纯化学药品为原料的制剂复杂 固体浸出制剂易吸湿结块、甚至液化,崩解时限、溶散时限延长;液体浸出制剂易长霉发酵,产生沉淀或浑浊,甚至水解等。因此,应有针对性地采取防范措施。

二、浸出制剂的分类

浸出制剂按浸提过程和成品情况可分为:

1. 水浸出制剂 系指在一定的加热条件下,以水为溶剂浸出中药成分,制得的含水制剂,如汤剂、合剂等。

2. 含糖浸出制剂 系指在汤剂、合剂的基础上,将水提液进一步纯化浓缩处理,加入适量蔗糖(或蜂蜜)或其他辅料制成,如糖浆剂、煎膏剂等。

3. 含醇浸出制剂 系指在一定的条件下,用适宜浓度的乙醇或酒为溶剂浸出中药成分,制得的含醇制剂,如酒剂、酊剂、流浸膏剂等。有些流浸膏虽然是用水浸出中药成分,但成品中仍需加有适量乙醇。

4. 无菌浸出制剂 系指采用适宜的浸出溶剂浸提中药成分制剂,然后将浸提液用适当方法精制处理,最后制成无菌制剂,如中药注射剂等。

5. 其他浸出制剂 除上述各种浸出制剂外,还有用中药提取物为原料制备的颗粒剂、片剂、浓缩丸剂、栓剂、软膏剂、气雾剂等。

第二节 合 剂

一、概述

合剂(mixture)系指饮片用水或其他溶剂,采用适宜方法提取制成的口服液体制剂(单剂量灌装者也可称"口服液")。

合剂是在汤剂的基础上改进和发展起来的新剂型。与汤剂相比,既保持了汤剂综合浸出方药的多种成分,保证制剂的综合疗效,吸收快、奏效迅速的特点;又克服了汤剂临用时煎服的麻烦,减小了体积,便于携带、服用和保存。但合剂不能随症加减,且制备时常用乙醇纯化处理。

合剂在生产与贮藏期间均应符合:①饮片应按规定的方法提取、纯化、浓缩至一定体积,除另有规定外,含有挥发性成分的饮片宜先提取挥发性成分,再与余药共同煎煮;②根据需要可加入适宜的附加剂,如加入防腐剂,山梨酸和苯甲酸的用量不得超过 0.3%(其钾盐、钠盐的用量分别按酸计),羟苯酯类的用量不得超过 0.05%。如加入其他附加剂,其品种与用量应符合国家标准有关规定,不影响成品的稳定性,并应避免对检验产生干扰。必要时可加入适量的乙醇;③合剂若加蔗糖,除另有规定外,含蔗糖量应不高于 20%(g/ml);④除另有规定外,合剂应澄清。在贮存期间不得有发霉、酸败、异物、变色、产生气体或其他变质现象,允许有少量摇之易散的沉淀;⑤一般应检查相对密度、pH 值等项目;⑥除另有规定外,合剂应密封,置阴凉处贮存。

二、合剂的制备

合剂制备的一般工艺流程:浸提 ⟶ 净化 ⟶ 浓缩 ⟶ 分装 ⟶ 灭菌 ⟶ 成品。

1. 浸提 一般按汤剂的煎煮法进行浸提。若处方中有含挥发性成分的中药,可先用水蒸气蒸馏法提取挥发性成分,药渣再与其他中药一起煎煮。此外,亦可根据药材有效成分的特性,选用不同浓度的乙醇或其他溶剂,采用渗漉法、回流法等方法浸提。

2. 净化 多数均采用水提醇沉法纯化处理,但该法耗醇量高,易造成醇不溶性成分丢失。

3. 浓缩 浓缩程度一般以每日服用量在 30~60ml 为宜。经醇沉纯化处理的合剂,应先回收乙醇,再浓缩,每日服用量控制在 20~40ml。在汤剂基础上制成的合剂,其浓缩程度原则上与每日服用剂量相等。

4. 分装 可经粗滤、精滤后,灌装于无菌洁净干燥的容器中,或者按单剂量灌装于指形管或适宜容器中,密封。

5. 灭菌 采用煮沸灭菌法、流通蒸气灭菌法或热压灭菌法。

三、质量检查

按照《中国药典》2015 年版第四部(通则 0181)相关项检查合剂的相对密度、pH值、装量及微生物限度等,应符合规定。

1. 装量 单灌装的合剂检查方法:取供试品 5 支,将内容物分别倒入经标化的量入式量筒内,在室温下检视,每支装量与标示量相比较,少于标示量的应不得多于 1瓶,并不得少于标示量的 95%。

多剂量灌装的合剂,按照《中国药典》2015 年版第四部最低装量检查法检查(通则 0942),应符合规定。

2. 微生物限度 具体按照《中国药典》2015 年版第四部(通则 1105、通则 1106及通则 1107)微生物限度检查法检查,应符合规定。

四、举例

例 1:小青龙合剂

【处方】麻黄 125g　　　　桂枝 125g

白芍 125g   干姜 125g

细辛 62g   炙甘草 125g

法半夏 188g   五味子 125g

【制法】以上八味,细辛、桂枝提取挥发油,蒸馏后的水溶液另器收集,药渣与白芍、麻黄、五味子、炙甘草加水煎煮二次,第一次 2 小时,第二次 1.5 小时,合并煎液,滤过,滤液和蒸馏后的水溶液合并,浓缩至约 1000ml。法半夏、干姜按照渗漉法,用 70% 乙醇作溶剂,浸渍 24 小时后进行渗漉,渗漉液浓缩,与上述药液合并,静置,滤过,滤液浓缩至 1000ml,加入苯甲酸钠 3g 与细辛、桂枝挥发油,搅匀,即得。

【功能与主治】解表化饮,止咳平喘。用于风寒水饮,恶寒发热,无汗,喘咳痰稀。

第三节 糖浆剂与煎膏剂(膏滋)

糖浆剂与煎膏剂均是含糖浸出制剂,糖浆剂属于液体分散体系,而煎膏剂呈稠厚半流体状态,二者在制备方法及质量控制等方面各有不同,本节对其分别论述。

一、糖浆剂

(一) 概述

糖浆剂(syrups)系指含有原料药物的浓蔗糖水溶液。

糖浆剂含糖量高,有些又含有芳香剂(香料),可以掩盖某些药物的不良嗅味,改善口感,易于服用,尤其深受儿童欢迎。

糖浆剂含蔗糖量应不低于 45%(g/ml)。除另有规定外,糖浆剂应澄清。在贮存期间不得有发霉、酸败、产生气体或其他变质现象,允许有少量摇之易散的沉淀。

糖浆剂应在清洁避菌的环境中配制,及时灌装于灭菌的洁净干燥容器中,密封,置阴凉处贮存。

根据组成和用途的不同,糖浆剂可分为:

1. 单糖浆 为蔗糖的近饱和水溶液,其浓度为 85%(g/ml)或 64.72%(g/g)。不含任何药物,除制备含药糖浆外,一般供矫味及作为不溶性成分的助悬剂,片剂、丸剂等的黏合剂。

2. 药用糖浆 为含药物或中药提取物的浓蔗糖水溶液,具有相应的治疗作用,如急支糖浆,具清热化痰、宣肺止咳作用。

3. 芳香糖浆 为含芳香性物质或果汁的浓蔗糖水溶液,主要用作液体制剂的矫味剂,如橙皮糖浆等。

(二) 糖浆剂的制备方法

糖浆剂制备的一般工艺流程:

浸提 ──→ 净化 ──→ 浓缩 ──→ 配制 ──→ 滤过 ──→ 分装 ──→ 成品

1. 蔗糖 制备糖浆所用的蔗糖应是经精制的无色或白色干燥的结晶品。蔗糖极易溶于水,且在水溶液中较稳定。但在加热时尤其是在酸性条件下,易水解转化为葡萄糖和果糖,这两种单糖的等分子混合物称为转化糖,其甜度比蔗糖高,具有抗氧性,可以延缓某些易氧化药物的变质。较高浓度的转化糖在糖浆中还能防止在低温中析出蔗糖结晶。但果糖易使制剂的颜色变深变暗,微生物在单糖中也比在双糖中易生长。

2. 其他附加剂　多数情况下,糖浆剂需加入防腐剂,山梨酸和苯甲酸的用量不得超过 0.3%(其钾盐、钠盐的用量分别按酸计),羟苯酯类的用量不得超过 0.05%,如需加入其他附加剂,其品种与用量应符合国家标准的有关规定,不影响成品的稳定性,并应避免对检验产生干扰,必要时可加入适量的乙醇、甘油或其他多元醇。

3. 配制方法　根据药物性质不同,糖浆剂一般有三种配制方法:

(1) 热溶法:将蔗糖加入沸蒸馏水或中药浸提浓缩液中,加热使溶解,再加入可溶性药物及附加剂,混合溶解后,滤过,从滤器上加蒸馏水至规定容量,即得。

热溶法的优点是蔗糖易于溶解,糖浆易于滤过,因蔗糖中所含少量蛋白质可被加热凝固而滤除,同时,可杀死微生物,使糖浆利于保存。但加热时间不宜太长(一般沸后 5 分钟),温度不宜超过 100℃,否则,转化糖的含量过高,制品的颜色容易变深。故最好在水浴或蒸气浴上进行,溶解后即趁热保温滤过。

热溶法适用于单糖浆、不含挥发性成分的糖浆、受热较稳定的药物糖浆和有色糖浆的制备。

(2) 冷溶法:在室温下将蔗糖溶解于蒸馏水或含药物的溶液中,待完全溶解后,滤过,即得。

冷溶法的优点是制得的糖浆色泽较浅或呈无色、转化糖较少。因糖溶解时间较长,生产过程中容易受微生物污染,故可用密闭容器或渗漉筒溶解。

冷溶法适用于单糖浆制备,对热不稳定或挥发性药物制备糖浆较适宜。

(3) 混合法:将药物与单糖浆直接混合而制得。根据药物状态和性质,混合方式有:①药物如为水溶性固体,可先用少量蒸馏水制成浓溶液后再与单糖浆混匀;②在水中溶解度较小的药物,可酌情加少量其他适宜的溶剂使其溶解,然后加入单糖浆中混匀;③药物为可溶性液体或液体制剂,可直接加入单糖浆中混匀,必要时可滤过;④药物为含乙醇的制剂(如酊剂、流浸膏剂等)与单糖浆混合时往往发生浑浊而不易澄清,可加适量甘油助溶,或加滑石粉等作助滤剂滤净;⑤药物为水浸出制剂,因含蛋白质、黏液质等易发酵,长霉变质,可先加热至沸腾后 5 分钟使其凝固滤除,必要时可浓缩后加乙醇处理一次;⑥药物为干浸膏应先粉碎后加少量甘油或其他适宜稀释剂,在研钵中研匀后再与单糖浆混匀。

糖浆剂一般是从饮片开始制备,经提取、纯化、浓缩至适当程度,采用上述三种方法中的一种,加入附加剂混匀,加水至全量,静置 24 小时后,滤过,分装,灭菌即得。

(三) 糖浆剂的质量检查

按照《中国药典》2015 年版第四部(通则 0116)相关项检查糖浆剂的 pH 值、相对密度、装量及微生物限度等,应符合规定。

1. 装量　单剂量灌装的糖浆剂检查法:取供试品 5 支,将内容物分别倒入经标准化的量入式量筒内,尽量倾净。在室温下检视,每支装量与标示装量相比较,少于标示装量的不得多于 1 支,并不得少于标示装量的 95%。多剂量灌装的糖浆剂,按照《中国药典》2015 年版第四部(通则 0942)最低装量检查法检查,应符合规定。

2. 微生物限度　具体按照《中国药典》2015 年版第四部(通则 1105、通则 1106 及通则 1107)微生物限度检查法检查,应符合规定。

(四) 糖浆剂易出现的问题

1. 霉败问题　糖浆剂在制备和贮藏过程中极易被微生物污染,导致长霉和发酵,这主要是由于原料(蔗糖和药材)不洁净,用具处理不当和车间空气中的霉菌、酵母菌及其他微生物进入制剂中所致。微生物在糖浆中,特别在含糖浓度较低的制剂中更容易生长和繁殖,并能使糖浆逐渐分解,酸败浑浊,同时也能使药物变质。一般可加适当的防腐剂,但应注意,防腐效果与糖浆剂的 pH 值有很大关系;适当浓度的乙醇、甘油或焦糖也有一定防腐作用;几种防腐剂合用防腐作用能增强;某些挥发油在糖浆中除有矫味作用外,也有一定防腐作用,如桂皮醛、橘子油、八角茴香油等,几种挥发油混合使用亦能增强防腐作用。

2. 沉淀问题 糖浆剂产生沉淀的原因可能有:①中药中的细小颗粒或杂质,净化处理不够;②提取液中所含高分子物质,在贮存过程中胶态粒子"陈化"聚集沉淀析出;③提取液中有些成分在加热时溶于水,但冷却后则逐渐沉淀析出;④糖浆剂的 pH 值发生改变,某些物质沉淀析出。

对沉淀物要进行具体分析,若为杂质或中药细小颗粒,则应强化净化措施,予以去除;而对于提取液中的高分子物质和热溶冷沉类物质不能一概视为"杂质",这也是糖浆剂在贮藏期间允许有少量轻摇易散的沉淀的原因。但糖浆剂中,应尽可能减少沉淀,可采取:加入乙醇沉淀,热处理冷藏滤过,加表面活性剂增溶,离心分离,超滤等方法加以处理;亦可采用明胶、羧甲基纤维素、聚乙烯吡咯烷酮、琼脂、阿拉伯胶等作助悬剂,将糖浆剂制成混悬液。

(五)举例

例1:川贝枇杷糖浆

【处方】川贝母流浸膏 45ml　　　　　桔梗 45g

枇杷叶 300g　　　　　　　　薄荷脑 0.34g

【制法】以上四味,川贝母流浸膏系取川贝母 45g,粉碎成粗粉,用70% 乙醇作溶剂,浸渍 5 天后,缓缓渗漉,收集初渗漉液 38ml 另器保存,继续渗漉,至可溶性成分完全漉出,续渗漉液浓缩至适量,与初渗漉液混合,继续浓缩至 45ml,滤过。桔梗和枇杷叶加水煎煮二次,第一次 2.5 小时,第二次 2 小时,合并煎液,滤过,滤液浓缩至适量,加入蔗糖 400g 及防腐剂适量,煮沸使溶解,滤过,滤液与川贝母流浸膏混合,放冷,加入薄荷脑和含适量杏仁香精的乙醇溶液,加水至 1000ml,搅匀,即得。

【性状】本品为棕红色的黏稠液体;气香,味甜、微苦、凉。

【功能与主治】清热宣肺,化痰止咳。用于风热犯肺、痰热内阻所致的咳嗽痰黄或咯痰不爽、咽喉肿痛、胸脘胀痛;感冒、支气管炎见上述证候者。

例2:杏苏止咳糖浆

【处方】苦杏仁 63g　　　　　　　陈皮 47g

紫苏叶 63g　　　　　　　　前胡 63g

桔梗 47g　　　　　　　　　甘草 16g

【制法】以上六味,苦杏仁加温水浸泡 24 小时,水蒸气蒸馏,收集蒸馏液 50ml 至90% 乙醇 0.8ml 中,测定氢氰酸含量,并稀释至每 100ml 中含 0.1g 氢氰酸的苦杏仁乙醇溶液,备用;紫苏叶、前胡、陈皮加水蒸馏,收集蒸馏液 100ml,另器保存;上述四种药渣与桔梗、甘草加水煎煮二次,每次 2 小时,合并煎液,滤过,滤液浓缩至适量,加入蔗糖 500g、苯甲酸钠 0.3g 及枸橼酸适量,煮沸使溶解,滤过,放冷,加入上述苦杏仁乙醇溶液 50ml 和紫苏叶等蒸馏液,用枸橼酸调节 pH 值为 3.0~5.0,加水至 1000ml,搅匀,即得。

【性状】本品为浅棕黄色至棕黄色的黏稠液体;气芳香,味甜。

【功能与主治】宣肺散寒,止咳祛痰。用于风寒感冒咳嗽,气逆。

二、煎膏剂(膏滋)

(一)概述

煎膏剂(electuary)系指饮片用水煎煮,取煎煮液浓缩,加炼蜜或糖(或转化糖)制成的半流体制剂,俗称膏滋。也有的将加糖的称糖膏,加蜂蜜的称蜜膏。由于煎膏剂经浓缩并含有较多的糖或蜜等辅料,故具有药物浓度高,体积小,稳定性好,口感好,服用方便,渗透压大,微生物不易生长等优点。但含热敏性及挥发性成分的中药不宜制成煎膏剂。

煎膏剂多以滋补为主,兼有缓和的治疗作用,多用于慢性疾病,如益母草膏多用于妇女活血调经;养阴清肺膏多用于阴虚肺燥,干咳少痰等症,是中医传统剂型之一。

煎膏剂应无焦臭、异味,无糖的结晶析出;应密封,置阴凉处贮存。

(二)煎膏剂的制备

煎膏剂的制备一般工艺流程:

$$煎煮 \longrightarrow 浓缩 \longrightarrow 收膏 \longrightarrow 分装 \longrightarrow 成品$$

1. 辅料的选择与处理

(1)蜂蜜:制备煎膏剂所用的蜂蜜须经炼制处理,蜂蜜的选择与炼制详见第十四章第三节。

(2)蔗糖:制备煎膏剂所用的糖,除另有规定外,应使用药品标准收载的蔗糖。糖的品质不同,煎膏剂的质量和效用也有差别。常用冰糖、白糖、红糖、饴糖等。冰糖系结晶型蔗糖,质量优于白砂糖。白糖味甘、性寒,有润肺生津,和中益肺,舒缓肝气的功效。红糖是一种未经提纯的糖,其营养价值比白糖高,具有补血,破瘀,舒肝,祛寒等功效,尤其适用于产妇、儿童及贫血者食用,起矫味、营养和辅助治疗作用,故常以红糖制煎膏剂。饴糖也称麦芽糖,系由淀粉或谷物经大麦芽作催化剂,使淀粉水解,转化、浓缩后而制得的一种稠厚液态糖。各种糖在有水分存在时,都有不同程度的发酵变质特性,其中尤以饴糖为甚,在使用前应加以炼制。

炼糖的目的在于使糖的晶粒熔融,去除杂质,杀死微生物,减少水分,控制糖的转化率,防止"返砂"。

 知识链接

煎膏剂的"返砂"

有些煎膏剂在贮藏一定的时间后,常有糖的结晶析出,俗称"返砂"。返砂的原因与煎膏剂所含总糖量和转化糖量有关。研究认为,总糖量超过单糖浆的浓度,因过饱和度大,结晶核生成的速度和结晶长大速度快,一般控制总糖含量在85%以下为宜。糖的转化程度并非愈高愈好,在以等量的葡萄糖和果糖作为转化糖的糖液,转化率在10%~35%范围内,有蔗糖晶体析出,转化率在60%~90%范围内,显微镜或肉眼可见葡萄糖晶体,而转化率在40%~50%时未检出蔗糖和葡萄糖结晶。蔗糖在酸性或高温条件下转化时,果糖的损失较葡萄糖大,为防止收膏时蔗糖的进一步转化和果糖的损失,应尽量缩短加热时间,降低加热温度,还可适当调高pH值。此外,有采用在转化糖液中加入饴糖或用高果糖浆代替转化糖液生产煎膏剂的做法。

炼糖方法:取蔗糖适量,加水50%和适量枸橼酸或酒石酸(一般为糖量的0.1%~0.3%),用高压蒸气或直火加热熬炼,并不断搅拌,保持微沸,炼至"滴水成珠、脆不粘牙、色泽金黄",使糖转化率达40%~50%时,取出,冷却至70℃时,加碳酸氢钠中和后备用。一般冰糖含水分较少,炼制时间宜短,且应在开始炼制时加适量水以防焦化;饴糖含水量较多,炼制时不加或少加水,且炼制时间较长。红糖含杂质较多,转化后一般加糖量二倍的水稀释,静置适当时间,除去沉淀备用。

2. 制备方法

(1)煎煮:根据方中饮片性质,将其切成片、段或粉碎成粉末,加水煎煮2~3次,每次2~3小时,滤取煎液,压榨药渣,压榨液与滤液合并,静置,用适宜的滤器滤净。若为新鲜果类,则宜洗净后榨取果汁,其渣加水煎煮,合并果汁与水煎液备用。

(2)浓缩:将(1)中滤液加热浓缩至规定的相对密度,或以搅拌棒趁热蘸取浓缩液滴于桑皮纸上,以液滴的周围无渗出水迹时为度,即得"清膏"。

(3)收膏:取清膏,加规定量的炼糖或炼蜜,继续加热熬炼,收膏时随着稠度的增加,加热温度可相应降低,并需不断搅拌和捞除液面上的浮沫,稠度较大时,尤其应注意防止焦化。

1)炼糖(炼蜜或转化糖)的用量:除另有规定外,一般加入炼糖(炼蜜或转化糖)的量不超过清膏量的3倍。

2)收膏标准:收膏稠度视品种而定,一般相对密度在1.4左右。相对密度按照《中国药典》2015年版第四部(通则0601)方法测定,但此方法较费时间。在实际生产中,判断正在加热的清膏及成品膏是否达到规定,通常用波美计测量。

知识链接

波美计测量相对密度

因膏的稠度大,波美计的刻度不易看准,同时,波美计的标准温度为20℃,所以,用波美计测浓缩液的相对密度,可用如下方法:

准确量取15~30℃的水400ml,置500ml量筒中,滴加正在浓缩的稠膏至500ml,搅匀后,用波美计测其相对密度数值,按式(8-1)、式(8-2)求得稠膏的相对密度D:

$$D=(d-1)\times n+1 \qquad (8-1)$$

$$d=\frac{144.3}{144.3-b} \qquad (8-2)$$

式中,n为稠膏稀释倍数;d为稠膏稀释至n倍的相对密度;b为稠膏稀释至n倍测得的波美度。

3)药粉加入:如需加入药粉,除另有规定外,一般应加入细粉,搅拌均匀。且应在膏滋相对密度和不溶物检查符合规定并待稍冷后加入。

(4)分装:待煎膏充分冷却后,再分装于洗净(或灭菌)干燥的大口径容器中,加盖密闭,以免水蒸气冷凝汇入膏滋表面产生霉败变质。

(三)煎膏剂的质量检查

按照《中国药典》2015年版第四部(通则0183)相关项检查煎膏剂的相对密度、不溶物、装量及微生物限度,应符合规定。

1. 相对密度 取供试品适量,精密称定,加水约2倍,精密称定,混匀,作为供试品溶液。按照《中国药典》2015 年版第四部(通则 0601)相对密度测定法测定,应符合有关规定。凡加饮片细粉的煎膏剂,不检查相对密度。

2. **不溶物** 取供试品 5g,加热水 200ml,搅拌使溶化,放置 3 分钟后观察,不得有焦屑等异物。加饮片细粉的煎膏剂,应在未加入药粉前检查,符合规定后方可加入药粉,加入药粉后不再检查不溶物。

3. **装量** 具体按照《中国药典》2015 年版第四部(通则 0942)最低装量检查法检查,应符合规定。

4. **微生物限度** 具体按照《中国药典》2015 年版第四部(通则 1105 和通则 1106 及通则 1107)微生物限度法检查,应符合规定。

(四)举例

例:益母草膏

【制法】取益母草,切碎,加水煎煮二次,每次 2 小时,合并煎液,滤过,滤液浓缩至相对密度为 1.21~1.25(80℃)的清膏。每 100g 清膏加红糖 200g,加热溶化,混匀,浓缩至规定的相对密度,即得。

【性状】本品为棕黑色稠厚的半流体;气微,味苦、甜。

【功能与主治】活血调经。用于血瘀所致的月经不调、产后恶露不绝,症见月经水量少、淋漓不净、产后出血时间过长,产后子宫复旧不全见上述证候者。

第四节 酒剂与酊剂

酒剂与酊剂均是含醇液体制剂。二者在浸提溶剂、附加剂、制备方法、质量控制等方面各有异同。

一、概述

酒剂(medicinal liquor)系指饮片用蒸馏酒提取制成的澄清液体制剂。酒剂多供内服,也可外用,必要时加糖或蜂蜜矫味和着色。

酒剂为传统剂型,历史悠久,《黄帝内经》中的"醪醴"就是指治病的药酒。酒甘辛大热,能通血脉,行药势,散寒,含微量酯类、酸类、醛类等成分,气味醇香特异,是一种良好的浸提溶剂。中药的多种成分易溶解于白酒中,故某些用于治疗风寒湿痹、温肾助阳、祛风活血、散瘀止痛的方剂,制成酒剂应用,效果较佳。酒剂制备简便,剂量较小,服用方便,且不易霉变,易于保存。但儿童、孕妇、心脏病及高血压患者不宜服用。

酒剂生产中所用的白酒应符合卫生部关于蒸馏酒质量标准的规定,内服药酒应以谷类酒为原料。酒剂应澄清,但在贮藏期间允许有少量轻摇易散的沉淀。

酊剂(tincture)系指原料药物用规定浓度的乙醇提取或溶解而制成的澄清液体制剂,也可用流浸膏稀释制成。供口服或外用。酊剂不加糖或蜂蜜矫味和着色。由于乙醇对中药中各种成分的溶解能力有一定的选择性,故用适宜浓度的乙醇浸出的药液内杂质较少,有效成分的含量较高,剂量缩小,服用方便,且不易生霉。但乙醇也有一定的药理作用,因此酊剂的应用也受到一定的限制。

酊剂应为澄清液体且有一定的乙醇量和药物浓度。久贮后如产生沉淀,先测定乙醇含量并调整至规定浓度,在乙醇量和有效成分含量符合规定的情况下,可滤过除去沉淀。

除另有规定外,含有毒性药的酊剂,每 100ml 应相当于原饮片 10g;其有效成分明确者,应根据其半成品的含量加以调整,使符合《中国药典》对酊剂的规定。其他酊剂,每 100ml 相当于原饮片 20g。酊剂应置遮光容器内密封,置阴凉处贮存。

二、酒剂与酊剂的制备

(一) 酒剂的制备方法

酒剂可用浸渍法、渗漉法或其他适宜方法制备。蒸馏酒的浓度及用量、浸渍温度和时间、渗漉速度,以及成品含醇量等,均应符合规定要求。

1. 冷浸法　以白酒为溶剂,按"冷浸渍法"操作,共浸渍 30 天以上,将上清液与药渣压榨液合并,加适量糖或炼蜜,搅拌溶解,静置 14 天以上,滤清,灌装即得。

2. 热浸法　以白酒为溶剂,按"热浸渍法"操作,以缩短浸渍时间,上清液与药渣压榨液合并后,加入糖或炼蜜,搅拌溶解,静置数天,滤过,即得。

3. 渗漉法　以白酒为溶剂,按"渗漉法"操作,收集渗漉液。若处方中需加糖或炼蜜矫味者,可加至渗漉完毕后的药液中,搅拌密闭,静置适当时间,滤过,即得,如蕲蛇药酒等。也可以将蔗糖用白酒溶解后作渗漉溶剂,如舒筋活络酒等。

4. 回流热浸法　以白酒为溶剂,按"回流热浸法"操作,连续操作多次,至回流液无色。合并回流液,加入蔗糖或炼蜜,搅拌溶解后,密闭静置一定时间,滤过,分装,即得。

(二) 酊剂的制备方法

酊剂的制备方法因原料性质不同而异,多用渗漉法,亦可用浸渍法,溶解法或稀释法。

1. 渗漉法　以规定浓度的乙醇为溶剂,按"渗漉法"操作,在多数情况下,收集渗漉液达到酊剂全量的 3/4 时,应停止渗漉,压榨药渣,压榨液与渗漉液合并,添加适量溶剂至所需量,静置一定时间,分取上清液,下层液滤过,合并即得。若原料为毒性药时,收集渗漉液后应测定其有效成分的含量,再加适量溶剂使符合规定的含量标准。

2. 浸渍法　取适当粉碎的饮片,置有盖容器中,加入规定浓度的乙醇适量,密闭,搅拌或振摇,浸渍 3~5 日或规定的时间,倾取上清液,再加入溶剂适量,依法浸渍至有效成分充分浸出,合并浸出液,自滤器上添加浸渍时所用乙醇至规定量,静置 24 小时,滤过,即得。

3. 溶解法　将处方中药物直接加入规定浓度的乙醇溶解至需要量,即得。溶解法适用于化学药物及中药有效部位或提纯品酊剂的制备。

4. 稀释法　以药物的流浸膏或浸膏为原料,加入规定浓度的乙醇稀释至需要量,混合后,静置至澄清,虹吸上清液,残渣滤过,合并上清液及滤液,即得。

三、质量检查

(一) 酒剂的质量检查

按照《中国药典》2015 年版第四部(通则 0185)相关项检查酒剂的乙醇量、总固体量、甲醇量、装量及微生物限度,应符合规定。

1. 总固体量　含糖、蜂蜜的酒剂按照第一法检查,不含糖、蜂蜜的酒剂照第二法检查,应符合规定。

第一法:精密量取供试品上清液 50ml,置蒸发皿中,水浴上蒸至稠膏状,除另有规定外,加无水乙醇搅拌提取 4 次,每次 10ml,滤过,合并滤液,置已干燥至恒重的蒸发皿中,蒸至近干,精密加入硅藻土 1g(经 105℃干燥 3 小时、移置干燥器中冷却 30 分钟),搅匀,在 105℃干燥 3 小时,移置干燥器中,冷却 30 分钟,迅速精密称定重量,扣除加入的硅藻土量,遗留残渣应符合规定。

第二法:精密量取供试品上清液 50ml,置已干燥至恒重的蒸发皿中,水浴上蒸干,在 105℃干燥 3 小时,移置干燥器中,冷却 30 分钟,迅速精密称定重量,遗留残渣应符合规定。

2. 乙醇量　具体按照《中国药典》2015 年版第四部(通则 0711)乙醇量检查法检查,应符合规定。

3. 甲醇量　具体按照《中国药典》2015 年版第四部(通则 0871)甲醇量检查法检查,应符合规定。

4. 装量　具体按照《中国药典》2015 年版第四部(通则 0942)最低装量检查法检查,应符合规定。

5. 微生物限度　具体按照《中国药典》2015 年版第四部(通则 1105、通则 1106 及通则 1107)微生物限度检查法检查,除细菌数每 1ml 不得超过 500cfu,霉菌和酵母菌数每 1ml 不得超过 100cfu 外,其他应符合规定。

(二) 酊剂的质量检查

按照《中国药典》2015 年版第四部通则(0120)相关项检查酊剂的乙醇量、甲醇量、总固体量、装量及微生物限度,应符合规定。

1. 乙醇量　口服酊剂按照《中国药典》2015 年版第四部(通则 0711)甲醇量检查法检查,应符合规定。

2. 甲醇量　口服酊剂按照《中国药典》2015 年版第四部(通则 0871)甲醇量检查法检查,应符合规定。

3. 装量　具体按照《中国药典》2015 年版第四部(通则 0942)最低装量检查法检查,应符合规定。

4. 微生物限度　具体按照《中国药典》2015 年版第四部(通则 1105、通则 1106 及通则 1107)微生物限度检查法检查,应符合规定。

四、举例

例 1:人参天麻酒

【处方】天麻 210g　　　　穿山龙 700g

　　　　川牛膝 210g　　　　红花 28g

　　　　黄芪 175g　　　　　人参 140g

【制法】以上六味,酌予碎断,置容器内,加 50 度白酒 10kg,密闭浸泡,每日搅拌 1 次,浸渍 30~40 日,取上清夜,药渣压榨,压榨液与上清液合并,加蔗糖 850g,搅拌溶解,密闭,静置 15 日以上,滤过,即得。

【性状】本品为棕黄色的澄清液体;气芳香,味甜,微苦。

【功能与主治】益气活血、舒筋止痛。用于各种关节痛、腰腿痛、四肢麻木。

例2:远志酊

【处方】远志流浸膏 200ml　　　　60% 乙醇适量

【制法】取远志流浸膏 200ml,加 60% 乙醇使成 1000ml,混匀,静置,滤过,即得。

【性状】本品为棕色的液体。

【功能与主治】祛痰药。用于咳痰不爽。

例3:十滴水

【处方】樟脑 25g　　　　　　干姜 25g

　　　　大黄 20g　　　　　　小茴香 10g

　　　　肉桂 10g　　　　　　辣椒 5g

　　　　桉油 12.5ml

【制法】以上七味,除樟脑和桉油外,其余干姜等五味粉碎成粗粉,混匀,用 70% 乙醇作溶剂,浸渍 24 小时后进行渗漉,收集渗漉液约 750ml,加入樟脑和桉油,搅拌使完全溶解,再继续收集渗漉液至 1000ml,搅匀,即得。

【性状】本品为棕红色至棕褐色的澄清液体;气芳香,味辛辣。

【功能与主治】健胃,祛暑。用于因中暑而引起的头晕、恶心、腹痛、胃肠不适。

第五节　流浸膏剂与浸膏剂

流浸膏剂与浸膏剂均由中药浸提液浓缩而成,二者浓缩程度不同,在制备时都要经过加热浓缩处理,因此对热敏性药物不适用。除少数品种直接用于临床外,大多数用作制备其他剂型的原料。流浸膏剂一般多用于配制合剂、糖浆剂、酊剂等;浸膏剂一般多用于配制颗粒剂、胶囊剂、片剂、丸剂等。

一、概述

流浸膏剂(fluid extracts)、浸膏剂(extracts)系指饮片用适宜的溶剂提取,蒸去部分或全部溶剂,调整至规定浓度而成的制剂。蒸去部分溶剂者为流浸膏剂,流浸膏剂每 1ml 相当于原饮片 1g;蒸去全部溶剂者为浸膏剂,浸膏剂每 1g 相当于原饮片 2~5g。浸膏剂又分稠浸膏剂与干浸膏剂。稠浸膏为半固体状,一般含水量约为 15%~20%;干浸膏为粉末状,含水量约为 5%。

流浸膏剂与浸膏剂大多以不同浓度的乙醇为溶剂,也有以水为溶剂者。以水为溶剂的流浸膏剂中应酌加 20%~25% 的乙醇为防腐剂,以利贮存。浸膏剂不含或含极少量溶剂,有效成分较稳定,可久贮。

有效成分明确的流浸膏剂、浸膏剂,经含量测定后,用溶剂、稀释剂调整至规定的规格标准。稠浸膏可用甘油、液状葡萄糖调整含量;干浸膏可用淀粉、乳糖、蔗糖、氧化镁、磷酸钙、药粉等调整含量。

流浸膏剂应至少含 20% 以上的乙醇,且外观澄清。久贮若产生沉淀,在乙醇和指标成分含量符合规定或经调整情况下,可滤过除去沉淀。流浸膏剂应置遮光容器内密封,阴凉处贮存。

浸膏剂应在遮光容器中密闭贮藏,特别是干浸膏剂极易吸湿,更应密封,置阴凉处贮存。

二、流浸膏剂与浸膏剂的制备

(一)流浸膏剂的制备方法

除另有规定外,流浸膏剂多用渗漉法制备,其操作要点及注意事项详见第五章第二节。也可用浸膏剂稀释制成(如甘草流浸膏),还可用煎煮法制备(如益母草流浸膏、贝母花流浸膏)。

(二)浸膏剂的制备方法

浸膏剂多用煎煮法或渗漉法制备。全部煎煮液或渗漉液应低温浓缩至稠膏状,加稀释剂或继续浓缩至规定的量。干浸膏制备过程中,可将浸膏摊铺在涂油或撒布一层药粉的烘盘内,在80℃以下干燥,制成薄片状物;也可在浸膏中掺入适量原药材细粉、淀粉稀释后再干燥(尽可能利用真空低温干燥或采用喷雾干燥)。

此外,也有采用回流法或浸渍法。在实际生产时,应根据品种和设备条件,选用能耗少、成本低、质量佳的方法。

三、质量检查

按照《中国药典》2015年版第四部(通则0189)相关项检查流浸膏剂、浸膏剂的乙醇量、甲醇量、装量、微生物限度,应符合规定。

1. 乙醇量 具体按照《中国药典》2015年版第四部(通则0711)乙醇量测定法检测,应符合规定。

2. 甲醇量 具体按照《中国药典》2015年版第四部(通则0871)甲醇量检查法检查,应符合规定。

3. 装量 具体按照《中国药典》2015年版第四部(通则0942)最低装量检查法检查,应符合规定。

4. 微生物限度 具体按照《中国药典》2015年版第四部(通则1105、通则1106及通则1107)微生物限度检查法检查,应符合规定。

四、举例

例1:当归流浸膏

【处方】当归(粗粉)1000g   70% 乙醇适量

【制法】取当归粗粉1000g,按照渗漉法,用70%乙醇作溶剂,浸渍48小时,缓缓渗漉,收集初漉液850ml,另器保存;继续渗漉,至漉液无色或微黄色为止。收集续漉液,在60℃以下浓缩至稠膏状,加入初漉液850ml,混合后,用70%乙醇稀释至1000ml,静置数日,滤过,即得。

【性状】本品为棕褐色的液体;气特异,味先微甜后转苦麻。

【功能与主治】调经。用于月经不调,痛经。

例2:刺五加浸膏

【处方】刺五加(粗粉)1000g   75% 乙醇适量

【制法】取刺五加粗粉1000g,加7倍量75%乙醇,连续回流提取12小时,滤过,滤液回收乙醇,浓缩成浸膏50g,即得。

【性状】本品为黑褐色的稠膏状物;气香,味微苦、涩。

【功能与主治】益气健脾,补肾安神。用于脾肾阳虚,体虚乏力,食欲不振,腰膝酸痛,失眠多梦。

学习小结

1. 学习内容

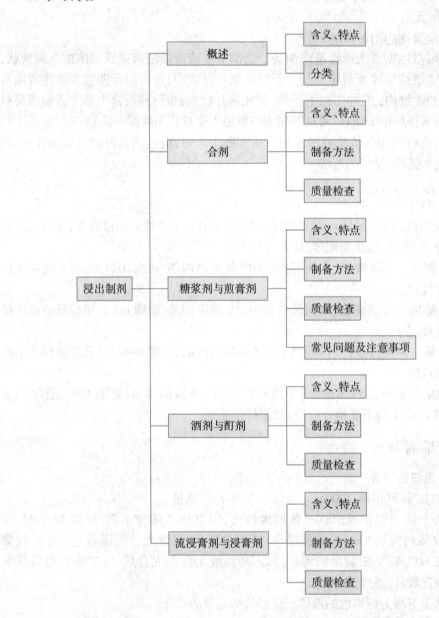

2. 学习方法

(1) 运用对比的学习方法,学习各浸出制剂的含义、特点、制备方法、质量检查及注意事项,可以加深记忆。还应特别注意糖浆剂和煎膏剂、流浸膏剂和浸膏剂以及酒剂和酊剂之间的异同点。

笔记

（2）在学习煎膏剂时还应了解煎膏剂"返砂"的原因及解决途径。

（李春花 张文君）

复习思考题

1. 简述浸出制剂的分类及其特点。
2. 简述合剂、糖浆剂、煎膏剂的制备方法。
3. 简述糖浆剂霉败、煎膏剂"返砂"的原因及解决办法。
4. 简述酒剂与酊剂的异同点。
5. 简述流浸膏剂与浸膏剂的异同点。

第九章

液 体 制 剂

学习目的

通过学习低分子溶液剂、高分子溶液剂、溶胶剂、乳剂、混悬剂等液体制剂,学会各类液体制剂的制备,为学习注射剂、软膏剂、气雾剂等剂型奠定基础。

学习要点

液体制剂的含义、分类;表面活性剂的性质与应用;增加药物溶解度的方法;乳剂、混悬剂的含义、特点、制备方法、质量评价;乳剂形成理论及其稳定性;乳化剂的类型及选用;混悬剂的稳定性及常用的稳定剂。

第一节 概 述

一、液体制剂的含义与特点

液体制剂(liquid pharmaceutical preparations)系指药物分散在适宜分散介质中制成的液体形态的制剂,可供内服或外用。制备时采用不同的分散方法可使药物以分子、离子、微粒等状态分散于液体分散介质中形成液体分散体系,被分散的药物称为分散相,分散介质亦称溶剂或分散媒。中药液体制剂由于采用的提取纯化工艺不同,分散系统比较复杂,可能几种分散状态并存,形成复合分散系统。液体制剂的理化性质、稳定性、药效及安全性均与药物的分散程度密切相关。

液体制剂的优点:①药物分散度大,吸收快,作用较迅速;②给药途径广泛,可内服,也可用于皮肤、黏膜和人体腔道等;③易于分剂量,服用方便,特别适用于儿童及老年患者;④减少药物的刺激性,通过调整液体制剂浓度,可减少固体药物(如溴化物、碘化物等)口服后由于局部浓度过高而引起的胃肠道刺激作用;⑤某些固体药物制成液体制剂后,可提高药物的生物利用度。

但液体制剂也存在一些不足:①药物分散度较大,且受分散介质的影响,易引起药物的化学降解,药效降低甚至失效;②液体制剂体积较大,携带、运输、贮存均不方便;③水性液体制剂易霉变,常需加入防腐剂;④非均相液体制剂的药物粒子比表面积较大,易产生物理稳定性变化等问题。

笔记

二、液体制剂的分类

(一) 按分散系统分类

根据药物粒子大小和体系均匀程度不同,液体制剂可分为:

1. 均相液体药剂 药物以分子或离子形式分散于分散介质中,形成均相分散体系。其中药物分子量小的称为低分子溶液剂(溶液型液体药剂),分子量大的称为高分子溶液剂。

2. 非均相液体药剂 药物以微粒或液滴形式分散于分散介质中,形成多相分散体系,包括溶胶剂、乳剂、混悬剂。

不同类型液体制剂的分散相粒子大小与特征见表 9-1。其中,高分子溶液剂和溶胶剂的分散相粒子大小均在 1~100nm 范围内,统称为胶体溶液。

表 9-1 分散体系中微粒大小与特征

类型	微粒大小(nm)	特征
低分子溶液剂	<1	以分子或离子分散的澄清溶液,均相,热力学稳定体系
高分子溶液剂	1~100	以分子或离子分散的澄清溶液,均相,热力学稳定体系
溶胶剂	1~100	以多分子聚集体分散形成的多相体系,非均相,热力学和动力学不稳定
乳状液型	>100	以液体微粒分散形成的多相体系,非均相,热力学和动力学不稳定
混悬液型	>500	以固体微粒分散形成的多相体系,非均相,热力学和动力学不稳定

(二) 按给药途径分类

1. 内服液体制剂 如芳香水剂、合剂、糖浆剂等。

2. 外用液体制剂

(1) 皮肤用液体制剂:如洗剂、搽剂、涂剂等。

(2) 五官科用液体制剂:如滴耳剂、滴鼻剂、含漱剂、滴牙剂等。

(3) 直肠、阴道、尿道用液体制剂:如灌肠剂、灌洗剂等。

三、液体制剂的常用溶剂

液体制剂的溶剂对药物的溶解或分散起重要作用。对低分子溶液剂、高分子溶液剂来说可称为溶剂,而对溶胶剂、混悬剂、乳剂来说则称为分散介质。

药物的溶解或分散状态与溶剂的种类和极性有着密切的关系,故溶剂的性质和质量直接影响液体制剂的制备方法、稳定性和药效。应根据药物性质、制剂要求和临床用途合理选择溶剂。

液体药剂的溶剂应对药物具有良好的溶解性和分散性;化学性质稳定,不与药物或附加剂发生反应;不影响药物的疗效;毒性小、无刺激性、成本低、无特殊异味。

(一) 极性溶剂

1. 水(water) 是最常用的溶剂,能与乙醇、甘油、丙二醇等溶剂以任意比例混合,能溶解绝大多数的无机盐类和极性大的有机药物,能溶解中药材中的生物碱盐、苷类、糖类、树胶、黏液质、鞣质、蛋白质、酸类及色素等。但有些药物在水中不稳定，易发生霉变，不宜长久贮存。配制水溶性液体制剂时应使用纯化水。

2. 甘油（glycerin） 为无色黏稠性液体，味甜，毒性小，能与水、乙醇、丙二醇以任意比例混合，对硼酸、苯酚和鞣质的溶解度比水大。甘油的吸水性很强，在外用制剂中具有保湿作用。含甘油 30% 以上有防腐作用，可供内服或外用，以外用制剂应用较多。

3. 二甲基亚砜（dimethyl sulfoxide，DMSO） 为无色澄明液体，具大蒜臭味，有较强的吸湿性，能与水、乙醇、丙二醇、甘油以任意比例混合，溶解范围广，常称为"万能溶剂"。能促进药物透过皮肤和黏膜的吸收，但对皮肤有一定的刺激性，高浓度时可引起皮肤红斑或水肿。

（二）半极性溶剂

1. 乙醇（alcohol） 是常用溶剂，为无色挥发性液体，可与水、甘油、丙二醇等溶剂以任意比例混合，能溶解大部分有机药物和中药材中的有效成分，如生物碱及其盐类、苷类、挥发油、树脂、鞣质、有机酸和色素等。20% 以上的乙醇即有防腐作用。但乙醇有一定的生理活性，且易挥发、易燃烧。

2. 丙二醇（propylene glycol） 为无色、无臭的黏性液体，毒性小，无刺激性，可作为内服及肌内注射用的溶剂。可与水、乙醇、甘油等溶剂以任意比例混合，能溶解许多有机药物如磺胺类药、局部麻醉药、维生素 A、维生素 D、性激素及大部分生物碱等，能促进药物透过皮肤和黏膜的吸收，一定比例的丙二醇和水的混合溶剂能延缓药物的水解，增加制剂稳定性。

3. 聚乙二醇（polyethylene glycol，PEG） 分子量在 1000 以下的聚乙二醇为无色或淡黄色澄明黏性液体，液体制剂常用 PEG300~600，能与水以任意比例混合，并能溶解许多水溶性无机盐和水不溶性有机药物，对易水解的药物也具有一定的稳定作用。

（三）非极性溶剂

1. 脂肪油（fatty oils） 是常用的非极性溶剂，常用麻油、花生油、橄榄油、豆油等植物油，不能与极性溶剂混合，能溶解游离生物碱、挥发油及许多芳香族化合物。多用于外用制剂，如洗剂、搽剂等。但脂肪油易酸败，与碱性药物可发生皂化反应，影响制剂质量。

2. 液状石蜡（liquid paraffin） 为无色透明、黏性油状液体，是从石油产品中分离得到的液状烃类混合物，化学性质稳定。能与非极性溶剂混合，能溶解生物碱、挥发油及一些非极性药物。分为轻质和重质两种，前者相对密度为 0.830~0.860，多用于外用液体制剂；后者相对密度为 0.845~0.890，多用于软膏剂、糊剂。

3. 油酸乙酯（ethyl oleate） 属脂肪油的代用品，为无色油状液体，有微臭，具有挥发性和可燃性，在空气中易氧化、变色，使用时需加入抗氧剂。能溶解甾体化合物、挥发油及其他油溶性药物，常作为外用溶液剂的溶剂。

此外，不同类型的液体制剂在制备时，应根据剂型的需要加入增溶剂、助溶剂、乳化剂、助悬剂、润湿剂等附加剂，以提高制剂的稳定性；有些药物有不良臭味，如氯霉素和生物碱类有苦味，鱼肝油有腥味，溴化钾、碘化钾等盐类有咸味，应适当添加矫味剂、着色剂等，矫正药物的不良臭味，便于患者服用。

第二节 表面活性剂

一、概述

自然界中物质相与相之间的交界面称为界面,其中气-液、气-固界面又称为表面。在界面或表面上所发生的一系列物理化学现象称为界面或表面现象。

1. 表面张力的概念 液体表面层的分子四周受力不对称,受垂直于表面向内的吸引力较大,因此液体自身产生了一种使表面分子向内运动的趋势,使表面自动收缩至最小面积,这种力就称为表面张力,用 σ 表示。

20℃时,水的表面张力为 $7.275 \times 10^{-2} N/m$。当溶剂中溶入溶质时,溶液的表面张力因溶质的加入而发生变化,如一些无机盐可以使水的表面张力略有增加,一些低级醇则使水的表面张力略有下降,而肥皂和洗衣粉可使水的表面张力显著下降,能使液体表面张力降低的性质即为表面活性。

2. 表面活性剂(surfactants 或 surface active agents) 系指具有很强的表面活性、能使溶液的表面张力显著下降的物质。作为表面活性剂还应具有增溶、乳化、润湿、去污、杀菌、消泡或起泡等应用性质,这是与一般表面活性物质的重要区别。

3. 表面活性剂的结构特点 表面活性剂之所以能显著降低表面(界面)张力,主要取决于其结构上的特点,即分子中同时具有亲水基团和亲油基团。表面活性剂分子一端为亲水的极性基团,可以是羧酸及其盐、磺酸及其盐、硫酸酯及其可溶性盐、磷酸酯基、氨基或胺基及其盐,也可以是羟基、酰胺基、醚键、羧酸酯基等;另一端为亲油的非极性基团,多为饱和或不饱和的烃链,烃链长度一般在 8 个碳原子以上。如肥皂是脂肪酸类($R—COO^-$)表面活性剂,其结构中的脂肪酸碳链($R—$)为亲油基团,解离的脂肪酸根($—COO^-$)为亲水基团。

二、表面活性剂的组成

根据分子组成特点和极性基团的解离特点,将表面活性剂分为离子型表面活性剂和非离子型表面活性剂。根据离子型表面活性剂所带电荷,又可分为阴离子型表面活性剂、阳离子型表面活性剂和两性离子型表面活性剂。

(一)阴离子型表面活性剂

阴离子型表面活性剂(anionic surfactants)中起表面活性作用的部分是阴离子,包括肥皂类、硫酸化物和磺酸化物。

1. 高级脂肪酸盐 即肥皂类,通式为 $(RCOO^-)_nM^{n+}$。脂肪酸烃链 R 一般在 C_{11}~C_{17} 之间,以硬脂酸、油酸、月桂酸等较常见。根据 M 的不同,又可分碱金属皂(一价皂)、碱土金属皂(二价皂)和有机胺皂(三乙醇胺皂)等。肥皂类均具有良好的乳化性能,但易被酸破坏,碱金属皂还可被钙、镁盐等破坏,电解质可使之盐析。因有刺激性,故一般只用于外用制剂。

2. 硫酸化物 主要包括硫酸化油和高级脂肪醇硫酸酯类,通式为 $R \cdot O \cdot SO_3^-M^+$,其中脂肪烃链 R 在 C_{12}~C_{18} 范围。硫酸化油的代表是硫酸化蓖麻油,俗称土耳其红油。硫酸化蓖麻油为无刺激性的去污剂和润湿剂,可代替肥皂洗涤皮肤,也可用于挥发油或水不溶性杀菌剂的增溶。高级脂肪醇硫酸酯类常用的是十二烷基硫酸钠(sodium lauryl sulfate,SLS)。高级脂肪醇硫酸酯类主要作为外用软膏剂的乳化剂,有时也用于片剂等固体制剂的润滑剂或增溶剂。

3. 磺酸化物 通式分别为 $R \cdot SO_3M^+$ 和 $RC_6H_4SO_3M^+$,主要包括脂肪族磺酸化物和烷基芳香族磺酸化物等。常用的品种有二辛基琥珀酸磺酸钠(阿洛索 -OT)、十二烷基苯磺酸钠等,水溶性及耐酸、耐钙、镁盐的性质虽比硫酸化物稍差,但即使在酸性水溶液中也不易水解,广泛用作洗涤剂。

(二) 阳离子型表面活性剂

阳离子型表面活性剂(cationic surfactants)中起表面活性作用的部分是阳离子,亦称阳性皂。其分子结构的主要部分是一个五价的氮原子,所以也称为季铵化物。常用品种有苯扎氯铵(洁尔灭)和苯扎溴铵(新洁尔灭)等。其特点是水溶性大,在酸性与碱性溶液中较稳定,具有良好的表面活性作用和杀菌作用,主要作为抑菌剂。

(三) 两性离子型表面活性剂

两性离子型表面活性剂(zwitterionic surfactants)分子结构中同时具有带正、负电荷的基团,在不同 pH 值介质中可表现出阳离子或阴离子表面活性剂的性质,根据来源不同分为天然和合成两类。

1. 天然的两性离子型表面活性剂 主要有卵磷脂(lecithin),其主要来源是大豆和蛋黄,根据来源不同,又可称大豆磷脂或蛋黄卵磷脂。卵磷脂的组成十分复杂,包括各种甘油磷脂,如磷脂酰胆碱、磷脂酰乙醇胺、丝氨酸磷脂、肌醇磷脂、磷脂酸等,还有糖脂、中性脂、胆固醇和神经鞘脂等。

不同来源和不同制备过程得到的卵磷脂中各组分的比例可发生很大的变化,从而影响其使用性能,当磷脂酰胆碱含量高时可作为水包油(O/W)型乳化剂,而当肌醇磷脂含量高时则为油包水(W/O)型乳化剂。卵磷脂外观为透明或半透明黄色或黄褐色油脂状物质,对热十分敏感,在 60℃ 以上数天内即变为不透明褐色;在酸性和碱性条件以及酯酶作用下容易水解;不溶于水,溶于氯仿、乙醚、石油醚等有机溶剂。卵磷脂是制备注射用乳剂及脂质微粒制剂的主要辅料。

2. 合成的两性离子型表面活性剂 包括氨基酸型和甜菜碱型,其阴离子部分主要是羧酸盐,其阳离子部分为胺盐或季铵盐,由胺盐构成者即为氨基酸型($RN^+H_2CH_2CH_2COO^-$),由季铵盐构成者即为甜菜碱型[$RN^+(CH_3)_2CH_2COO^-$]。氨基酸型在等电点时亲水性减弱,并可能产生沉淀;甜菜碱型则无论在酸性、中性及碱性溶液中均易溶,在等电点时也无沉淀。两性离子型表面活性剂在碱性水溶液中呈阴离子型表面活性剂的性质,具有很好的起泡、去污作用;在酸性溶液中则呈阳离子型表面活性剂的性质,具有很强的杀菌能力。常用的一类氨基酸型两性离子型表面活性剂 "Tego",杀菌力很强而毒性小于阳离子型表面活性剂。

(四) 非离子型表面活性剂

非离子型表面活性剂(nonionic surfactants)在水中不解离,分子中构成亲水基团的是甘油、聚乙二醇或山梨醇等多元醇,构成亲油基团的是长链脂肪酸或长链脂肪醇以及烷基或芳基等,二者以酯键或醚键相结合。根据亲水基团不同分为甘油酯类、多元醇类及聚氧乙烯类。

1. 甘油酯类 脂肪酸甘油酯由甘油和高级脂肪酸缩合而成的酯,主要是脂肪酸单甘油酯和脂肪酸二甘油酯。常用的有单硬脂酸甘油酯（glyceryl monostearate，GMS）等。脂肪酸甘油酯的外观根据其纯度可以是褐色、黄色或白色的油状、脂状或蜡状物质，熔点在 30~60℃，不溶于水，在水、热、酸、碱及酶等作用下易水解成甘油和脂肪酸。甘油酯型表面活性较弱，HLB 值为 3~4，主要用做油包水（W/O）型乳化剂。

2. 多元醇类　常用的是脂肪酸山梨坦，即失水山梨醇脂肪酸酯，商品名为司盘（span），是由山梨醇和不同的高级脂肪酸反应缩合而成的酯类化合物，其基本结构如下：

$$\text{R}=\text{C}_{11}\sim\text{C}_{17}\text{ 的烃基}$$

根据反应的脂肪酸的不同，可有多个品种，常用的有月桂酸山梨坦（span 20）、棕榈酸山梨坦（span 40）、硬脂酸山梨坦（span 60）、油酸山梨坦（span 80）等。脂肪酸山梨坦是黏稠状、白色至黄色的油状液体或蜡状固体，不溶于水，易溶于乙醇，在酸、碱和酶的作用下容易水解，亲油性较强。脂肪酸山梨坦的 HLB 值为 4.0~8.6，是常用的油包水（W/O）型乳化剂，也可在水包油（O/W）型乳剂中作为辅助乳化剂。

3. 聚氧乙烯类

（1）聚山梨酯（polysorbate）：即聚氧乙烯失水山梨醇脂肪酸酯，商品名为吐温（tween），系指由失水山梨醇脂肪酸酯与环氧乙烷反应生成的亲水性化合物。聚氧乙烯基的个数约为 20，可加成在山梨醇的多个羟基上，也是一种复杂的混合物，其基本结构如下：

$$\text{R}=\text{C}_{11}\sim\text{C}_{17}\text{ 的烃基}$$
$$x\text{、}y\text{、}z\text{ 表示不同的聚合度}$$

聚山梨酯类与司盘类的命名相对应，根据脂肪酸不同，可有多个品种，常用的有聚山梨酯 20（tween 20）、聚山梨酯 40（tween 40）、聚山梨酯 60（tween 60）、聚山梨酯 80（tween 80）等。聚山梨酯是黏稠的黄色液体，对热稳定，但在酸、碱和酶作用下易水解；由于分子中含有多个聚氧乙烯基，其亲水性大于亲油性；在水和乙醇以及多种有机溶剂中易溶，不溶于油，低浓度时在水中形成胶束，其增溶作用不受溶液 pH 值影响。聚山梨酯的 HLB 值为 10.5~16.7，主要用作增溶剂、水包油（O/W）型乳剂的乳化剂、分散剂和润湿剂。

（2）聚氧乙烯脂肪酸酯：商品名为卖泽（myrij），系指由多个聚乙二醇与高级脂肪酸缩合而成的酯，通式为 $\text{RCOO}(\text{CH}_2\text{CH}_2\text{O})_n\text{H}$。根据聚乙二醇部分的分子量和脂肪酸品种不同而有不同品种，常用的有聚氧乙烯 40 硬脂酸酯（Polyoxyethylene 40 stearate，S-40）等，多为乳白色、微具脂肪臭的蜡状半固体，可分散于热水，溶于乙醇、丙酮、乙醚、甲醇等,在液状石蜡、植物油中形成混浊液。这类表面活性剂有较强水溶性,乳化能力强,为 O/W 型乳化剂。

(3) 聚氧乙烯脂肪醇醚:商品名为苄泽(brij),系由多个聚乙二醇与高级脂肪醇缩合而成的醚,通式为 $R \cdot O(CH_2CH_2O)_nH$。常用的有 brij30 和 brij35 分别为不同分子量的聚乙二醇与月桂醇缩合物,多为淡黄色油状液体或白色糊状物,易溶于水和醇及多种有机溶剂,具有较强的亲水性。聚氧乙烯脂肪醇醚类的 HLB 值在 12~18 范围内,常用做增溶剂及 O/W 型乳化剂。

(4) 聚氧乙烯 - 聚氧丙烯共聚物:本品又称泊洛沙姆(poloxamer),商品名普朗尼克(pluronic),通式为 $HO(C_2H_4O)_x$-$(C_3H_6O)_y$-$(C_2H_4O)_zH$,x、y、z 表示不同的聚合度。泊洛沙姆根据共聚比例的不同,分子量可在 1000~14000。最常用的泊洛沙姆 188(pluronic F68)作为一种 O/W 型乳化剂,是目前用于静脉乳剂的极少数合成乳化剂之一,用本品制备的乳剂能够耐受热压灭菌和低温冰冻而不改变其物理稳定性。泊洛沙姆随分子量增加,从液体变为固体。随聚氧丙烯比例增加,亲油性增强;相反,随聚氧乙烯比例增加,亲水性增强。泊洛沙姆的 HLB 值为 0.5~30,具有乳化、润湿、分散、起泡和消泡等多种优良性能,但增溶能力较弱。

三、表面活性剂的基本性质

1. 表面活性剂的胶束

(1) 胶束的形成:当表面活性剂在溶液中的界面吸附达到饱和后继续加入表面活性剂,其分子则转入溶液中,因其亲油基团的存在,水分子与表面活性剂分子相互间的排斥力远大于吸引力,导致表面活性剂分子自身依赖范德华力相互聚集,形成亲油基团向内、亲水基团向外,在水中稳定分散、大小在胶体粒子范围的胶束(Micelle),见图 9-1。

(2) 临界胶束浓度(critical micelle concentration,CMC):系指表面活性剂分子在溶液中开始缔合形成胶束时的最低浓度。

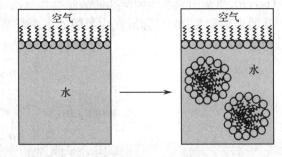

图 9-1 表面活性剂的胶束

在一定温度和一定的浓度范围内,表面活性剂的胶束有一定的分子缔合数。不同的表面活性剂胶束的分子缔合数各不相同,离子型表面活性剂的缔合数约在 10~100,少数大于 1000;非离子型表面活性剂的缔合数一般较大,如聚氧乙烯月桂醇醚在 25℃的缔合数为 5000。影响 CMC 的大小的因素:具有相同亲水基的同系列表面活性剂,若亲油基团越大,亲油基团越易缔合形成胶束,则 CMC 越小;在 CMC 时,溶液的表面张力基本上到达最低值;在 CMC 到达后的一定范围内,单位体积内胶束数量和表面活性剂的总浓度几乎成正比。

2. 亲水亲油平衡值

(1) HLB 值(hydrophile-lipophile balance,HLB):系指表面活性剂分子中亲水基团和亲油基团对油或水的综合亲和力。

（2）HLB 值的范围：根据经验，将表面活性剂的 HLB 值范围限定在 0~40，其中非离子表面活性剂的 HLB 值范围为 0~20，即完全由疏水碳氢基团组成的石蜡分子的 HLB 值为 0，完全由亲水性的聚氧乙烯基组成的聚氧乙烯的 HLB 值为 20，既有碳氢链又有聚氧乙烯链的表面活性剂的 HLB 值则介于两者之间。一些常用表面活性剂的 HLB 值见表 9-2。

表 9-2 常用表面活性剂的 HLB 值

表面活性剂	HLB 值	表面活性剂	HLB 值
十二烷基硫酸钠	40	聚山梨酯 21	13.3
油酸钾	20	聚山梨酯 61	9.6
油酸钠	18	聚山梨酯 81	10
泊洛沙姆 188	16	聚氧乙烯 400 单月桂酸酯	13.1
聚氧乙烯十六醇醚(西土马哥)	16.4	聚氧乙烯 400 单硬脂酸酯	11.6
聚氧乙烯月桂醇醚(平平加 O-20)	15.9	聚氧乙烯 400 单油酸酯	11.4
聚氧乙烯壬烷基酚醚(乳化剂 OP)	14.5	硬脂酸三乙醇胺皂	12
卖泽 52	16.9	蔗糖酯	5~13
卖泽 51	16	司盘 20	8.6
卖泽 49	15	司盘 40	6.7
卖泽 45	11.1	司盘 60	4.7
苄泽 35	16.9	司盘 65	2.1
苄泽 30	9.5	司盘 80	4.3
聚山梨酯 20	16.7	司盘 83	3.7
聚山梨酯 40	15.6	司盘 85	1.8
聚山梨酯 60	14.9	单硬脂酸丙二酯	3.4
聚山梨酯 65	10.5	单硬脂酸甘油酯	3.8
聚山梨酯 80	15	单油酸二甘油酯	6.1
聚山梨酯 85	11	二硬脂酸乙二酯	1.5

（3）HLB 值的意义：表面活性剂的 HLB 值越高，其亲水性越强；HLB 值越低，其亲油性越强。亲油性或亲水性很大的表面活性剂易溶于油或易溶于水，在溶液界面的正吸附量较少，故降低表面张力的作用较弱。

（4）HLB 值的应用：不同 HLB 值的表面活性剂的应用不同，HLB 值在 13~18，用作增溶剂；HLB 值在 13~16，用作去污剂；HLB 值在 8~18，用做 O/W 型乳化剂；HLB 值在 7~9，用作润湿剂；HLB 值在 3~6，用作 W/O 型乳化剂；HLB 值在 1~3，用作消泡剂等。

（5）HLB 值的计算：不同非离子型表面活性剂混合后的 HLB 值具有加和性，混合后的 HLB 值计算，用式（9-1）表示：

$$\text{HLB}_{AB}=\frac{\text{HLB}_A W_A+\text{HLB}_B W_B}{W_A+W_B} \tag{9-1}$$

式中，HLB_{AB} 为混合表面活性剂的 HLB 值；HLB_A、HLB_B 为 A、B 表面活性剂的

笔记

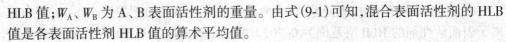

HLB 值;W_A、W_B 为 A、B 表面活性剂的重量。由式(9-1)可知,混合表面活性剂的 HLB 值是各表面活性剂 HLB 值的算术平均值。

3. 克氏点

(1) 克氏点(krafft point):对于离子型表面活性剂,温度上升主要是增加增溶质在胶束中的溶解度以及增加表面活性剂的溶解度。离子型表面活性剂在水中的溶解度随温度升高而增大,当温度升高至某一点时,其溶解度急剧升高,该温度称为克氏点。

(2) 克氏点的意义:克氏点时相对应的溶解度即为该离子型表面活性剂的临界胶束浓度。克氏点是离子型表面活性剂的特征值,只有在温度高于克氏点时表面活性剂才能更大程度地发挥作用。如十二烷基硫酸钠和十二烷基磺酸钠的克氏点分别约为 28℃和 70℃,显然,后者在室温时的表面活性不够理想。

4. 昙点

(1) 昙点(cloud point):对于含有聚氧乙烯基的非离子型表面活性剂,当温度上升到某一程度时,聚氧乙烯链与水之间的氢键断裂,发生强烈脱水和收缩,使增溶空间减小,增溶能力下降,溶解度急剧下降和析出,溶液出现混浊的现象称为起昙或起浊,此时的温度称为昙点或浊点。

(2) 影响昙点的因素:在聚氧乙烯链相同时,碳氢链越长,昙点越低;在碳氢链长相同时,聚氧乙烯链越长则昙点越高。如聚山梨酯 20 为 90℃,聚山梨酯 60 为 76℃,聚山梨酯 80 为 73℃。大多数此类表面活性剂的昙点在 70~100℃,但很多聚氧乙烯类非离子型表面活性剂在常压下观察不到昙点,如泊洛沙姆 108、泊洛沙姆 188 等。

5. 表面活性剂的毒性　通常阳离子型表面活性剂的毒性最大,其次是阴离子型表面活性剂,非离子型表面活性剂毒性最小,两性离子型表面活性剂的毒性小于阳离子型表面活性剂。

非离子型表面活性剂的溶血作用较轻微,在亲水基为聚氧乙烯基的非离子型表面活性剂中,以聚山梨酯类的溶血作用最小,其顺序为:聚氧乙烯烷基醚 > 聚氧乙烯芳基醚 > 聚氧乙烯脂肪酸酯 > 聚山梨酯类;聚山梨酯 20> 聚山梨酯 60> 聚山梨酯 40> 聚山梨酯 80。

四、表面活性剂在中药制剂中的应用

表面活性剂常用做增溶剂、起泡剂、消泡剂、去污剂、抑菌剂或消毒剂、乳化剂、润湿剂等,有关增溶剂、乳化剂和润湿剂的应用可参见本章第三节、第六节和第七节。

1. 起泡剂和消泡剂

(1) 泡沫的产生:泡沫是一层很薄的液膜包围的气体,是气体分散在液体中的分散体系。一些含有表面活性剂或具有表面活性物质的溶液,如中草药的乙醇或水浸出液,含有皂苷、蛋白质、树胶以及其他高分子化合物的溶液,当剧烈搅拌或蒸发浓缩时,可产生稳定的泡沫。

(2) 起泡剂:通常有较强的亲水性和较高的 HLB 值表面活性剂,在溶液中可降低液体的界面张力而使泡沫稳定,这些物质即称为"起泡剂"。

(3) 消泡剂:在产生稳定泡沫的情况下,加入一些 HLB 值为 1~3 的亲油性较强的表面活性剂,则可与泡沫液层争夺液膜表面而吸附在泡沫表面上,代替原来的起泡剂,而其本身并不能形成稳定的液膜,故使泡沫破坏,这种用来消除泡沫的表面活性剂称为"消泡剂"。少量的辛醇、戊醇、醚类、硅酮等也可起到类似作用。

2. 去污剂　去污剂(又称洗涤剂)是用于除去污垢的表面活性剂,HLB 值一般为 13~16。常用的去污剂有油酸钠和其他脂肪酸的钠皂、钾皂、十六烷基硫酸钠或十二烷基苯磺酸钠等阴离子型表面活性剂。去污的机制较为复杂,包括对污物表面的润湿、分散、乳化、增溶、起泡等多种过程。

3. 抑菌剂或消毒剂　大多数阳离子型表面活性剂和两性离子型表面活性剂都可用做抑菌剂,少数阴离子型表面活性剂也有类似作用,如甲酚皂、甲酚磺酸钠等。这些表面活性剂在水中都有比较大的溶解度,根据使用浓度,可分别用于手术前皮肤消毒、伤口或黏膜消毒、器械消毒和环境消毒等。

第三节　增加药物溶解度的方法

有些药物在水中的溶解度较小,为了增加其溶解度,制成溶液型液体制剂,常采用加入增溶剂、助溶剂、制成盐类或使用混合溶剂等方法。

一、增溶

1. 增溶剂(solubilizers)　具有在水溶液中达到 CMC 后,能使一些水不溶性或微溶性物质在胶束溶液中溶解度显著增加,形成透明胶体溶液作用的表面活性剂称为增溶剂,被增溶的物质称为增溶质。每 1 克增溶剂能增溶药物的克数称为增溶量。

2. 增溶剂的种类　对于以水为溶剂的药物,增溶剂的最适 HLB 值为 15~18。常用的增溶剂有肥皂类、聚山梨酯类和聚氧乙烯脂肪酸酯类等表面活性剂。如甲酚在水中的溶解度仅 2% 左右,但在肥皂溶液中却能提高到 50%。在药剂中,一些挥发油、脂溶性维生素、甾体激素等难溶性药物常可借此增溶,形成澄明溶液及提高浓度。

3. 最大增溶浓度　胶束增溶体系是热力学稳定体系也是热力学平衡体系。在 CMC 以上,随着表面活性剂用量的增加,胶束数量增加,增溶量也相应增加。当表面活性剂用量为 1 克时增溶药物达到饱和的浓度为最大增溶浓度(maximum additive concentration,MAC)。此时继续加入增溶质,若增溶质为液体,体系将转变成乳浊液;若增溶质为固体,则溶液中将有沉淀析出。显然,表面活性剂 CMC 及缔合数不同,MAC 就不同。CMC 越低、缔合数越大,MAC 就越高。如 1g 聚山梨酯 80 和聚山梨酯 20 可增溶丁香油的量分别为 0.25g 和 0.19g。

4. 增溶剂的增溶原理　表面活性剂之所以能增加难溶性药物在水中的溶解度,是表面活性剂在水中形成"胶束"的结果。由于胶束的内部与周围溶剂的介电常数不同,难溶性药物根据自身的化学性质,以不同方式与胶束相互作用,使药物分子分散在胶束中。非极性药物溶解在胶束的烃核内部(非极性中心区);半极性药物因其分子中既有极性基团又有非极性基团,非极性基团插入胶束的非极性中心区,而其极性基团则伸入胶束的亲水基团方向,在胶束中作定向排列;极性药物则完全分布在胶束的栅状层(亲水基之间)中。

5. 增溶剂的加入顺序　应先将药物与增溶剂混合,然后再加水稀释则增溶效果好;若将增溶剂溶于水后再加入药物,则药物几乎不溶。

二、助溶

1. 助溶剂（hydrotropic agents） 难溶性药物与加入的能与其在溶剂中形成可溶性分子间的络合物、复盐或缔合物等，以增加药物在溶剂（主要是水）中的溶解度的第三种物质称为助溶剂。

2. 助溶剂的种类 助溶剂多为低分子化合物（不是表面活性剂），主要分为三类：一类是有机酸及其钠盐，如苯甲酸钠、水杨酸钠、对氨基水杨酸钠等；另一类是酰胺化合物，如乌拉坦、尿素、烟酰胺、乙酰胺等；此外，还有一类是某些无机化合物如碘化钾（KI）等也可做助溶剂。

3. 应用举例 如咖啡因在水中的溶解度为 1∶50，加适量苯甲酸钠后溶解度增大至 1∶1.2；茶碱在水中的溶解度为 1∶120，加乙二胺后溶解度为 1∶5。咖啡因加适量苯甲酸钠后形成分子复合物苯甲酸钠咖啡因，使其溶解度增大；而茶碱在水中是与所加乙二胺形成氨茶碱，溶解度可增加到 1∶5。

三、制成盐类

难溶性弱酸和弱碱性药物，可制成盐而增加其溶解度。将含碱性基团的药物如奎宁、可卡因、普鲁卡因等，加酸（常用盐酸、硫酸、磷酸等无机酸和枸橼酸、酒石酸、醋酸等有机酸）制成盐类，以增加在水中溶解度；将酸性药物如水杨酸、对氨基水杨酸等，加碱（常用碳酸钠、碳酸氢钠等）制成盐，增加水中溶解度。如乙酰水杨酸制成钙盐在水中溶解度增大，且比钠盐稳定；又如磺胺嘧啶在水中溶解度为 1∶1700，而磺胺嘧啶钠则为 1∶2.5。应注意药物制成盐后其溶解度增加，但稳定性、刺激性、毒性、疗效等也常发生变化。

四、使用潜溶剂

1. 潜溶剂（cosolvents） 难溶性药物在一种溶剂中的溶解度较小，当使用两种或多种混合溶剂，且混合溶剂中各溶剂达到某一比例时，该药物的溶解度在其中出现极大值，这时的混合溶剂称为潜溶剂。

2. 潜溶剂的种类 与水形成潜溶剂的有乙醇、丙二醇、甘油、聚乙二醇等。

3. 应用举例 如苯巴比妥难溶于水，制成钠盐虽能溶于水，但因水解而沉淀和变色，使用聚乙二醇与水的混合溶剂后，由于混合溶剂的极性与其相似，故使其溶解度增加而且稳定，可制成注射剂使用。

4. 潜溶剂的影响 药物在潜溶剂中的溶解度，与潜溶剂的种类、潜溶剂中各溶剂的比例有关。潜溶剂能提高药物溶解度的原因，一般认为是两种溶剂间发生氢键缔合或潜溶剂改变了原来溶剂的介电常数。选用潜溶剂时，无论采用何种给药途径，必须考虑其毒性。如果是注射给药还要考虑生理活性、刺激性、溶血、降压、过敏等。

第四节 溶液型液体制剂

溶液型液体制剂系指小分子药物以分子或离子状态分散在溶剂中形成的均相液体制剂，可供内服或外用，主要有溶液剂、芳香水剂、甘油剂、醋剂等。药物一般为低分子的化学药物或中药挥发性物质,溶剂多用水,也有用乙醇或油为溶剂,制备时根据需要可加入增溶剂、助溶剂、抗氧剂、矫味剂、着色剂等附加剂。

一、溶液剂

1. 溶液剂(solutions) 系指原料药物溶解于适宜溶剂中制成的澄清液体制剂。溶液剂不得有沉淀、混浊或异物。

2. 溶液剂的制备 溶液剂一般用溶解法、稀释法或化学反应法制备。

(1) 溶解法:一般取处方总量 1/2~3/4 溶剂,加入药物搅拌使溶解,滤过,再通过滤器加溶剂至全量,搅匀,即得。其工艺流程如下:

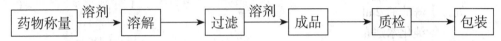

(2) 稀释法:先将药物配制成高浓度溶液,再用溶剂稀释至所需浓度,搅匀,即得。

(3) 化学反应法:除有特殊规定外,配制时应先将相互反应的药物分别用适量溶剂溶解,然后将其中一种药物溶液缓慢地加入到另一种药物溶液中,随加随搅拌,待化学反应完成,滤过,通过滤器加适量溶剂至全量,搅匀,即得。

(4) 溶液剂制备时应注意的问题:①易溶但溶解缓慢的药物,制备时应采用粉碎、搅拌、加热等措施加速药物溶解;②溶解度较小的药物,应先将其溶解后再加入其他药物;③难溶性药物可加入适量增溶剂或助溶剂提高药物溶解度;④为避免药物损失,易氧化药物溶解时,应将溶剂放冷后再溶解药物,并加适量抗氧剂,挥发性药物应在其他药物溶解后再加入。

3. 举例

例:复方碘溶液

【处方】碘 50g　　　碘化钾 100g

　　　　　纯化水加至 1000ml

【制法】取碘化钾,加纯化水 100ml 溶解后,加入碘,搅拌使溶解;再加纯化水至1000ml,即得。

【注解】碘化钾为助溶剂,溶解碘化钾时应尽量少用水,以增加碘化钾浓度,有利于碘与碘化钾形成络合物而溶解。

二、芳香水剂与露剂

1. 含义

(1) 芳香水剂(aromatic waters):系指挥发油或其他芳香挥发性药物的饱和或近饱和的水溶液。也有用水和乙醇为混合溶剂制成药物含量较高的浓芳香水剂,临用时再稀释。

(2) 露剂(distillates):系指含挥发性成分的饮片用水蒸气蒸馏法制成的芳香水剂,亦称药露。

芳香水剂与露剂应澄清,不得有异物、酸败等变质现象。根据需要可加入适宜的防腐剂和矫味剂。

2. 制备

(1) 芳香水剂的制备:芳香水剂一般用溶解法、稀释法制备。①溶解法:取挥发油

153

或挥发性药物细粉,加纯化水适量,用力振摇使成饱和溶液,滤过,通过滤器加适量纯化水至全量,搅匀,即得。制备时也可先加适量滑石粉与挥发油研匀,再加纯化水溶解。②稀释法:取浓芳香水剂,加纯化水稀释,搅匀,即得。

(2) 露剂的制备:露剂用水蒸气蒸馏法制备。取含挥发性成分的药材饮片,置蒸馏器中,加适量水浸泡一定时间,用水蒸气蒸馏,收集的蒸馏液应及时盛装在灭菌的洁净干燥容器中,除去蒸馏液中过量的挥发性物质或重蒸馏一次。必要时以润湿的滤纸滤过,使呈澄清溶液,即得。

3. 举例

例1:薄荷水

【处方】薄荷油 2ml　　　　　滑石粉 15g
　　　　纯化水适量

【制法】取薄荷油,加入滑石粉,置研钵中研匀,移至细口瓶中,加入纯化水,加盖,振摇 10 分钟后,滤过至澄清;再由滤器上添加适量纯化水,使成 1000ml,即得。

【注解】本品为薄荷油的饱和水溶液,处方用量为溶解量的 4 倍,配制时不能完全溶解。滑石粉为分散剂,可增加药物的分散度,以加速薄荷油的溶解,并可吸附剩余的薄荷油,以利于溶液的澄清。但所用的滑石粉不宜过细,以免滤液浑浊。

例2:地骨皮露

【处方】地骨皮 125g

【制法】取地骨皮,加水蒸馏,收集蒸馏液 1000ml,加防腐剂适量,混匀,灌封,灭菌,即得。

三、甘油剂与醑剂

(一) 甘油剂

甘油剂(glycerins)系指药物溶解于甘油中制成的液体制剂,专供口腔、耳鼻喉科疾病的外用治疗。甘油对碘、酚、硼酸、鞣酸等药物有较好的溶解能力,制成的溶液也较稳定。但甘油剂吸湿性较大,应密闭保存。

甘油剂一般用溶解法制备,如碘甘油;或化学反应法制备,如硼酸甘油。

(二) 醑剂

醑剂(spirits)系指挥发性药物的浓乙醇溶液,供外用或内服。除用于治疗外,醑剂也可作芳香矫味剂,如复方橙皮醑、薄荷醑等。醑剂应规定含醇量,一般为 60%~90%。由于挥发油易氧化变质且易挥发,故醑剂应贮藏于密闭容器中,置冷暗处保存,且不宜长期贮藏。

醑剂一般用溶解法或蒸馏法制备。

(三) 举例

例:樟脑醑

【处方】樟脑 100g　　　　　乙醇适量
　　　　共制成 1000ml

【制法】取樟脑溶于 800ml 乙醇中,再加乙醇制成全量,即得;必要时滤过,滤过时先应用乙醇冲洗滤器与滤材,再进行滤过。

【注解】本品为无色液体,有樟脑的特臭,含醇量应为 80%~87%。

第五节　胶体溶液型液体制剂

一、概述

胶体溶液型液体制剂系指质点大小在 1~100nm 范围的分散相分散在适宜分散介质中制成的液体制剂。分散介质一般多用水,少数为非水溶剂。

高分子化合物以单分子形式分散于溶剂中形成的溶液称为高分子溶液,如蛋白质、酶、纤维素类溶液及淀粉浆、胶浆、右旋糖酐、聚维酮溶液等。分散相质点以多分子聚集体(胶体微粒)分散于溶剂中则称为溶胶,如氧化银溶胶。

二、高分子溶液剂

1. 高分子溶液剂(polymer solutions)　系指高分子化合物溶解于溶剂中制成的均相液体制剂,属于热力学稳定体系。亲水性强的高分子化合物以水为溶剂时能与水发生水化作用,水化后以分子状态分散于水中形成高分子溶液,称为亲水性高分子溶液,又称亲水胶体溶液,如蛋白质类、酶类、纤维素衍生物等。亲水性弱的高分子化合物溶解于非水溶剂中形成高分子溶液,称为非亲水性高分子溶液,如玉米朊乙醇溶液。

2. 高分子溶液剂的稳定性　高分子溶液的稳定性与高分子的水化膜和荷电性有关。高分子化合物的亲水基能与水形成较牢固的水化膜,可阻碍分子间的相互聚集,使高分子溶液处于稳定状态。但高分子溶液的水化膜及荷电性发生变化时,则易发生聚结沉淀。如向高分子溶液中加入大量电解质或乙醇、丙酮等脱水剂时,会破坏高分子质点水化膜而使其凝结沉淀,前者称为盐析;带相反电荷的两种高分子的溶液混合时,两种高分子因电荷中和而发生絮凝,加入絮凝剂或溶液 pH 值发生改变也会使高分子溶液聚集沉淀。

3. 高分子溶液剂的制备　高分子溶液一般采用溶解法制备。

(1) 有限溶胀与无限溶胀:高分子化合物溶解时首先要经过溶胀过程。溶胀系指水分子渗入到高分子化合物分子间的空隙中,与高分子中的亲水基团发生水化作用而使其体积膨胀,使高分子空隙间充满了水分子,这一过程称为有限溶胀。由于高分子空隙间存在水分子,使高分子的分子间作用力(范德华力)降低,溶胀过程继续进行,最后高分子化合物完全分散在水中而形成高分子溶液,这一过程称为无限溶胀。无限溶胀过程常需要经过搅拌或加热等过程才能完成。高分子化合物的溶解过程亦称为胶溶。

(2) 典型高分子溶液剂的制备:制备明胶溶液时,先将明胶碎成小块,置水中浸泡 3~4 小时,使其吸水膨胀(有限溶胀过程),然后加热并搅拌使其形成明胶溶液(无限溶胀过程)。琼脂、阿拉伯胶、西黄蓍胶、羧甲基纤维素钠等在水中的溶解过程均与明胶相同。淀粉遇水立即膨胀,但无限溶胀过程必须加热至 60~70℃才能制成淀粉浆。甲基纤维素则可直接溶于冷水中。

三、溶胶剂

1. 溶胶剂(sols)　系指固体药物以多分子聚集体分散于水中形成的非均相的液

体制剂,亦称疏水胶体溶液。溶胶剂具有极大的分散度,分散相粒子与溶剂之间存在相界面,属热力学不稳定体系。

将药物分散成溶胶状态,会出现吸收增大或异常现象,其药效会出现显著变化。如硫粉末在肠道不吸收,但胶体硫在肠道极易吸收,以致中毒导致死亡。

2. 溶胶剂的双电层构造 溶胶剂中胶体微粒由于本身的解离或吸附溶液中某种离子而带电荷,带电的微粒表面必然吸引带相反电荷的离子,称为反离子。胶粒上既有的带电离子与大部分反离子形成吸附层;少部分反离子扩散到溶液中,形成与吸附层电荷相反的扩散层。这种由吸附层和扩散层构成的电性相反的带电层称为双电层,也称扩散双电层,双电层之间的电位差称 ζ 电位。在电场的作用下,胶粒向与其自身电荷相反方向移动。ζ 电位的高低取决于反离子在吸附层和溶液中分布量的多少,吸附层中反离子愈多则溶液中反离子愈少,ζ 电位就愈低,反之,吸附层中反离子愈少 ζ 电位愈高。由于胶粒电荷之间的排斥作用,可阻止胶粒因碰撞而发生聚集,ζ 电位愈高斥力愈大,溶胶也就愈稳定,所以大多数情况下可用 ζ 电位作为评价溶胶稳定性的指标。ζ 电位降至 20mV 以下时,溶胶剂产生聚结不稳定性,同时,由于双电层中离子的水化作用,使胶粒周围形成弱水化膜。胶粒的电荷愈多,扩散层愈厚,水化膜也愈厚,溶胶剂愈稳定。

3. 溶胶剂的性质

(1) 光学性质:当光线通过溶胶剂时,由于胶粒粒度小于自然光波长引起光散射,从侧面可见到圆锥形光束,称为丁铎尔(Tyndall)效应,这是溶胶剂区别于低分子溶液剂的一个基本特征。

(2) 电学性质:溶胶剂由于存在双电层结构,在电场的作用下,胶粒或分散介质会发生移动,产生电位差,这种现象称为界面动电现象。溶胶的电泳现象即是由界面动电现象所引起的。

(3) 动力学性质:溶胶剂中的胶粒受溶剂水分子不规则的撞击而产生不规则运动,称为布朗(Brown)运动。胶粒愈小,运动速度愈大。溶胶粒子的扩散速度、沉降速度及分散介质的黏度均与溶胶的动力学性质有关。

(4) 稳定性:溶胶剂属于热力学和动力学不稳定体系。热力学不稳定主要表现为胶粒的聚结现象,但胶粒表面电荷产生的静电斥力及胶粒荷电所形成的水化膜均可增加溶胶的聚结稳定性。动力学不稳定性主要表现为重力沉降,但由于胶粒的布朗运动,使胶粒能克服重力作用而使其沉降速度缓慢,增加了溶胶的动力学稳定性。

向溶胶剂中加入亲水性高分子溶液至一定浓度时,由于足够数量的高分子物质被吸附在胶粒表面,形成类似高分子粒子的表面结构,使其不易发生聚集,增加溶胶的稳定性,这种现象称为保护作用,形成的溶液称为保护胶体。但若加入溶胶的高分子化合物量太少,则反而降低了溶胶的稳定性,甚至引起聚集,这种现象称为敏化作用。

在溶胶剂中加入带相反电荷的溶胶或电解质时,由于电中和使 ζ 电位降低,同时减少了水化层厚度,使胶粒产生聚集而加速沉降。

4. 溶胶剂的制备 溶胶剂可采用分散法和凝聚法制备。

(1) 分散法:①机械分散法:常采用胶体磨进行制备,适用于脆而易碎的药物,将药物、分散介质、附加剂加入至胶体磨中,在转速 10 000 转/分条件下可将药物粉碎至胶体粒子范围,可以制备质量很高的溶胶剂;②胶溶法:系指使新生成的粗分散相粒子重新分散的方法;③超声波分散法:系指利用频率大于 20kHz 的超声波所产生的能量使粗分散相粒子分散成溶胶剂的方法。

(2) 凝聚法:①物理凝聚法:系指改变分散介质的性质使溶解的药物凝聚成为凝胶的方法;②化学凝聚法:系指借助于氧化、还原、水解、复分解等化学反应制备溶胶的方法。

第六节 乳状液型液体制剂

一、概述

1. 乳剂(emulsions) 系指互不相溶的两相液体混合,其中一相液体以液滴状态分散于另一相液体中形成的非均相的液体制剂,又称乳状液型液体制剂。其中形成液滴的液体称为分散相、内相或非连续相,另一相液体则称为分散介质、外相或连续相。

2. 乳剂的组成 乳剂中一相为水或水性溶液称为水相,用 W 表示;另一与水不相混溶的相称为油相,用 O 表示。乳剂由水相(W)、油相(O)和乳化剂组成,三者缺一不可。根据乳化剂的种类、性质及相比形成水包油(O/W)型或油包水(W/O)型,也可制备复乳,如 W/O/W 型或 O/W/O 型。

3. 乳剂的特点 ①乳剂中液滴的分散度很大,药物吸收和药效的发挥很快,有利于提高生物利用度;②油性药物制成乳剂能保证剂量准确,而且使用方便;③O/W 型乳剂可掩盖药物的不良臭味,并可加入矫味剂;④外用乳剂能改善对皮肤、黏膜的渗透性,减少刺激性;⑤静脉注射乳剂注射后分布较快、药效高、有靶向性;⑥静脉营养乳剂,是高能营养输液的重要组成部分。

乳剂可以口服、外用、肌肉和静脉注射,药剂学中液体制剂、注射剂、栓剂、软膏剂、气雾剂等都有乳剂型制剂存在,所以乳剂在理论上和制备方法上对药剂学中其他剂型都有指导意义。

4. 乳剂的鉴别 鉴别乳剂类型的方法见表 9-3。

表 9-3 鉴别乳剂类型的方法

项目	O/W 型乳剂	W/O 型乳剂
外观	通常为乳白色	接近油的颜色
稀释	可用水稀释	可用油稀释
导电性	导电	几乎不导电
油性染料	油相被染色(内相)	油相被染色(外相)
水性染料	水相被染色(外相)	水相被染色(内相)

5. 乳剂的种类 根据乳滴的大小,将乳剂分为普通乳(emulsions)、亚微乳(submicroemulsions)和纳米乳(nanoemulsions),其中亚微乳及纳米乳通常又合称为微乳(Microemulsions)。

二、乳剂的形成理论

乳剂是由水相、油相和乳化剂组成的液体制剂,但要制成符合要求的稳定的乳

157

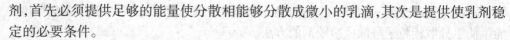

剂,首先必须提供足够的能量使分散相能够分散成微小的乳滴,其次是提供使乳剂稳定的必要条件。

(一) 降低界面张力

1. 原因 当水相与油相混合时,用力搅拌即可形成液滴大小不同的乳剂,但很快会合并分层。这是因为形成乳剂的两种液体之间存在界面张力,两相间的界面张力愈大,界面自由能也愈大,形成乳剂的能力就愈小;两相液体形成乳剂的过程,也是两相液体间新界面形成的过程,乳滴愈细新增加的界面就愈大,如边长为 1cm 的立方体总表面积为 $6cm^2$,若保持总体积不变边长变为 $1\mu m$ 时,则总表面积变为 $60\ 000cm^2$,表面积增加 1 万倍;乳剂的分散度越大,新界面增加就越多,而乳剂粒子的界面自由能也就越大。这时乳剂就有很大地降低界面自由能的趋势,促使乳滴变大甚至分层,所以乳剂属于热力学不稳定分散体系。

2. 降低界面张力的方法 为保持乳剂的分散状态和稳定性,必须降低界面张力,一是乳剂粒子自身形成球体,因为体积相同时以球体表面积最小;其次在保持乳剂分散度不变的前提下,为最大限度地降低界面张力和界面自由能,使乳剂保持一定的分散状态,就必须加入乳化剂。

(二) 形成牢固的乳化膜

1. 乳化膜(emulsifying layer) 乳化剂被吸附于乳滴的表面上,在降低油、水间的界面张力和界面自由能的同时,也使乳化剂在乳滴周围有规律的定向排列成膜。

2. 乳化膜的类型 乳化膜主要有 4 种类型。

(1) 单分子乳化膜:表面活性剂类乳化剂被吸附于乳滴表面,有规律地定向排列成单分子乳化剂层,称为单分子乳化膜,增加了乳剂的稳定性。若乳化剂是离子型表面活性剂,那么形成的单分子乳化膜是离子化的,乳化膜本身带有电荷,由于电荷互相排斥,阻止乳滴的合并,使乳剂更加稳定。

(2) 多分子乳化膜:亲水性高分子化合物类乳化剂,在乳剂形成时被吸附于乳滴的表面,形成多分子乳化剂层,称为多分子乳化膜。强亲水性多分子乳化膜不仅阻止乳滴的合并,也增加分散介质的黏度,使乳剂更稳定,如阿拉伯胶作乳化剂就能形成多分子乳化膜。

(3) 固体微粒乳化膜:作为乳化剂使用的固体微粒对水相和油相有不同的亲合力,因而对油、水两相表面张力有不同程度的降低;在乳化过程中固体微粒被吸附于乳滴表面,在乳滴表面上排列成固体微粒膜,起阻止乳滴合并的作用,增加乳剂的稳定性,这样的固体微粒层称为固体微粒乳化膜。如硅皂土、氢氧化镁等都可作为固体微粒乳化剂使用。

(4) 复合凝聚膜:由两种或两种类型以上的不同乳化剂组成的乳化膜。更牢固,制成的乳剂也更稳定,如胆固醇与十二烷基硫酸钠、阿拉伯胶与硬脂酸钠等。

3. 乳化膜的作用:乳化剂在乳滴表面上排列越整齐,乳化膜就越牢固,乳剂也就越稳定。乳化剂的重要作用之一是降低油、水之间的界面张力,与此同时可阻止乳滴的合并。

(三) 形成电屏障

1. 电荷的来源 乳剂分散相所带电荷的来源有电离、吸附和小液滴与介质间的摩擦,其主要来源是小液滴表面吸附了可以电离的乳化剂离子。

2. 电荷的作用 分散相小液滴上的电荷互相排斥或形成双电层结构,有利于乳剂的稳定。

(四) 确定形成乳剂的类型

常用的乳剂类型有 O/W 型和 W/O 型,复合乳剂有 W/O/W 型或 O/W/O 型。制备乳剂前需确定要制备乳剂的类型。

1. 决定乳剂类型的因素 主要是乳化剂的性质(乳化剂的 HLB 值)和油水两相比例,其次是形成乳化膜的牢固性、相容积比、温度、制备方法等。

2. 乳化剂的亲油、亲水性 是决定乳剂类型的主要因素。乳化剂分子中含有亲水基和亲油基,形成乳剂时,亲水基伸向水相,亲油基伸向油相。亲水基大于亲油基时,乳化剂伸向水相的部分较大,使水的表面张力降低很大,可形成 O/W 型乳剂。天然的或合成的亲水性高分子乳化剂,亲水基特别大,而亲油基表现得很弱,降低水相的表面张力大而形成 O/W 型乳剂。亲油基大于亲水基时,乳化剂伸向油相的部分较大,使油的表面张力降低很大,则形成 W/O 型乳剂。

固体微粒类乳化剂,若亲水性大则被水相湿润,降低水的表面张力大,形成 O/W 型乳剂。若亲油性大则被油润湿,降低油的表面张力大,形成 W/O 型乳剂。

(五) 适当的相比

1. 原因 油、水两相的容积比简称为相比(phase volume ratio)。从几何学的角度看,具有相同粒径的球体,最紧密填充时,球体所占最大体积为 74%,如果球体之间再填充不同粒径的小球体,球体所占总体积可达 90%。但实际上制备乳剂时,分散相的浓度低于 25% 时,由于分散相运动阻力小、分散空间大,乳剂很快分层;而分散相的浓度超过 50% 时,乳滴之间的距离很近,乳滴易发生碰撞而合并或引起转相,反而使乳剂不稳定。

2. 分散相浓度 在制备乳剂时应考虑油、水两相的相比,分散相浓度一般在 25%~50% 之间,以利于乳剂的形成和稳定。

三、乳化剂

乳剂中除了油相和水相外,必不可少的组成材料就是乳化剂。同时由于乳剂中含有的大量水分、油、脂等原料是许多微生物的理想培养基,以及药物不稳定等因素,因此在乳剂中还需根据需要添加防腐剂、抗氧剂等附加剂。

(一) 概述

1. 乳化剂(emulsifiers) 在乳剂中能使一相液体以细小液滴的形式分散在另一相不相混溶液体中形成乳浊液的附加剂,称为乳化剂。乳化剂是乳剂的重要组成部分,在乳剂形成、增加稳定性以及药效发挥等方面起重要作用。

2. 优良乳化剂条件 ①应有较强的乳化能力,并能在乳滴周围形成牢固的乳化膜;②应有一定的生理适应能力,不应对机体产生近期的和远期的毒副作用,也不应该有局部的刺激性;③受各种因素的影响小;④稳定性好。

3. 加入乳化剂的意义 ①乳化剂被吸附于乳滴的界面,使乳滴在形成过程中有效地降低界面张力或界面自由能,有利于形成和扩大新的界面,使乳剂保持一定的分散度和稳定性;②同时在乳剂制备过程不必消耗更大的能量,以至用简单的振摇或搅拌的方法,就能制成稳定的乳剂。所以选择适宜的乳化剂,是制备符合要求的乳剂的必要条件。

（二）乳化剂的类型

1. 表面活性剂类乳化剂

（1）作用：这类乳化剂分子中有较强的亲水基和亲油基,乳化能力强,性质比较稳定,容易在乳滴周围形成单分子乳化膜,混合使用效果更佳,详见本章第二节。

（2）种类：O/W 型乳化剂常用的有硬脂酸钠、硬脂酸钾、油酸钠、油酸钾、硬脂酸三乙醇胺皂、十二烷基硫酸钠、聚山梨酯类、卖泽类、苄泽类、泊洛沙姆。W/O 型乳化剂常用的有硬脂酸钙、硬脂酸铝、单脂肪酸甘油酯、脂肪酸山梨坦等。

2. 天然乳化剂

（1）作用：天然乳化剂由于亲水性较强,能形成 O/W 型乳剂,多数有较大的黏度,能增加乳剂的稳定性,使用这类乳化剂需加入防腐剂。

（2）种类

1）阿拉伯胶（acacia）：是阿拉伯酸的钠、钙、镁盐的混合物,可形成 O/W 型乳剂,适用于制备植物油、挥发油的乳剂,可供内服;使用浓度为 10%~15%,在 pH 值 4~10 范围内乳剂稳定;阿拉伯胶内含有氧化酶,使用前应在 80℃加热加以破坏。阿拉伯胶乳化能力强,但黏度较小,常与西黄蓍胶、果胶或琼脂等混合使用。

2）西黄蓍胶（tragacanth）：可形成 O/W 型乳剂,其水溶液具有较高的黏度,pH 值 5 时溶液黏度最大,0.1% 溶液为稀胶浆,0.2%~2% 溶液呈凝胶状。西黄蓍胶乳化能力较差,一般与阿拉伯胶合并使用。

3）杏树胶（almond balata）：为杏树分泌的胶汁凝结而成的棕色块状物,用量为 2%~4%;乳化能力和黏度均超过阿拉伯胶,可作为阿拉伯胶的代用品。

4）明胶（gelatin）：为 O/W 型乳化剂,用量为油量的 1%~2%,易受溶液的 pH 及电解质的影响产生凝聚作用。使用时须加防腐剂,常与阿拉伯胶合并使用。

5）卵黄（egg yolk）：含有 7% 的卵磷脂,为强 O/W 型乳化剂,可供内服。1g 卵黄磷脂相当于 10g 阿拉伯胶的乳化能力,可乳化脂肪油 80~100g、挥发油 40~50g。受稀酸、盐类以及糖浆等影响较少,但应加防腐剂。

6）胆固醇（cholesterol）：为高级动物的主要甾醇,存在于动物体的脑、脊髓等组织及羊毛或植物油脂中。胆固醇为白色、类白色固体,不溶于水,但可溶于胆酸盐溶液中,微溶于乙醇,易溶于乙醚、石油醚或油脂中,熔点为 147~156℃。胆固醇是一种优良的 W/O 型乳化剂,与其他酯类合用时,乳化能力增强。

3. 固体微粒类乳化剂

（1）作用：一些溶解度小、颗粒细微的固体粉末,乳化时可被吸附于油水界面,形成乳剂。形成乳剂的类型,是由接触角 θ 决定的,一般 $\theta<90°$ 易被水润湿,形成 O/W 型乳剂;$\theta>90°$ 易被油润湿,形成 W/O 型乳剂。

（2）种类：常用的 O/W 型乳化剂有氢氧化镁、氢氧化铝、二氧化硅、硅皂土等;W/O 型乳化剂有氢氧化钙、氢氧化锌、硬脂酸镁等。

4. 辅助乳化剂：主要是指与乳化剂合并使用能增加乳剂稳定性的附加剂。

（1）作用：辅助乳化剂乳化能力一般很弱或无乳化能力,但能提高乳剂的黏度,并能增强乳化膜的强度,防止乳滴合并。

（2）种类：多为黏性较大的高分子化合物,常用的增加水相黏度的辅助乳化剂主要有甲基纤维素、羧甲基纤维素钠、羟丙基纤维素、海藻酸钠、琼脂、黄原胶、瓜耳胶、果胶、骨胶原等；增加油相黏度的辅助乳化剂主要有鲸蜡醇、硬脂醇、硬脂酸、蜂蜡等。

（三）乳化剂的选择依据

乳化剂的选择应根据乳剂的使用目的、药物的性质、处方的组成、欲制备乳剂的类型、乳化方法等综合考虑、适当选择。

1. 根据乳剂的类型选择 在乳剂处方设计时对制备乳剂类型已经确定，根据确定的乳剂类型选择所需的乳化剂。O/W 型乳剂应选择 O/W 型乳化剂，W/O 型乳剂应选择 W/O 型乳化剂。乳化剂的 HLB 值为这种选择提供了重要的依据。

2. 根据乳剂给药途径选择 口服乳剂应选择无毒的天然乳化剂或某些亲水性高分子乳化剂等；外用乳剂应选择局部无刺激性乳化剂，长期使用无毒性；注射用乳剂应选择卵磷脂、泊洛沙姆等乳化剂。

3. 根据乳化剂性能选择 乳化剂的种类很多，其性能各不相同，应选择乳化性能强、性质稳定、受外界因素如酸、碱、盐、pH 值等影响小、无毒无刺激性的乳化剂。

4. 根据乳化油相所需 HLB 值选择使用混合乳化剂

（1）意义：①改变 HLB 值：乳化剂混合使用有许多特点，可改变 HLB 值，以改变乳化剂的亲水亲油性，使其有更大的适应性，如卵磷脂与胆固醇混合比例为 10：1 时，可形成 O/W 型乳剂，比例为 6：1 时则形成 W/O 型乳剂。②增加乳化膜的牢固性：如油酸钠为 O/W 型乳化剂，与单硬脂酸甘油酯、胆固醇等 W/O 乳化剂混合使用，可形成络合物，成为复合凝聚膜，增强乳化膜的牢固性，并增加乳剂的黏度，增加乳剂稳定性。

（2）原则：非离子型乳化剂可以混合使用，也可与离子型乳化剂混合使用，但阴离子型乳化剂和阳离子型乳化剂不能混合使用。乳化剂混合使用，必须符合油相对 HLB 值的要求，乳化油相所需 HLB 值列于表 9-4。

表 9-4 乳化油相所需 HLB 值

名称	油相所需 HLB 值		名称	油相所需 HLB 值	
	W/O 型	O/W 型		W/O 型	O/W 型
液状石蜡（轻）	4	10.5	鲸蜡醇	—	15
液状石蜡（重）	4	10~12	硬脂醇	—	14
棉籽油	5	10	硬脂酸		15
植物油	—	7~12	精制羊毛脂	8	10
蓖麻油	8	10	蜂蜡	5	9
凡士林	5	12	石蜡	4	10.5

（3）计算：混合油相 HLB 值的计算用式（9-1）表示。

四、乳剂的稳定性

乳剂属热力学和动力学均不稳定的非均相的分散体系，乳剂常发生的变化主要有分层、絮凝、转相、合并、破裂和酸败。

1. 分层

（1）含义：系指乳剂放置一定时间后出现分散相粒子上浮或下沉的现象，又称乳析。

(2) 原因：分层的主要原因是由于分散相和分散介质之间的密度差造成的。O/W型乳剂一般出现分散相液滴上浮；而 W/O 型乳剂的分散相液滴一般则下沉。乳剂分层也与分散相和分散介质的相比有关，通常分层速度与相比成反比，分散相浓度低于 25% 乳剂很快分层，达 50% 时就能明显减小分层速度。

(3) 特点：乳滴上浮或下沉的速度符合 Stoke 公式。乳滴的粒径愈小，上浮或下沉的速度就愈慢；减小分散相和分散介质之间的密度差，增加分散介质的黏度，都可以减小乳剂分层的速度；分层的乳剂经振摇后仍能恢复成均匀的乳剂。

2. 絮凝

(1) 含义：系指乳剂中分散相的乳滴发生可逆的聚集现象。但由于乳滴荷电以及乳化膜的存在，阻止了絮凝时乳滴的合并。

(2) 原因：发生絮凝的条件是乳滴的电荷减少时，使 ζ 电位降低，乳滴产生聚集而絮凝。絮凝状态仍保持乳滴及其乳化膜的完整性。乳剂中的电解质和离子型乳化剂的存在是产生絮凝的主要原因，同时絮凝与乳剂的黏度、相容积比以及流变性有密切关系。

(3) 特点：由于乳剂的絮凝作用，限制了乳滴的移动并产生网状结构，可使乳剂处于高黏度状态，有利于乳剂稳定；絮凝状态与乳滴的合并是不同的，但絮凝状态进一步变化也会引起乳滴的合并。

3. 转相

(1) 含义：系指乳剂由于某些条件的变化而改变乳剂的类型，由 O/W 型转变为 W/O 型或由 W/O 型转变为 O/W 型。

(2) 原因：转相主要是由于乳化剂的性质改变而引起的，如硬脂酸钠是 O/W 型乳化剂，遇氯化钙后生成硬脂酸钙，变为 W/O 型乳化剂，乳剂则由 O/W 型变为 W/O 型。向乳剂中加入相反类型的乳化剂也可使乳剂转相，特别是两种乳化剂的量接近或相等时，更容易转相。

(3) 特点：转相时两种乳化剂的量比称为转相临界点，在转相临界点上乳剂不属于任何类型，处于不稳定状态，可随时向某种类型乳剂转变。

4. 合并与破裂

(1) 含义：系指乳剂中的乳滴周围有乳化膜存在，但当乳化膜破裂后导致乳滴变大，称为合并。合并进一步发展使乳剂分为油、水两相称为破裂。

(2) 原因：乳剂的稳定性与乳滴的大小有密切关系，乳滴愈小乳剂就愈稳定。乳剂中乳滴大小是不均一的，小乳滴通常填充于大乳滴之间，使乳滴的聚集性增加，容易引起乳滴的合并，所以为了保证乳剂的稳定性，制备乳剂时尽可能地保持乳滴大小的均一性。此外分散介质的黏度增加，可使乳滴合并速度降低。影响乳剂稳定性的各因素中，最重要的是形成乳化膜的乳化剂的理化性质，单一或混合使用的乳化剂形成的乳化膜愈牢固，就愈能防止乳滴的合并和破裂。

(3) 特点：合并和破裂是不可逆的，一旦发生就不能恢复到原来均匀的状态。

5. 酸败　系指乳剂受外界因素及微生物的影响，使油相或乳化剂等发生变化而引起变质的现象，所以乳剂中通常须加入抗氧剂和防腐剂，防止氧化或酸败。

五、乳剂的制备

（一）乳剂的制备

1. 制备方法

(1) 干胶法：干胶法制备乳剂的一般工艺流程：

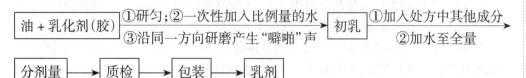

在初乳中油、水、胶的比例是：植物油时为 4∶2∶1，液状石蜡时为 3∶2∶1，挥发油时为 2∶2∶1，本法适用于阿拉伯胶或阿拉伯胶与西黄蓍胶的混合胶。

(2) 湿胶法：湿胶法制备乳剂的一般工艺流程：

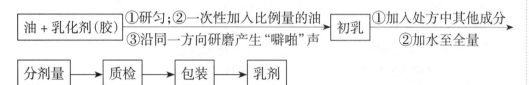

初乳中油水胶的比例与干胶法相同。

(3) 新生皂法：将油水两相混合时，两相界面上新生成的皂类为乳化剂产生乳剂的方法。

植物油中含有硬脂酸、油酸等有机酸，加入氢氧化钠、氢氧化钙或三乙醇胺等，在高温下（70℃以上）或振摇后生成的新生皂类为乳化剂，经搅拌即形成乳剂。如生成的是一价皂为 O/W 型乳化剂，如生成的是二价皂为 W/O 型乳化剂。本法适用于乳膏剂的制备。

(4) 两相交替加入法：向乳化剂中每次少量交替地加入水或油，边加边搅拌，即可形成乳剂。天然胶类、固体微粒类乳化剂等可用本法制备乳剂。当乳化剂用量较多时，本法是一个很好的方法。

(5) 机械法：将油相、水相、乳化剂混合后用乳化机械制备乳剂的方法。机械法制备乳剂时可不用考虑混合顺序，借助于机械提供的强大能量，很容易制成乳剂。

(6) 二步乳化法：常用于制备复合乳剂。第一步先将水、油、乳化剂制成一级乳，再以一级乳为分散相与含有乳化剂的水或油再乳化制成二级乳。

(7) 纳米乳的制备：纳米乳除含有油相、水相和乳化剂外，还含有辅助成分。薄荷油、丁香油等，还有维生素 A、D、E 等均可制成纳米乳。纳米乳的乳化剂，主要是表面活性剂，其 HLB 值应在 15~18 的范围内，乳化剂和辅助成分应占乳剂的 12%~25%，通常选用聚山梨酯 60 和聚山梨酯 80 等。

2. 乳剂中药物的加入方法　乳剂是药物很好的载体，可加入各种药物使其具有治疗作用。乳剂中药物的加入方法主要有：①若药物能溶解于油相，可先将药物溶于油相再制成乳剂；②若药物能溶于水相，可先将药物溶于水相后再制成乳剂；③若药物不溶于油相也不溶于水相时，可用亲和性大的液相研磨药物，再将其制成乳剂，也可将药物先用已制成的少量乳剂研磨至细再与剩余乳剂混合均匀。

制备符合质量要求的乳剂,要根据制备量的多少、乳剂的类型及给药途径等多方面加以考虑。黏度大的乳剂应提高乳化温度,足够的乳化时间也是保证乳剂质量的重要条件。

(二) 乳化设备

1. 搅拌乳化装置　小量制备可用乳钵,大量制备可用搅拌机,分为低速搅拌乳化装置和高速搅拌乳化装置。组织捣碎机属于高速搅拌乳化装置。

2. 乳匀机　借助强大推动力将两相液体通过乳匀机的细孔而形成乳剂,制备时可先用其他方法初步乳化,再用乳匀机乳化,效果更佳。

3. 胶体磨　利用高速旋转的转子和定子之间的缝隙产生强大剪切力使液体乳化,对要求不高的乳剂可用本法制备。

4. 超声波乳化装置　利用 10~50kHz 高频振动来制备乳剂,可制备 O/W 和 W/O 型乳剂,但黏度大的乳剂不宜用本法制备。

(三) 举例

例 1:鱼肝油乳剂

【处方】鱼肝油 50.0ml　　　　　阿拉伯胶 12.50g

西黄蓍胶 0.70g　　　　　糖精钠 0.01g

挥发杏仁油 0.1ml　　　　尼泊金乙酯 0.05g

纯化水加至 100ml

【制法】将阿拉伯胶、西黄蓍胶与鱼肝油研匀;一次性加入 25.0ml 纯化水,用力沿一个方向研磨制成初乳;加糖精钠水溶液、挥发杏仁油、尼泊金乙酯溶液,再加纯化水至全量,搅匀,即得。

例 2:去粉刺乳

【处方】硫黄 6.0g　　　　　　　樟脑 0.5g

阿拉伯胶 3.0g　　　　　　氢氧化钙 0.1g

香料适量　　　　　　　　纯化水加至 100ml

【制法】先将阿拉伯胶溶于 30.0ml 纯化水中,呈黏稠液体;将硫黄与樟脑共置乳钵中研磨混合;将阿拉伯胶液逐渐加入硫黄与樟脑的混合物中,边加边研磨,然后加入氢氧化钙的饱和水溶液(1g 氢氧化钙溶于 50.0ml 水中的上清液),混合均匀;加入香料并加纯化水至全量 100ml,搅匀,即得。

六、乳剂的质量评价

1. 乳剂粒径大小的测定　乳剂粒径大小是衡量乳剂质量的重要指标。不同用途的乳剂对粒径大小要求不同,如静脉注射乳剂,其粒径应在 0.5μm 以下,其他用途的乳剂粒径也都有不同要求。乳剂粒径的测定方法有显微镜测定法、库尔特计数器测定法、激光散射光谱法(photon correlation spectroscopy,PCS)、透射电镜法(transmission electron microscopy,TEM)等。

2. 分层现象的观察　乳剂经长时间放置,粒径变大,进而产生分层现象,这一过程的快慢是衡量乳剂稳定性的重要指标。为了在短时间内观察乳剂的分层,可用离心法加速其分层:用 4000 转 / 分离心 15 分钟,如不分层可认为乳剂质量稳定,此法可用于比较各种乳剂间的分层情况,以估计其稳定性;以 3750 转 / 分速度离心 5 小时,相当于 1 年的自然分层的效果;用加速试验法,将乳剂放于 5℃、35℃ 温度下,12 小时改变一次温度,共 12 天进行比较观察,结果可用于评价乳剂的稳定性。

3. 乳滴合并速度的测定　乳滴合并速度符合一级动力学规律,其直线方程用式 (9-2) 表示:

$$\lg N = \lg N_0 - \frac{kt}{2.303} \tag{9-2}$$

式中,N 为 t 时间的乳滴数;N_0 为 t_0 时间的乳滴数;k 为合并速度常数;t 为时间。测定随时间 t 变化的乳滴数 N,求出合并速度常数 k,估计乳滴合并速度,用以评价乳剂稳定性大小。

4. 稳定常数的测定　乳剂离心前后光密度变化百分率称为稳定常数,用 K_e 表示,其表达式用式 (9-3) 表示:

$$K_e = \frac{A_0 - A}{A} \times 100\% \tag{9-3}$$

式中,K_e 为稳定常数;A_0 为未离心乳剂稀释液的吸光度;A 为离心后乳剂稀释液的吸光度。

测定方法:取乳剂适量于离心管中,以一定速度离心一定时间,从离心管底部取出少量乳剂,稀释一定倍数,以纯化水为对照,用比色法在可见光波长下测定吸光度 A,同法测定原乳剂稀释液吸光度 A_0,代入式 (9-3) 计算 K_e,离心速度和波长的选择可通过实验加以确定。K_e 值愈小,乳剂愈稳定,本法是研究乳剂稳定性的定量方法。

第七节　混悬液型液体制剂

一、概述

1. 混悬剂(suspensions)　系指难溶性固体药物以微粒状态分散于分散介质中形成的非均相的液体制剂。混悬剂中药物微粒一般在 $0.5 \sim 10 \mu m$ 之间,小者可为 $0.1 \mu m$,大者可达 $50 \mu m$ 或更大。混悬剂属于热力学不稳定的粗分散体系,所用分散介质大多数为水,也可用植物油。

2. 混悬剂适用的药物情况　①凡难溶性药物需制成液体制剂供临床应用时;②药物的剂量超过了溶解度而不能以溶液剂形式应用时;③两种溶液混合时药物的溶解度降低而析出固体药物时;④为了使药物产生缓释作用等条件下,可以考虑制成混悬剂;⑤为了安全起见,毒剧药或剂量小的药物不应制成混悬剂使用。

3. 混悬剂的质量要求　①药物本身的化学性质应稳定,在使用或贮存期间含量应符合要求;②混悬剂中微粒大小根据用途不同而有不同要求;③粒子的沉降速度应缓慢、沉降后不应有结块现象,轻摇后应迅速均匀分散;④混悬剂应有一定的黏度要求;⑤外用混悬剂应容易涂布。

二、混悬剂的稳定性

混悬剂属于热力学和动力学均不稳定的非均相液体分散体系,存在物理稳定性问题。混悬剂中药物微粒分散度大,微粒与分散介质之间存在着物理界面,使混悬微粒具有较高的界面自由能,混悬剂处于不稳定状态。疏水性强的难溶性药物的混悬剂比有一定亲水性的难溶性药物存在更大的稳定性问题。

1. 混悬微粒的沉降

(1) Stoke 定律:混悬剂中的微粒由于受重力作用,静置时会自然沉降,沉降速度服从 Stoke 定律,用式(9-4)表示:

$$V = \frac{2r^2(\rho_1 - \rho_2)g}{9\eta} \tag{9-4}$$

式中,V 为沉降速度($cm \cdot s^{-1}$);r 为微粒半径(cm);ρ_1、ρ_2 为微粒和介质的密度($g \cdot ml^{-1}$);g 为重力加速度($cm \cdot s^{-2}$);η 为分散介质的黏度(泊 $= g \cdot cm^{-1} \cdot s^{-1}$,1 泊 $=0.1Pa \cdot s$)。

由 Stoke 公式可见,微粒沉降速度与微粒半径的平方、微粒与分散介质的密度差成正比,与分散介质的黏度成反比。混悬剂微粒沉降速度愈大,动力学稳定性愈小。混悬剂中的微粒大小是不均匀的,大的微粒总是迅速沉降,细小微粒沉降速度很慢,细小微粒由于布朗运动,可长时间悬浮在介质中,使混悬剂长时间地保持混悬状态。

(2) 增加稳定性的方法:增加混悬剂的动力学稳定性、减小沉降速度的主要方法是:①尽量减小微粒粒径;②增加分散介质的黏度;③减小固体微粒与分散介质间的密度差。这就要向混悬剂中加入高分子助悬剂,在增加介质黏度的同时,也减小了微粒与分散介质之间的密度差,同时微粒吸附助悬剂分子而增加亲水性,这是增加混悬剂稳定性采取的重要措施。

2. 微粒的荷电与水化

(1) 荷电性:①混悬剂中的微粒可因本身解离或吸附分散介质中的离子而荷电,具有双电层结构,即有 ζ 电位;②由于微粒表面荷电,水分子可在微粒周围形成水化膜,这种水化作用的强弱随双电层厚度而改变;③微粒荷电使微粒间产生排斥作用,加之有水化膜的存在,阻止了微粒间的相互聚结,使混悬剂稳定;④向混悬剂中加入少量的电解质,可以改变双电层的构造和厚度,会影响混悬剂的聚结稳定性并产生絮凝。

(2) 水化作用:①混悬剂中的微粒由于其带电荷,可吸附溶剂中的水分子在其周围形成水化膜;②疏水性强的难溶性药物的混悬剂微粒水化作用很弱,对电解质更敏感;③有一定亲水性的难溶性药物的混悬剂微粒除带电荷外,本身具有水化作用,受电解质的影响较小。

3. 絮凝与反絮凝

(1) 热力学不稳定性:混悬剂中的微粒由于分散度大而具有很大的总界面积,因而微粒具有很高的界面自由能,这种高能状态的微粒就有降低界面自由能聚集的趋势,界面自由能的改变可用式(9-5)表示

$$\Delta G = \sigma_{S \cdot L} \cdot \Delta A \tag{9-5}$$

式中,ΔG 为界面自由能的改变值;ΔA 为微粒总界面积的改变值;$\sigma_{S \cdot L}$ 为固液界面张力。

对一定的混悬剂 $\sigma_{S \cdot L}$ 是一定的,那么只有降低 ΔA,才能降低微粒的界面自由能 ΔG,这就意味着微粒间有一定的聚集,故混悬剂属于热力学不稳定体系。

(2) 电解质的加入:由于微粒荷电,相同电荷的排斥阻碍了微粒产生的聚集,因此只有加入适当的电解质,使 ζ 电位降低,以减小微粒间的电荷排斥力。①絮凝(Flocculation):ζ 电位降低到一定程度后,混悬剂中的微粒形成疏松的絮凝状聚集体,

使混悬剂处于稳定状态。混悬微粒形成絮状聚集体的过程称为絮凝,加入的电解质称为絮凝剂。为了得到稳定的混悬剂,一般应控制 ζ 电位在 20~25mV 范围内,使其恰好能产生絮凝作用,形成的絮凝物疏松、不易结块,而且易于分散。②反絮凝:向絮凝状态的混悬剂中加入电解质,使絮凝状态变为非絮凝状态的这一过程称为反絮凝,加入的电解质称为反絮凝剂,反絮凝剂所用的电解质与絮凝剂相同。

(3) 产生的原因:絮凝作用和反絮凝作用的产生,主要是由于混悬剂的微粒间有静电斥力,同时也存在着引力,即范德华力。当两个运动的微粒接近时电荷的斥力增大,引力也增大。斥力和引力以微粒间相互作用能表示,见图 9-3,斥力的相互作用能为正号即 A 线,引力的相互作用能为负号,即 B 线,两种相互作用能之和为 C 线。①絮凝状态的产生:当混悬剂中两个微粒间的距离缩短至 S 点时,引力稍大于斥力,这是粒子间保持的最佳距离,这时粒子形成絮凝状态。②反絮凝状态的产生:当粒子间的距离进一步缩短时,斥力明显增加,当距离达到 M 点时斥力最大,微粒间无法达到聚集而处于非絮凝状态。③结饼(Caking)状态的产生:受外

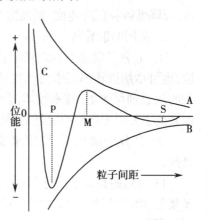

图 9-2 混悬剂中粒子间吸引与排斥位能曲线

界因素影响粒子间的距离很容易进一步缩短达到 P 点,在此点微粒之间产生强烈的相互吸引,以至于在强引力的作用下挤出粒子间的分散介质而使粒子结饼,这时就无法再恢复混悬状态。

4. 结晶增长与转型

(1) 结晶的增长:混悬剂中药物微粒大小不可能完全一致,混悬剂在放置过程中,微粒的大小在不断的变化,小的微粒数目不断减少,大的微粒粒径不断增大,使微粒的沉降速度加快,结果必然影响混悬剂的稳定性。

为了增加混悬剂的物理稳定性,在制备混悬剂时应采取适宜的方法,尽可能的使混悬剂的微粒大小保持均匀一致,避免小微粒的不断溶解和大微粒的不断长大,使沉降速度减慢,同时可加入抑制剂以阻止结晶的溶解和生长。

(2) 药物的转型:在制备混悬剂时若使用了亚稳定型药物,在放置过程中亚稳定型可转变为稳定型,可能改变药物微粒的沉降或结块,也改变混悬剂的生物利用度。许多结晶性药物如黄体酮、氯霉素等都具有同质多晶性即多晶型。但在多晶型中,只有一种晶型是最稳定的,而其他亚稳定型都会在一定时间内转化为稳定型。但亚稳定型比稳定型溶解度大,从剂型中溶出速度快,吸收好。

5. 分散相的浓度和温度　在同一分散介质中分散相的浓度增加,混悬剂的稳定性降低。温度对混悬剂的影响更大,温度变化不仅改变药物的溶解度和溶解速度,还能改变微粒的沉降速度、絮凝速度、沉降体积,从而改变混悬剂的稳定性。冷冻可破坏混悬剂的网状结构,也使稳定性降低。

三、混悬剂的稳定剂

为了增加混悬剂的物理稳定性,在制备时需加入能使混悬剂稳定的附加剂,称为

稳定剂。稳定剂包括助悬剂、润湿剂、絮凝剂和反絮凝剂等。

（一）助悬剂

1. 助悬剂（suspending agents）　系指能增加分散介质的黏度以降低微粒的沉降速度或增加微粒亲水性的附加剂。助悬剂包括的种类很多，其中有低分子化合物、高分子化合物、甚至有些表面活性剂也可作助悬剂用。助悬剂主要是增加分散介质的黏度，以降低微粒沉降速度，增加微粒的亲水性，防止结晶的转型。

2. 常用的助悬剂

（1）低分子助悬剂：如甘油、山梨醇、糖浆剂等低分子溶液，可增加分散介质的黏度，也可增加微粒的亲水性。在外用混悬剂中常加入甘油或山梨醇，亲水性难溶性药物的混悬剂可少加，疏水性难溶性药物的混悬剂应多加，如复方硫磺洗剂中加甘油；糖浆剂主要用于内服的混悬剂，具有助悬和矫味作用。

（2）高分子助悬剂：按照来源不同主要分为天然、半合成和合成三类高分子助悬剂。

1）天然的高分子助悬剂：主要是多糖类，如阿拉伯胶、西黄蓍胶、桃胶、白及胶、角叉菜胶、海藻酸钠、淀粉浆等。阿拉伯胶可用其粉末或胶浆，用量可为 5%~15%；西黄蓍胶用其粉末或胶浆，用量可为 0.5%~1%。硅皂土（Bentonite）为天然产硅胶状的含水硅酸铝，分子式为 $Al_2O_3 \cdot 4SiO_2 \cdot H_2O$，为灰黄或乳白色极细粉末，直径为 1~150μm，不溶于水或酸，但在水中可膨胀，体积增加约 10 倍，形成高黏度并具触变性和假塑性的凝胶，在 pH 值 >7 时，膨胀性更大，黏度更高，助悬效果更好，如炉甘石洗剂中加有硅皂土，助悬效果极好。此外还有蛋白质类如琼脂、明胶等。

2）半合成高分子助悬剂：半合成的高分子助悬剂为纤维素类衍生物，如甲基纤维素（methyl cellulose，MC）、羧甲基纤维素钠（carboxymethyl cellulose sodium，CMC-Na）、羟丙纤维素（hydroxypropyl cellulose，HPC）、羟丙甲纤维素（hydroxypropymethyl cellulose，hypromellose，HPMC）、羟乙纤维素（Hydroxyethyl cellulose，HEC）等。此类助悬剂大多数性质稳定，受 pH 值影响小，但应注意某些助悬剂能与药物或其他附加剂有配伍变化。

3）合成的高分子助悬剂：常用的合成高分子助悬剂主要有卡波姆（carbomer）、聚乙烯吡咯烷酮（polyvinyl pyrrolidone，PVP）等。

（3）触变胶：有些高分子助悬剂属于触变胶，利用其触变性，即凝胶与溶胶恒温转变的性质，在静置时形成凝胶防止微粒沉降，振摇后变为溶胶有利于混悬剂的使用，故使用具有触变性的助悬剂有利于混悬剂的稳定。如 2% 单硬脂酸铝溶解于植物油中可形成典型的触变胶。

（二）润湿剂

1. 润湿剂（wetting agents）　系指能增加难溶性药物微粒被水湿润的附加剂。许多疏水性难溶性药物如硫磺、甾醇类、阿司匹林等不易被水润湿，加之微粒表面吸附有空气，给制备混悬剂带来困难，这时应加入润湿剂，润湿剂可被吸附于微粒表面，增加其亲水性，产生较好的分散效果。

2. 常用的润湿剂　最常用的润湿剂是 HLB 值在 7~9 之间的表面活性剂，如聚山梨酯类、聚氧乙烯脂肪醇醚类、聚氧乙烯蓖麻油类、泊洛沙姆等。还有低分子溶剂，如甘油、乙醇等。

(三)絮凝剂与反絮凝剂

1. 絮凝剂(flocculating agents)与反絮凝剂(deflocculating agents) 絮凝剂系指使混悬剂产生絮凝作用的附加剂,而产生反絮凝作用的附加剂称为反絮凝剂。制备混悬剂时常需加入絮凝剂,使混悬剂处于絮凝状态,以增加混悬剂的物理稳定性。

2. 常用的絮凝剂与反絮凝剂 絮凝剂主要是不同价数的电解质,其中阴离子絮凝作用大于阳离子;电解质的絮凝效果还与离子价数有关,离子价数增加1,絮凝效果增加10倍;同一电解质可因加入量的不同,在混悬剂中起絮凝作用(降低 ζ 电位)或反絮凝作用(升高 ζ 电位)。常用的絮凝剂有枸橼酸盐、枸橼酸氢盐、酒石酸盐、酒石酸氢盐、磷酸盐及氯化物等。絮凝剂和反絮凝剂的使用对混悬剂有很大影响,应在试验的基础上加以选择。

四、混悬剂的制备

制备混悬剂时,应使混悬微粒有适当的分散度,并应尽可能分散均匀,以减小微粒的沉降速度,使混悬剂处于稳定状态。混悬剂的制备分为分散法和凝聚法。

1. 分散法 系指将粗颗粒的药物粉碎成符合混悬剂微粒要求的分散程度,再分散于分散介质中制备混悬剂的方法。

(1)加液研磨法:分散法制备混悬剂与药物的亲水性有密切关系,疏水性药物制备混悬剂时需加一定量的润湿剂。小量制备可用乳钵,大量生产可用乳匀机、胶体磨等机械。①制备工艺:固体药物在粉碎时,加入适当液体研磨(称为加液研磨法),可以减小药物分子间的内聚力,使药物容易粉碎得更细,微粒可达到 $0.1\sim0.5\mu m$。②采用的液体:加液研磨时,可使用处方中的液体,如水、芳香水、糖浆、甘油等,通常是1份药物可加 $0.4\sim0.6$ 份液体,能产生最大分散效果。

(2)水飞法:对于质重、硬度大的难溶性药物,可采用"水飞法"制备,即将药物加适量的水研磨至细,再加入较多量的水,搅拌,稍加静置,倾出上层液体,研细的悬浮微粒随上清液被倾倒出去,余下的粗粒再进行研磨,如此反复直至完全研细,达到要求的分散度为止,再合并含有悬浮微粒的上清液,即得。水飞法可使药物研磨到极细的程度。

2. 凝聚法

(1)物理凝聚法:系指将分子或离子状态分散的药物溶液加入于另一不溶的分散介质中凝聚成混悬液的方法。一般将药物制成热饱和溶液,在搅拌下加至另一种药物不溶的液体中,使药物快速结晶,可制成 $10\mu m$ 以下(占80%~90%)微粒,再将微粒分散于适宜介质中制成混悬剂。

(2)化学凝聚法:系指用化学反应法使两种药物生成难溶性的药物微粒,再混悬于分散介质中制备混悬剂的方法。化学反应在稀溶液中进行并应急速搅拌,可使制得的混悬剂中药物微粒更细小更均匀。胃肠道透视用硫酸钡($BaSO_4$)就是用此法制成的。

3. 举例

例:复方硫磺洗剂

【处方】沉降硫磺 3.0g　　　　硫酸锌 3.0g
　　　　樟脑醑 25.0ml　　　　甲基纤维素 5.0g
　　　　甘油 10.0ml　　　　　纯化水加至 100.0ml

【制法】取沉降硫磺置乳钵中,加甘油研磨成细腻糊状;硫酸锌溶于 20.0ml 水中;另将甲基纤维素用 20.0ml 水制成胶浆,在搅拌下缓缓加入乳钵中研匀,移入量器中;搅拌下加入硫酸锌溶液,搅匀,在搅拌下以细流加入樟脑醑,加纯化水至全量,搅匀,即得。

【注解】樟脑醑为 10% 樟脑乙醇液,加入时应急剧搅拌,以免樟脑因溶剂改变而析出大颗粒。

五、混悬剂的质量评价

1. 微粒大小的测定

(1) 意义:混悬剂中微粒的大小不仅关系到混悬剂的质量和稳定性,也会影响混悬剂的药效和生物利用度。所以测定混悬剂中微粒大小及其分布,是评定混悬剂质量的重要指标。

(2) 方法:显微镜法、库尔特计数法、浊度法、光散射法、漫反射法等很多方法都可测定混悬剂粒子大小。

2. 沉降体积比的测定

(1) 沉降体积比(sedimentation rate):系指沉降物的体积与沉降前混悬剂的体积之比,用 F 表示。

(2) 测定方法:将混悬剂放于量筒中,混匀,测定混悬剂的总容积 V_0,静置一定时间后,观察沉降面不再改变时沉降物的容积 V。

(3) 沉降体积比的公式:沉降体积比 F 的计算用式(9-6)表示:

$$F = \frac{V}{V_0} = \frac{H}{H_0} \tag{9-6}$$

式中,沉降体积比也可用高度表示,H_0 为沉降前混悬液的高度;H 为沉降后沉降面的高度。

(4) 沉降体积比的意义:F 值愈大混悬剂愈稳定,F 的数值在 0~1 之间;混悬微粒开始沉降时,沉降高度 H 随时间而减小,所以沉降体积比 H/H_0 是时间的函数。以 H/H_0 为纵坐标,沉降时间 t 为横坐标作图,可得沉降曲线,曲线的起点最高点为 1,以后逐渐缓慢降低并与横坐标平行。根据沉降曲线的形状可以判断混悬剂处方设计的优劣,沉降曲线比较平和地缓慢地降低可认为该处方设计优良,但较浓的混悬剂不适用于绘制沉降曲线。

3. 絮凝度的测定

(1) 絮凝度的公式:絮凝度(flocculation value)是比较混悬剂絮凝程度的重要参数,用式(9-7)表示:

$$\beta = \frac{F}{F_\infty} = \frac{V/V_0}{V_\infty/V_0} = \frac{V}{V_\infty} \tag{9-7}$$

式中,F 为絮凝混悬剂的沉降容积比;F_∞ 为去絮凝混悬剂的沉降容积比;β 为由絮凝所引起的沉降物容积增加的倍数。

(2) 絮凝度的意义:β 值愈大,絮凝效果愈好。例如,去絮凝混悬剂的 F_∞ 值为 0.14,絮凝混悬剂的 F 值为 0.84,则 $\beta=6.0$,说明絮凝混悬剂沉降容积比是去絮凝混悬剂沉降容积比的 6 倍。用絮凝度评价絮凝剂的效果、预测混悬剂的稳定性,有重要价值。

4. 重新分散试验

(1) 意义:优良的混悬剂经过贮存后再振摇,沉降物应能很快重新分散,以保证服用时的均匀性和分剂量的准确性。

(2) 测定方法:将混悬剂置于 100ml 量筒内,以 20 转/分的速度转动,经过一定时间的旋转,量筒底部的沉降物应重新均匀分散,说明混悬剂再分散性良好。

5. ζ 电位测定

(1) 意义:混悬剂中微粒具有双电层,即 ζ 电位。ζ 电位的大小可表明混悬剂存在状态,一般 ζ 电位在 25mV 以下,混悬剂呈絮凝状态;ζ 电位在 50~60mV 时,混悬剂呈反絮凝状态。

(2) ζ 电位测定的公式:可用电泳法测定混悬剂的 ζ 电位,ζ 电位与微粒电泳速度的关系用式(9-8)表示:

$$\zeta = 4\pi \frac{v\eta}{\varepsilon E} \tag{9-8}$$

式中,v 为微粒电泳速度;η 为混悬剂的黏度;ε 为介电常数;E 为外加电场强度。测出微粒的电泳速度,即能计算出 ζ 电位。

6. 流变学测定

(1) 意义:评价混悬液的流变学性质,若为触变流动、塑性触变流动和假塑性触变流动,能有效的减缓混悬剂微粒的沉降速度。

(2) 测定方法:主要是用旋转黏度计测定混悬液的流动曲线,由流动曲线的形状,确定混悬液的流动类型。

第八节 不同给药途径用液体制剂

液体制剂除口服外,尚外用于皮肤、五官科及人体腔道部位,包括灌肠剂、灌洗剂、洗剂、搽剂、滴耳剂、滴鼻剂、含漱剂等。不同给药途径的液体制剂在制备时分别具有特殊的要求。

一、灌肠剂

灌肠剂(enemas)系指灌注于直肠的水性、油性溶液、乳状液和混悬液,以治疗、诊断或营养为目的的液体制剂。按用药目的分为泻下灌肠剂、含药灌肠剂与营养灌肠剂。大量灌肠剂使用时应加热至体温。中药微型灌肠剂是近年来出现的新剂型,系将中药复方经提取纯化制成一定浓度的水性液体制剂。

二、冲洗剂

冲洗剂(irrigating solutions)系指用于冲洗开放性伤口或腔体的无菌溶液,可由原料药物、电解质或等渗调节剂在注射用水中制成。冲洗剂应无菌、无毒、无局部刺激性,通常应调节至等渗。

三、洗剂

洗剂(lotions)系指含原料药物的溶液、乳状液或混悬液,供清洗无破损皮肤或腔

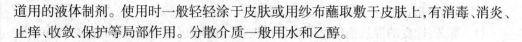

道用的液体制剂。使用时一般轻轻涂于皮肤或用纱布蘸取敷于皮肤上,有消毒、消炎、止痒、收敛、保护等局部作用。分散介质一般用水和乙醇。

四、搽剂

搽剂(liniments)系指原料药物用乙醇、油或适宜的溶剂制成的液体药剂,供无破损皮肤揉擦用。有镇痛、保护和抗刺激的作用。

用于镇痛、抗刺激的搽剂多用乙醇为分散介质,使用时用力揉擦,有利于药物的穿透。保护性搽剂多用油、液体石蜡为分散介质,具有润滑作用,并防止皮肤干燥。

五、滴耳剂

滴耳剂(ear drops)系指原料药物与适宜辅料制成的水溶液,或由甘油或其他适宜溶剂制成的澄明溶液、混悬液或乳状液,供滴入外耳道用的液体制剂。用于耳部的消毒、止痒、收敛、消炎。分散介质常用水、稀乙醇、甘油、丙二醇、聚乙二醇等。水溶液作用缓和,但穿透力差;乙醇溶液穿透力和杀菌作用强,但对内耳有刺激性;甘油溶液无刺激性,局部滞留时间较长,但穿透力较差。因此,滴耳剂常使用混合溶剂。

外耳道有炎症时,pH 值一般为 7.1~7.8,用于外耳道的滴耳剂宜呈弱酸性。

六、滴鼻剂

滴鼻剂(nasal drops)系指由原料药物与适宜辅料制成的澄明溶液、混悬液或乳状液,供滴入鼻腔用的液体制剂。用于消毒、消炎、收缩血管和麻醉,通过鼻腔给药也能起全身治疗作用。滴鼻剂的溶剂可用水、丙二醇、液状石蜡、植物油等。药物的水溶液易与鼻黏液混合,易分散于黏膜表面,但作用时间短;油溶液刺激性小,作用持久,但不与鼻腔黏液混合。

滴鼻剂应调节 pH、渗透压及黏度,以促进药物吸收,防止黏膜水肿。正常人鼻黏液 pH 值一般为 5.5~7.5,鼻腔发炎或过敏时则呈碱性,有时 pH 值可高达 9,易使细菌繁殖,并影响正常纤毛运动,因此,滴鼻剂的 pH 值一般应为 5.5~7.5,且应具有一定的缓冲能力;滴鼻剂应与鼻黏液等渗或偏高渗;不改变鼻黏液的正常黏度;不影响纤毛活动及分泌液的离子组成。

七、含漱剂

含漱剂(gargles)系指用于咽喉、口腔清洗的液体制剂。具有口腔的清洗、防腐、杀菌、消毒及收敛。含漱剂中常加适量着色剂,以示外用。一般制成药物的水溶液,也可含少量乙醇或甘油;也可制成浓溶液,临用时稀释;或制成固体粉末,临用时加水溶解。含漱剂的 pH 值应呈微碱性,以利于除去微酸性分泌物和溶解黏液蛋白。

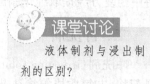

课堂讨论

液体制剂与浸出制剂的区别?

学习小结

1. 学习内容

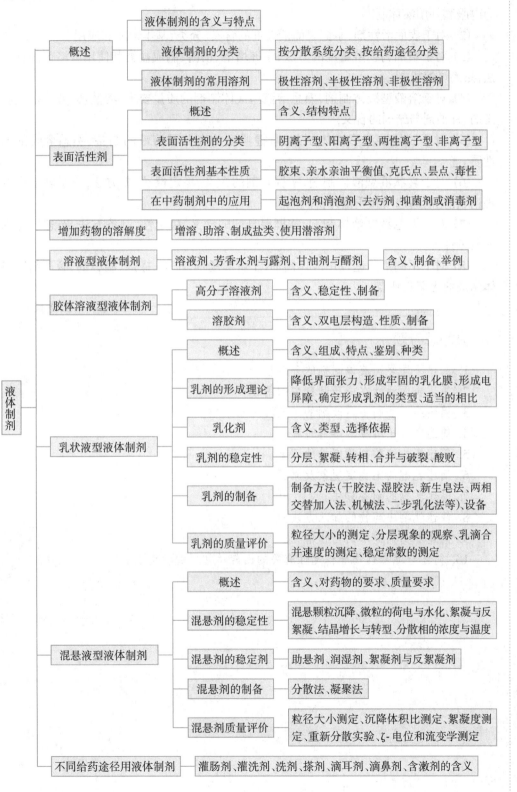

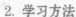

2. 学习方法

（1）掌握液体制剂的含义、特点、分类和液体制剂的常用溶剂，特别是液体制剂按分散系统分为溶液型、胶体溶液型、乳浊液型、混悬液型四种分散体系；按给药途径分为内服和外用液体制剂。

（2）对于表面活性剂，掌握表面活性剂的含义、分类、基本性质和应用。

（3）对于增加药物溶解度的方法，掌握增溶、助溶、制成盐类和使用潜溶剂四种方法，熟悉增溶机制。

（4）对于溶液型液体制剂，熟悉溶液型液体制剂的质量要求，溶液剂、芳香水剂与露剂、甘油剂与醑剂的含义。

（5）对于胶体溶液型液体制剂，掌握典型的高分子溶液的制备，熟悉溶胶剂的性质。

（6）对于乳状液型液体制剂，掌握乳剂的含义、稳定性、制备方法，熟悉乳剂形成理论、乳化剂的选用和质量评价。

（7）对于混悬液型液体制剂，掌握混悬剂的含义、稳定性、制备方法，熟悉混悬剂的质量评价。

（8）对于不同给药途径用液体制剂，了解灌肠剂、洗剂、搽剂、滴鼻剂、滴耳剂等液体制剂的含义与特点。

（王文苹　王晓颖）

复习思考题

1. 简述不同类别液体制剂的分散粒子大小和特征。
2. 简述表面活性在中药制剂中的用途。
3. 简述溶解法制备溶液剂的工艺及注意事项。
4. 简述高分子溶液的溶解过程。
5. 简述影响溶胶剂稳定性的因素。
6. 简述乳剂的不稳定现象及原因。
7. 简述乳剂的制备方法。
8. 简述乳剂中药物的加入方法。
9. 简述混悬剂适用的药物情况。
10. 简述与混悬剂物理稳定性有关的因素及常用的稳定剂。

第十章

注 射 剂

学习目的

通过学习中药注射剂的组成、特点、制备及质量控制等内容,学会中药注射剂、输液剂、粉针剂及眼用制剂的制备技术。

学习要点

中药注射剂、输液剂的含义、特点、分类和质量要求;热原的组成、性质、污染途径、除去方法及其检查方法;注射用水的质量要求及制法;注射剂常用附加剂的种类、性质及应用;中药注射剂制备的一般工艺流程和关键技术;混悬液型、乳状液型注射剂的质量要求;眼用制剂的吸收途径、质量要求、附加剂及制备。

第一节 概 述

一、注射剂的含义与特点

注射剂(injections)系指原料药物或与适宜的辅料制成的供注入体内的无菌制剂。

中药注射剂的原液成分复杂,杂质难以除尽,质量较难控制,因此,研究注射剂的制备工艺,制定符合中药注射剂特点的质量标准,确保中药注射剂的安全、有效、稳定、质量可控,是中药注射剂的重点和难点。

中药注射剂的优点:

1. 药效迅速,作用可靠 药液可直接注入人体组织、血管或器官,因而吸收快、作用迅速。尤其是静脉注射,药物不经过吸收过程,直接进入血液循环,可立即发挥治疗作用。注射给药不经胃肠道,可免受消化液及食物的影响,因此剂量准确,作用可靠。

2. 适用于不宜口服的药物 某些药物口服易被消化液破坏、胃肠道不易吸收、首过效应强,或对胃肠道刺激性较大等,可以考虑制成注射剂,以发挥其疗效。

3. 适用于不能口服给药的病人 如不能吞咽或昏迷的患者,可注射给药。

4. 可产生局部定位作用 如通过关节腔、穴位等部位的注射给药,局麻药的使用和造影剂的局部造影等。

中药注射剂的不足之处:使用不便,注射疼痛;其质量要求高,给药和制备过程复杂,需要特定的条件与设备,成本较高;注入机体后,其生理作用难以逆转,若使用不当极易发生危险等。

 知识链接

中药注射剂的发展史

中药注射剂是传统中医药理论与现代工艺技术相结合的产物,突破了中药传统给药方式,是目前医疗机构临床用药的常用剂型之一。20世纪40年代柴胡注射液的创制成功,标志着中药注射剂的诞生。50、60年代板蓝根注射液、茵栀黄注射液等品种相继研制成功。70年代中药注射剂品种数量达700多种,其中23种被《中国药典》1977年版一部收载。80年代研制的品种已增至1400种左右,但因其缺乏相应的监管,多数质量不过关。因此,《中国药典》1985年版只收载了一个品种,1990年版删除了所有的中药注射剂,1995年版和2000年版均收载两个中药注射剂品种,2005年收载了4种,2010年版收载了5种,分别是止喘灵注射液、清开灵注射液、灯盏细辛注射液和注射用双黄连(冻干)以及注射用灯盏花素,2015年版药典收载中药注射剂品种与2010年版相同。

近年来,由于贯彻执行GMP标准,采用了先进的设备、生产工艺及分析技术,促进了中药注射剂工业水平的提高。

二、注射剂的分类

(一) 按临用前的物理状态分类

1. **注射液** 指原料药物或与适宜的辅料制成的供注入体内的无菌液体。可用于皮下注射、皮内注射、肌内注射、静脉注射、静脉滴注、鞘内注射、椎管内注射等。其中,供静脉滴注用的大容量注射液(100ml 以上)通常称为输液。

2. **注射用无菌粉末** 指原料药物或与适宜辅料制成临用前用无菌溶液配制成注射液的无菌粉末或无菌块状物, 一般采用无菌分装或冷冻干燥法制得。可用适宜的注射用溶剂配制后注射,也可用静脉输液配制后静脉滴注。以冷冻干燥法制备的生物制品注射用无菌粉末,也可称为注射用冻干制剂。

3. **注射用浓溶液** 系指原料药物与适宜辅料制成的供临用前稀释后静脉滴注用的无菌浓溶液。

(二) 按分散体系分类

1. **溶液型注射剂** 可分为水溶液和油溶液(非水溶剂)两类。水溶液型注射剂在注射剂中占有很大的比例,它能与体液均匀混合,具有组织生理适应性,可以很快扩散,一般 10~30 分钟内即可被吸收。油溶液型注射剂一般仅供肌内注射用,对水亲和力比水溶液型注射剂小,因而油溶液型注射剂在注射部位呈较大的油滴,可形成贮库而延缓药物的吸收。

2. **乳状液型注射剂** 水不溶性的液体药物,根据临床医疗需要可制成乳状液型注射剂,其分散相粒径一般应在 1~10μm 范围内。供静脉注射用时,粒径小于 1μm 的分散相球粒应控制在 90% 以上,不得有大于 5μm 的球粒。乳状液型注射剂不能用于椎管注射,在肌内或靶部位注射 O/W 型或 W/O/W 型乳状液,有利于药物向淋巴系统转运、富集,对抗癌药物具有特殊意义。

3. 混悬液型注射剂　水难溶性或注射后要求延长药效作用的药物,可制成水或油的混悬液型注射剂。这类注射剂一般供肌内注射,不得用于静脉注射或椎管注射。除另有规定外,混悬型注射剂药物粒度应控制在 15μm 以下,粒径在 15~20μm 的颗粒不应超过 10%。中药注射剂一般不宜制成混悬型注射液。

知识拓展

新型注射剂

随着中药制剂技术的发展,新型注射剂的研究取得了较大的突破,如可将中药制成脂质体、乳剂、毫微球、毫微囊和粉针剂等新剂型,供静脉注射。这不仅提高了疗效,还为制备缓释、控释制剂和靶向给药制剂奠定了基础。目前,一些新型注射剂已实现商品化,如注射用紫杉醇脂质体。

三、注射剂的给药途径

根据医疗的需要,注射剂有不同的给药途径:

1. 皮内注射(intradermal route)　注射部位在表皮与真皮之间。一次注射量为 0.2ml 以下,常用于药物过敏性试验或者临床疾病诊断。

2. 皮下注射(subcutaneous route)　注射部位在真皮与肌内之间。一次注射量为 1~2ml,吸收较皮内注射稍快,可产生局部或全身作用。一般皮下注射采用药物的水溶液。由于人皮下比较敏感,故具有刺激性的药物或混悬液型注射剂不宜作皮下注射。

3. 肌内注射(intramuscular route)　注射部位在肌肉组织。一次注射量为 5ml 以下,其吸收比皮下注射更快,刺激性相对较小,因此除药物的水溶液外,油溶液、混悬液、乳状液型注射剂均可使用。

4. 静脉注射(intravenous route)　注入静脉内,一次注射量自几毫升至几千毫升,且多为水溶液。一般注射量在 5~50ml 为静脉推注,一次注射量较大甚至可达数千毫升为静脉滴注。油溶液和混悬液或乳状液易引起毛细血管栓塞,一般不宜静脉注射,但平均直径小于 1μm 的乳状液,可作静脉注射。凡能导致红细胞溶解或使蛋白质沉淀的药液,均不宜静脉给药。静脉注射产生药效最快,常作急救、补充体液和提供营养之用。

5. 脊椎腔注射(vertebra caval route)　注射部位在脊椎四周蛛网膜下腔内,一次注射量在 10ml 以下。该部位脑脊液量少,循环缓慢,神经组织比较敏感,故脊椎腔注射剂必须等渗,pH 值在 5.0~8.0 之间,且应缓慢注入。

6. 动脉内注射(intra-arterial route)　注入靶区动脉末端,如诊断用动脉造影剂、肝动脉栓塞剂等。

7. 其他　包括心内注射、关节内注射、滑膜腔内注射、穴位注射以及鞘内注射等。

四、注射剂的质量要求

1. 无菌　注射剂成品中不应含有任何活的微生物。

2. 无热原　无热原是注射剂的重要质量指标,特别是注射量大的,供静脉注射及脊椎腔注射的制剂。除另有规定外,静脉用注射剂应进行热原检查或细菌内毒素检查。

3. 澄明度 不得有肉眼可见的浑浊或异物。

4. 安全性 注射剂不能对机体组织产生不良的刺激或毒性反应,特别是非水溶剂及一些附加剂。为确保临床用药安全,必须对注射剂产品进行相关的安全性评价,如刺激性试验、溶血试验、过敏试验、急性毒性试验、长期毒性试验等。

5. 渗透压 注射剂的渗透压应当与血浆渗透压相等或接近。供静脉注射的大剂量注射剂还要求具有等张性。

6. pH 值 注射剂的 pH 值要求与血液相等或接近(血液 pH 值为 7.4 左右),故注射剂的 pH 值一般应控制在 4~9。

7. 稳定性 注射剂多为水溶液型,所以在制备、贮存及使用过程中稳定性问题比较突出。为确保产品在储存期内安全有效,要求注射剂必须具有良好的物理、化学及生物稳定性。

8. 其他 某些注射剂由于原料、附加剂或制备方法特殊,还应根据实际情况,规定特殊的质量要求,如中药注射剂中蛋白质、鞣质等杂质的限量等应符合要求,以保证用药安全。

第二节 热 原

一、热原的含义与组成

热原(pyrogen)系指注射后能引起恒温动物体温异常升高的致热物质。广义的热原包括细菌性热原、内源性高分子热原、内源性低分子热原及化学性热原等。药剂学上的"热原"通常是指细菌性热原,是微生物的代谢产物或尸体,注射后能引起特殊的致热反应。大多数细菌和许多霉菌甚至病毒均能产生热原,致热能力最强的是革兰阴性杆菌所产生的热原。

内毒素(endotoxin)是产生热原反应的最主要致热物质。通常 1ng 内毒素足以引起健康成人产生热原反应。内毒素是由磷脂、脂多糖和蛋白质所组成的复合物,存在于细菌的细胞膜与固体膜之间。其中脂多糖(lipopolysaccharide)是内毒素的主要成分,具有很强的致热活性。不同菌种脂多糖的化学组成也有差异,一般脂多糖的分子量越大其致热作用也越强。

二、热原的基本性质

1. 耐热性 热原具有较强的耐热性,虽然已发现某些热原也具有热不稳定性,但在常用注射剂灭菌(sterilization)条件下,热原往往不能被破坏。采用 180℃加热 3~4 小时,250℃加热 30~45 分钟或 650℃加热 1 分钟可使热原彻底破坏。

2. 水溶性 热原能溶于水,其浓缩水溶液带有乳光。

3. 不挥发性 热原本身不挥发,但因其溶于水,在蒸馏时可随水蒸气雾滴进入蒸馏水中,因此蒸馏水器应有完好的隔沫装置,以防热原污染。

4. 滤过性 热原体积小,直径为 1~5nm,一般滤器均不能将热原除去,即使微孔滤膜也不能将其截留,但孔径小于 1nm 的超滤膜可除去绝大部分甚至全部热原。

5. 被吸附性 热原可以被活性炭、纸浆滤饼等吸附。热原在水溶液中带有电荷,也可被某些离子交换树脂吸附。

6. 其他性质 热原能被强酸、强碱破坏,也能被强氧化剂如高锰酸钾或过氧化氢等破坏,超声波及某些表面活性剂也能使之失活。

三、热原的污染途径

1. 溶剂 是热原污染的主要途径。注射剂的溶剂,尤其是注射用水,尽管其本身并非是微生物良好的培养基,但易被空气或含尘空气中的微生物污染。若蒸馏设备结构不合理,操作或贮存不当均易被热原污染。因此注射剂的配制要注意溶剂的质量,应使用新鲜制备的溶剂。

2. 原辅料 原辅料本身质量不佳,贮藏时间过长或包装不符合要求甚至破损,均能受到微生物污染。以中药为原料的制剂,原料中带有大量的微生物,提取处理的条件不当也容易产生热原。

3. 器具 中药注射剂制备时所用的用具、管道、装置、灌装注射剂的容器等接触药液的一切器具,使用前后必须按规定清洗和灭菌,否则极易使药液污染而导致热原产生。因此中药注射剂制备工艺中涉及的用具、器皿、管道以及容器等,均应按规定的操作规程作清洁或灭菌处理,符合要求后方能使用。

4. 制备过程与生产环境 中药注射剂各个制备环节均有可能被污染而产生热原,因此在制备过程中必须严格按 GMP 要求制定的岗位操作规程操作,在洁净度符合要求的环境中进行。整个制备过程在保证质量的前提下,应尽量缩短生产周期。

5. 临床应用过程 有时中药注射剂本身不含热原,但在临床使用时出现热原反应,这往往是由于临床使用注射器具(输液瓶、乳胶管、针头与针筒等)的污染所致。

四、热原的除去方法

(一) 除去药液或溶剂中热原的方法

1. 吸附法 活性炭是常用的吸附剂,在配液时加入 0.1%~0.5%(溶液体积)的针用一级活性炭,煮沸并搅拌 15 分钟,即能除去大部分热原,而且活性炭还有助滤、脱色及除臭作用。但活性炭也会吸附溶液中的药物成分,如生物碱、黄酮等,故应注意控制使用量。此外将活性炭与硅藻土配合使用,吸附除去热原的效果更好。

2. 离子交换法 热原分子上含有磷酸根与羧酸根,带有负电荷,因而可以被碱性阴离子交换树脂吸附。需要注意的是树脂易饱和,须经常再生。

3. 凝胶滤过法 亦称分子筛滤过法,是利用热原与药物分子量的差异将两者分开,但当两者分子量相差不大时,不宜使用。溶液通过凝胶柱时,分子量较小的成分渗入到凝胶颗粒内部而被阻滞,分子量较大的成分则沿凝胶颗粒间隙随溶剂流出。

4. 超滤法 利用高分子薄膜的选择性与渗透性,在常温条件下,依靠一定的压力和流速,达到除去溶液中热原的目的。

5. 反渗透法 通过三醋酸纤维素(cellulosetriacetate)膜或聚酰胺(polyamide)膜除去热原,效果好,具有较高的实用价值。

（二）除去容器上热原的方法

1. **高温法** 适合于耐高温的容器与用具，如注射用针筒、针头及其他玻璃器皿，在洗涤干燥后，经 180℃加热 2 小时或 250℃加热 30 分钟，可破坏热原。

2. **酸碱法** 适合于耐酸碱的玻璃容器、瓷器或塑料制品。常用的酸碱液为重铬酸钾硫酸洗液、硝酸硫酸洗液或稀氢氧化钠溶液。

五、热原的检查方法

（一）热原检查法

热原检查法系将一定剂量的供试品，静脉注入家兔体内，在规定时间内，观察家兔体温升高的情况，以判定供试品中所含热原的限度是否符合规定。

为使实验结果准确，避免其他因素的影响或干扰，对供试验用家兔的筛选、实验操作室的环境条件以及试验操作方法均应有严格要求。与供试品溶液接触的器皿上应无菌、无热原。除去热原通常采用干热灭菌法（250℃加热 30 分钟），也可用其他适宜的方法，注射用水检查热原时，调整渗透压所用的氯化钠也应在 250℃加热 30 分钟以上方可使用，以杜绝热原带入。

（二）细菌内毒素检查法

本法系利用鲎试剂来检测或量化由革兰阴性菌产生的细菌内毒素，以判断供试品中细菌内毒素的限量是否符合规定的一种方法。

细菌内毒素检查包括两种方法，即凝胶法和光度测定法。供试品检测时，可使用其中任何一种方法进行试验。当测定结果有争议时，除另有规定外，以凝胶限度试验结果为准。

凝胶法系通过鲎试剂与内毒素产生凝集反应的原理进行限度检测或半定量检测内毒素的方法。鲎试剂为鲎科动物东方鲎的血液变形细胞溶解物的无菌冷冻干燥品，鲎细胞中含有能被微量细菌内毒素激活的凝固酶原和凝固蛋白原。凝固酶原经内毒素启动转化成具有活性的凝固酶，进一步促使凝固蛋白原转变为凝固蛋白而形成凝胶。

光度测定法包括浊度法和显色基质法。浊度法系利用检测鲎试剂与内毒素反应过程中的浊度变化而测定内毒素含量的方法；显色基质法系利用检测鲎试剂与内毒素反应过程中产生的凝固酶使特定底物释放出呈色团的多少而测定内毒素含量的方法。

细菌内毒素检查法操作简单，灵敏度高，实验费用少，可迅速获得结果。但由于该法对革兰阴性菌以外的内毒素不够敏感，且有时容易出现"假阳性"或"假阴性"，故不能完全代替热原检查法。

第三节　注射剂的溶剂

注射剂所用溶剂应安全无害，并与其他药用成分兼容性良好，不得影响活性成分的疗效和质量。一般分为水性溶剂和非水性溶剂。

水性溶剂最常用的为注射用水，也可用 0.9% 氯化钠溶液或其他适宜的水溶液。

非水性溶剂常用植物油，主要为注射用的大豆油，其他还有乙醇、丙二醇和聚乙

笔记

二醇等。供注射用的非水性溶剂,应严格限制其用量,并应在各品种项下进行相应的检查。

一、注射用水

(一) 制药用水

水被广泛应用于药物制剂的制备,2015年版《中国药典》收载的制药用水包括饮用水、纯化水、注射用水及灭菌注射用水,应根据生产工艺、使用目的选择适宜的制药用水。

饮用水为天然水经净化处理所得的水,其质量应符合中华人民共和国国家标准《生活饮用水卫生标准》,饮用水可用于中药材的漂洗、制药用具的粗洗,除另有规定外,可用于饮片的提取溶剂。

纯化水为饮用水经蒸馏法、离子交换法、反渗透法或其他适宜的方法制备的制药用水,不含任何附加剂,质量应符合纯化水项下的有关规定。纯化水可作为配制普通药物制剂用的溶剂或试验用水;口服、外用制剂配制用溶剂或稀释剂;非灭菌制剂用器具的精洗用水。也用作非灭菌制剂所用饮片的提取溶剂。纯化水可能含有热原,可作为中药注射剂、滴眼剂等灭菌制剂所用饮片的提取溶剂,不得用于注射剂的配制与稀释。

注射用水为纯化水经蒸馏所得到的水,应符合热原检查要求。注射用水可作为配制注射剂、滴眼剂等的溶剂或稀释剂及容器的精洗。灭菌注射用水为注射用水按照注射剂生产工艺制备所得,不含任何添加剂。灭菌注射用水主要用于注射用灭菌粉末的溶剂或注射剂的稀释剂。

(二) 注射用水的质量要求

注射用水为无色的澄明液体,无臭;pH值应为5.0~7.0;氨含量不超过0.00002%;硝酸盐与亚硝酸盐、电导率、总有机酸、不挥发物、重金属与微生物限度应符合规定;细菌内毒素每1ml中含内毒素的量小于0.25EU;每100ml中需氧菌总数不得过10cfu。

(三) 注射用水的制备

注射用水制备的一般工艺流程:

自来水 ⟶ 细过滤器 ⟶ 电渗析装置或反渗透装置 ⟶ 阳离子树脂床 ⟶ 脱气塔 ⟶ 阴离子树脂床 ⟶ 混合树脂床 ⟶ 多效蒸馏水机或气压式蒸馏水机 ⟶ 热贮水器(80℃) ⟶ 注射用水

1. 纯化水的制备 一般采用电渗析法与反渗透法对饮用水进行处理,再过离子交换树脂柱,得到纯化水。

(1) 离子交换法:可同时除去绝大部分阴、阳离子,对热原、细菌也有一定清除作用。优点是制得的水化学纯度高,所需设备简单,耗能小,成本低。

离子交换法净化处理饮用水的工艺,一般采用阳床 - 阴床 - 混合床[①]的串联组合形式,其中混合床为阳树脂和阴树脂以一定比例混合而成。大生产时,为减轻阴树脂

---

① 混合床:混和床是混合离子交换柱的简称,就是把一定比例的阳、阴离子交换树脂混合装填于同一交换装置中,对流体中的离子进行交换、脱除。

的负担,常在阳床后加脱气塔;有时也在阴床前加弱酸型阴离子交换树脂柱,以除去大部分强酸根离子,如SO_4^{2-}、Cl^-,以延长强碱性阴离子交换树脂的使用时间。

(2) 电渗析法:基本原理是在外加电场的作用下,使水中的离子发生定向迁移,并通过具有选择性和良好导电性的离子交换膜,使水得到净化。

电渗析法较离子交换法经济,节约酸碱,当饮用水中含盐量高达 3000mg/L 时,不宜采用离子交换法制备纯化水,但电渗析法仍适用。电渗析法常与离子交换法联用,以提高净化处理饮用水的效率。

(3) 反渗透法:渗透是由半透膜两侧不同浓度溶液的渗透压所引起,低浓度一侧的水向高浓度一侧渗透,见图 10-1(a)。结果使浓溶液一侧的液面逐渐升高,当渗透达动态平衡时,液面不再上升,此时浓溶液与稀溶液之间的水柱静压差即为渗透压,见图 10-1(b)。若在浓溶液一侧加压,压力超过渗透压时,浓溶液中的水可向稀溶液作反向渗透流动,这种现象称为反渗透。反渗透的结果是使水从浓溶液中分离出来,见图 10-1(c)。

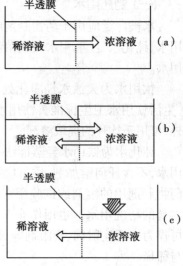

图 10-1 渗透和反渗透原理示意图

常选择的反渗透膜有醋酸纤维膜和聚酰胺膜,膜孔大小在 0.5~10nm 之间,通常一级反渗透装置能除去水中一价离子 90%~95%,二价离子 98%~99%,同时还能除去微生物和病毒,但其除去氯离子的能力不能达到《中国药典》的要求,可通过二级反渗透装置较彻底地除去氯离子。

2. 注射用水的制备 《中国药典》规定采用蒸馏法制备注射用水。

🌐 知识链接

常用的蒸馏设备有哪些?

(1) 塔式蒸馏水器:其基本结构包括蒸发锅、隔沫装置及冷凝器三部分,其生产能力为50~200L/h,有多种不同规格。

(2) 多效蒸馏水器:最大特点是能耗低,产量高,并且出水快、纯度高、水质稳定。多效蒸馏水器结构主要由圆柱形蒸馏塔、冷凝器及一些控制组件组成。其基本原理是去离子水经高压蒸汽加热而蒸发,蒸发得到的蒸汽以加热蒸汽的身份充当加热能源,在释放出能量的同时冷凝下来获得蒸馏水,因此大大节约了能源。

多效蒸馏水器的出水温度在 80℃以上,有利于蒸馏水的保存。多效蒸馏水器的性能取决于加热蒸汽的压力和效数,压力越大,产量越高,效数越多,热的利用效率也越高。综合考虑,一般以四效以上较为合理。

(3) 气压式蒸馏水器:又称热压式蒸馏水器,是通过离心泵将蒸汽加压来提高蒸汽的利用率,不需要冷却水,但电能消耗较大。

笔记

（四）注射用水的收集与贮存

用蒸馏法制备注射用水时，要注意弃去初馏液，检查合格后，方能收集。且收集器具应置较高洁净的环境中，以防止空气中的灰尘或其他杂质污染。采用新鲜制备的注射用水配制注射剂，配制注射剂的注射用水放置时间不应超过 12 小时，若需保存则应在 80℃以上保温或 70℃以上保温循环或 4℃以下的状态下存放。

二、注射用非水溶剂

（一）注射用油

作为注射剂溶剂的植物油称为注射用油。植物油由植物种子或果实压榨制得。供注射用的植物油主要有大豆油，此外还有麻油、茶油、花生油、橄榄油、玉米油等。

《中国药典》规定注射用大豆油的质量要求：淡黄色的澄明液体；无臭或几乎无臭；相对密度为 0.916~0.922；折光率为 1.472~1.476；碘值为 126~140；皂化值为 188~195；酸值不大于 0.1。此外，还应检查过氧化物、不皂化物、棉子油、碱性杂质、水分、重金属、砷盐、脂肪酸组成、微生物限度和无菌等。

油性注射剂只能供肌内注射。有些患者对某些植物油有变态反应，因此产品标签上应标明名称。

（二）乙醇

乙醇（ethanol）可供于肌内或静脉注射，能与水、甘油、挥发油等以任意比混合。毒性小，小鼠静脉注射的 LD_{50} 为 1.973g/kg，皮下注射为 8.285g/kg。采用乙醇为注射剂的溶剂时，乙醇浓度可达 50%，但当乙醇浓度超过 10% 时，肌内注射就有疼痛感或有溶血作用。

（三）甘油

甘油（glycerin）可供肌内注射或静脉注射，能与水、乙醇、丙二醇等以任意比混合。甘油因黏度、刺激性较大，不能单独作为注射剂的溶剂，常与乙醇、水等组成复合溶剂。小鼠皮下注射的 LD_{50} 为 10ml/kg，肌内注射为 6ml/kg，对大鼠静脉注射的 LD_{50} 为 5~6g/kg。甘油常用浓度为 15%~20%，某些注射剂可高达 50%，但大剂量注射会引起惊厥、麻痹、溶血。

（四）丙二醇

丙二醇（propylene glycol，PE）与水、乙醇、甘油相混溶，能溶解多种挥发油，性质稳定，广泛用作注射剂的溶剂，可供肌内注射或静脉注射。不同浓度的丙二醇水溶液有冰点下降的特点，可用以制备各种防冻注射剂。

（五）聚乙二醇

聚乙二醇（polyethylene glycol，PEG）与水、乙醇相混溶，化学性质稳定，PEG300 和PEG400 均可作注射用溶剂。由于 PEG300 的降解产物可能导致肾病变，故 PEG400 更常用。

此外，油酸乙酯、苯甲酸苄酯、二甲基乙酰胺、乳酰胺、肉豆蔻异丙基酯、乳酸乙酯等也可选作注射剂的非水溶剂。

笔记

第四节 注射剂的附加剂

为了确保注射剂安全、有效及稳定,注射剂中除主药外,可根据药物性质加入其他适宜的物质,这些物质统称为附加剂(additives)。附加剂在注射剂中的主要作用:①增加药物的稳定性;②增加主药的溶解度;③抑制微生物的生长;④减轻疼痛或对组织的刺激性等。

常见的附加剂种类:增加主药溶解度的附加剂、帮助主药混悬或乳化的附加剂、防止主药氧化的附加剂、抑制微生物增殖的附加剂、调整 pH 值的附加剂、减轻疼痛的附加剂和调节渗透压的附加剂。

一、增加主药溶解度的附加剂

为了增加主药在溶剂中的溶解度,可根据主药的理化性质选择成盐及使用增溶剂、助溶剂等。

一般来讲对于生物碱类注射剂,可以制成盐类。使用增溶剂是最常采用的增加溶解度的方法,常用增溶剂为聚山梨酯 80(吐温 80)、胆汁等。聚山梨酯 80 多用于肌内注射,因其具有降压作用与轻微的溶血作用,在静脉注射剂中应慎用。聚山梨酯 80 常用量为 0.5%~1%。

 知识链接

使用聚山梨酯 80 应注意哪些问题?

①含鞣质或酚性成分的注射液,若溶液偏酸性,加入聚山梨酯 80,可使溶液变浑浊;②加入聚山梨酯 80 可降低某些抑菌剂如尼泊金类、苯甲醇等的抑菌效果;③含聚山梨酯 80 的注射液灭菌时可能出现起浊现象,必须趁热振摇才能保持注射剂的澄明;④一般先将增溶剂加增溶质,必要时加少量水混合,再加其他附加剂与余下的溶剂,这样可增大增溶量。

此外,可选择助溶剂来增加药物溶解度,如加入有机酸及其钠盐、酰胺与胺类等。

二、帮助主药混悬或乳化的附加剂

为使混悬型及乳化型注射剂的稳定性得以提高,常加入助悬剂和乳化剂。常用的助悬剂有明胶、PVP 及羧甲基纤维素钠(carboxymethylcellulose sodium,CMC-Na)等。常用的乳化剂有 pluronic F-68、卵磷脂、豆磷脂、聚山梨酯 80 等。

三、防止主药氧化的附加剂

为防止主药氧化,可加入抗氧剂、惰性气体和金属离子络合物。

(一) 抗氧剂

抗氧剂是一类易被氧化的还原剂。当抗氧剂和药物同时存在时,空气中的氧首先与抗氧剂发生作用而保持了主药的稳定性,如抗坏血酸、亚硫酸氢钠、焦亚硫酸钠、硫脲等。一般浓度为 0.1%~0.2%。

（二）惰性气体

《中国药典》规定,在注射剂的配制、灌封等生产过程中,对于接触空气易变质的药物,为防止药物氧化,应排除容器内的空气,应在药液或空安瓿空间通惰性气体。常用的惰性气体有二氧化碳和氮气。通入惰性气体应作为处方混合成分在标签中注明。

（三）金属离子络合剂

有些注射剂,常因药液中含有微量金属离子的存在,而加速主药的氧化、变质,可加入能与金属离子络合的络合物,使与金属离子生成稳定的水溶性络合物,阻止其促进氧化,使药液稳定。常用的金属离子络合剂有乙二胺四乙酸（EDTA）、乙二胺四乙酸钠（EDTA-Na₂）等,常用量为 0.03%~0.05%。

知识链接

选择防止主药氧化的附加剂应注意什么?

①通常以空气置换剂、抗氧剂和螯合剂合用效果最佳;②根据药液的 pH 值选用抗氧剂。药液的 pH 值不仅影响药物的氧化还原电位,而且也能影响抗氧剂的理化性质。因此,药液的 pH 值应在抗氧剂发挥作用的适宜 pH 值范围内;③避免药物与抗氧剂发生变化,亚硫酸盐类可与某些醛、酮类药物发生加成反应,也可与钙盐生成沉淀,如维生素 B 药液,在 pH 值为 5 时,因亚硫酸钠存在而失效;④水溶性抗氧剂与油溶性抗氧剂,无论以何种机制发挥抗氧化作用,抗氧剂的用量一般在 0.02% 左右,有机硫化物一般在 0.05% 左右,最高不超过 0.1%;⑤使用抗氧剂时要注意其潜在的毒性,如 Higuchi 和 Schroeter 曾提到要注意亚硫酸盐与药物分子的反应性。

四、抑制微生物增殖的附加剂

为防止注射剂制备或多次使用过程中微生物的污染及繁殖所需要加入的附加剂,即抑菌剂。然而,并非所有的注射剂均需加入抑菌剂,如静脉给药与脑池内、硬膜外、椎管内用的注射液均不得添加抑菌剂,剂量超过 5ml 的注射剂添加抑菌剂时应当特别慎重。一般多剂量注射剂或用于肌内、皮下注射时均可加入一定量抑菌剂。抑菌剂的用量应能抑制注射液中微生物的生长,除另有规定外,在制剂确定处方时,该处方的抑菌效力应符合《中国药典》规定。加有抑菌剂的注射液,仍应采用适宜的方法灭菌。应根据药液的性质选择添加抑菌剂,常用的抑菌剂为 0.5% 苯酚、0.3% 甲酚、0.5% 三氯叔丁醇、0.01% 硫柳汞等。

五、调整 pH 值的附加剂

调节 pH 值的附加剂主要采用的是醋酸盐、枸橼酸盐和磷酸盐等缓冲系统。处方中利用其他成分作为缓冲系统常常可以减少产品中成分的总数。

加入调节 pH 值附加剂的目的:①减少由于 pH 值不当对机体造成局部刺激;②增加药液的稳定性,因为产品 pH 值的变化可以使药物降解反应速度发生很大的变化;③增加弱酸弱碱盐类的溶解度。

因此,原则上调节 pH 值尽可能使药液接近中性,一般 pH 值应控制在 4.0~9.0 之间。小剂量静注时,pH 值可放宽到 3~10;大剂量滴注时,应与生理 pH 值一致;脊髓液仅 60~80ml,注射剂的 pH 值必须与脊髓液的 pH 值一致。

六、减轻疼痛的附加剂

为减轻注射时的疼痛而加入的附加剂称为止痛剂,常用的止痛剂有:

1. 三氯叔丁醇 既有止痛作用,又有抑菌作用,常用量为 0.3%~1%。

2. 盐酸普鲁卡因 止痛一般可维持 1~2 小时,时间较短,在碱性溶液中易析出沉淀,常用量 0.2%~1%。个别患者可能出现过敏反应,应予以注意。

3. 盐酸利多卡因 止痛作用较持久,作用比盐酸普鲁卡因强,过敏反应发生率低,常用量 0.2%~0.5%。

4. 苯甲醇 由于吸收差,连续注射可使局部产生硬块,同时影响药物吸收,常用量 1%~2%。

止痛剂一般用于肌内或皮下注射的注射剂。止痛剂应不影响主药的吸收和疗效;不给机体带来损害,如产生硬结,给下次注射造成痛苦;不影响注射剂的澄明度;不引起过敏等副作用。

> **知识链接**
>
> ### 注射剂引起局部疼痛的原因及解决措施
>
> ①为发挥药物疗效,保证中药注射剂的稳定性和溶解性,处方设计时,注射液的 pH 值和渗透压并非生理需要的最佳点,出现生理不适应性;②一些注射剂的药液本身具有刺激性或浓度过高,如复方奎宁注射液、黄芩苷注射剂等;③注射剂中未除尽的或制备过程中引入的杂质,亦可引起疼痛。
>
> 根据疼痛的具体原因,应采取针对性的措施:如属药液 pH 值问题,应调整 pH 值;如属无效成分引起的刺激,应设法将其除去;如属有效成分引起的刺激,则需按不同情况,在不影响疗效的原则下降低药物浓度;除必须制成注射剂者,可改为其他剂型。

七、调节渗透压的附加剂

正常人血浆有一定渗透压,注射液渗透压应与血浆渗透压相等即所谓等渗溶液(isoosmotic solution),方能保证用药安全。否则,低渗将造成溶血,高渗将导致红细胞萎缩,进而造成一系列副作用。因此,注射剂有调节为等渗溶液的必要。常用的调节剂有氯化钠、葡萄糖等。调节方法有冰点降低数据法和氯化钠等渗当量法。

(一)冰点降低数据法

基本原理:血浆冰点为 -0.52℃,根据物理化学原理,任何溶液其冰点降低到 -0.52℃,即与血浆等渗。一些药物 1% 水溶液的冰点降低数据见表 10-1,可根据这些数据计算并配制等渗溶液。

实例 1:用氯化钠配制等渗溶液 100ml,需用氯化钠多少克?

分析:已知 1% 氯化钠冰点降低值为 0.58℃,设氯化钠等渗溶液的浓度是 $x\%$,则

$1\% : x\% = 0.58 : 0.52$

$$x\% = (0.52 \times 1\%)/0.58 = 0.9\% \,(\text{g/ml})$$

即配制氯化钠等渗溶液 100ml,需用氯化钠 0.9g。

表 10-1 一些药物水溶液的冰点降低值与氯化钠等渗当量及其等渗浓度溶液的溶血情况

名称	1% 水溶液（g/ml）冰点降低值（℃）	1g 药物氯化钠等渗当量（E）	等渗浓度溶液的溶血情况		
			浓度（%）	溶血（%）	pH 值
硼酸	0.28	0.47	1.9	100	4.6
盐酸乙基吗啡	0.19	0.15	6.18	38	4.7
硫酸阿托品	0.08	0.1	8.85	0	5.0
盐酸可卡因	0.09	0.14	6.33	47	4.4
氯霉素	0.06	—	—	—	—
依地酸钙钠	0.12	0.21	4.50	0	6.1
盐酸麻黄碱	0.16	0.28	3.2	96	5.9
无水葡萄糖	0.10	0.18	5.05	0	6.0
葡萄糖（含 H_2O）	0.091	0.16	5.51	0	5.9
氢溴酸后马托品	0.097	0.17	5.67	92	5.9
盐酸吗啡	0.086	0.15	—	—	—
碳酸氢钠	0.381	0.65	1.39	0	8.3
氯化钠	0.58		0.9	0	6.7
青霉素 G 钾	—	0.16	5.48	0	6.2
硝酸毛果芸香碱	0.133	0.22	—	—	—
聚山梨酯 80	0.01	0.02	—	—	—
盐酸普鲁卡因	0.12	0.18	5.05	91	5.6
盐酸丁卡因	0.109	0.18	—	—	—

实例 2:配制 2% 盐酸普鲁卡因溶液 100ml,需加多少氯化钠使之成为等渗溶液？

分析:1% 盐酸普鲁卡因冰点降低值为 0.12℃,2% 盐酸普鲁卡因当使冰点降低 0.12×2=0.24℃。加入氯化钠应继续降低(0.52-0.24)℃方能达到等渗,设加入的氯化钠浓度为 x%,则

$$1\% : x\% = 0.58 : (0.52-0.24)$$
$$x\% = (0.52-0.24)/0.58 = 0.48\%（g/ml）$$

即配制 2% 盐酸普鲁卡因溶液 100ml 需加入氯化钠 0.48g。

通过分析,冰点降低数据法求算等渗调节剂的用量可用式(10-1)表示:

$$W = \frac{0.52-a}{b} \tag{10-1}$$

式中,W 为配制等渗溶液需加入的等渗调节剂的百分含量;a 为药物溶液的冰点下降度数;b 为用以调节的等渗剂 1% 溶液的冰点下降度数。

对于成分不明或查不到冰点降低数据的注射液,可通过实验测定,再依上法计算。并且测定浓度应与配制溶液浓度相近,以使测定结果更准确。

（二）氯化钠等渗当量法

氯化钠等渗当量是指与 1g 药物呈等渗的氯化钠的克数,用 E 表示。一些药物的

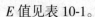

E 值见表 10-1。

实例 3：将硫酸阿托品 2.0g，盐酸吗啡 4.0g，配制成注射液 200ml，需加多少氯化钠成为等渗溶液。

分析：硫酸阿托品的 E 值 0.13，盐酸吗啡的 E 值为 0.15。则二者分别相当于氯化钠的量为 $0.13×2+0.15×4=0.86g$，使上述 200ml 注射液成为等渗需加氯化钠的克数为 $0.9×2-0.86=0.94g$。

通过分析，氯化钠等渗当量法求算配制药物等渗溶液时所需添加氯化钠的量，可用式（10-2）表示：

$$X=0.009V-G_1E_1-G_2E_2-\cdots\cdots \tag{10-2}$$

式中，X 为 Vml 中应加氯化钠克数；G_1、G_2 为 Vml 溶液中溶质克数；E_1、E_2 分别是 G_1、G_2 的 E 值。

（三）等渗溶液与等张溶液

等渗溶液（isoosmotic solution）系指渗透压与血浆相等的溶液。

等张溶液（isotonic solution）系指与红细胞膜张力相等的溶液。

理论上分析，注射液配制成等渗溶液后应不出现溶血，但有时仍出现溶血现象，这说明单纯从物理化学的角度调节等渗是不科学的。红细胞膜并非典型的半透膜，对有些药物的水溶液来说，不仅溶剂分子能出入，溶质分子也能自由出入半透膜，此时即使调成等渗也可能出现溶血。因此，从生物学的角度提出等张的概念，即与红细胞膜张力相等的溶液为等张溶液。一些药物等渗浓度溶液的溶血情况见表 10-1。

等渗溶液和等张溶液定义不同，等渗溶液不一定等张，等张溶液亦不一定等渗。在新产品的试制中，即使所配制的溶液为等渗溶液，为安全用药，亦应该进行溶血性试验，必要时加入葡萄糖、氯化钠等调节成等张溶液。

第五节　注射剂的制备

注射剂制备的一般工艺流程：

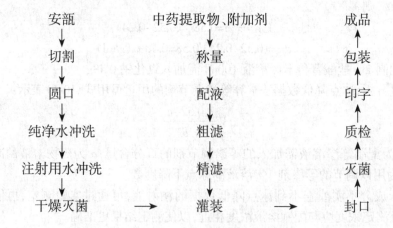

一、中药注射剂的原料准备

(一) 中药的预处理

用于制备注射剂的中药材,必须是经过品种和来源鉴定后确定为合格的药材,同时还应注重道地药材、GAP基地药材的选用,以避免因药材质量参差不齐而导致产品质量难以控制,最终影响注射剂的质量。同时应采用指纹图谱技术分别对中药材建立指纹图谱,以有效控制中药材质量,有效保证中药材原料的稳定。

药材在用于制备之前,要进行挑选、洗涤、切制、干燥等预处理操作,必要时还需进行粉碎或灭菌。

(二) 中药注射用原液的制备

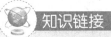

知识链接

中药注射剂中特有的工艺步骤——"原液"

"原液"在注射剂的生产中是以原料的身份进入其工艺流程的,原液的制备过程是中药注射液特有的工艺步骤。注射剂的制备工艺应根据中药的具体情况,结合注射给药的特点和要求进行系统地研究。选择的制备工艺应具有充分的合理性并全面考虑工艺对药品安全性、有效性及质量可控性的影响。

注射剂原液常用的制备方法有水蒸气蒸馏法、水提醇沉法、醇提水沉法、双提法等。

1. **水蒸气蒸馏法** 适用于含挥发油或其他挥发性成分的中药材。一般先将中药加工成薄片或粗粉,加适量水使其充分润湿膨胀,再直接加热蒸馏或通水蒸气蒸馏,经冷凝收集馏出液即得。中药中挥发油含量较高时,蒸馏液中往往会有较多的挥发油析出,浮在液面或沉于底部,此时可用适宜的方法将挥发油分离,或改用挥发油收集装置直接收集挥发油,并以挥发油为原液配制注射剂。若所得挥发油饱和水溶液澄明度较差时,可加少量纯化滑石粉或硅藻土吸附过滤,使溶液澄清,或者加适量增溶剂改善。需要引起注意的是,蒸馏法制得的原液,一般不含或少含电解质,渗透压偏低,如直接配制注射剂,应进行渗透压的调整。

2. **水醇法** 是根据中药的有效成分及杂质在水中或不同浓度的乙醇中溶解度不同的原理来提取及纯化中药,适用于临床疗效确切、有效成分不明确的中药。水醇法又分为水提醇沉法与醇提水沉法,详见第五章第三节。

3. **双提法** 是蒸馏法和水醇法的结合,适用于同时含有挥发性有效成分及非挥发性有效成分的中药单方或复方的提取。

4. **超滤法** 为一种分子分离的膜滤过方法,是利用特殊的高分子膜为滤过介质,在常温、加压条件下,将中药提取液中不同分子量的物质加以分离的技术。超滤法的优点:①常温操作,不接触有机溶剂,有效成分破坏损失少;②可直接除去细菌及热原;③可除去鞣质,产品澄明度好;④工艺流程简单,生产周期短。目前国内应用较多的超滤膜是醋酸纤维膜和聚砜膜,一般分子截留量为 $(1\sim3)\times10^4$ 的滤膜孔径范围,适用于中药注射剂的制备。

（三）除去注射剂原液中鞣质的方法

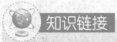

为什么要除去原液中的鞣质?

鞣质是多元酚的衍生物,广泛存在于植物中。含有鞣质的注射剂在灭菌后,会产生沉淀,影响其澄明度。鞣质有较强的还原性,在酸、酶、强氧化剂存在或加热条件下,可发生水解、氧化、缩合反应,生成水不溶性物质。肌内注射含鞣质的注射剂会引起疼痛,因为鞣质可与组织蛋白结合形成硬块。因此,除去原液中的鞣质对于提高中药注射剂的质量有重要意义。

由于鞣质既溶于水,又溶于醇,通常的水醇法不能除去鞣质,除去注射剂原液中鞣质的方法:

1. 明胶沉淀法 除鞣质的原理为鞣质与蛋白质反应生成水不溶性鞣酸蛋白,然后通过过滤除去沉淀。一般操作是先将水提液 pH 值调至 4~5,加入 2%~5% 的明胶溶液,边加边搅拌,至不再产生沉淀为止,静置滤过除沉淀,滤液适当浓缩并加乙醇使含醇量达 75% 以上,以沉淀滤除过量明胶。操作中也可加明胶后不滤过直接加乙醇处理,称为改良明胶法,可减少明胶对黄酮、蒽醌类成分的吸附。

2. 醇溶液调 pH 值法 除鞣质的原理为鞣酸盐在高浓度乙醇中难溶而析出。通常加入碱与鞣质形成盐,因此又称为碱性醇沉法。一般操作是在中药水提液中加入乙醇使含醇量达 80% 以上,静置冷藏,滤除沉淀后,醇溶液用 40% 氢氧化钠调 pH 值至 8.0,则鞣质生成钠盐不溶于醇而析出,再次放置滤除沉淀即可。醇浓度和 pH 值越高,除去鞣质越充分,但中药中其他有效成分也可能同时除去,故 pH 值以不超过 8 为宜。

3. 聚酰胺吸附法 除鞣质的原理为聚酰胺对鞣质的吸附作用而除去鞣质。聚酰胺是由酰胺聚合而成的一类高分子物质,由于分子内存在酰胺键,因此,对酚类物质具有较强的吸附作用。一般操作是先将中药水提液浓缩,加入乙醇沉淀后滤除蛋白等水溶性杂质,再将此醇溶液通过聚酰胺柱,醇溶液中鞣质被聚酰胺柱吸附而除去。

然而,硝基化合物、酸类成分、醌类成分等也同样能被聚酰胺柱吸附,因此当中药中含有此类有效成分时,应考虑聚酰胺吸附法可能造成的有效成分的损失。

4. 其他方法 除去鞣质还可采用酸性水溶液沉淀法、超滤法、铅盐沉淀法等。

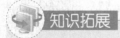

除鞣质方法及鞣质检测的研究进展

①胶原纤维,是以皮胶原纤维为原料,通过戊二醛交联反应制得。其通过吸附作用除去鞣质;②壳聚糖,是自然界中唯一的碱性多糖,壳聚糖可作为絮凝剂将鞣质除去。此外,膨润土负载壳聚糖也可用作为絮凝剂,除去鞣质。

最近研究表明,蛋白质包被聚偏二氟乙烯膜(PVDF)吸附法检查中药注射剂缩合鞣质,操作简便,并具有较强的抗干扰能力,检测限低,可用于中药注射剂微量缩合鞣质限量的严格控制。

二、注射剂的容器与处理

注射剂的容器与药物直接接触,容器的合理选择及处理直接关系到注射剂的质量与稳定性。

(一) 注射剂容器的种类

注射剂容器按分装剂量的不同可分为单剂量容器、多剂量容器及大剂量容器。

1. 单剂量容器　也称安瓿,一般有 1ml、2ml、5ml、10ml、20ml 等规格。安瓿按外形可分为粉末安瓿和有颈安瓿,有颈安瓿又分为直颈和曲颈安瓿。为避免折断安瓿时产生玻璃屑及微粒等污染药液,国家食品药品监督管理总局(CFDA)已强制推行曲颈易折安瓿。安瓿通常无色,但某些特殊的药物如光敏感药物可采用琥珀色玻璃安瓿,但琥珀色安瓿含氧化铁,若药物成分能被铁离子催化,则不宜使用。

曲颈易折安瓿有两种形式:①色环易折安瓿,其设计是将一种膨胀系数高于安瓿玻璃两倍的低熔点粉末熔固在安瓿颈部形成环状,冷却后由于两种玻璃的膨胀系数不同,在环状位置产生一圈永久应力,用力一折即可平整折断;②点刻痕易折安瓿,其设计是在曲颈部位有一细微刻痕,在刻痕中心标有直径 2mm 的色点,折断时,在刻痕中间的背面加力。

粉末安瓿供分装注射用粉末或结晶性药物使用,故其瓶身与瓶颈同粗或带有喇叭口,瓶身与瓶颈连接处有沟槽,临用时锯开,灌入溶剂溶解后注射。为方便临床应用,近年来开发了一种可同时盛装粉末与溶剂的注射容器,容器分为两个隔室,上隔室装溶剂,下隔室装无菌药物粉末,中间用特制的隔膜分开,用时将顶部的塞子压下,隔膜打开,溶剂流入下隔室,将药物溶解后使用。这种注射用容器特别适合于一些在溶液中不稳定的药物。

2. 多剂量容器　通常指玻璃小瓶,俗称青霉素瓶,瓶口用胶塞加铝盖密封,一般有 5ml、10ml、20ml、30ml、40ml、50ml 等规格,可用于分装注射用粉末或疫苗、血清等生物制品。

3. 大剂量容器　有 500ml 和 1000ml 等规格,常见有输液瓶、输液袋,前者为玻璃容器,俗称盐水瓶;后者为塑料容器。

知识拓展

注射器的新容器

卡式瓶是没有底的管制抗生素瓶,瓶口用胶塞和铝盖密封,底部用与胶塞同材质的活塞密封,装入药液后就是一个没有针头和推杆的注射器。用卡式瓶包装的注射剂在实施注射时需与可反复使用的卡式注射架、卡式半自动注射笔、卡式全自动注射笔等注射器械结合使用。卡式瓶不仅可以用来装注射液,也可以用来装冻干粉末和无菌粉末。后两者在实施注射前将加压溶剂注入卡式瓶内溶解冻干粉末或无菌粉末,然后实施注射。卡式瓶见图 10-2。

无针注射器不用针头,它的原理是通过高压使液体药品通过一个极细的孔后,产生一个液体柱,透过皮肤喷射到皮下,注射持续时间约 0.25 秒,它的优点是无痛、无声、安全、快捷。无针注射器注射原理见图 10-3。

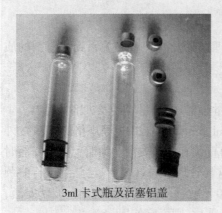

图 10-2　卡式瓶

3ml 卡式瓶及活塞铝盖

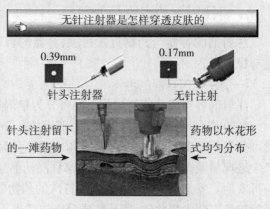

图 10-3　无针注射器注射原理

(二)注射剂容器的质量要求

注射剂玻璃容器要满足一定质量要求,否则在高温灭菌等条件下很可能对制剂造成质量影响。注射剂玻璃容器的质量要求:①无色透明(棕色瓶除外)、洁净,以便于检查药液的变色、杂质、澄明度等情况;②膨胀系数低、耐热性优良,使之不易冷爆破裂;③具有足够的物理强度,以保证在加热灭菌中能承受较大的压力差,并在生产、运输、携带过程中不易破损;④瓶壁没有气泡、麻点及砂粒;⑤熔点较低,易于熔封;⑥具有较高的化学稳定性,不改变药液 pH 值。

知识链接

制造安瓿的玻璃材料有哪些?

制造安瓿的玻璃材料主要有中性玻璃、含钡玻璃和含锆玻璃,不同的玻璃材料对于保证安瓿的质量至关重要。中性玻璃即低硼酸硅盐玻璃,化学稳定性好,适用于中性或弱酸性注射剂;含钡玻璃耐碱性能好,可作碱性较强注射液的容器;含锆玻璃为含少量锆的中性玻璃,具有更高的化学稳定性,耐酸、耐碱性能均好。

(三)安瓿的质量检查

为保证注射剂的质量,安瓿必须按照《中国药典》要求进行物理和化学检查。物理检查主要包括外观、尺寸、应力、清洁度、热稳定性等;化学检查包括容器的耐酸性能、耐碱性能和中性检查等。此外,还要进行装药试验,考察容器与药液有无相互作用。

(四)安瓿的切割与圆口

为便于灌封与包装,安瓿需进行"切割"操作,使安瓿颈长度基本一致。切割后颈口截面粗糙,需再进行"圆口"操作,即用强烈火焰喷射灼烧颈口截面,使颈口快速熔融光滑。目前国内使用的易折安瓿,出厂时均已完成切割和圆口处理。

(五)安瓿的洗涤

安瓿一般采用离子交换水灌瓶蒸煮进行热处理,质量较差的安瓿须用 0.5% 醋酸水溶液,热处理的条件一般为 100℃、30 分钟。通过热处理可除去灰尘、沙砾等杂质,同时也可以使玻璃表面的硅酸盐水解,微量的游离碱和金属盐溶解,提高了安瓿的化学稳定性。

安瓿洗涤的方法:

1. 甩水洗涤法　安瓿先经灌水机灌满滤净的水,再送入灭菌柜中加热蒸煮,完成后趁热用甩水机甩干,然后再置灌水机上灌水,用甩水机甩干,反复三次,以达清洗目的。甩水洗涤法适于 5ml 以下的直颈安瓿的清洗,劳动强度低,适合大批量生产,但洗涤效果欠佳。

2. 加压喷射气水洗涤法　将滤净的蒸馏水和滤净的压缩空气,由针头交替喷射进入安瓿内部进行洗涤,喷射压力通常为 294.2~392.3kPa,按气—水—气—水—气顺序,冲洗 4~8 次,即可达到洗涤目的。

3. 超声洗涤法　利用超声洗涤技术清洗安瓿是国外制药工业近年来发展起来的一项新技术。在液体中传播的超声波能对物体表面的污物进行清洗,具有清洗洁净度高、清洗速度快等特点。但超声波在水浴槽中易造成对边缘安瓿的污染或损坏玻璃内表面而造成脱片的现象,洗涤时应加以注意。

（六）安瓿的干燥与灭菌

安瓿洗涤后,一般置于 120~140℃烘箱内干燥 2 小时以上,而盛装无菌操作或低温灭菌工序使用的安瓿则需用 180℃干热灭菌 1.5 小时。生产中多采用远红外隧道式烘箱,主要由红外线发射装置与安瓿传送装置组成,温度 200℃左右,可实现安瓿烘干、灭菌的连续化生产。灭菌后的安瓿存放空间应有净化空气保护,且存放时间不应超过 24 小时。

三、注射剂的配液与滤过

（一）注射剂的配制

1. 投料量的计算　若以总提取物投料时,应按提取物中指标成分含量限(幅)度计算投料量;若以中药有效成分或有效部位投料时,应按规定浓度或限(幅)度计算投料量;如果原料中有效成分不明确或无可测定指标成分时,可用药材比量法规定原药材的投料量,即以每毫升相当于原药材多少克表示,但该法不适用于新开发的注射剂品种。配制过程中,受配制条件的影响,可测成分的含量可能有所下降,应根据实际需要,适当增加投料量。

2. 配液用具的选择与处理　配液用具的材料应有足够的化学稳定性,常用的材料有玻璃、耐酸碱搪瓷、不锈钢、聚乙烯等。配液锅常带有搅拌器和夹层,以便药液加热或冷却。一般来讲,浓的盐溶液不宜选用不锈钢容器,需加热的药液不宜选用塑料容器。配液用具在使用前要用清洁液或其他洗涤剂洗净,并用新鲜注液射用水荡洗或灭菌后备用,使用后应及时清洗。

3. 配液的方法　分为浓配法和稀配法。浓配法适用于原料质量一般、大剂量注射剂的配制,配制时通常将全部原料加入部分溶剂成为浓溶液,热处理冷藏后过滤,然后稀释至所需浓度;稀配法适用于优质原料、小剂量注射剂的配制,配制时将全部原料加入全部溶剂中,一次配成所需浓度,再过滤除杂质。

生产过程中应尽可能缩短注射剂的配制时间,防止微生物与热原污染及药物变质。配液完成后,应进行 pH 值、相关成分含量等质量检查,合格后方能进一步滤过及灌封。

知识链接

使用活性炭除杂质和热原时,应注意哪些问题?

中药注射剂易出现色泽和澄明度问题,常用活性炭除杂质及热原。

使用活性炭时应注意:①应选用针剂用活性炭,以确保注射液不因活性炭中夹带的微量杂质而影响其质量;②活性炭吸附杂质的同时也吸附部分药物,因此,使用中应考虑活性炭对主药含量的影响,选择适宜用量;③一般认为活性炭在微酸条件下吸附作用强,在碱性溶液中出现"胶溶"现象或脱吸附;④升高温度可使活性炭吸附速度加快,降温又出现脱吸附现象,故一般采用加炭后煮沸片刻,放置冷却至50℃左右,再滤过脱炭的方法;⑤针用活性炭用前应在150℃干燥3小时至4小时以进行活化,一般用量为0.1%~1%。

(二) 注射剂的过滤

注射剂的过滤一般需要先初滤再精滤。过滤介质一般由惰性材料制成,应不与滤液起反应,也不吸附或很少吸附滤液中的有效成分,并且耐酸、耐碱、耐热,适用于过滤各种溶液等。初滤常以滤纸、纱布为滤材,用布氏滤器减压过滤,大量生产时常用板框式压滤机或砂滤棒过滤。精滤通常以垂熔玻璃过滤介质或微孔滤膜等为滤过介质。

过滤装置主要有普通漏斗类(如布氏滤器等)、板框式压滤器、砂滤棒、垂熔玻璃滤器、微孔滤膜过滤器等。应根据不同的滤过要求,结合药液中沉淀物的多少,选择相应的滤过介质和装置。

过滤的方法常用的有高位静压滤过法、减压滤过法及加压滤过法。高位静压滤过法系利用药液本身的静压差在管道中进行过滤,适用于生产量不大、缺乏加压或减压设备的情况,一般药液缸置于楼上,通过管道在楼下灌封。减压滤过法是通过对滤出端减压作为滤过的动力。加压滤过法则是通过对滤入端进行加压作为滤过的动力。三种方法中,加压滤过法能够保持全部装置正压,对滤层影响较小,压力稳定,滤速快,质量好,产量高。

四、注射剂的灌封

注射剂的灌封系指灌装和封口两个步骤,封口有拉封和顶封两种,现生产上均采用拉封。注射剂的灌封生产时采用安瓿自动灌封机。药液在检查合格后,应立即进行灌封操作,避免污染,灌封室洁净度要求达到 A 级。(2010 版 GMP 无菌药品的洁净级别划分为 A、B、C、D 四级)

灌封在全自动灌封机上进行,药液灌装时要注意:①灌装标示量不大于 50ml 的注射剂时,应按表 10-2 适当增加装量,以保证注射时药量不少于标示量,同时注意灌装时剂量准确;除另有规定外,多剂量包装的注射剂,每一容器的装量不得超过 10 次注射量,增加装量应能保证每次注射用量。②药液不得沾瓶颈口。③对某些接触空气易变质的药物,安瓿内要通入惰性气体(N_2、CO_2)以置换空气,灌注药液后再通气,1~2ml 安瓿可先灌装药液后通气,要根据品种选择适合的惰性气体,如碱性药液或钙制剂不能使用 CO_2。

表 10-2 注射剂灌装时应增加的灌装量

标示装量 /ml	增加量 /ml	
	易流动液	黏稠液
0.5	0.10	0.12
1	0.10	0.15
2	0.15	0.25
5	0.30	0.50
10	0.50	0.70
20	0.60	0.90
50	1.0	1.5

 知识链接

灌封中常出现的问题及原因

①剂量不准,可能是剂量调节装置的螺丝松动;②封口出现毛细孔,可能是熔封火焰强度不够;③出现大头、瘪头等现象,可能是火焰太强或安瓿受热不均匀;④焦头现象,灌药时给药太急,针头往安瓿内灌药时不能立即回缩或针头安装不正等均可能使安瓿颈部沾有药液,熔封时药液炭化而引起焦头。

当出现问题时应根据具体情况分析原因,通过改进操作方法或调整设备运行状态来解决问题。

五、注射剂的灭菌与检漏

1. 灭菌 灭菌的目的是杀灭微生物,保证用药的安全。除无菌操作制备的注射剂外,灌封后应及时灭菌。一般在避菌条件较好的情况下,可采用流通蒸气灭菌,1~5ml 安瓿通常在 100℃条件下灭菌 30 分钟,10~20ml 安瓿通常在 100℃条件下灭菌 45 分钟。为保证灭菌效果,F_0 值应大于 8。需要指出的是,灭菌时既要保证成品完全达到灭菌的要求,又要保持相关药物稳定性,往往二者又是相互矛盾的,因此要注意选择适宜的灭菌方法和条件,必要时采用几种灭菌方法联用。

2. 检漏 灭菌后需要立即检查安瓿漏气情况。漏气现象主要是由于熔封不严密引起,而封口不严直接导致的问题是药液易被污染变质或泄漏,因此应及时检出漏气的安瓿。大批量生产中的检漏通常采用灭菌和检漏两用灭菌锅,具体的方法是灭菌后稍开锅门,放入冷水淋洗安瓿使其温度降低,之后关闭锅门抽气使灭菌器内压力逐渐降低,如果安瓿漏气则安瓿内的气体将被抽出,当真空度为 640~680mmHg(85.326~90.657kPa)时停止抽气,开色水阀加入有色溶液(如 0.05% 曙红或酸性大红 G 溶液)至浸没安瓿,关色水阀,开放气阀,在压力作用下,有色溶液将进入漏气安瓿,接下来抽回色液,开启锅门,淋洗安瓿后检查,剔除带色的漏气安瓿。

六、注射剂的质量检查

1. 装量检查 注射液及注射用浓溶液,按照注射剂装量检查方法(通则 0102),进行检查。

供试品的标示量不大于 2ml 者,取供试品 5 支(瓶),2ml 以上至 50ml 者,取供试品 3 支(瓶)。开启时注意避免损失,将内容物分别用相应体积的干燥注射器及注射针头抽尽,然后缓慢连续地注入经标化的量入式量筒内(量筒的大小应使待测体积至少占其额定体积的 40%,不排尽针头中的液体),在室温下检视;测定油溶液、乳状液或混悬液时,应先加温(如有必要)摇匀,再用干燥注射器及注射针头抽尽后,同前法操作,放冷(加温时),检视。每支(瓶)的装量均不得少于其标示量。

标示装量为 50ml 以上的注射液及注射用浓溶液按照最低装量检查法(通则 0942)检查,应符合规定。

2. 渗透压摩尔浓度 除另有规定外,静脉输液及椎管注射液按各品种项下的规定,照渗透压摩尔浓度测定法(通则 0632)测定,应符合规定。

3. 可见异物检查 可见异物系指存在于注射剂、眼用液体制剂和无菌原料药中,在规定条件下目视可以观测到的不溶性物质,其粒径或长度通常大于 50μm。检查法有灯检法和光散射法两种,前者常用。灯检法不适用的品种,如用深色透明容器包装或液体色泽较深(一般深于各标准比色液 7 号)的品种,可选用光散射法。除另有规定外,按照可见异物检查法(通则 0904)检查,应符合规定。

4. 不溶性微粒检查 不溶性微粒检查法系用以检查静脉用注射剂(溶液型注射液、注射用无菌粉末、注射用浓溶液)及供静脉注射用无菌原料药中不溶性微粒的大小及数量。可见异物检查符合规定后,应检查静脉用注射剂(溶液型注射液、注射用无菌粉末及注射用浓溶液)中不溶性微粒的大小及数量。不溶性微粒检查法包括光阻法和显微计数法。当光阻法测定结果不符合规定或供试品不适于用光阻法测定时,应采用显微计数法进行测定,并以显微计数法的测定结果作为判断依据。除另有规定外,按照不溶性微粒检查法(通则 0903)检查,应符合规定。

5. 热原检查或细菌内毒素检查 供静脉用的注射剂,均应进行热原检查或细菌内毒素检查。具体按照热原检查法(通则 1142)或按细菌内毒素检查法(通则 1143)检查,应符合规定。

6. 无菌检查 注射剂在灭菌后,均应抽取一定数量的样品进行无菌检查。按照无菌检查法(通则 1101)检查,应符合规定。

七、注射剂的印字与包装

注射剂的容器上必须有药名、规格、批号等。注射剂的外包装盒、标签上必须印有药物名称、数量、规格、含量、适应证、用法用量、禁忌症、不良反应、生产日期、厂名、厂址、生产批文、注册商标、附加剂名称及其用量等。目前生产中已有印字、装盒、贴签及包扎等联动的印包联动机,大大提高了生产效率。说明书和标签是临床用药的重要参考资料。

八、举例

例 1:灯盏细辛注射液

【处方】灯盏细辛 300g

【制法】灯盏细辛粉碎成粗粉,用 0.2% 碳酸氢钠溶液做溶剂进行渗漉,收集约

3000ml 滤液,加稀硫酸调节 pH 值至 2~3,滤过,沉淀备用;滤液通过聚酰胺柱,先用水洗去杂质,继用 90% 乙醇洗脱,收集乙醇洗脱液,备用;上述沉淀用 90% 乙醇提取 3 次,滤过,滤液与上述乙醇液合并,回收乙醇,减压浓缩,加稀碱溶液溶解,滤过,喷雾干燥,得黄棕色粉末约 4.5g,加注射用水适量及氯化钠 8g,溶解后再加注射用水至 1000ml,滤过,灌封,灭菌,即得。

【性状】本品为棕色的澄明液体。

【功能与主治】活血祛瘀,通络止痛。用于瘀血阻滞,中风偏瘫,肢体麻木,口眼㖞斜,言语謇涩及胸痹心痛;缺血性中风、冠心病心绞痛见上述证候者。

【用法与用量】肌内注射,一次 4ml,一日 2~3 次。

穴位注射,每穴 0.5~1.0ml,多穴总量 6~10ml。

静脉注射,一次 20~40ml,一日 1~2 次,用 0.9% 氯化钠注射液 250~500ml 稀释后缓慢滴注。

【注解】(1)灯盏细辛(*Erigeron breviscapus*)又名灯盏草、灯顶草、短草飞蓬、地朝阳、双葵花、东菊。始记载于《滇南本草》,为多年生草本菊科植物短葶飞蓬的全草。性味甘、温,主要功能散寒解表、祛风除湿、活血舒筋、消积止痛。(2)采用高效液相色谱法对制剂中野黄芩苷进行测定,要求每 1ml 含黄酮以野黄芩苷($C_{21}H_{18}O_{12}$)计,应为 0.40~0.60mg。采用紫外 - 可见分光光度法测定总咖啡酸酯的含量,要求本品每 1ml 含总咖啡酸酯以 1,5-氧 - 二咖啡酰奎宁酸($C_{25}H_{24}O_{12}$)计,应为 2.0~3.0mg。(3)本品在酸性条件下,其酚酸类成分可能游离析出,故静脉滴注时不宜和其他酸性较强的药物配伍。如药液出现浑浊或沉淀,请勿继续使用。

例 2:柴胡注射液

【处方】北柴胡 1000g　　　　　　　氯化钠 8g

　　　　聚山梨酯 80 10ml　　　　　注射用水加至 1000ml

【制法】取柴胡(饮片或粗粉)1000g 加 10 倍量的水,加热回流 6 小时后蒸馏,收集初蒸馏液 6000ml 后,重蒸馏至 1000ml。含量测定(276nm 处光密度为 0.8)后,加氯化钠和聚山梨酯 80,使其全部溶解,过滤、灌封,100℃灭菌 30 分钟即得。

【性状】本品为无色或呈微乳白色的澄明液体;气芳香。

【功能与主治】清热解表。用于治疗感冒、流行性感冒及疟疾等的发热。

【用法与用量】肌内注射,一次 2~4ml,一日 1~2 次。

第六节　注射剂的质量控制

一、注射剂的质量控制项目

(一) 杂质或异物检查

1. 有关物质检查　注射剂有关物质系指中药材经提取、纯化制成注射剂后,残留在注射剂中可能含有并需要控制的物质。除另有规定外,一般应检查蛋白质、鞣质、树脂等,静脉注射还应检查草酸盐、钾离子等。

2. 重金属及有害元素(汞、铅、镉、铜、砷)检查　系指在规定的实验条件下能与硫代乙酰胺或硫化钠作用显色的金属杂质。由于某些重金属离子可能存在于中药注射剂成品中,因此要控制其浓度在一定范围内。

3. 色泽检查 注射剂应与标准色液比较,色差不超过规定色号 ±1 个色号。

4. pH 值检查 中药注射剂 pH 值一般在 4~9 之间,品种不同要求有所差异,但同一品种的 pH 值允许差异范围不超过 ±1.0。

5. 炽灼残渣检查 炽灼残渣应在 1.5%(g/ml)以下。

此外,注射用无菌粉末还应进行水分检查。

(二) 安全性检查

1. 异常毒性检查 异常毒性有别于药物本身所具有的毒性特征,是指由生产过程中引入或其他原因所致的毒性。

本法系给予小鼠一定剂量的供试品溶液,在规定时间内观察小鼠出现的异常反应或死亡情况,检查供试品中是否污染外源性毒性物质以及是否存在意外的不安全因素。

2. 降压物质检查 本法系比较组胺对照品(S)与供试品(T)引起麻醉猫血压下降的程度,以判定供试品中所含降压物质的限度是否符合规定。

3. 过敏试验 系将一定量的供试品溶液注入豚鼠体内,间隔一定时间后静脉注射供试品溶液进行激发,观察动物出现过敏反应的情况,以判定供试品是否引起动物全身过敏反应。

4. 溶血与凝聚试验 系将一定量供试品与 2% 的家兔红细胞混悬液混合,孵育一定时间后,观察其对红细胞状态是否产生影响的一种方法。

5. 刺激性检查 分为局部刺激性试验和血管刺激性试验。局部刺激性试验一般以家兔为试验对象,局部注射股四头肌后观察组织变化情况,以判断局部刺激性;血管刺激性试验(静脉注射剂需进行血管刺激性试验),一般操作为每日给家兔静注方式给药,一段时间后检查血管组织病变情况。

此外,安全性实验尚需进行热原或细菌内毒素检查、无菌检查等。

(三) 所含成分的检测

1. 总固体含量测定 中药注射剂中有效成分含量直接影响疗效和用药安全。测定所含成分应首先对总固体进行测定。操作为先将蒸发皿恒重,然后精密量取注射液 10ml,置于蒸发皿中蒸干,105℃干燥 3 小时,再移至干燥器中冷却 30 分钟,迅速称重,计算出注射剂中含总固体的量(mg/ml)。

2. 有效成分或有效部位的含量测定 以有效成分或有效部位为原料配制的注射剂,首先选择适宜的方法进行含量测定。计算含量时,应扣除附加剂的加入量,要求所测有效成分或有效部位的量不得低于总固体量的 70%(静脉用不低于 80%)。CFDA 在中药、天然药物注射剂基本技术要求中规定:有效成分制成的注射剂,其单一成分的含量应不少于 90%;多成分制成的注射剂,总固体中结构明确成分的含量应不少于 60%。经质量研究明确结构的成分,应当在指纹图谱中得到体现,一般不低于已明确成分的 90%,对于不能体现的成分应有充分合理的理由。

3. 指标成分含量测定 以净药材或总提取物为原料配制的注射剂,应对指标成分或代表性成分选择适宜的方法进行含量测定。测定时,应扣除附加剂的加入量,所测成分的含量不得低于总固体量的 20%(静脉注射给药不低于 25%)。

4. 含量表示方法 以有效成分或有效部位为原料的注射剂含量表示方法均以标

示量的上下限作为合格范围;以净药材为原料的注射剂含量表示方法以限量表示;含有毒性药味时,应确定有毒成分的限量范围;含有化学药品的,应单独测定该化学药品的含量,并从总固体内扣除,不计算在含量测定的比例数内。

二、注射剂的质量问题讨论

中药注射剂在中医临床急症、重症中是一种较好的速效制剂。但因中药成分复杂,尤其是多味药材组成的复方制剂,有效成分尚未完全清楚,提取工艺不够完善,杂质未能完全除去,导致配液时、灭菌后,或贮存、使用过程中出现澄明度问题、刺激性及疗效等问题。

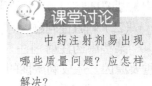

课堂讨论

中药注射剂易出现哪些质量问题? 应怎样解决?

(一) 澄明度问题

澄明度是中药注射剂稳定性考核项目之一,澄明度问题主要表现在浑浊、沉淀和乳光等现象,产生的原因及解决的办法:

1. 浑浊、沉淀　中药注射剂组分复杂,杂质成分的存在、pH 值调节不当、附加剂的加入等原因,都有可能导致浑浊和沉淀,从而影响注射剂的澄明度。

(1) 杂质未除尽:是影响中药注射剂澄明度的主要因素。容易发生澄明度问题的主要是以净药材为原料制备的注射剂,一些高分子杂质如淀粉、树胶、黏液质、蛋白质、鞣质、树脂、色素等往往去除不尽,并以胶体的形式存在,当温度、pH 值等变化时,胶体老化而导致澄明度问题。以有效成分或有效部位为原料制备的注射剂,杂质较少,不易出现上述问题。

对淀粉、多糖类和黏液质等水溶性杂质,用"水醇法"一般可除尽,但也与醇的浓度有关,醇浓度愈高,则这些杂质除去得愈完全。一般认为醇浓度在 80% 左右对上述杂质除去效果较好。

此外,除去高分子杂质还可以采用:①热处理冷藏法:高分子杂质以胶体形式存在于体系中,采用流通蒸汽或热压处理 30 分钟,胶体粒子会聚集而产生浑浊或沉淀现象,再冷藏可加速凝结过程,根据这个原理可除去杂质;②超滤技术:杂质一般分子量较大,采用超滤技术可选择性地滤除药液中的大分子杂质,小分子有效成分将被保留。一般选用 $(1~3)×10^4$ 截留分子量的超滤膜。

(2) 药液 pH 值改变:有效成分的稳定性与药液 pH 值直接相关,一方面大多数有效成分为弱酸或弱碱,药液的 pH 值对其解离程度影响较大,因此 pH 值不当时,易析出而产生沉淀;另一方面,某些成分的水解(如酯类、苷类)、氧化(如醛类)、聚合(如酚类)可产生酸性物质,引起 pH 值下降,进而使一些原来能溶解的成分析出;此外,有效成分往往存在最稳定 pH 值,该条件下有效成分不易发生化学反应。通常,灭菌后 pH 值通常会下降 0.15~1.5,因此在配制注射液时,可适当调高 pH 值,以使灭菌后注射剂保持在较稳定的 pH 值范围内。

(3) 药液浓度过高:药物浓度偏高,虽然配制过程中药液暂时稳定,但条件变化时,如灭菌或放置过程中可能因为析出而浑浊、沉淀。此时,应适当调低药液浓度,或加入适当的助溶剂、增溶剂,可使有效成分的溶解度增加,从而改善澄明度。

2. 乳光　有多种原因可导致中药注射剂出现乳光现象,如挥发油易呈过饱和状态,形成胶体分散而产生乳光,此时可将挥发油重新蒸馏一次或使用助滤剂过滤。大部分挥发油分子中含酚醛结构,稳定性差,遇光和空气易氧化而产生乳光,可加入抗氧剂或通入惰性气体防止氧化。

注射剂中糖类物质过多时,如果灭菌不彻底则可能长霉而产生乳光,因此要注意在生产过程中防止细菌污染。

某些附加剂可导致表面活性剂的析出而产生乳光,如苯甲醇或氯化钠会降低聚山梨酯80的"昙点"而产生乳光,因此要注意附加剂的合理配用。

(二) 刺激性问题

某些中药注射剂注入人体后会产生刺激性疼痛,这也是限制其应用范围扩大的重要原因。造成刺激性的原因:

1. 有效成分本身的刺激性 如大蒜素、黄芩素等。对此,应在不影响疗效的前提下,适当降低药物浓度,调整pH值,或酌情添加止痛剂的方法来减少刺激性。

2. 杂质 鞣质可导致局部肿痛、硬结,钾离子浓度过高可产生刺激性,应通过适当工艺措施除去这些杂质。

3. 药液pH值及渗透压不当 注射剂的pH值及渗透压过高或过低均可产生刺激,应在配制药液时添加附加剂加以调节。

(三) 疗效问题

中药注射剂的疗效不稳定,直接影响临床治疗效果。疗效不稳定除与原药材的质量差异有关外,还与组方的配伍、用药剂量、提纯与纯化方法的合理与否相关,一般应注意:

1. 控制原料质量 中药原药材存在来源、产地、采收、加工炮制等多方面的差异,从而导致中药有效成分含量有差异,从而使注射剂的质量产生差异,因此应从控制原料质量入手保证中药注射剂的疗效。

2. 调整剂量、优化工艺 由于工艺的问题,制剂中某些有效成分含量偏小,这可能是造成某些中药注射剂疗效不显著的原因。因此,应采用新技术、新方法提高中药注射剂中的有效成分含量,并进一步通过增溶、助溶或其他增加溶解度的方法提高相关成分的溶解度,以保证临床疗效的发挥。

总之,中药注射剂存在的问题,应针对问题分析原因,并进行相关的实验研究,从多方面入手,寻求合理的方案解决。

第七节 输液剂与血浆代用液

一、输液剂的含义与特点

输液剂(infusion solution)系指由静脉滴注输入体内的大剂量(一次给药在100ml以上)注射液,临床上多用于救治危重和急症病人。

输液剂的特点:输液剂的使用剂量大,且可直接进入血液循环,故起效迅速;使用时通过输液器调整流速,持续而稳定地进入静脉,用于纠正体内水和电解质的紊乱,调节体液的酸碱平衡,补充必要的营养、热能和水分,维持血容量;此外,输液剂也常作为一种载体,将多种药物如抗生素、强心药、升压药等加至其中,使药物迅速起效,并维持稳定的血药浓度,确保临床疗效的发挥。

二、输液剂的分类

按照临床作用不同分类:

1. 电解质输液剂 用以补充体内水分、电解质,纠正体内酸碱平衡,维持渗透压等。如复方氯化钠注射液、乳酸钠注射液等。

2. 营养输液剂 用以补充体内营养成分,适用于不能口服吸收营养的患者。包括糖类输液、氨基酸输液和脂肪乳输液。

3. 胶体输液剂 由于高分子化合物不易通过血管壁,可使水分较长时间保持在血循环内,因此将其制成胶体溶液可增加血容量和维持血压,并调节体内渗透压。常用的胶体输液有多糖类、明胶类、高分子聚合物类等。如右旋糖酐、PVP 等。

4. 含药输液剂 含有治疗药物的输液剂,静脉滴注给药,具有起效迅速,体内血药浓度平稳,减轻血管刺激性的优点。

三、输液剂的质量要求

输液剂用药剂量大且直接注入血管,因此质量要求比普通注射剂更为严格。

1. 调节适宜 pH 值 输液的 pH 值过低或高易引起酸、碱中毒,因此应尽量接近人体血液的 pH 值。

2. 调节适宜渗透压 输液的渗透压应与人体血液的渗透压等渗或稍高渗。

3. 澄明度要符合要求 输液中不得含有肉眼可见的异物,同时还要控制微粒数。

4. 应无菌、无热原、无毒性 输入体内后不应引起血象异常变化,不得有溶血、过敏和肝肾损害等毒副反应。

5. 不得添加任何抑菌剂。

四、输液剂的制备

(一)输液剂制备的一般工艺流程

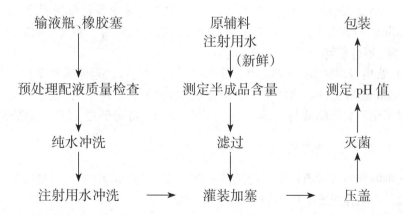

(二)原辅料的质量要求

输液剂的质量必须符合《中国药典》质量标准。配液所用溶剂必须用新鲜注射用水,并符合要求。活性炭须采用一级针用活性炭,否则可能导致某些注射剂的变色或澄明度问题。

（三）输液容器与包装材料处理

输液剂容器包括玻璃瓶、塑料瓶和塑料袋。玻璃瓶以中性硬质玻璃为材料，耐酸、耐碱、耐水和耐药液浸蚀，机械强度好，无色透明、光滑、无条纹、无气泡、无毛口，瓶口内径符合要求，光滑圆整。塑料瓶应有很好的理化稳定性，耐热、质轻、无毒、机械强度高、性质稳定，常用的为聚丙烯塑料瓶。塑料袋质轻、方便、抗震，但密闭性能较差。新瓶一般先用常水除去表面的灰尘和内壁的污垢，倒置沥干水。再用清洁液处理内壁，放置，临用前依次用常水、微孔滤膜滤过的注射用水洗至澄明即可。

橡胶塞对药液的澄明度影响很大，应具有较好的弹性及柔曲性，便于针头刺入和拔出时不影响密闭性；具有较高的化学稳定性和较小的吸附性；无毒性、无溶血性。CFDA 已规定自 2005 年 1 月 1 日起一律停止使用天然橡胶塞，而使用质量高、安全性好的药用丁基胶塞。使用丁基胶塞不必加隔离膜。

丁基胶塞在生产时虽已经过必要的清洗及硅化，但使用前仍应进行适当的漂洗，一般用滤过的注射水漂洗 3 次，水温宜为 70~80℃，采用经净化的压缩气作为搅拌动力，轻柔搅拌 8~10 分钟并溢流(避免机械搅拌产生微粒)，或使用超声波洗涤效果更佳。最后一次漂洗过的水必须进行澄明度检查，合格后方能进行下一步工序。胶塞漂洗后置于新鲜注射用水备用或热压灭菌，干燥后的胶塞应在 24 小时内使用。

（四）配液与过滤

输液剂的配液方法有浓配法与稀配法两种。为保证无热原和澄明度合格，多采用浓配法。浓配法可除去在高浓度溶液中不溶解的杂质。对于原料纯度高的输液剂，可采用稀配法。配液完成后，还要进行半成品质量检查。

输液剂的过滤方法、过滤装置与注射剂相同。常采用加压三级过滤装置，即按板框式过滤器(或砂滤棒)、垂熔玻璃滤器、微孔滤膜(孔径 0.65μm 或 0.8μm)的顺序进行过滤。板框式压滤机或砂滤棒起预滤或初滤作用，垂熔玻璃滤器和微孔滤膜起到精滤作用。加压滤过既可以提高滤过速度，又可以防止过程中产生的杂质或碎屑污染滤液。

（五）灌封与灭菌

药液过滤后，澄明度检查合格即可灌封。常用输液瓶灌封包括灌注、加隔离膜、盖橡胶塞和轧铝盖四步，生产中多采用自动灌封机进行灌封。灌封完成后，应进行封口检查，剔除不合格者。

灌封后，应及时灭菌，灭菌过程一般在 4 小时内完成。通常采用热压灭菌法，即 115℃、68.7kPa、30 分钟。当然生产中也应考虑容量的大小调整灭菌条件，以保证灭菌效果。对于塑料袋装输液剂，灭菌条件通常为 109℃、45 分钟或 111℃、30 分钟。

五、输液剂的质量评价

输液剂的质量评价有澄明度与微粒检查、热原检查、无菌检查、含量测定、pH 值测定及检漏等。具体按照《中国药典》规定进行检查。

澄明度检查常采用人工目力检查法，要求不得含有可见的异物，无白点、浑浊、纤维、玻璃屑、色点及其他异物。同时，因肉眼只能检出 50μm 以上的粒子，还规定了采用光阻法和显微镜计数法检查并限量控制输液剂中微粒的数量。

例:5%(10%)葡萄糖注射液

【处方】注射用葡萄糖 50g(100g)　　　　1% 盐酸适量注射用水加至 1000ml。

【制法】取处方量葡萄糖,加入煮沸的注射用水中,使成50%~70%浓溶液,加盐酸适量调节pH值至3.8~4.0,同时加0.1%~0.2%(g/ml)的活性炭混匀,煮沸20~30分钟后,趁热滤除活性炭,滤液中加入注射用水至1000ml,测定pH值及含量,合格后,经预滤及精滤处理,灌装,封口,115℃、68.7kPa热压灭菌30分钟即得。

【性状】本品为无色的澄明液体。

【作用与用途】具有补充体液、营养、强心、利尿、解毒作用。用于大量失水、血糖过低等。

【用法与用量】静脉注射,每日500~1000ml,或遵医嘱。

【注解】(1)葡萄糖注射液有时会产生絮凝状沉淀或小白点,一般是由于原料不纯或滤过时漏炭等原因所致。通常采用浓配法,并加入适量盐酸,中和蛋白质、脂肪等胶粒上的电荷,使之凝聚后滤除,同时在酸性条件下加热煮沸,可使糊精水解、蛋白质凝集,通过加适量活性炭吸附除去。上述措施可提高成品的澄明度。(2)葡萄糖注射液不稳定的主要表现为溶液颜色变黄和pH值下降。成品的灭菌温度愈高、时间愈长,变色的可能性愈大,尤其在pH值不适合的条件下,加热灭菌可引起显著变色。葡萄糖溶液的变色原因,一般认为是葡萄糖在弱碱性溶液中能脱水形成5-羟甲基呋喃甲醛(5-HMF),5-HMF再分解为乙酰丙酸和甲酸。同时形成一种有色物质,颜色的深浅与5-HMF产生的量成正比。pH值为3.0时葡萄糖分解最少,故配液时用盐酸调节pH值至3.8~4.0,同时严格控制灭菌温度和受热时间,使成品稳定。

六、血浆代用液

血浆代用液(plasma substitute)系指与血浆等渗而无毒的胶体溶液,因其可以暂时维持血压或增加血容量,故又称血浆扩张剂。一般用于因出血、烫伤、外伤所引起的休克或失血之症,但不能代替全血。

血浆代用液一般由高分子聚合物制成,临床常用的有三类:①多糖类,如右旋糖酐、淀粉衍生物等;②蛋白质类,如变性明胶、聚明胶等;③合成高分子聚合物类,如PVP等。

血浆代用液的质量一般应符合:①渗透压与血浆相近;②使用安全,无毒、无蓄积、无抗原性、无过敏性、不引起发热等反应,不影响组织与血液正常的生理功能;③能较长时间保留在血液循环系统中,半衰期在5~7小时,无利尿作用;④无菌、无热原;⑤性质稳定,能接受较高温度的灭菌;⑥溶液pH值应在6~8范围内,其中所含电解质的浓度不得超过:钾6mmol/L,钠156mmol/L,钙3mmol/L,镁1.5mmol/L,无机磷1.4mmol/L,氯离子110mmol/L。

例:右旋糖酐注射液

【处方】右旋糖酐60g　　　氯化钠9g　　　注射用水加至1000ml。

【制法】取右旋糖酐配成15%的浓溶液,加1.5%活性炭,煮沸约30分钟,用砂滤棒压滤脱炭,加注射用水至1000ml,加入氯化钠溶解,调整pH值4.4~4.9,再加0.05%活性炭搅拌,加热至70~80℃,用活性炭打底的砂滤棒滤过至澄明,分装,112℃热压灭菌30分钟,即可。

【作用与用途】本品为血管扩张药。能提高血浆胶体渗透压,增加血浆容量,维持血压。常用于治疗外科性休克、大出血、烫伤及手术休克等,用以代替血浆。

【用法与用量】本品专供静脉注射,注入人体后,血容量增加的程度超过注射同体积的血浆。每次注射用量不超过 1500ml,一般是 500ml,每分钟注入 20~40ml,在 15~30 分钟左右注毕全量。

【注解】(1)右旋糖酐是蔗糖发酵后生成的葡萄糖聚合物,其通式为 $(C_6H_{10}O_5)_n$,按分子量不同分为高分子量(10~20 万)、中分子量(4.5~7 万)、低分子量(2.5~4.5 万)和小分子量(1~2.5 万)4 种。分子量愈大,体内排泄愈慢。目前,临床上主要用中分子量和低分子量的右旋糖酐;(2)右旋糖酐经生物合成法制得,易夹带热原,故制备时活性炭的用量较大;(3)本品溶液黏度高,需在较高温度时加压滤过;(4)本品灭菌一次,其分子量下降 3000~5000,灭菌后应尽早移出灭菌锅,以免色泽变黄,应严格控制灭菌温度和灭菌时间;(5)本品在储存过程中,易析出片状结晶,主要与贮存温度和分子量有关,在同一温度条件下,分子量越低越容易析出结晶。

第八节 粉针剂与其他注射剂

一、粉针剂

注射用无菌粉末(sterile powders for injection)简称为粉针剂,系指供临用前用适宜的无菌溶液配制成溶液的无菌粉末或无菌块状物。可用适宜的注射用溶剂配制后注射,也可用静脉输液配制后静脉滴注。无菌粉末用冷冻干燥法或喷雾干燥法制得;无菌块状物用冷冻干燥法制得。制成粉针剂后,制剂稳定性大大提高,便于携带。适用于对热敏感或在水中不稳定的药物,特别是对湿热敏感的抗生素及生物制品。将某些中药注射剂制成粉针剂,其稳定性与疗效得以有效保证,如双黄连粉针剂、茵栀黄粉针剂等。

粉针剂的生产必须在无菌室内进行。其质量检查应符合《中国药典》的各项规定。

(一) 粉针剂的制备

1. 无菌粉末直接分装法

(1) 原料无菌粉末及容器的处理:无菌粉末可采用灭菌溶剂结晶、喷雾干燥等方法制备,必要时进行粉碎和过筛。容器的处理及相应质量要求同注射剂和输液剂,各种容器均需进行灭菌处理,灭菌方法一般采用干热灭菌法或红外线灭菌。

(2) 分装:必须在高度洁净的无菌室中按无菌操作法进行,分装后应立即加塞并用铝盖密封。目前分装的机械设备有插管分装机、螺旋自动分装机、真空吸粉分装机等。

(3) 灭菌和异物检查:耐热品种,一般可按照热压灭菌法进行补充灭菌,以确保用药安全;不耐热品种,应严格无菌操作。异物检查一般在传送带上目检。

(4) 贴签(印字)包装:贴有药物名称、规格、批号、用法等的标签,并装盒。

2. 灭菌水溶液冷冻干燥法 一般操作步骤为:先将药物配制成注射溶液,再按规定方法除菌、滤过,滤液在无菌条件下立即灌入相应的容器中,经冷冻干燥后得干燥粉末,最后在灭菌条件下封口即得。采用冷冻干燥法制备粉针剂,若条件控制不好,会出现含水量过高、喷瓶、产品外观萎缩或成团等问题,可通过改进工艺条件或添加适量填充剂加以解决。常用的填充剂有葡萄糖、甘露醇、氯化钠等。

（二）举例

例1:注射用双黄连（冻干）

【处方】连翘 500g　　　　　金银花 250g
　　　　黄芩 250g　　　　　注射用水加至 1000ml

【制法】以上三味,黄芩加水煎煮二次,每次 1 小时,滤过,合并滤液,用 2mol/L 盐酸溶液调节 pH 值至 1.0~2.0,在 80℃保温 30 分钟,静置 12 小时,滤过,沉淀加 8 倍量水,搅拌,用 10% 氢氧化钠溶液调节 pH 值至 7.0,加入等量乙醇,搅拌使沉淀溶解,滤过,滤液用 2mol/L 盐酸溶液调节 pH 值至 2.0,在 60℃保温 30 分钟,静置 12 小时,滤过,沉淀用乙醇洗至 pH 值 4.0,加 10 倍量水,搅拌,用 10% 氢氧化钠溶液调节 pH 值至 7.0,每 1000ml 加入 5g 活性炭,充分搅拌,在 50℃保温 30 分钟,加入等量乙醇,搅拌均匀,滤过,滤液用 2mol/L 盐酸溶液调节 pH 值至 2.0,在 60℃保温 30 分钟,静置 12 小时,滤过,沉淀用少量乙醇洗涤,于 60℃以下干燥,备用;金银花、连翘分别用水温浸 30 分钟后煎煮二次,每次 1 小时,滤过,合并滤液,浓缩至相对密度为 1.20~1.25(70℃),冷却至 40℃,缓缓加入乙醇使含醇量达 75%,充分搅拌,静置 12 小时,滤取上清液,回收乙醇至无醇味,加入 4 倍量水,静置 12 小时以上,滤取上清液,浓缩至相对密度为 1.10~1.15(70℃),放冷至 40℃,加乙醇使含醇量达 85%,静置 12 小时以上,滤取上清液,回收乙醇至无醇味,备用;取黄芩提取物,加入适量的水,加热,用 10% 氢氧化钠溶液调节 pH 值至 7.0,使溶解,加入上述金银花、连翘提取物,加水至 1000ml,加入活性炭适量,调节 pH 值至 7.0,加热至沸,并保持微沸 15 分钟,冷却,滤过,加注射用水至 1000ml,灭菌,冷藏,滤过,浓缩,冷冻干燥,制成粉末,分装,即得。

【性状】本品为黄棕色无定形粉末或疏松固体状物;有引湿性。

【功能与主治】清热解毒,疏风解表。用于外感风热所致的发热、咳嗽、咽痛;上呼吸道感染、轻型肺炎、扁桃体炎见上述证候者。

【用法与用量】静脉滴注。每次每千克体重 60mg,每日一次;或遵医嘱。临用前,先以适量灭菌注射用水充分溶解,再用生理盐水或 5% 葡萄糖注射液 500ml 稀释。

【注解】(1)配制注射剂所用金银花、连翘提取物以水提醇沉法制得;配制注射剂所用黄芩苷粉末,用水煎法提取,并经酸碱法纯化处理制得。(2)《中国药典》规定,用高效液相色谱法测定注射用双黄连成品中绿原酸、黄芩苷、连翘苷的含量,并建立了制剂的指纹图谱,作为质量控制指标。

例2:注射用灯盏花素

【处方】灯盏花素　　　　　甘露醇适量
　　　　碳酸钠适量　　　　　注射用水适量

【制法】取灯盏花素,加适量注射用水,用碳酸钠调 pH 值至 7.5±0.5,搅拌使溶解,再加注射用甘露醇适量,滤过,分装,冻干,即得。

【性状】本品为淡黄色至黄色的疏松块状物。

【功能主治】活血化瘀,通络止痛。用于中风及其后遗症,冠心病,心绞痛。

【用法用量】肌内注射,一次 5~10mg,一日 2 次。临用前,用 2ml 注射用水溶解后使用。静脉注射一次 20~50mg,一日 1 次。用 250ml 生理盐水或 500ml 5% 或 10% 葡萄糖注射液溶解后使用。

【注解】(1)灯盏花素是以鲜灯盏花为原料,经粉碎、提取、浓缩、pH 值调节等工序后先得到灯盏花素的粗结晶;然后再进一步分离、提纯,最后得到所需的精制灯盏花素。灯盏花素具有增加血流量,改善微循环、扩张血管、降低血黏度、降血脂、促纤溶、抗血栓、抗血小板聚集等作用。(2)本品与 pH 值低于 4.2 的溶液使用时,可使药物析出,故不得与酸性较高的输液或药物合用;与氨基糖苷类药物(如硫酸庆大霉素)反应产生沉淀,使用本品所用的注射器、输液器不得与氨基糖苷类药物有接触。(3)出血性疾病和脑溢血出血期禁用。

二、其他注射剂

(一)混悬液型注射剂

系将不溶性固体药物分散于液体分散介质中制成。对于无适当溶剂可溶解的不溶性固体药物,或在水溶液中不稳定而制成水的不溶性衍生物,或希望固体微粒在机体内定向分布及需要长效的药物均可以采用适当的方法制成混悬液型注射剂。

混悬液型注射剂的质量要求除应符合一般注射剂的规定外,其微粒的大小及微粒在分散介质中的分散程度均有严格的要求。混悬颗粒应小于 $15\mu m$,$15\sim20\mu m$ 的颗粒应不超过 10%。供静脉注射用的注射剂要求 $2\mu m$ 以下的颗粒应占 99%,否则将易引起静脉栓塞。混悬液型注射剂的制备与一般混悬剂的制法相似,首先选择适宜的溶剂、润湿剂及助悬剂,再采用适宜的固体药物分散方法,如微粒结晶法、机械粉碎法、溶剂化合物法。制备时将药物微晶混悬于含有稳定剂的溶液中,超声波处理使其分散均匀,滤过,调节 pH 值,灌封,灭菌即得。

例1:喜树碱混悬注射液

【处方】喜树碱 2.5g   聚山梨酯 80 10ml
                   注射用水加至 1000ml。

【制法】称取喜树碱置容器中,加蒸馏水 250ml,在搅拌下缓缓加入 1mol/L 氢氧化钠溶液 15ml,置水浴加热至 60~80℃,待全部溶解后,经 4 号垂熔玻璃漏斗滤过,滤液中加聚山梨酯 80,控制溶液的温度在 25℃,搅拌下滴加 1mol/L 盐酸溶液 15ml,使喜树碱全部析出,此时药液的 pH 值在 2 左右,用布氏漏斗滤过,以蒸馏水洗去沉淀中过量的酸,至洗液 pH 值达 5.5 左右为止,静置,收集沉淀物,在沉淀物中加注射用水 500ml,搅拌使沉淀物分散均匀,然后经超声波处理 5~10 分钟。取样进行含量测定及颗粒检查,根据含量测定结果,用注射用水稀释至每 1ml 含喜树碱 2.5mg,搅拌后用 3 号垂熔玻璃漏斗滤过,通氮气条件下,灌封,80℃灭菌 40 分钟即可。

【性状】本品为微粒分散均匀的混悬型液体。

【作用与用途】本品采用微粒结晶,使微粒能通过静脉进入体内,作为异物被分布在网状内皮系统丰富的部位。静脉注射本品后,$2\mu m$ 以下的喜树碱微粒经肝脏吞噬,即贮存于肝组织内,然后缓慢释放,故药物作用时间较长。主要用于原发性肝癌的治疗。

【用法与用量】一次 5mg,以生理盐水稀释后作静脉注射,一周 2 次,100mg 为一疗程。

【注解】(1)喜树碱为珙桐科喜树(*Camptotheca acuminata* Decne.)提取的生物碱,具有抗癌活性,对白血病、胃癌、肠癌、肝癌均有一定疗效,但毒性大,安全范围小。(2)喜树碱不溶于水,因具有内酯结构,可被碱化开环,转为钠盐而溶于水,遇酸仍可环合析出。

(3)为降低喜树碱毒性,延长疗效,配制成混悬液型注射剂。用于肝癌时,不溶性固体颗粒能富集于肝脏病变部位,增强疗效。机体其他部位分布相应减少,可降低毒性。

(二)乳状液型注射剂

系以难溶于水的挥发油、植物油或溶于脂肪油中的脂溶性药物为原料,加入乳化剂和注射用水经过乳化制成的供注射给药的乳状液。乳状液型注射剂应稳定,不得有相分离现象,不得用于椎管注射;静脉用乳状液型注射剂中乳滴的粒度90%应在1μm以下,不得有大于5μm的乳滴。

乳状液型注射剂的原辅料包括溶剂、脂肪油、乳化剂、等渗调节剂等,选用时应符合注射要求,通常乳化剂有卵磷脂、豆磷脂及Pluronic F-68等。制备时除需要选择合适的乳化剂,还需要采用乳化器械。生产时可用高压乳匀机。

例2:鸦胆子油静脉乳剂

【处方】鸦胆子油(纯化)100ml　　　　豆磷脂(纯化)10g

　　　　甘油(注射用)25ml　　　　　　注射用水加至1000ml。

【制法】将豆磷脂与预热的(80℃)注射用水及甘油混合,于高速组织捣碎机内,以每分钟8000转的速度搅拌3分钟,反复3次,制成均匀的磷脂分散液。加入鸦胆子油(预热至80℃),于上述同样条件下进行3次高速搅拌,使成初乳。加预热的注射用水达1000ml后,转入高压乳匀机,在$3.089 \times 10^4 kPa$($315kg/cm^2$)压力下,匀化至油滴为1μm左右,经4号垂熔玻璃漏斗滤过后灌封于10ml安瓿内,充氮气,100℃灭菌30分钟即得。

【性状】本品为乳白色的均匀乳状液体。

【功能与主治】抗癌药。用于肺癌、肺癌脑转移及消化道肿瘤。

【用法与用量】静脉滴射。一次10~30ml,一日1次(本品须加灭菌生理盐水250ml,稀释后立即使用)。

【注解】(1)鸦胆子油是苦木科植物鸦胆子果实中的脂肪油。(2)本品为鸦胆子油与适量乳化剂制成的O/W型乳状液型注射剂。(3)处方中的豆磷脂为乳化剂,甘油为等渗调整剂。

第九节　眼用液体制剂

一、概述

眼用制剂系指直接用于眼部发挥治疗作用的无菌制剂。眼用制剂可分为眼用液体制剂(滴眼剂、洗眼剂、眼内注射溶液等)、眼用半固体制剂(眼膏剂、眼用乳膏剂、眼用凝胶剂等)、眼用固体制剂(眼膜剂、眼丸剂、眼内插入剂等)。眼用液体制剂也可以固态形式包装,另备溶剂,在临用前配成溶液或混悬液。眼内注射溶液、眼内插入剂、供外科手术用和急救用的眼用制剂,均不得添加抑菌剂或抗氧剂或不适当的附加剂。且应采用一次性使用包装。本节主要介绍眼用液体制剂中的滴眼剂(eye drop)与洗眼剂(collyrium)。

滴眼剂系指由原料药物与适宜辅料制成的供滴入眼内的无菌液体制剂。可分为水性或油性溶液、混悬液或乳状液。滴眼剂用于眼黏膜,每次用量1~2滴,起到眼部杀菌、消炎、收敛、缩瞳、麻醉等作用。

洗眼剂系指由原料药物制成的无菌澄明水溶液,供冲洗眼部异物或分泌液、中和外来化学物质的眼用液体制剂。如 0.9% 生理氯化钠溶液、2% 硼酸溶液等。

滴眼剂的质量要求:①pH 值:应接近正常泪液的 pH 值 7.4,正常眼可耐受的 pH 值范围是 5.0~9.0,pH 值过高或过低均会刺激眼部,使泪液分泌增加,从而导致药物迅速流失。②渗透压:应与泪液的渗透压相近,眼球能适应的渗透压范围相当于浓度为 0.6%~1.5% 的氯化钠溶液,超过 2% 就有明显的不适。③无菌:正常人泪液中含有溶菌酶,具有杀菌作用,故要求眼用溶液剂没有致病菌,不得含有铜绿假单胞菌和金黄色葡萄球菌。滴眼剂是一种多剂量剂型,为了避免多次使用后染菌,应添加适当的抑菌剂。但对于眼部损伤或眼部术后患者,泪液的保护功能消失,要求必须绝对无菌,并不得添加抑菌剂。④澄明度:溶液型滴眼剂应澄明无异物,混悬型滴眼液要求微粒粒度小于 50μm,其中含有 15μm 以下的颗粒不得少于 90%,沉降物不应结块或聚集,经振摇应易再分散,并应检查沉降体积比。⑤黏度:适当增加滴眼剂的黏度,可提高稳定性,并可延长药物在眼内停留时间。合适的黏度在 4.0~5.0mPa·s 范围内。⑥除另有规定外,每个容器的装量不应超过 10ml。

多剂量的洗眼剂一般应加适宜的抑菌剂。除另有规定外,每个容器的装量不应超过 200ml。

二、眼用液体制剂的作用机制

(一)眼的药物吸收途径

眼作为视觉器官,主要由三部分组成:眼球、眼内容物、眼的附属器,其结构见图 10-4。

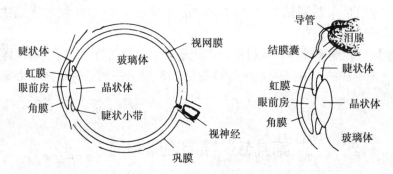

图 10-4　眼的结构图

药物溶液滴入眼部后主要通过角膜和结膜两条途径吸收。一般认为滴入眼中的药物首先进入角膜内,通过角膜至前房,进而到达虹膜。药物经结膜吸收时,通过巩膜可到达眼球后部。

(二)影响药物眼部吸收的因素

1. 药物从眼睑缝隙的流失　人正常泪液容量约 7μl,不眨眼的情况下能容纳药液最多为 30μl,眨眼将损失 90% 左右。因此增加每次药液的用量,也只能是造成更多的流失。同时,泪液每分钟补充总量的 16%,角膜或结膜囊内存在的泪液和药液的容量越小,泪液稀释药液的比例就越大,因此,为提高主药的利用率,可通过增加滴药次数的方式来改善。

2. 药物经外周血管消除　药物在吸收的同时,也通过外周血管从眼组织迅速消除。结膜含有许多血管和淋巴管,当由外来物引起刺激时,血管处于扩张状态,透入结膜的药物会有很大比例进入血液中。

3. 药物的脂溶性与解离度　角膜的外层为脂性上皮层,中间为水性基质层,最内为脂性内皮层,因此药物若要易于透过角膜,应为两相溶解的药物。而完全解离或完全不解离的药物不能透过完整的角膜。结膜下是巩膜,水溶性药物容易通过,脂溶性药物则不易渗入。

4. 滴眼剂的刺激性　滴眼剂若刺激性较大时,可使结膜的血管和淋巴扩张,增加了药物从外周血管的消除;同时由于泪液分泌增多,不仅将药物浓度稀释,而且增加了药物的流失,从而影响了药物的吸收作用,降低药效。

5. 滴眼剂表面张力　表面张力小,则有利于泪液和滴眼液的混合,也有利于药物与角膜上皮层的接触,使药物容易渗入。

6. 黏度　黏度增加可延长药物在吸收部位的滞留时间,在增加吸收的同时又可减少药物的刺激。

三、眼用液体制剂的附加剂

(一) pH 值调节剂

为了避免过强的刺激性,使药物稳定,眼用溶液剂常选用适当的缓冲液作溶剂,使其 pH 值控制在 5.0~9.0。常用的缓冲液:

1. 磷酸盐缓冲液　可由 0.8% 的无水磷酸二氢钠溶液、0.947% 的无水磷酸氢二钠溶液两种贮备液配制而成,调节不同比例混合,可得到 pH 值为 5.91~8.04 的缓冲液,其中等量混合时的 pH 值为 6.8,最为常用。

2. 硼酸盐缓冲液　可由 1.24% 的硼酸溶液、1.91% 的硼砂溶液贮备液配制而成。调节不同比例混合,可得到 pH 值为 6.77~9.11 的缓冲液。

(二) 渗透压调节剂

一般眼用溶液剂将渗透压调整在相当于 0.8%~1.2% 氯化钠的浓度范围。常用附加剂有氯化钠、硼酸、葡萄糖、硼砂等。渗透压调节的计算方法与注射剂相同。

(三) 抑菌剂

眼用溶液剂一般为多剂量包装,必须添加适当的抑菌剂。常用的抑菌剂有氯化苯甲烃胺、三氯叔丁醇、硝酸苯汞、苯乙醇等,复合抑菌剂效果更佳。用于眼部创伤或眼部术后患者的眼用溶液剂,不能添加抑菌剂。

(四) 黏度调节剂

常用的黏度调节剂有甲基纤维素(methylcellulose,MC)、聚乙烯醇(polyvinyl alcohol,PVA)、PVP、PEG 等。

(五) 其他附加剂

根据制剂的不同要求,可酌性添加的附加剂还有增溶剂、助溶剂、抗氧剂等。

四、眼用液体制剂的制备

眼用液体制剂制备的一般工艺流程包括容器的处理、配液与过滤、灌装、质量检查、印字包装五个步骤。

(一)容器处理

眼用溶液剂的容器分玻璃瓶和塑料瓶两种。洗涤方法与注射剂容器处理方法相同，玻璃瓶可用干热灭菌，塑料瓶可用气体灭菌。

(二)配液与过滤

药物、附加剂用适量灭菌溶剂溶解，必要时加活性炭（0.05%~0.3%）处理，过滤至澄明，从滤器上添加灭菌溶剂至足量，检验合格后分装。

(三)灌装

配液后，经检验合格即可灌装。灌装后再用适当的方法灭菌。目前生产上均采用减压灌装法灌装。

(四)质量检查

包括澄明度检查、主药含量、抽样检查铜绿假单胞菌及金黄色葡萄球菌。

(五)印字包装

对于药物不耐热的眼用溶液剂，要求全部制备过程均采用无菌操作，防止灭菌操作对药物的破坏。眼用溶液剂用于眼外伤或眼部手术时，宜制成单剂量包装制剂，灌装后采用适当的灭菌方法进行灭菌处理。

五、举例

例：四味珍层冰硼滴眼液

【处方】珍珠层粉　　　　　天然冰片

　　　　硼砂　　　　　　　硼酸

【制法】以上四味，珍珠层粉加水搅匀，煮沸，每隔 2 小时搅拌一次，保温 48 小时，放冷，滤过，滤液浓缩至适量，放冷，滤过，测定滤液中的总氮量，备用；硼酸、硼砂加入适量水中，再加氯化钠适量，加热，搅拌使溶解，趁热加入适量的苯氧乙醇及上述珍珠层粉提取液，搅匀，加热至 100℃并保温 30 分钟，冷却；天然冰片加适量乙醇使溶解，在搅拌下缓缓加入上述溶液中，搅匀，加水至规定量，混匀，滤过，即得。

【性状】本品为近无色至微黄色的澄明液体；气香。

【功能与主治】清热解痉，去翳明目。用于肝阴不足、肝气偏盛所致的不能久视、轻度眼胀、眼痛、青少年远视力下降；青少年假性近视、视力疲劳、轻度青光眼见上述证候者。

【用法与用量】滴于眼睑内。一次 1~2 滴，一日 3~5 次；必要时可酌情增加。

【注解】四味珍层冰硼滴眼液中珍珠具有镇心安神，养阴熄火，清热隧痰，去翳明目，解毒生肌的功能。现代药理学研究表明，珍珠具有延缓衰老，抗氧化作用，抗肿瘤作用，促进创面肉芽增生作用及降低心肌和脑组织脂褐素作用。冰片具有通诸窍，散郁火，去翳明目，消肿止痛的功能。药理研究表明，冰片具有明显的镇痛作用，抗炎作用及抗菌作用，局部应用对感觉神经有轻微刺激及止痛和防腐作用。冰片经黏膜、皮下组织均易吸收。

学习小结

1. 学习内容

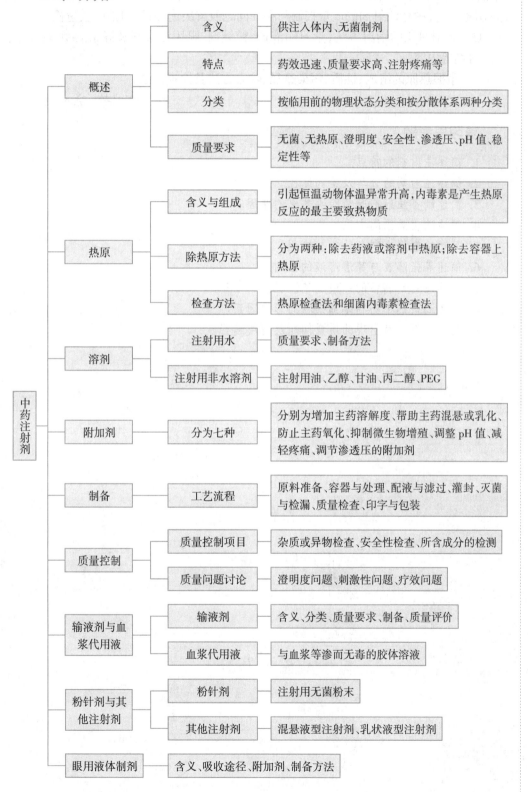

概述	含义	供注入体内、无菌制剂
	特点	药效迅速、质量要求高、注射疼痛等
	分类	按临用前的物理状态分类和按分散体系两种分类
	质量要求	无菌、无热原、澄明度、安全性、渗透压、pH 值、稳定性等
热原	含义与组成	引起恒温动物体温异常升高,内毒素是产生热原反应的最主要致热物质
	除热原方法	分为两种:除去药液或溶剂中热原;除去容器上热原
	检查方法	热原检查法和细菌内毒素检查法
溶剂	注射用水	质量要求、制备方法
	注射用非水溶剂	注射用油、乙醇、甘油、丙二醇、PEG
附加剂	分为七种	分别为增加主药溶解度、帮助主药混悬或乳化、防止主药氧化、抑制微生物增殖、调整 pH 值、减轻疼痛、调节渗透压的附加剂
制备	工艺流程	原料准备、容器与处理、配液与滤过、灌封、灭菌与检漏、质量检查、印字与包装
质量控制	质量控制项目	杂质或异物检查、安全性检查、所含成分的检测
	质量问题讨论	澄明度问题、刺激性问题、疗效问题
输液剂与血浆代用液	输液剂	含义、分类、质量要求、制备、质量评价
	血浆代用液	与血浆等渗而无毒的胶体溶液
粉针剂与其他注射剂	粉针剂	注射用无菌粉末
	其他注射剂	混悬液型注射剂、乳状液型注射剂
眼用液体制剂		含义、吸收途径、附加剂、制备方法

(中药注射剂)

笔记

2. 学习方法

(1) 掌握中药注射剂含义、特点、分类和质量要求;注射用水的质量要求及蒸馏法制备注射用水;注射用油的质量要求;注射剂常用附加剂的种类、性质、选用和质量要求;制备工艺;中药注射剂的质量控制与存在问题及解决途径;注射剂的质量检查。

(2) 运用对比的学习方法,学习输液剂、粉针剂、眼用溶液剂及混悬液型、乳状液型注射剂等内容。

(3) 掌握热原的组成、性质、污染途径、除去方法及检查方法。

(贾永艳 毛彩霓)

复习思考题

1. 简述注射剂的特点。
2. 简述注射剂的分类及给药途径。
3. 简述制备注射剂时须除去热原的原因。
4. 简述除去热原的方法。
5. 简述注射用水制备的工艺流程。
6. 简述等张溶液与等渗溶液的区别。
7. 简述注射剂制备的一般工艺流程。
8. 简述滴眼剂中药物眼部吸收的影响因素。
9. 简述注射剂易出现的质量问题及解决途径。

第十一章

散　剂

学习目的

通过学习散剂的含义、特点、质量要求、制备方法等内容,学会一般散剂及各类特殊散剂的制备方法,为学习颗粒剂、胶囊剂、片剂等剂型奠定基础。

学习要点

散剂的特点、分类及质量要求;一般散剂的制备方法;各类特殊散剂及眼用散剂的制备原则和方法等内容。

第一节　概　述

一、散剂的含义与特点

散剂(powders)系指原料药物或与适宜的辅料经粉碎、均匀混合制成的干燥粉末状制剂。散剂既可作为药物剂型直接使用,亦是制备混悬剂、胶囊剂、丸剂等剂型的基础。

散剂为传统剂型之一,金元时代李东垣曰"散者散也,去急病用之"。散剂的优点:比表面积较大,容易分散,药物溶出速度快,起效快,可用于急性病的治疗;制法简便,剂量易于控制,运输、携带、服用方便,尤其适合于幼儿服用;对外伤可起到保护、吸收分泌物、促进凝血和愈合的作用。散剂的不足之处:因散剂比表面积大,也导致其异味、刺激性、吸湿性及化学活性相应增强,部分药物易起变化,挥发性成分易散失,因此刺激性强、易吸潮变质的药物一般不宜制成散剂;另外,散剂的口感较差,剂量大的药物还会造成服用困难,使患者依从性差。

二、散剂的分类

散剂可根据医疗用途、药物组成、药物性质及剂量等进行分类。

1. 按医疗用途　分为口服散剂和局部用散剂。口服散剂一般溶于或分散于水、稀释液或其他液体中服用,也可直接用水送服,如参苓白术散等;局部用散剂可供皮肤、口腔、咽喉、腔道等处应用,如九圣散等;专供治疗、预防和润滑皮肤的散剂也可称为撒布剂或撒粉;有的散剂既可口服,又可局部用,如九分散等。

2. 按药物组成　分为单味药散剂和复方散剂。单味药散剂是由一种药物组成，如川贝散等；复方散剂是由两种或两种以上的药物组成，如冰硼散等。

3. 按药物性质　分为普通散剂和特殊散剂。其中特殊散剂又分为含毒性药散剂，如九一散等；含低共熔成分散剂，如避瘟散等；含液体成分散剂，如蛇胆陈皮散等。

4. 按剂量　分为单剂量散剂和多剂量散剂。单剂量散剂按一次剂量分装，多为口服散剂；多剂量型散剂按多次使用的总剂量包装，多为局部用散剂。

三、散剂的质量要求

散剂在生产与贮藏期间应符合下列有关规定：

1. 供制散剂的原料药均应粉碎。除另有规定外，口服用散剂为细粉；儿科用及局部用散剂应为最细粉。

2. 散剂应干燥、疏松、混合均匀、色泽一致。制备含有毒性药、贵重药或药物剂量小的散剂时，应采用配研法混匀并过筛。

3. 散剂可单剂量包（分）装，多剂量包装者应附分剂量的用具；含有毒性药的口服散剂应单剂量包装。

4. 散剂中可含或不含辅料，口服散剂需要时亦可加矫味剂、芳香剂、着色剂等。

5. 除另有规定外，散剂应密闭贮存，含挥发性原料药物或易吸潮原料药物的散剂应密封贮存。生物制品应采用防潮材料包装。

6. 为防止胃酸对生物制品散剂中活性成分的破坏，散剂稀释剂中可调配中和胃酸的成分。

7. 散剂用于烧伤治疗如为非无菌制剂的，应在标签上标明"非无菌制剂"；产品说明书中应注明"本品为非无菌制剂"，同时在适应证下应明确"用于程度较轻的烧伤（Ⅰ或浅Ⅱ）"；注意项下规定"应遵医嘱使用"。

第二节　散剂的制备

散剂制备的一般工艺流程：

中药材粉碎 —→ 过筛 —→ 混合 —→ 分剂量 —→ 质量检查 —→ 包装。

一、一般散剂的制备

1. 中药材粉碎（crushing）与过筛　目的是减小药物粒径，增加药物比表面积，从而提高生物利用度，调节粉末流动性，降低药物粉末对创面的机械刺激性，并改善混合的均匀性。应根据中药材的性质、组成、粉碎度要求及设备条件等，选择适宜的方法对中药进行粉碎与过筛处理。

2. 混合（mixing）　制备散剂的关键工序，亦是制备颗粒剂、胶囊剂、片剂、丸剂等剂型的重要步骤。混合的目的是使散剂尤其是复方散剂各组分分散均匀，色泽一致，以保证剂量准确，用药安全。混合有搅拌、过筛及研磨等方法，研磨混合在医疗机构制剂及实验室少量制备散剂时经常使用。当药物色泽相差悬殊或比例相差悬殊时，为达到混合均匀，常采用打底套色法或等量递增法等特殊的研磨混合方法。

（1）打底套色法：是各组分色泽深浅相差悬殊的复方散剂制备时经常采用的混合

方法。即先将量少的、质重的、色深的药粉放入研钵(mortar)中(放量少色深的药粉之前先用其他量多的药粉饱和研钵内表面)作为基础,即是"打底";然后将量多的、质轻的、色浅的药粉逐渐分次加入研钵中,轻研混匀,即是"套色"。打底套色法为中药药粉混合的一种经验方法,不足之处为重色泽,而忽略了粉体粒子等比例容易混合均匀的原则,耗时较长。

(2) 等量递增法:是各组分比例量相差悬殊的复方散剂制备时经常采用的混合方法。即先取量小的组分及等量的量大组分,同时置于混合器中混合均匀,再加入与混合物等量的量大组分混匀,如此倍量增加直至加完全部量大组分为止的方法,亦称"配研法"。此法强调粉体粒子等比例量容易混合均匀的原则,混合效率较高。

另外,若各组分密度差异较大时,为避免密度小的组分浮于上部或飞扬,密度大者沉于底部而导致不易混合均匀,常采用先将密度小的药粉放于研钵内,再加入密度大的药粉进行混合的方法。

3. 分剂量 系指将混合均匀的药粉,按需要的剂量分成等重份数的过程。常用的方法有重量法和容量法。

(1) 重量法:系指用衡器(一般用戥秤[①]或天平)逐份称量的分剂量方法。此法分剂量准确,但操作麻烦,效率低。含毒性药或贵重细料药的散剂常用此法。

(2) 容量法:系指用固定容量的容器进行分剂量的方法。此法效率较高,但准确性较重量法差。目前药房大量调配散剂时采用的分量器及药厂使用的散剂自动包装机、散剂定量分包机等均利用的是容量法的原理。药房采用的分量器主要是容量药匙,可以是木质、牛角、金属或塑料制成,为避免药粉流动性、松紧度及分剂量时用力轻重、快慢、方向、深浅度以及角度等不同,影响分剂量的准确性,整个分剂量过程中要注意条件一致。采用散剂自动包装机、散剂定量分包机分剂量时,应考察药粉的流动性、吸湿性、密度差等理化特性对分剂量的影响。

此外,药房临时调配少量散剂时亦有用目测法(亦称估分法)进行分剂量的,即先称取总量的散剂,再根据目力分成所需的若干等分。此法操作简便,但误差较大,一般可达10%左右。

4. 包装与贮存 散剂比表面积较大,吸湿性或风化性亦较显著。散剂吸湿后会发生很多物理化学变化,如湿润、失去流动性、结块、变色、分解或效价降低等,有的甚至产生生物学变化,如微生物污染超标等。因此,应选用适宜的包装材料、包装方法与贮藏条件等来保证散剂质量。

(1) 包装材料:散剂常用的包装材料有包装纸、玻璃瓶、聚乙烯塑料薄膜袋和复合膜袋等。

1) 包装纸:用于散剂包装的纸包括有光纸、玻璃纸和蜡纸等。

有光纸能透油脂和气体,能被水和水蒸气浸透,适宜于包装不易吸湿、不挥发、性质稳定的散剂,不宜于包装吸湿性散剂。玻璃纸不能透过油脂,但水蒸气及可溶于水的气体(如二氧化碳、氨、硫化氢等)则容易透过,适宜于包装含挥发性及油脂性成分的散剂,不宜于包装易引湿、易风化及易被二氧化碳等气体分解的散剂。蜡纸具有防潮、防风化、防二氧化碳侵入的作用,但可部分吸收挥发性药物,并能在接触处形成

---

① 戥秤:是旧时专门用来称量金、银、贵重药品和香料的精密衡器。

低熔点物质而黏在一起,适宜于包装易引湿、易风化及易在二氧化碳作用下变质的散剂,亦可以用于包装毒性药,不宜于包装含挥发性成分的散剂。

2)玻璃瓶(管):化学惰性,密闭性较好,价格低廉,适宜于包装各种散剂,但易碎且重量较大。

3)聚乙烯塑料薄膜袋:质软透明,但低温久贮会脆裂,且透湿、透气问题也难以完全克服。

4)复合膜袋:目前较为常用,防气、防湿性能均比较好。

(2)包装:非剂量型散剂用玻璃瓶(管)、塑料袋或纸盒包装,应注意封口严密,尤其是含挥发性或吸湿性成分的散剂。分剂量散剂传统一般用包装纸,包折的式样有四角包、五角包或长方包等,也可用塑料袋或纸袋进行包装,现多采用SP复合袋[①],将药粉夹在两层药用条形包装膜中间,单位药品之间隔开一定距离,用条形包装机在药品周围的两层SP膜内侧热合密封,药品之间压上齿痕,形成一种单位包装形式,各单位以成排形式组成小包装。

(3)贮存:散剂应密闭贮藏。贮存场所应干燥、避光、空气流通,并应重视环境温度、湿度、微生物以及光照等对散剂质量的影响。贮存过程中应定期检查。

5. 举例

例1:如意金黄散

【处方】姜黄 160g　　　　　大黄 160g
　　　　黄柏 160g　　　　　苍术 64g
　　　　厚朴 64g　　　　　　陈皮 64g
　　　　甘草 64g　　　　　　生天南星 64g
　　　　白芷 160g　　　　　天花粉 320g

【制法】以上十味,粉碎成细粉,过筛,混匀,即得。

【功能与主治】清热解毒,消肿止痛。用于热毒瘀滞肌肤所致疮疡肿痛、丹毒流注,症见肌肤红、肿、热、痛,亦可用于跌打损伤。

【用法与用量】外用。红肿,烦热,疼痛,用清茶调敷;漫肿无头,用醋或葱酒调敷,亦可用植物油或蜂蜜调敷。一日数次。

【贮藏】密封。

【注解】本品中姜黄、厚朴、白芷、苍术、陈皮术、砂仁等药材含挥发性成分,应注意包装材料的选择,并应注意贮藏条件。

例2:参苓白术散

【处方】人参 100g　　　　　茯苓 100g
　　　　白术(炒)100g　　　山药 100g
　　　　白扁豆(炒)75g　　　莲子 50g
　　　　薏苡仁(炒)50g　　　砂仁 50g
　　　　桔梗 50g　　　　　　甘草 100g

【制法】以上十味,粉碎成细粉,过筛,混匀,即得。

---

① SP复合袋:聚酯/铝/聚乙烯药品包装用复合膜,该材料的结构形式为PET(或BOPP)/AL(或VMPET)/PE(或CPP)。

【功能与主治】补脾胃,益肺气。用于脾胃虚弱,食少便溏,气短咳嗽,肢倦乏力。

【用法与用量】口服。一次 6~9g,一日 2~3 次。

【贮藏】密封。

【注解】本品含白扁豆、莲子、薏苡仁、砂仁等种子类药材,采用串油[①]的方式粉碎较为合适。本品中白术、砂仁等药材含挥发性成分,应注意包装材料的选择,并应注意贮藏条件。

二、特殊散剂的制备

(一) 含毒性药物的散剂

毒性药物用药剂量小,药效作用强,剂量误差可导致无效或中毒,为避免剂量误差对药效的影响,常在毒性药中添加一定比例量的辅料制成稀释散(亦称倍散)来应用。常用的有 5 倍散、10 倍散,亦有 100 倍散、1000 倍散。10 倍散即 1:9 的倍散,是由 1 份药物加 9 份辅料均匀混合而制成。倍散的稀释比例一般根据药物的剂量而定,剂量在 0.01~0.1g 者可配制成 10 倍散,剂量在 0.01g 以下者应配成 100(1:99)或 1000(1:999)倍散。配制倍散时应采用等量递增法将药物与辅料混匀。

辅料应为惰性物质,本身无显著药理作用,不与主药发生反应,且不影响主药含量测定。稀释散剂常用的辅料有乳糖、淀粉、糊精、蔗糖、葡萄糖,以及无机物硫酸钙、碳酸钙、氧化镁等。制备倍散时常常添加着色剂,将散剂染成一定颜色,这样可以通过观察颜色是否均匀来辅助判断混合是否均匀,此外尚可与未加稀释的药粉区别。常用的着色剂有胭脂红、苋菜红、靛蓝等食用染料。

某些含毒性成分的中药,因产地、采收季节及炮制方法等不同常导致成分含量差异悬殊。为保证用药有效而安全,常先测定这些毒性中药粉末的主要成分含量,并用辅料调整含量至规定标准制成调制粉后使用,如马钱子散等。

此外,倍散的制备原则还适用于麻醉药品、精神药品等用药剂量小的药物。

例 1:马钱子散

【处方】制马钱子适量(含士的宁 8.0g) 　　　地龙(焙黄)93.5g

【制法】以上二味,将制马钱子、地龙分别粉碎成细粉,配研,过筛,即得。

【功能与主治】祛风湿,通经络。用于风湿闭阻所致的痹病,症见关节疼痛、臂痛腰痛、肢体肌肉萎缩。

【用法与用量】每晚用黄酒或开水送服。一次 0.2g,如无反应,可增至 0.4g,最大服量不超过 0.6g;老幼及体弱者酌减。

【贮藏】密封。

【注解】马钱子粉与地龙的用量比例相差较大,应采用配研法混合。

(二) 含低共熔成分的散剂

两种或两种以上药物按一定比例混合时,室温条件下,有时出现润湿或液化现象,这种现象称为低共熔现象。混合此类药物时是否发生低共熔主要取决于两点:①混合物的比例量:越接近最低共熔点的比例,越容易发生低共熔;②混合时的室温:

---

① 串油:对处方中含大量油脂性成分的药物(如桃仁、苦杏仁、酸枣仁、紫苏子等),先将处方中其他药物粉碎成粗粉,再将油脂性药物陆续掺入其中逐步粉碎。

室温高于低共熔点时一般就会发生低共熔。

能产生低共熔的药物根据其重量百分组成和当时温度条件，相互研磨混合时可能表现液化、润湿或仍保持干燥等不同的变化，见图11-1。此图适用于两种药物在液态时能完全互溶的情况。图中T_a、T_b分别表示纯组分A、B的熔点；T_{ae}、T_{be}分别表示由于B加入引起A熔点下降的曲线及由于A加入引起B熔点下降的曲线；E表示低共熔混合物的重量百分组成，T_e为低共熔点；曲线T_{ae}、T_{be}以上是完全液化区，有斜线的部分是液相与固相同时存在区。当共熔点低于室温T_k时，也即混合物的重量百分组成在CD间时，共研可发生液化现象。

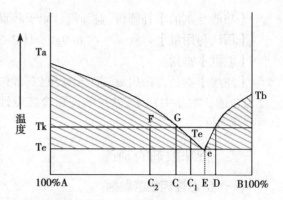

图11-1　双组分重量组成与其液化状态的关系

T_a. A组分的熔点　　T_b. B组分的熔点　　T_k. 室温

T_e. 低共熔点　　E.低共熔混合物重量百分组成

如组成为C_1的混合物，其低共熔点为T_e，低于室温T_k，故在室温下共研时应全部液化。又如组成为C_2的混合物，其低共熔点高于室温T_k，故在室温下共研时仅部分液化，属于液相与固相同时存在（这里固相是指纯A，液相是B溶解于A中的溶液），也就是说如混合物组成在CD外时，共研时仅部分液化而呈现润湿状态，而非液化状态。混合物的组成比例距离CD范围越远，共研时出现液化的现象越不明显。

对于可形成低共熔混合物的散剂，是否采用低共熔法制备，应根据低共熔后对药理作用的影响，以及处方中所含其他固体成分的多少而定。一般有几种情况：

（1）药物形成低共熔物后，若药理作用改变，根据相关原则处理：如药理作用增强，则宜采用低共熔法；如药理作用减弱，则应避免采用低共熔法，可分别先用其他组分稀释低共熔组分后再行混合制备散剂，以免影响疗效。

（2）药物形成低共熔物后，若药理作用无变化，可采用两种方法制备散剂：①先将两种药物同研至液化，再与其他固体组分混匀；②分别用固体组分稀释低共熔组分，再轻研混匀。

（3）如处方中含有挥发油或其他足以溶解低共熔组分的液体时，可先将低共熔组分溶解，然后采用喷雾法或一般的混合方法与其他固体组分混匀。

配制时常见的可发生低共熔现象的药物有樟脑、薄荷脑、麝香草酚、苯酚、水合氯醛及水杨酸苄酯等。

例2：避瘟散

【处方】檀香 156g　　　零陵香 18g

　　　　白芷 42g　　　　香排草 180g

　　　　姜黄 18g　　　　玫瑰花 42g

　　　　甘松 18g　　　　丁香 42g

　　　　木香 36g　　　　人工麝香 1.4g

　　　　冰片 138g　　　　朱砂 662g

　　　　薄荷脑 138g

【制法】以上十三味,除人工麝香、冰片、薄荷脑外,朱砂水飞成极细粉;其余檀香等九味粉碎成细粉,过筛,混匀;将冰片、薄荷脑同研至液化,另加入甘油276g,搅匀。将人工麝香研细,与上述粉末配研,过筛,混匀,与液化的冰片和薄荷脑研匀,即得。

【功能与主治】祛暑避秽,开窍止痛。用于夏季暑邪引起的头目眩晕、头痛鼻塞、恶心、呕吐、晕车晕船。

【用法与用量】口服。一次0.6g。外用适量,吸入鼻孔。

【贮藏】密封,置阴凉干燥处。

【注解】麝香贵重、量少、色深,与冰片、薄荷脑之外的药物混合时宜采用配研法;处方中冰片、薄荷脑同研可发生低共熔现象,其他固体药物量较多,能较好地吸收液化后的冰片、薄荷脑;加甘油的目的是保持散剂适当润湿,防止吸入鼻腔时过度刺激鼻黏膜,涂敷时也易于黏着在皮肤上。

(三)含液体药物的散剂

复方散剂中有时含有液体组分,如挥发油、药物煎汁、酊剂、流浸膏及稠浸膏等。可根据液体组分的性质、用量及处方中其他固体组分量的多少来处理。一般可用处方中其他固体组分吸收液体组分后混匀;但如液体组分量较大而处方中其他固体组分难以完全吸收时,可适当加入辅料(如磷酸钙、淀粉、蔗糖、葡萄糖等)吸收,至不呈潮湿为度;如液体组分量过大而又不挥发时,可浓缩除去大部分水分使其呈稠膏状后加入固体药物或辅料混匀,低温干燥,将干膏研细制备散剂。

例3:紫雪

【处方】
石膏 526g	北寒水石 526g
滑石 526g	磁石 256g
玄参 175g	木香 55g
沉香 55g	升麻 175g
甘草 88g	丁香 11g
玄明粉 1752g	硝石(精制)96g
水牛角浓缩粉 33g	羚羊角 16g
人工麝香 13g	朱砂 33g

【制法】以上十六味,石膏、北寒水石、滑石、磁石砸成小块,加水煎煮三次。玄参、木香、沉香、升麻、甘草、丁香用石膏等煎液煎煮三次,合并煎液,滤过,滤液浓缩成膏。玄明粉、硝石粉碎,兑入膏中,混匀,干燥,粉碎成细粉;羚羊角锉研成细粉;朱砂水飞成极细粉;将水牛角浓缩粉、人工麝香研细,与上述细粉配研,过筛,混匀,制成1000g,即得。

【功能与主治】清热开窍,止痉安神。用于热入心包、热动肝风证,症见高热烦躁、神昏谵语、惊风抽搐、斑疹吐衄、尿赤便秘。

【用法与用量】口服。一次1.5~3.0g,一日2次;周岁小儿一次0.3g,五岁以内小儿每增一岁递增0.3g,一日1次。五岁以上小儿酌情服用。

【贮藏】密封,置阴凉处。

【注解】该制剂是含有液体成分的典型散剂,方中16味药有10味药进行了水煎煮,得到的液体量过多,需要浓缩、干燥等处理。玄明粉、硝石均为钠盐,具有较好的水溶性,可兑入水煎稠膏中混匀;羚羊角质硬,需锉研成细粉;朱砂质硬多采用水飞法粉碎;羚羊角、朱砂、水牛角浓缩粉、人工麝香用量少,与其他药物细粉比例相差悬殊,宜采用配研法混匀。

例4:蛇胆陈皮散

【处方】蛇胆汁 100g　　　　　陈皮(蒸)600g

【制法】以上二味,陈皮粉碎成细粉,与蛇胆汁混匀,干燥,粉碎,过筛,即得。

【功能与主治】理气化痰,祛风和胃。用于痰浊阻肺,胃失和降,咳嗽,呕逆。

【用法与用量】口服。一次 0.3~0.6g,一日 2~3 次。

【贮藏】密封。

【注解】蛇胆中含有水分,制备时先与陈皮细粉混合,干燥后再粉碎。

例5:乌贝散

【处方】海螵蛸(去壳)850g　　　　浙贝母 150g

　　　　陈皮油 1.5g

【制法】以上三味,海螵蛸、浙贝母粉碎成细粉,加入陈皮油,混匀,过筛,即得。

【功能与主治】制酸止痛,收敛止血。用于肝胃不和所致的胃脘疼痛、泛吐酸水、嘈杂似饥;胃及十二指肠溃疡见上述证候者。

【用法与用量】饭前口服。一次 3g,一日 3 次;十二指肠溃疡者可加倍服用。

【贮藏】密闭,防潮。

【注解】本品所含陈皮油为挥发油,量少,可以直接用其他药粉吸收。

(四) 眼用散剂

眼用散剂一般应通过九号筛,以减少机械性刺激,因此一般配制眼用散剂的药物多经水飞或直接粉碎成极细粉(应用流能磨粉碎可得到 $5\mu m$ 以下的极细粉)用。另外,眼用散剂要求无菌,以避免因含有致病性微生物引起严重的不良后果,因此配制眼用散剂的用具应灭菌,配制操作应在清洁、避菌环境下进行,成品经灭菌后,密封保存。

例6:八宝眼药

【处方】珍珠 9g　　　　　　　　麝香 9g

　　　　熊胆 9g　　　　　　　　海螵蛸(去壳)60g

　　　　硼砂(炒)60g　　　　　　朱砂 10g

　　　　冰片 20g　　　　　　　　炉甘石(三黄汤飞)300g

　　　　地栗粉 200g

【制法】以上九味,珍珠、朱砂分别水飞或粉碎为细粉;海螵蛸、硼砂粉碎成极细粉;将麝香、冰片、熊胆研细,与上述粉末及地栗粉、炉甘石粉末配研,过九号筛,混匀,即得。

【功能与主治】消肿止痛,明目退翳。用于目赤肿痛,眼缘溃烂,畏光怕风,眼角涩痒。

【用法与用量】每用少许,点于眼角,一日 2~3 次。

【贮藏】密封。

【注解】珍珠、朱砂质地坚硬,粉碎困难,因其不溶于水,可采用水飞法粉碎;此外炉甘石也质地坚硬,采用的是三黄汤水飞法,在粉碎的同时还增加了清热效果。麝香、熊胆为贵重动物药,色深而量少,与冰片均具有易聚集成团的倾向,且冰片用量也较少,为使此三种药物能与其他药物细粉混合均匀,先将此三味药研细,再与其他药粉采用等量递增的方法混合均匀。

第三节 散剂的质量检查

散剂的质量检查是保证散剂质量的重要环节,《中国药典》第四部通则 0115 规定,散剂应进行粒度、外观均匀度、水分、干燥失重、装量差异、装量、无菌及微生物限度等检查。

一、粒度

除另有规定外,化学药局部用散剂和用于烧伤或严重创伤的中药局部用及儿科用散剂,按照《中国药典》第四部通则 0982 单筛分法测定,中药通过六号筛(化学药散剂通过七号筛)的粉末重量,不得少于 95%。

二、外观均匀度

取供试品适量,置光滑纸上,平铺约 5cm²,将其表面压平,在明亮处观察,应色泽均匀,无花纹与色斑。

三、水分

中药散剂照水分测定法(《中国药典》第四部通则 0832)测定,除另有规定外,不得过 9.0%。

四、装量差异

单剂量包装的散剂,应取供试品 10 袋(瓶),分别精密称定每袋(瓶)内容物的重量,求出内容物的装量与平均装量。每袋(瓶)装量与平均装量相比较[凡有标示装量的散剂,每袋(瓶)装量应与标示量相比较],按表 11-1 的规定,超出装量差异限度的不得多于 2 袋(瓶),并不得有 1 袋(瓶)超出装量差异限度的 1 倍。

表 11-1 装量差异限度

平均装量或标示装量	装量差异限度(中药、化学药)	装量差异限度(生物制品)
0.1g 及 0.1g 以下	±15%	±15%
0.1g 以上至 0.5g	±10%	±10%
0.5g 以上至 1.5g	±8%	±7.5%
1.5g 以上至 6g	±7%	±5%
6g 以上	±5%	±3%

凡规定检查含量均匀度的化学药和生物制品散剂,一般不再进行装量差异的检查。

五、装量

除另有规定外,多剂量包装的散剂,照最低装量检查法(《中国药典》第四部通则

0942)检查,应符合规定。

六、无菌

除另有规定外,用于烧伤(除程度较轻的烧伤Ⅰ°或浅Ⅱ°外)、严重创伤或临床必须无菌的局部用散剂,照无菌检查法(《中国药典》第四部通则1101)检查,应符合规定。

七、微生物限度

除另有规定外,照非无菌产品微生物限度检查:微生物计数法(《中国药典》第四部通则1105)和控制菌检查法(《中国药典》第四部通则1106)及非无菌药品微生物限度标准(《中国药典》第四部通则1107)检查,应符合规定。凡规定进行杂菌检查的生物制品散剂,可不进行微生物限度检查。

学习小结

1. 学习内容

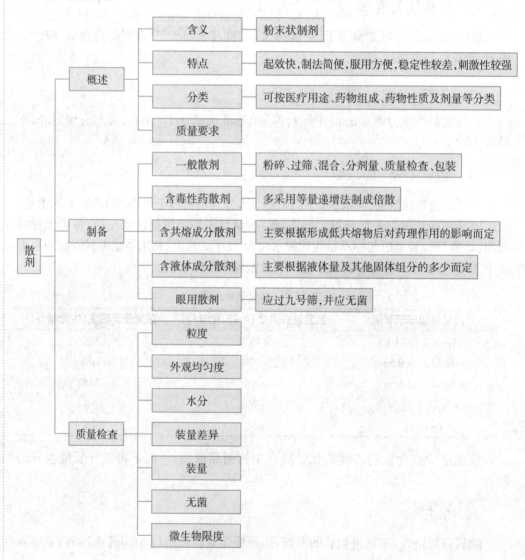

2. **学习方法**

(1) 散剂的特点应结合其比表面积大,分散性强的性质来理解。

(2) 在散剂制备方法的学习过程中应结合典型品种举例掌握粉碎、过筛、混合等制剂基本操作的合理选用。

(3) 学习散剂的质量检查,重点关注粒度、水分、装量差异等的基本检查方法。

(段秀俊)

复习思考题

1. 简述散剂的含义及特点。

2. 简述散剂制备的一般工艺流程。

3. 简述制备含毒性药散剂的操作步骤。

4. 简述制备含低共熔成分散剂的操作步骤。

5. 简述制备含液体成分散剂的操作步骤。

6. 简述"打底套色法"与"等量递增法"的区别。

7. 简述倍散的含义及不同稀释倍数的倍散对应的药物剂量范围。

笔记

第十二章

颗 粒 剂

学习目的

　　通过学习颗粒剂的含义、特点、质量要求、制备方法等内容,学会制备各种不同类型的颗粒剂,为学习胶囊剂、片剂等剂型奠定基础。

学习要点

　　颗粒剂的含义、特点和质量要求;各种类型颗粒剂的制法及操作关键;颗粒剂质量检查项目等内容。

第一节 概　　述

一、颗粒剂的含义与特点

　　颗粒剂(granules)系指饮片提取物与适宜的辅料或饮片细粉混合制成具有一定粒度的干燥颗粒状制剂。

　　颗粒剂的特点:①吸收快、作用迅速;②适于工业化生产;③产品质量稳定,口感好;④体积小,服用、携带、贮藏及运输方便;⑤易吸潮。

二、颗粒剂的分类

　　按溶解性能和溶解状态,中药颗粒剂可分为可溶性颗粒、混悬性颗粒及泡腾性颗粒。

　　1. 可溶性颗粒剂　系指易溶性药物与适宜的辅料制成的颗粒剂。可分为水溶性颗粒剂和酒溶性颗粒剂。中药颗粒剂绝大多数为水溶性颗粒剂。单用蔗糖粉的水溶性颗粒又称"干糖浆"。酒溶性颗粒剂,每包颗粒剂加一定量饮用酒,溶解后即成药酒。

　　2. 混悬性颗粒剂　系指难溶性原料药物与适宜辅料混合制成的颗粒剂。常加入药物细粉制成,冲服时呈均匀混悬状。

　　3. 泡腾性颗粒剂　系指含有碳酸氢钠和有机酸,遇水可放出大量气体而呈泡腾状的颗粒剂。

三、颗粒剂的质量要求

　　颗粒剂外观应干燥、颗粒均匀,色泽一致,无吸潮、结块、潮解等现象,均不得有焦屑等异物。可溶性颗粒剂应全部溶化或可允许有轻微浑浊,混悬性颗粒剂应能混悬均匀,泡腾性颗粒剂遇水应迅速产生二氧化碳气体,并呈泡腾状。颗粒剂溶化性、水分、装量差异及微生物限度等应符合《中国药典》2015 年版第四部颗粒剂(通则 0104)相关规定。

第二节　颗粒剂的制备

一、可溶性颗粒剂的制备

(一)水溶性颗粒剂

水溶性颗粒剂制备的一般工艺流程:

中药提取 ⟶ 精制 —辅料⟶ 制粒 ⟶ 干燥 ⟶ 整粒 ⟶ 包装

1. 中药提取　一般采用煎煮法提取有效成分,也有采用渗漉法、浸渍法或回流法提取。含挥发性成分的饮片可用双提法提取。

2. 精制　常采用水提醇沉法,即将水煎煮液浓缩至一定浓度时(一般相对密度为 1.05 左右或浓度为 1∶1),加入等量乙醇,充分混合均匀,静置冷藏 12 小时以上,滤过,滤液回收乙醇并浓缩成相对密度为 1.30~1.35(50~60℃)的清膏,或继续干燥成干浸膏,备用。可采用高速离心、絮凝沉降、微孔滤膜或超滤膜滤过、大孔树脂吸附等方法纯化,纯化液也可进一步喷雾干燥后,再湿法或干法制粒。

3. 制粒

(1)辅料:最常用的是糖粉和糊精。糖粉系结晶状蔗糖于 60℃干燥数小时,粉碎,过 80~100 目筛的细粉,易吸潮结块,应密封贮藏,临用前于 60℃烘 1~2 小时以提高吸水率。糊精系淀粉的水解产物,水溶性颗粒制备时,宜选用可溶性糊精。1 份糊精能在 3 份热水中溶解成胶体溶液,在醇中不溶。使用前应低温干燥,过筛。其他辅料还有乳糖、甘露醇、羟丙基淀粉、可溶性淀粉等。

(2)制粒:常用挤出制粒、快速搅拌制粒、流化喷雾制粒、干法制粒等方法。

1)挤出制粒:取干燥的糖粉与糊精,混合均匀,加入稠浸膏搅拌混匀,必要时加适量 50%~70% 乙醇调整湿度,制成软材,其软硬度一般以"手捏成团,轻压即散"为原则。然后挤压通过筛网(10~14 目)制成均匀的颗粒。或以干浸膏细粉加适量乙醇制软材、制颗粒。

辅料的用量根据清膏相对密度、黏性强弱适当调整,一般清膏∶糖粉∶糊精的比例为 1∶3∶1,也可单用糖粉为辅料,辅料总量一般不宜超过清膏量的 5 倍。若采用干膏粉制粒,一般不超过干膏量的 2 倍。

挤出制粒,小量制备常用手工制粒筛,大生产多用摇摆式制粒机。

2)快速搅拌制粒:将固体辅料或药物细粉与清膏置快速搅拌制粒机内,密闭,开动机器,调整搅拌桨叶和制粒刀的转速,制得粒度大小适宜的湿颗粒,干燥,整粒,即得。

3)流化喷雾制粒:过热空气使干浸膏细粉与适宜辅料呈悬浮流化状态,再喷入黏合剂(或中药提取物)液体,使粉末聚结成粒,继续流化干燥获得干颗粒的方法。目前

225

多用于不加糖或低糖型颗粒剂的制备。制粒用辅料粒度为 40~60 目。干燥颗粒呈多孔状,大小均匀,外形完整,流动性好。

4) 干法制粒:将干浸膏细粉与适宜的干燥黏合剂等辅料混匀,经干挤制粒机压成薄片,再粉碎成颗粒。干法制粒法可使药物避免受湿、热的影响,提高颗粒的稳定性,颗粒成型用辅料少。

4. 干燥 制得的湿颗粒应迅速干燥,放置过久湿颗粒易结块或变形。干燥温度一般以 60~80℃为宜。干燥温度应逐渐上升,否则颗粒的表面干燥过快,易结成一层硬壳而影响内部水分的蒸发,且颗粒中的糖粉骤遇高温时会熔化,使颗粒变得坚硬,尤其是糖粉与柠檬酸共存时,温度稍高更易黏结成块。

颗粒干燥,一般应控制水分在 2% 以内。生产中常用烘箱、烘房、沸腾干燥床、振动式远红外干燥机等设备。

5. 整粒 干燥后的颗粒可能有结块、粘连等现象,需再过筛。一般过一号筛除去粗大颗粒,再过四号筛除去细粉,使颗粒均匀。筛下的细粉与未过筛的粗粒可重新粉碎制粒,或并入下次同一批号药粉中混匀制粒。

颗粒剂处方中若含有挥发性成分,一般宜溶于适量乙醇中,用雾化器均匀喷洒在干燥的颗粒上,密闭放置一定时间,待颗粒均匀吸附后包装。也可以制成 β- 环糊精包合物或微囊化固体粉末后混入。

6. 包装 干燥颗粒应及时密封包装,选用不易透气、透湿的包装材料,如复合铝塑袋、铝箔袋或塑料瓶等,并应干燥贮藏,防止受潮。

(二) 酒溶性颗粒剂

酒溶性颗粒剂加入白酒后即溶解成为澄清的药酒,可代替药酒服用。

1. 提取 常选用与欲饮白酒相同含醇量的乙醇为溶剂(常用 60% 左右乙醇),采用渗漉、浸渍或回流提取等方法,提取液回收乙醇,浓缩至稠膏状,备用。

2. 制粒、干燥、整粒及包装等 同水溶性颗粒剂。其中所加赋形剂通常为糖或其他可溶于白酒中的赋形剂或兼有矫味的物质。所制成颗粒剂的量,一般以能冲泡成药酒 0.25~0.5kg 为宜,由病人根据规定用量饮用。

二、混悬性颗粒剂的制备

混悬性颗粒系指将处方中部分饮片提取制成稠浸膏,其余饮片粉碎成细粉,再按照颗粒剂制备方法制成的颗粒剂,或是提取物加入不溶性赋形剂制成的颗粒剂,加水冲泡后不能全部溶解,而成混悬液体。一般当处方中含有的挥发性、热敏性、湿敏性成分以及贵重细料药时,一般将这部分饮片粉碎成细粉加入,兼作赋形剂,降低成本。

制备时,先将含挥发性、热敏性、湿敏性成分或淀粉较多的饮片以及贵重细料药等粉碎成细粉,过六号筛,备用;一般性饮片以水煎煮提取,煎液浓缩成稠膏,备用。稠膏与饮片细粉及部分糖粉混匀,制软材,制颗粒,60℃以下干燥,整粒,分装,即得。

三、泡腾性颗粒剂的制备

泡腾性颗粒剂系指利用有机酸与弱碱遇水产生二氧化碳,使药液产生气泡呈泡腾状的一种颗粒剂。由于酸和碱发生中和反应而产生二氧化碳,使颗粒疏松、崩裂,具速溶性。同时,二氧化碳溶于水后呈酸性,能刺激味蕾,产生矫味作用。常用的有机酸有枸橼酸、酒石酸、苹果酸等,弱碱有碳酸氢钠、碳酸钠等。在设计此类处方组成时,酸的用量往往超过理论用量,以利于制剂稳定及可口。

泡腾颗粒制备时,先将处方饮片制成稠浸膏或干浸膏粉,分成二份,一份中加入有机酸及其他适量辅料制成酸性颗粒,干燥备用;另一份中加入弱碱及其他适量辅料制成碱性颗粒,干燥备用。再将两种颗粒混匀,整粒,包装,即得。应严格控制干燥颗粒中的水分,以免服用前酸碱发生反应。

四、举例

例1:九味羌活颗粒

【处方】羌活 150g　　防风 150g

　　　　苍术 150g　　细辛 50g

　　　　川芎 100g　　白芷 100g

　　　　黄芩 100g　　甘草 100g

　　　　地黄 100g

【制法】以上九味,白芷粉碎成粗粉,用70%乙醇作溶剂,浸渍24小时后进行渗漉,收集渗漉液800ml,备用;羌活、防风、苍术、细辛、川芎水蒸气蒸馏法提取挥发油,蒸馏后的水溶液另器收集;药渣与其余黄芩等三味加水煎煮三次,每次1小时,煎液滤过,滤液合并,与上述水溶液合并,浓缩至约900ml,加等量的乙醇,静置,取上清液,与上述渗漉液合并,回收乙醇,浓缩成相对密度为1.38~1.40(60~65℃)的稠膏。取稠膏1份、蔗糖粉2.5份、糊精1.5份,制成颗粒,干燥,喷入羌活等挥发油,混匀,即得。

【功能与主治】疏风解表,散寒除湿。用于外感风寒夹湿所致的感冒,症见恶寒、发热、无汗、头重而痛、肢体酸痛。

【用法与用量】姜汤或开水冲服。一次15g,一日2~3次。

例2:六味地黄颗粒

【处方】熟地黄 320g　　酒萸肉 160g

　　　　牡丹皮 120g　　山药 160g

　　　　茯苓 120g　　　泽泻 120g

【制法】以上六味,熟地黄、茯苓、泽泻加水煎煮两次,每次2小时,煎液滤过,滤液浓缩至相对密度1.32~1.35(80℃)的稠膏,备用;酒萸肉、山药、牡丹皮粉碎成细粉,与浓缩液混合,加糊精适量和甜蜜素溶液适量,并加75%乙醇为润湿剂,制粒,干燥,制成颗粒1000g,即得。

【功能与主治】滋阴补肾。用于肾阴亏损,头晕耳鸣,腰膝酸软,骨蒸潮热,盗汗遗精,消渴。

【用法与用量】开水冲服。一次5g,一日2次。

【注解】本品为混悬型颗粒剂。酒萸肉黏性较大,用万能粉碎机进行串料粉碎。牡丹皮中的丹皮酚为易挥发性的难溶性成分,山药淀粉含量较多。

例3:阿胶泡腾颗粒

【处方】阿胶 375g

【制法】将方中阿胶及蔗糖472g,粉碎,过筛,分成两等份。一份加入小苏打15g,混匀,制成碱性颗粒,干燥;另一份中加入枸橼酸30g,混匀,制成酸性颗粒,干燥。将两种干燥颗粒混匀,喷入香精、甜菊素乙醇溶液适量,密封一定时间后,分装,即得。

【功能与主治】补血滋阴,润燥,止血。用于血虚萎黄,眩晕心悸,肌痿无力,心烦不眠,虚风内动,肺燥咳嗽,劳嗽咯血,吐血尿血,便血崩漏,妊娠胎漏。

【用法与用量】开水冲服。一次 1 袋,一日 3 次或遵医嘱。

【注解】阿胶具有特殊气味,制成泡腾颗粒可以矫味,改善口感,且改变了阿胶的传统服用方法,方便服用。

第三节 颗粒剂的质量检查

一、外观

颗粒剂应干燥、颗粒均匀,色泽一致,无吸潮、结块、潮解等现象。

二、粒度

除另有规定外,取颗粒剂供试品 30g,称定重量,置规定的药筛中,保持水平状态过筛,左右往返,边筛动边轻叩 3 分钟。不能通过一号筛和能通过五号筛的总和,不得超过 15%。

三、水分

按照《中国药典》2015 年版第四部水分测定法(通则 0832)测定。除另有规定外,不得过 8.0%。

四、溶化性

取供试品 10g(单剂量包装取 1 袋),加热水 200ml,搅拌 5 分钟,立即观察。可溶性颗粒应全部溶化或轻微浑浊;混悬性颗粒应混悬均匀。取泡腾性颗粒 3 袋,分别置盛有 200ml 水的烧杯中,水温为 15~25℃,应迅速产生气体而呈泡腾状,5 分钟内颗粒均应完全分散或溶解在水中。中药颗粒还不得有焦屑。

五、装量差异

单剂量包装的颗粒剂,按照下述方法检查,应符合规定。取供试品 10 袋,分别称定每袋内容物的重量,每袋装量与标示装量相比较,按表 12-1 中的规定,超出装量差异限度的不得多于 2 袋,并不得有 1 袋超出限度 1 倍。

表 12-1 单剂量包装颗粒剂的装量差异限度要求

标示装量	装量差异限度	标示装量	装量差异限度
1g 及 1g 以下	±10%	1.5g 以上至 6g	±7%
1g 以上至 1.5g	±8%	6g 以上	±5%

多剂量包装的颗粒剂,按照《中国药典》2015 年版第四部最低装量检查法(通则 0942)检查,应符合规定。

六、微生物限度

按照《中国药典》2015年版第四部非无菌产品微生物限度检查法检查,应符合规定。

学习小结

1. 学习内容

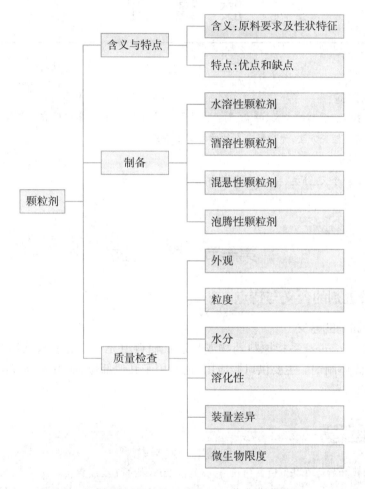

2. **学习方法** 在学习颗粒剂剂型特点、常用辅料及制备方法的基础上,重点掌握不同类型颗粒剂的制备流程及关键;结合不同类型颗粒剂的制备要求,了解中药制剂原料的准备及要求,辅料及制颗粒方法的选用以及颗粒剂中特殊药物成分的处理技术;通过实例分析,进一步巩固不同类型颗粒剂的制备要点。

(田 莉)

复习思考题

1. 不同类型颗粒剂的制备工艺流程及操作关键有何异同?

2. 如何结合颗粒剂的物料性质和制粒方法特点选用适宜的颗粒剂制备方法?

3. 中药颗粒剂目前主要存在的问题有哪些? 如何改进?

笔记

第十三章

胶 囊 剂

学习目的

通过学习胶囊剂的含义、特点、制备方法及质量检查等内容,学会硬胶囊剂和软胶囊剂的制备及质量检查方法,为缓释制剂的学习奠定基础。

学习要点

胶囊剂的含义、分类、特点、制备方法、质量检查等内容。

第一节 概 述

一、胶囊剂的含义与特点

(一) 胶囊剂的含义

胶囊剂(capsules)系指原料药物或与适宜辅料填充于空心胶囊或密封于软质囊材中制成的固体制剂。主要供口服应用,也有用于其他部位,如植入、干粉吸入、直肠、阴道等。

知识链接

胶囊剂的发展史

我国明代开始已有类似面囊的应用,公元前 1500 年第 1 粒胶囊在埃及诞生,1730 年维也纳药剂师开始使用淀粉胶囊,第一个软胶囊和硬胶囊专利分别于 1834 年和 1846 年在法国获得,第一个两节式现代明胶硬胶囊于 1848 年在英国获得专利,1872 年第一台胶囊制造充填机在法国诞生。随着新材料、新设备、缓控释等新技术的不断问世,胶囊剂已成为临床上仅次于片剂、注射剂最常用的剂型之一。《中国药典》(2015 年版)一部收载胶囊剂 271 种,占总制剂的 18%,其中硬胶囊 252 种,软胶囊 19 种。

(二) 胶囊剂的特点

1. **药物的生物利用度较高** 胶囊剂中的药物是以粉末或颗粒状态直接填装于囊壳中,制备时不需加黏合剂和压力,所以在胃肠道中分散快、吸收好,其生物利用度高于丸剂、片剂等剂型。

2. 提高药物稳定性　因药物装在胶囊壳中与外界隔离,避开了水分、空气、光线的影响,对具不良嗅味或不稳定的药物有一定程度上的遮蔽、保护与稳定作用。

3. 可制成具有不同释药特性,不同给药途径的药物　如可先将药物制成颗粒,然后用不同释放速度的高分子材料包衣(或制成微囊),按需要的比例混匀后装入空胶囊中,可制成缓释、肠溶等多种类型的胶囊剂。另外还可根据需要将药物制成直肠或阴道等给药的胶囊剂。

4. 患者服药顺应性好　胶囊剂可以掩盖药物的苦味和不良嗅味,硬胶囊囊壁能着不同颜色,亦可在每个空胶囊上印字便于识别,胶囊剂方便携带,易于服用。

5. 可弥补其他固体剂型的不足　含油量高的药物或液态药物难以制成丸剂、片剂等,但可制成胶囊剂。

不宜制成胶囊剂的药物有:①能溶解胶囊壁的药物水溶液或乙醇溶液;②氯化物、溴化物等易溶性药物;③胃刺激性强的药物;④易风化或易吸湿的药物。

二、胶囊剂的分类

胶囊剂可分为硬胶囊剂(hard capsules)、软胶囊剂(胶丸)(soft capsules)、缓释胶囊(sustained release capsules)、控释胶囊(controlled release capsules)及肠溶胶囊剂(enteric capsules)。

1. 硬胶囊剂　系指采用适宜的制剂技术,将原料药物或加适宜辅料制成的均匀粉末、颗粒、小片、小丸、半固体或液体等,充填于空心胶囊中的胶囊剂。

2. 软胶囊剂　系指将一定量的液体原料药物直接包封,或将固体原料药物溶解或分散在适宜的辅料中制备成溶液、混悬液、乳状液或半固体,密封于软质囊材中的胶囊剂。

3. 缓释胶囊剂　系指在规定的释放介质中缓慢地非恒速释放药物的胶囊剂。

4. 控释胶囊　系指在规定的释放介质中缓慢地恒速释放药物的胶囊剂。

5. 肠溶胶囊　系指用肠溶材料包衣的颗粒或小丸充填于胶囊而制成的硬胶囊,或用适宜的肠溶材料制备而得到的硬胶囊或软胶囊。

第二节　胶囊剂的制备

胶囊剂制备的一般工艺流程:

药材处理 ⟶ 药物的填充 ⟶ 打光 ⟶ 质量检查 ⟶ 包装

空心胶囊的制备 ⟶ 空心胶囊的型号选择

一、硬胶囊剂的制备

(一) 空胶囊

空胶囊的主要成囊材料是明胶,除明胶外,空心胶囊中还常加增塑剂、着色剂、防腐剂等。空胶囊由囊体与囊冒组成。

1. 空胶囊的规格　空胶囊共有八种规格,由大到小依次为 000、00、0、1、2、3、4、5 号,常用的为 0~5 号。随着胶囊号数由小到大,其容积由大到小,详细见表 13-1,图 13-1。

表 13-1 空胶囊的号数与容积

空胶囊号数	0	1	2	3	4	5
容积(ml)	0.65	0.55	0.40	0.30	0.25	0.15

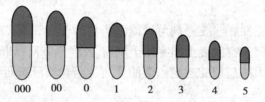

图 13-1 空胶囊的规格

2. 空胶囊的贮藏 空胶囊的成品应做必要的检查,以保证其质量。检查合格后的空胶囊将上下两节套合,装于密闭容器中,置 40℃以下、相对湿度 30%~40% 处,避光贮藏,备用。

知识链接

明胶和空心硬胶囊的质量要求

明胶为动物的皮、骨、腱与韧带中胶原蛋白经适度水解(酸法、碱法、酸碱混合法或酶法)后纯化得到的制品,或为上述不同明胶制品的混合物。《中国药典》(2015 年版)规定胶囊用明胶为微黄色至黄色、透明或半透明、微带光泽的薄片或粉粒;无臭。此外,还应检查凝冻浓度、酸碱度、透光率、电导率、亚硫酸盐、过氧化物、干燥失重、炽灼残渣、铬、重金属、砷盐、微生物限度。空心硬胶囊应检查松紧度、脆碎度、崩解时限、氯乙醇、环氧乙烷、黏度、干燥失重等项目,铬、重金属、微生物限度等项目的检查要求与明胶相同。

(二)药物的填充

1. 空胶囊的选择 空胶囊的选择一般凭经验与试装确定,常用的方法是先测定待填充物料的堆密度,然后根据应装剂量计算该物料容积,来决定应选胶囊的号数。

2. 填充药物的处理 通常根据药物的剂量和性质选择不同的处理方法。

(1)根据药物剂量:剂量极小的贵重药、麻醉、毒性药材(如牛黄、蟾酥、熊胆粉等),常加入稀释剂(如乳糖、淀粉等)稀释一定的倍数;剂量较小的药物或细粉药等可直接粉碎成细粉;剂量较大者可通过提取浓缩后制成粉末或颗粒。

(2)根据药物的性质:易吸湿(如中药浸膏粉)或混合后发生共熔的药物,可加入适量的稀释剂(如氧化镁、碳酸镁等)混合;疏水性药物常加入亲水性辅料以利于溶出,提高生物利用度;含挥发性成分较多的药材(如薄荷、荆芥等)可提取挥发油,采用 β-环糊精包合或吸收剂吸收后兑入。中药材经过前处理后若能满足硬胶囊剂的填充要求,即可直接填充。但多数药物常需加入一定的稀释剂、润滑剂、助流剂等辅料才能满足填充或临床的要求。常加入的辅料有蔗糖、乳糖、微晶纤维素、改良性淀粉、二氧化硅、滑石粉、硬脂酸镁等。

3. 药物填充方法 胶囊剂的填充方法有手工填充(图 13-2)和自动硬胶囊填充机

填充两种。手工填充方法仅适合小量实验,为提高填充效率,也可采用硬胶囊分装器填充。大量生产一般采用自动硬胶囊填充机填充,国内外均有不同品牌和型号可用于填充粉末、小丸、小片、液体等。如国产全自动胶囊填充机,见图 13-3。自动硬胶囊填充机工作流程为:送囊━━→ 囊帽、囊体分离 ━━→ 剔除废囊 ━━→ 充填物料 ━━→ 锁囊 ━━→ 出囊。

根据填充原理不同,自动硬胶囊填充机的填充方式分为冲程法、插管定量法、填塞式(夯实及杯式)定量法等多种,不同填充方式的填充机适应不同药物的分装,可按药物的流动性、吸湿性、物料状态(粉状或颗粒状、固态或液态)选择填充方式和机型,以确保生产操作和重量差异符合要求。

常见的填充方式见图 13-4:a. 柱塞左右、上下往复将药物压进囊体;b. 用填塞杆逐次将药物夯实在定量杯里,最后在转换杯

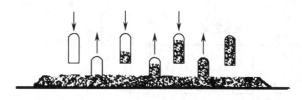

图 13-2 手工填充示意图

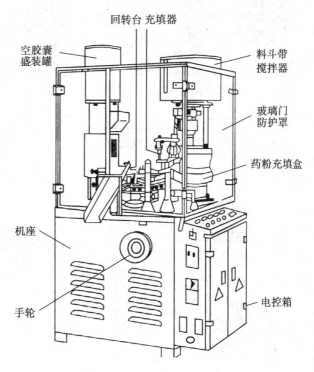

图 13-3 国产全自动胶囊填充机

里达到所需的充填量;c、d. 先将药物压成单剂量的小圆柱,再进入囊体;e、f、g、h、i. 药物先流入计量室(管)中定量后,再填充入胶囊中;i. 用真空的方法将药物吸入单位定量管中再填充。

硬胶囊剂为确保外观质量,必要时应进行除粉打光处理,质量检查合格后,用铝塑包装机包装或装入适宜的容器中。

(三)硬胶囊剂制备过程中容易出现的质量问题

1. 装量差异超限 导致胶囊剂装量差异超限的原因主要有囊壳因素、药物因素、填充设备因素等。可以通过加入适宜辅料或者制颗粒等方法改善药物的流动性,使填充准确,同时选择合适的填充设备并及时维修保养,确保正常运转。

2. 吸潮 胶囊剂的吸潮问题是较普遍的难题。可以通过选择合适辅料和改进制备工艺(如制粒、防潮包衣),利用玻璃瓶、塑料瓶、双铝箔包装抽真空等方法解决。

3. 崩解时限不合格 导致中药硬胶囊崩解时限不合格原因有胶囊壳、药物及辅料因素等。可通过选择合适的空胶囊、加入适宜的崩解剂或表面活性剂等方法解决。

4. 微生物污染 微生物限度检查不合格的主要原因有物料因素、辅料和包装材料、设备及操作人员、压缩空气因素等。可以通过选择适宜的灭菌方法、包装材料、严

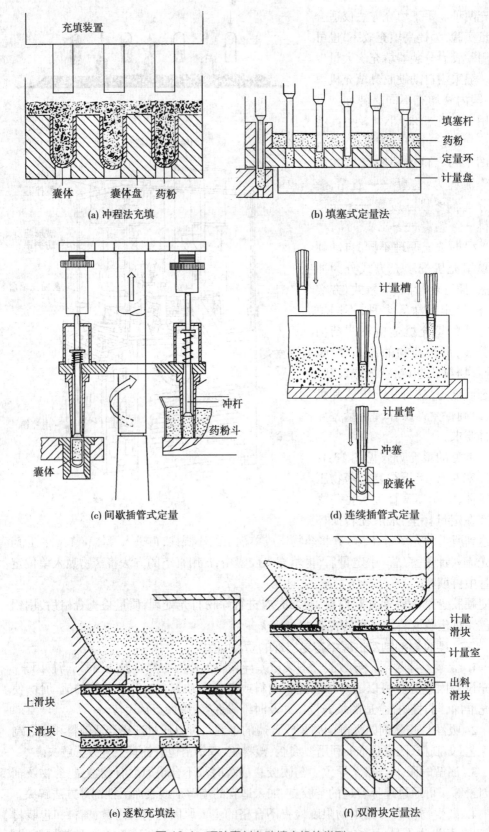

充填装置

囊体 囊体盘 药粉

(a) 冲程法充填

填塞杆
药粉
定量环
计量盘

(b) 填塞式定量法

冲杆
药粉斗
囊体

(c) 间歇插管式定量

计量槽
计量管
冲塞
胶囊体

(d) 连续插管式定量

上滑块
下滑块

(e) 逐粒充填法

计量滑块
计量室
出料滑块

(f) 双滑块定量法

图 13-4　硬胶囊剂自动填充机的类型

笔记

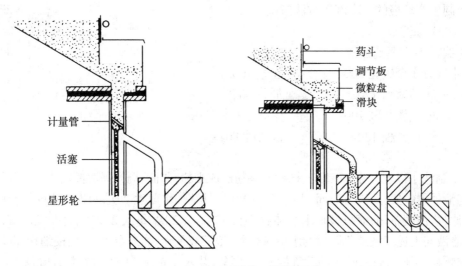

(g) 滑块、活塞定量法

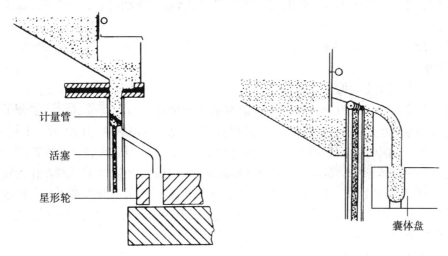

(h) 活塞定量法

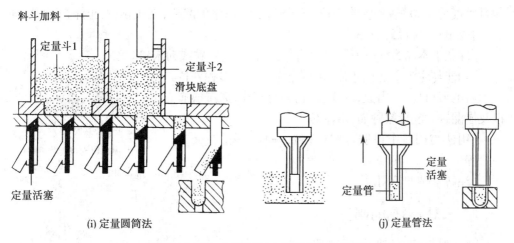

(i) 定量圆筒法　　　　　　　　　　　(j) 定量管法

图 13-4(续)　硬胶囊剂自动填充机的类型

笔记

235

格控制生产环境的洁净度等方法解决。

(四) 举例

例 1：银翘解毒胶囊

【处方】金银花 200g　　　　连翘 200g
　　　　薄荷 120g　　　　　荆芥 80g
　　　　淡豆豉 100g　　　　牛蒡子 (炒)120g
　　　　桔梗 120g　　　　　淡竹叶 80g
　　　　甘草 100g

【制法】以上九味，金银花、桔梗分别粉碎成细粉；薄荷、荆芥提取挥发油，蒸馏后的水溶液另器收集；药渣与连翘、牛蒡子、淡竹叶、甘草加水煎煮 2 次，每次 2 小时，合并煎液，滤过，滤液备用；淡豆豉加水煮沸后，于 80℃温浸 2 次，每次 2 小时，合并浸出液，滤过，滤液与上述滤液及蒸馏后的水溶液合并，浓缩成稠膏，加入金银花、桔梗细粉，混匀，制成颗粒，干燥，放冷，喷加薄荷等挥发油，混匀，装入胶囊壳，制成 1000 粒，即得。

【性状】本品为硬胶囊剂，内容物为浅棕色的颗粒；味甜、微苦，或味淡、微苦 (含乳糖)。

【功能与主治】疏风解表，清热解毒。用于风热感冒，症见发热头痛、咳嗽口干、咽喉疼痛。

【用法与用量】口服。一次 4 粒，一日 2~3 次。

【注解】(1) 显微鉴别桔梗；薄层色谱鉴别了金银花、连翘、薄荷、荆芥、牛蒡子、甘草；高效液相色谱法测定了绿原酸，本品每粒含金银花以绿原酸 ($C_{16}H_{18}O_9$) 计，不得少于 2.4mg。(2)《中国药典》(2015 年版) 一部还收载有银翘解毒丸、银翘解毒颗粒、银翘解毒软胶囊、银翘解毒片。本方中金银花和桔梗共 320g，粉性较强，粉碎成细粉作为粉料，既可充分保留有效物质，又可节省辅料，降低成本；薄荷和荆芥含挥发油采用双提法，可保证挥发油和水溶性成分的同时提出；淡豆豉采用温浸法可防止糊化和便于过滤。

例 2：独一味胶囊

【处方】独一味 1000g

【制法】取独一味粉碎，加水煎煮三次，每次 1 小时，合并煎液，滤过，滤液浓缩成相对密度为 1.30 的清膏，在 80℃下干燥，加入适量的淀粉，制成颗粒，干燥，装入胶囊壳，制成 1000 粒 (每粒 0.3g)。

【性状】本品为硬胶囊剂，内容物为深棕色的颗粒或粉末；味微苦。

【功能与主治】活血止痛，化瘀止血。用于多种外科手术后的刀口疼痛、出血，外伤骨折，筋骨扭伤，风湿痹痛以及崩漏、痛经、牙龈肿痛，出血等。

【用法与用量】口服。1 次 3 粒，一日 3 次。7 天为一疗程。

【注解】孕妇慎用。

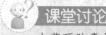

课堂讨论

中药硬胶囊剂与中药散剂、颗粒剂、片剂有何区别？

二、软胶囊剂的制备

(一) 囊材选择与明胶液制备

软胶囊囊材的组成主要是由胶料 (明胶)、增塑剂 (阿拉伯胶、甘油、山梨醇或两者的混合物)、附加剂(防腐剂、遮光剂、色素、芳香剂等)和水组成,具弹性和可塑性,是软胶囊的特点和形成基础。其弹性与明胶、增塑剂和水三者比例有关,重量比例通常是干明胶：干增塑剂：水 =1：(0.4~0.6)：1。制备过程中水分会挥发,最终空心胶囊中含水量为 7%~9%。软胶囊中增塑剂组成比例比硬胶囊高 20%,若增塑剂用量过低,则囊壁会过硬,反之则过软。选择软胶囊的硬度时,应考虑到药物性质、药物与囊壁的相互影响。

防腐剂常用对羟基苯甲酸甲酯:对羟基苯甲酸丙酯(4:1),用量为明胶量的 0.2%~0.3%;色素常用食用规格的水溶性染料;香料常用 0.1% 的乙基香兰醛或 2% 的香精;遮光剂常用二氧化铁,每千克明胶原料常加 2~12g;加 1% 的富马酸可增加胶囊的溶解性,加二甲基硅油可改善空心胶囊的机械强度和提高防潮防霉能力。

明胶液的制备:先加适量水膨胀,甘油及余下的水加热混匀后加入膨胀的明胶,搅拌熔化后保温静置,去泡沫,滤过,保温待用。

(二) 软胶囊的大小选择

软胶囊有球形(亦称胶丸)、卵形、椭圆形、筒形等多种形状。在保证填充药物达到治疗量的前提下,软胶囊的容积要求尽可能减小。液体药物包囊时按剂量和比重计算囊核大小。混悬液制成软胶囊时,所需软胶囊的大小,可用"基质吸附率"来决定。基质吸附率系指 1g 固体药物制成填充胶囊的混悬液时所需液体基质的克数。影响固体药物基质吸附率的因素有固体颗粒的大小、形状、物理状态(纤维状、无定形、结晶状)、密度、含湿量以及亲油性或亲水性等。

(三) 药物的处理

由于囊壁以明胶为主,对蛋白质性质无影响的药物和附加剂才可填充,各种油类或对明胶无溶解作用的液体药物或混悬液、甚至固体药物均可填充。

1. **液体药物和药物溶液** 可填充的液体内容物可分为三类:①本身是油或油溶性药物,如中药提取的油溶性液体或芳香油,可用油溶解后包囊。②能与水混溶的不挥发性液体,可用 PEG300、4000 和聚山梨酯 80 等分散后制成软胶囊。③能与水相溶而挥发性小的化合物,如甘油、丙二醇和异丙醇等。

软胶囊内容物 pH 值应控制在 4.5~7.5,否则酸性可引起明胶的水解而泄露,强碱性引起明胶变性而影响药物溶解释放,常加入硫酸盐、乳酸盐等调节 pH 值。

2. **混悬液和乳浊液** 混悬液是固体粉末(80 目以下)混悬分散在油状基质(植物油或挥发油)或非油状基质(聚乙二醇、聚山梨酯 80、丙二醇和异丙醇等)中,还应加有助悬剂。对于油状基质,通常使用的助悬剂是 10%~30% 的油蜡混合物,其组成为:氢化大豆油 1 份,黄蜡 1 份,短链植物油(熔点 33~38℃)4 份;对于非油状基质,则常用 1%~15% 聚乙二醇 4000 或聚乙二醇 6000。有时还可加入抗氧剂、表面活性剂来提高软胶囊剂的稳定性与生物利用度。O/W 型乳剂可使乳剂失水破坏,均不能制成软胶囊剂,只能填充 W/O 乳浊液。含油类药物的胶囊尽可能使其含水量降低,防止制备贮藏时影响软胶囊质量,这类药物加入食用纤维素往往能克服水分的影响。

3. **固体药物** 多数固体粉末或颗粒也可包封于胶丸中,药物粉末应通过五号筛并混合均匀。

(四) 软胶囊的制备方法

软胶囊剂生产时,填充药物与成型是同时进行的。制备方法可分为压制法(模压法)和滴制法两种。

1. 压制法　系指将胶液制成厚薄均匀的胶片,再将药液置于两个胶片之间,用钢板模或旋转模压制软胶囊的一种方法。生产上主要采用旋转模压法,其制囊机及模压过程见图13-5(模具的形状可为椭圆形、球形或其他形状)。

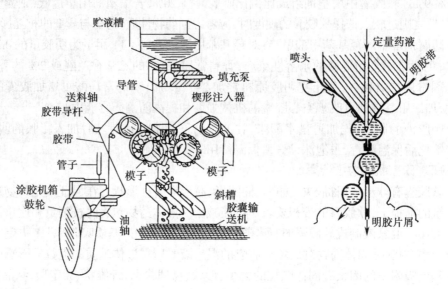

图 13-5　滚模式软胶囊机工作原理示意图

滚模式软胶囊机的成套设备由软胶囊压制主机、输送机、干燥机、电控柜、明胶桶和料桶等部分组成,其中主机是关键设备部分。

滚模式软胶囊机的主机制囊工作原理是:由主机两侧的胶皮轮和明胶盒共同制备的胶皮相对进入滚模夹缝处,药液通过供料泵经导管注入楔形喷体内,借助供料的压力将药液及胶皮压入两滚模的凹槽中,由于滚模的连续转动,使两条胶皮呈两个半球形(或其他定义形)将药液包封于胶膜内,剩余的胶皮被切断分离。

软胶囊形状、装量的大小随滚模及配套件的变化而变化。目前,软胶囊的形状有圆柱形、球形、橄榄形、管形、栓形、鱼形等。软胶囊的装量以量滴为单位,一滴约等于0.06ml。非球形软胶囊的类型分为标准型、细长型、粗短型等。

2. 滴制法　系指通过滴制机制备软胶囊剂的方法,见图13-6。即利用明胶液与油状药物为两相,由滴制机喷头使两相按不同速度喷出,一定量的明胶液将定量的油状液包裹后,滴入另一种不相混溶的液体冷却剂中,胶液接触冷

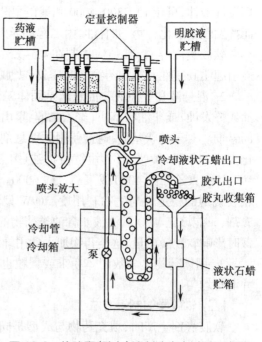

图 13-6　软胶囊(胶丸)滴制法生产过程示意图

却液后,由于表面张力作用而使之形成球形,并逐渐凝固成软胶囊剂。

在采用滴制法制备软胶囊剂时,应当注意影响软胶囊质量的因素,主要包括:①明胶液的处方组成比例:以明胶:甘油:水 =1:(0.3~0.4):(0.7~1.4) 为宜,否则胶丸壁过软或过硬;②胶液的黏度;③药液、胶液及冷却液三者的密度,应保证胶丸在冷却液中有一定的沉降速度,又有足够的时间使之冷却成型;④胶液、药液、冷却液的温度、软胶囊剂的干燥温度。在实际生产过程中,应根据不同的品种,经过试验确定最佳的工艺条件。

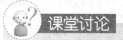

课堂讨论

比较硬胶囊和软胶囊的优点和缺点

(五) 举例

例1:藿香正气软胶囊

【处方】苍术 195g   陈皮 195g

厚朴(姜制)195g   白芷 293g

茯苓 293g   大腹皮 293g

甘草浸膏 24.4g   生半夏 195g

广藿香油 1.95ml   紫苏叶油 0.98ml

【制法】以上十味,苍术、陈皮、厚朴、白芷用乙醇提取两次,合并醇提取液,浓缩成清膏;茯苓、大腹皮加水煎煮两次,合并煎液,滤过;生半夏用冷水浸泡,每 8 小时换水一次,泡至透心后,另加干姜16.5g,加水煎煮两次,滤过;与上述滤液合并,浓缩后醇沉,取上清液浓缩成清膏;甘草浸膏打碎后水煮化开,醇沉,取上清液浓缩制成清膏,将上述各清膏合并,加入广藿香油、紫苏叶油与适量辅料,混匀,制成软胶囊1000 粒,即得。

【性状】本品为软胶囊,内容物为棕褐色的膏状物,气芳香,味辛、苦。

【功能与主治】解表化湿,理气和中。用于外感风寒、内伤湿滞或夏伤暑湿所致的感冒,症见头痛昏重、胸膈痞闷、脘腹胀痛、呕吐泄泻;胃肠型感冒见上述证候者。

【用法与用量】口服。一次 2~4 粒,一日 2 次。

【注解】(1) 薄层鉴别了苍术、陈皮、广藿香油、白芷;高效液相色谱法测定了厚朴酚($C_{18}H_{18}O_2$)与和厚朴酚($C_{18}H_{18}O_2$),本品每粒含厚朴以两种成分总量计不得少于2.25mg。(2) 本方含油类药物和乙醇提取的脂溶性成分较多,制成软胶囊较佳,生物利用度高于其他固体制剂。根据药物成分的溶解性,将药物分组醇提、水煎煮醇沉,可保证有效成分的提出、杂质的去除和剂量的降低。

例2:六味地黄软胶囊

【处方】熟地黄 480g   酒萸肉 240g

牡丹皮 180g   山药 240g

茯苓 180g   泽泻 180g

【制法】以上六味,牡丹皮蒸馏提取挥发性成分,蒸馏后的水溶液另器收集;酒萸肉用70% 乙醇回流提取两次,每次 2 小时,合并提取液,滤过,滤液备用。熟地黄、山药、泽泻加水煎煮两次,第一次 2 小时,第二次 1 小时,合并煎液,滤过,滤液与上述蒸馏后的水溶液合并,减压浓缩至相对密度为 1.15~1.20(50℃),放冷,加乙醇使含醇量达70%,静置48 小时,取上清液与上述酒萸肉提取液合并,减压回收乙醇至无醇味,备用;茯苓加水煮沸后,于80℃温浸两次,每次 1.5 小时,滤过,合并滤液,减压浓缩至相

笔记

对密度为 1.15~1.20(50℃)的清膏,与上述备用液合并,浓缩至相对密度为 1.30(50℃)的稠膏,减压干燥,粉碎成细粉,加入牡丹皮挥发性成分及精制大豆油,混匀,制成软胶囊 1000 粒,即得。

【性状】本品为软胶囊,内容物为棕褐色的膏状物;味甜、微酸。

【功能与主治】滋阴补肾。用于肾阴亏损,头晕耳鸣,腰膝酸软,骨蒸潮热,盗汗遗精、消渴。

【用法与用量】口服,一次 3 粒,一日 2 次。

【注解】(1)薄层鉴别了熊果酸、丹皮酚。高效液相色谱法测定了马钱苷、丹皮酚的含量,本品每粒含酒萸肉以马钱苷计,不得少于 0.30mg,含牡丹皮以丹皮酚计,不得少于 0.70mg。(2)《中国药典》一部还收载有六味地黄丸、六味地黄颗粒。本制剂在"六味地黄方"的基础上采用现代技术制备成软胶囊,有利于挥发性成分的保留,减少了服用剂量。

三、肠溶胶囊剂的制备

不溶于胃液而可溶于肠液的药物以及具有辛臭味、刺激性的药物可制成肠溶胶囊剂。肠溶胶囊剂的主要特征是在胃液中不释放药物,但能在肠液中崩解释放药物。

肠溶胶囊剂的制备方法一种是甲醛浸渍法,是明胶与甲醛作用生成甲醛明胶,使明胶无游离氨基存在,失去与酸结合能力,只能在肠液中溶解。但这种处理法受甲醛浓度、处理时间、成品贮存时间等因素影响较大,使其肠溶性极不稳定。另一类方法是在明胶壳表面包被肠溶衣料,如用 PVP 作底衣层,然后用蜂蜡等作外层包衣,也可用丙烯酸Ⅱ号、CAP 等溶液包衣等,其肠溶性较为稳定。

 知识链接

缓释、控释胶囊和充液胶囊

缓释、控释胶囊的制备:将药物制成不同释放速度的骨架型颗粒、包衣小丸、包衣缓释小片、触变性半固体等,然后装入硬胶囊制成缓释胶囊。商品名为 L-OROS SOFTCAP 和 L-OROS HARDCAP 的软胶囊和硬胶囊系利用渗透泵原理制备的控释制剂。也有制成定时和脉冲系统释药的胶囊,如 Searle 公司开发的一种定时塞胶囊系统 -Pulsincap®,可以在服用后某一特定时间或在胃肠道的特殊部位释放。还有利用渗透压原理设计的 Port® 脉冲释药系统。

充液胶囊(liquid-filled capsules):指填充液体内容物的硬胶囊,如 Licaps®chongye 充液胶囊其结构为两节式,可提供明胶和 HPMC 两类外壳,适用于液体和半固体填充物的封闭填充。

第三节 胶囊剂的质量检查

一、外观

胶囊剂应整洁,不得有黏结,变形,渗漏或囊壳破裂现象,并无异臭。

二、水分

硬胶囊剂应做水分检查,取供试品内容物,按照《中国药典》第四部通则 0832 水分测定法测定,除另有规定外,不得超过 9.0%,硬胶囊内容物为液体或半固体者不检查水分。

三、装量差异

除另有规定外,取供试品 10 粒,分别精密称定囊壳重量,求出每粒内容物的装量。每粒装量与标示装量比较(无标示装量的胶囊剂,与平均装量比较),装量差异限度应在标示装量(或平均装量)的 ±10% 以内,超出装量差异限度的不得多于 2 粒,并不得有 1 粒超出限度的一倍。

四、崩解时限

除另有规定外,按照《中国药典》第四部通则 0921 崩解时限项下方法检查。硬胶囊应在 30 分钟内全部崩解;软胶囊应在 1 小时内全部崩解;肠溶胶囊在盐酸溶液(9→1000ml)中检查 2 小时,每粒的囊壳均不得有裂缝或崩解现象,在人工肠液中 1 小时内应全部崩解;如有 1 粒不能完全崩解,应复试,均应符合规定。凡规定检查溶出度、释放度的胶囊剂可不再检查崩解时限。

五、微生物限度

按照《中国药典》第四部通则(通则 1105、通则 1106 及通则 1107)微生物限度检查法检查,应符合规定。

胶囊剂经质量检查合格后,要妥善包装,使胶囊剂在贮运中免于受潮、破碎、变质。胶囊剂的贮藏宜在阴凉干燥处。

学习小结

1. 学习内容

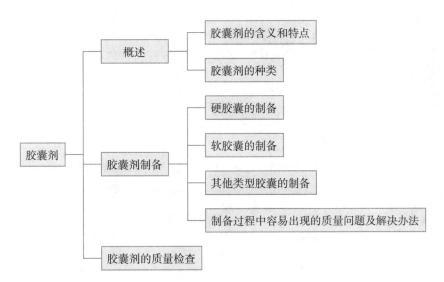

2. 学习方法

用类比的方法学习本章,如:通过胶囊剂与丸剂、片剂、散剂等固体制剂的比较,理解胶囊剂的优缺点以及质量检查中重点关注的装量差异和崩解时限问题;通过化学药与中药不同特性的比较,理解中药填充物料前处理的常用方法;通过硬胶囊和软胶囊不同特性的比较,理解不同的制备方法以及囊壳处方组成的异同。

(陈　文)

复习思考题

1. 胶囊剂可分为哪几类?有何特点?
2. 不宜制成胶囊剂药物有哪些?
3. 硬胶囊剂和软胶囊剂填充药物的处理方法有哪些?
4. 硬胶囊剂制备过程中容易出现的质量问题及解决方法有哪些?

第十四章

片 剂

学习目的

学习中药片剂的理论与应用,掌握中药片剂制备的知识与技术,掌握片剂的制备方法及包衣技术。

学习要点

中药片剂的含义、特点、分类与应用;中药片剂常用辅料的分类、性质、特点及应用;中药片剂湿法制颗粒压片法;压片机的构造、性能及其使用;压片过程中可能出现的问题与解决方法;中药片剂包衣的目的、种类及包衣工艺;片剂的质量评价等内容。

第一节 概 述

一、片剂的含义与特点

(一) 片剂的含义

片剂(tablets)系指原料药物或与适宜的辅料制成的圆形或异形的片状固体制剂。中药片剂中的原料药物主要有提取物、提取物加饮片细粉或饮片细粉,可分别制成浸膏片、半浸膏片和全粉片。

(二) 片剂的特点

片剂的主要优点:①剂量准确,含量差异小;②片剂系经压缩的干燥固体制剂,体积小,与光线、水分、空气等的接触面积小,因而在贮存期间质量稳定,保存时间长;③服用、携带、运输和贮存等方便;④适宜机械化生产,产量高,成本低;⑤片剂的溶出度及生物利用度良好。

片剂的不足之处:①儿童及昏迷患者不易吞服;②在片剂的制备中一般需加入赋形剂,并经过压缩成型,可能会影响其溶出度及生物利用度。

知识链接

片剂的发展史

片剂始创于19世纪40年代,20世纪50年代之前,片剂的生产主要凭技术人员的生产技能进行。20世纪50年代初由Higuchi.T等人研究并科学地阐明片剂制造过程中的规律和机制

243

以来,片剂的生产技术日趋成熟,到目前已成为品种多、产量大、用途广,使用和贮运方便,质量稳定的剂型之一,占到各国药典所收载剂型的 1/3 以上。中药片剂的研究和生产始于 20 世纪 50 年代,它是对汤剂、丸剂等传统制剂的改进,我国第一个中药片剂是"银翘解毒片"(1953,天津达仁堂国药)。随着中药现代化研究及制剂技术的不断发展,新型片剂生产技术(如一步制粒技术、高速搅拌制粒技术、自动化高速压片技术、全粉末直接压片技术、薄膜包衣技术、全自动程序控制包衣、铝热封包装技术等)及新型片剂辅料(各种新型填充剂、崩解剂、润滑剂,缓、控释包衣材料、肠溶材料等)的不断出现,推动了一些新型中药片剂如中药分散片、缓释片等不断涌现,同时也推动了中药片剂的质量不断提高。

二、片剂的分类

(一) 按给药途径结合制备与作用分类

片剂以口服普通片为主,另有含片、舌下片、口腔贴片、咀嚼片、分散片、可溶片、泡腾片、阴道片、阴道泡腾片、缓释片、控释片、肠溶片与口崩片等。

1. 口服普通片(compressed tablets) 即普遍压制片,系指物与赋形剂混合压制而成的片剂,未经包衣。此类片剂应用较为广泛。如桑菊感冒片、葛根芩连片等。

2. 包衣片(coated tablets) 系指在普通压制片的外表面包上一层衣膜的片剂。根据衣膜所用材料的不同又分为糖衣片、薄膜衣片、肠溶衣片,此外,包有缓、控释衣膜的缓、控释片也属包衣片。如血塞通片、痢速宁肠溶衣片等。

3. 咀嚼片(chewable tablets) 系指于口腔中咀嚼后吞服的片剂。适用于小儿或吞咽困难的患者,药片咀嚼后便于吞服并能加速药物溶出,提高药物疗效。通常用湿法制颗粒压片法制备咀嚼片,可以加入多种辅料以改善口味和色泽,不需要加入崩解剂。咀嚼片一般应选择甘露醇、山梨醇、蔗糖等水溶性辅料作填充剂和黏合剂,具适宜的硬度。如小儿消食片、板蓝根咀嚼片等。

4. 多层片(multilayer tablets) 系指由两层或多层组成的片剂,各层可含不同的药物,或各层的药物相同而辅料不同。多层片可以避免制剂中不同成分之间的配伍变化,也可起到缓、控释作用,同时可以改善片剂的外观。如胃仙 U 双层片、雷公藤双层片等。

5. 泡腾片(effervescent tablets) 系指含有碳酸氢钠和有机酸,遇水可产生气体而呈泡腾状的片剂。适用于儿童、老年人和不能吞服固体制剂的患者,可以以溶液形式服用,药物起效快,生物利用度高,携带方便。泡腾片中的原料药物应是易溶性的,加水产生气泡后应能溶解。有机酸一般用枸橼酸、酒石酸、富马酸等。如清开灵泡腾片、大山楂泡腾片等。

6. 分散片(dispersible tablets) 系指在水中能迅速崩解并均匀分散的片剂。分散片可吞服,也可放入水中迅速分散后服用,还可咀嚼或含吮。分散片中的药物主要是难溶性的,分散后得到均匀的混悬液,药物吸收快,生物利用度高。如独一味分散片、清开灵分散片等。

7. 缓释片(sustained release tablets) 系指在规定释放介质中缓慢地非恒速释放药物的片剂。缓释片具有药物释放缓慢,血药浓度较平稳,药物作用时间长,服药次数少等特点。如复方丹参缓释片、正清风痛宁缓释片等。

8. 控释片（controlled release tablets） 系指在规定释放介质中缓慢恒速释放药物的片剂。控释片具有药物释放接近零级速度的过程，血药浓度平稳，药物作用时间长，副作用小，服药次数少等特点。如硝苯地平控释片、硫酸吗啡控释片等。

9. 口崩片（oral disintegrating tablets） 系指在口腔内不需用水即能崩解或溶解的片剂。该类片剂生物利用度高、对胃肠道副作用小，可产生局部治疗的靶向效应，同时可避免肝脏首过效应，目前已成为片剂开发的新方向。口腔崩解片不仅可用水吞服，也可放于水中崩解后冲服，还可以不用水直接吞服。一般适合小剂量原料药物，常用于吞咽困难或不配合服药的患者。可采用直接压片和冷冻干燥法制备。如颠茄口腔崩解片等。

10. 含片（buccal tablets） 系指含于口腔中缓慢溶化产生局部或全身作用的片剂。口含片中的原料药物一般是易溶性的，主要起局部消炎、杀菌、收敛、止痛或局部麻醉等作用。含片比一般内服片大且硬，味道适口。如复方草珊瑚含片、玄麦甘桔含片等。

11. 口腔贴片（buccal adhesive tablets） 系指粘贴于口腔，经黏膜吸收后起局部或全身作用的片剂。口腔贴片贴于口腔黏膜，可迅速达到治疗浓度，避免肝脏的首过作用，用作局部治疗时剂量小，副作用少，维持药效时间长，便于终止给药。这类片剂常用卡波姆、羧甲基纤维素等赋形剂，此类赋形剂黏着力较强，无刺激性，又能控制药物的溶出。如冰硼贴片等。

12. 舌下片（sublingual tablets） 系指置于舌下能迅速溶化，药物经舌下黏膜吸收发挥全身作用的片剂。舌下片中的原料药应易于直接吸收，主要适用于急症的治疗。如硝酸甘油片、喘息定片等。

13. 肠溶片（enteric coated tablets） 系指用肠溶性包衣材料进行包衣的片剂。为防止原料药物在胃内分解失效、对胃的刺激或控制原料药物在肠内定位释放，可对片剂包肠溶衣；为治疗结肠部位疾病等，可对片剂包结肠定位肠溶衣。

14. 阴道片（vaginal tablets）与阴道泡腾片（vaginal effervescent tablets） 系指置于阴道内使用的片剂。阴道片和阴道泡腾片的形状应易置于阴道内，可借助器具将阴道片送入阴道。阴道片在阴道内应易溶化、溶散或融化、崩解并释放药物，主要起局部消炎杀菌作用，也可给予性激素类药物。如鱼腥草素泡腾片等。

15. 可溶片（solution tablets） 系指临用前能溶解于水的非包衣片或薄膜包衣片剂。所用药物和辅料都应是可溶性的，一般多用于口服、外用、含漱等。为避免口服中毒，外用可溶片常制成特殊形状或通过着色使其便于识别。如复方硼砂漱口片等。

16. 微囊片（microcapsule tablets） 系指固体或液体药物利用微囊化工艺制成干燥的粉粒，并经压制而成的片剂。药物通过微囊化可以提高其稳定性，掩盖不良气味及口感，减少对胃的刺激性等。如羚羊感冒微囊片、牡荆油微囊片等。

（二）按原料特性分类

按中药片剂的原料来源可分为全粉末片、全浸膏片、半浸膏片、提纯片四类。

1. 全粉末片 系指将处方中全部饮片粉碎成细粉，加适宜赋形剂制成的片剂。如三七片、安胃片等。

2. 全浸膏片 系指将处方饮片用适宜的溶剂和方法提取制得浸膏，以全量浸膏制成的片剂。如三金片、当归片等。

3. 半浸膏片 系指将处方中部分饮片细粉与稠浸膏混合制成的片剂,此类片剂在中药片剂中所占比例最大。如三黄片、复方丹参片等。

4. 提纯片 系指将处方中的中药经提取后得到单体或有效部位,以此提纯物细粉为原料,加适宜赋形剂制成的片剂。如北豆根片、银黄片等。

三、片剂的质量要求

片剂的质量要求:

① 外观完整光洁、色泽均匀;

② 有适宜的硬度和耐磨性,以免在包装、贮运过程中发生磨损或破碎,除另有规定外,非包衣片应符合片剂脆碎度检查法(《中国药典》2015 年版第四部通则 0923)的要求;

③ 含量准确,重量差异应符合检查要求。根据原料药和制剂的特性,除来源于动、植物多组分且难以建立测定方法的片剂外,崩解度、溶出度、释放度、含量均匀度等应符合要求;

④ 含药量小或含毒、剧药的片剂,应符合含量均匀度的检查要求;

⑤ 片剂的微生物限度应符合要求。

第二节 片剂的辅料

片剂由药物和辅料(excipients)组成。辅料系指在片剂中除药物以外的所有附加物的总称,亦称赋形剂(inactive ingredients)。片剂中的赋形剂通常由几种具有不同功用的物料组成,根据其在片剂中所起的作用可大致分为两大类:第一类包括有助于取得满意的加工和压制特性的物质,如稀释剂、黏合剂、助流剂和润滑剂等;第二类为有助于成品片剂具有所需的物理化学性质的物质,如崩解剂、着色剂、矫味剂等。理想的辅料应具有较高的化学稳定性,不与主药起反应,不影响药物疗效,对人体无害,来源广,同时最好成本低。

一、稀释剂与吸收剂

稀释剂(diluents)和吸收剂(absorbents)统称为填充剂(fillers)。稀释剂系指用于增加片剂的重量与体积以利于其成形和分剂量的辅料。片剂的直径一般不小于6mm,片重多在 100mg 以上,因此当药物剂量小于 100mg 或直径小于 6mm 时,就需要加入稀释剂以便于成形。另外,当中药片剂含浸膏量多或黏性太大时,同样需要加入稀释剂提高成形性以利于制片。吸收剂系指当片剂中的药物含有较多的挥发油或其他液体成分时,加入该类物质使片剂保持"干燥"状态以利于片剂成形的辅料。

1. 淀粉(starch) 本品为无臭、无味的白色细微粉末,属多糖类物质,性质稳定,可与多数药物配伍,在空气中易吸潮但不潮解,不溶于冷水和乙醇,在水中加热到 62~72℃时可糊化成胶体溶液,但在非水介质中或干燥淀粉在高温时不会膨胀或糊化。淀粉种类较多,廉价易得,除常用的玉米淀粉外,还有马铃薯淀粉、小麦淀粉等。干淀粉是最常用的稀释剂,同时可用作吸收剂和崩解剂,因可压性差,用量不宜过多,以免造成药片松散,必要时与适量糖粉或糊精等合用以增加片剂的黏合性和硬度。

2. 糊精（dextrin）　本品为白色或淡黄色粉末,是淀粉水解的产物,在冷水中溶解较缓慢,易溶于热水,在乙醇中不溶。常与淀粉配合一起作为片剂的稀释剂,并兼有黏合作用。当小剂量药物以糊精或糊精与淀粉、糖粉等的混合物作稀释剂时,应严格控制糊精和润湿剂的用量,否则会出现麻点、水印等现象,并影响片剂的崩解,且会使主药提取不完全而影响含量测定。

3. 糖粉（powdered sugar）　本品为无臭,味甜的白色粉末。糖粉是可溶性片剂的良好稀释剂,兼有矫味和黏合作用,常用于口含片和咀嚼片中。其黏合力强,可增加片剂的硬度,并能使片剂表面光洁美观,常用作中草药或纤维性药物的稀释剂。由于糖粉吸湿性较强,露于空气中易受潮结块,所以糖粉在处方中应控制用量,以免硬度过大,影响片剂崩解和溶出,同时应避免用于酸、碱性药物,以防蔗糖转化而增加其引湿性。

4. 乳糖（lactose）　本品为无臭、略带甜味（甜度是蔗糖的 15%）、白色或类白色结晶性颗粒或粉末,能溶于水（1∶5）,微溶于乙醇。乳糖性质稳定,与大多数药物配伍不起化学反应,并且有良好的可压性、流动性和干黏合性,制成的药片表面光洁美观,释药迅速,是理想的片剂稀释剂。由喷雾干燥法制得的乳糖为圆球形,其大小在 100~200 目,流动性强,可压性良好,可供粉末直接压片。

5. 微晶纤维素（microcrystalline cellulose）　本品为白色、无臭、无味,由多孔微粒组成的晶体粉末,不溶于稀酸、有机溶剂和油类,但在稀碱中少部分溶解并溶胀。微晶纤维素具有良好的可压性,且兼有黏合、助流、崩解等作用,对药物有较大的容量,是粉末直接压片的干燥黏合剂和良好的稀释剂,国外商品名 avicel。微晶纤维素压缩时,粒子间借氢键而结合产生较强的结合力,压成的药片有较大的硬度,并且片剂中含有 20% 以上的微晶纤维素具有较好的崩解性,因此微晶纤维素是一种集稀释 - 黏合 - 崩解 - 润滑多功能于一体的赋形剂。

6. 预胶化淀粉（pregelatinized starch）　本品为无臭、白色或类白色粉末,由玉米淀粉经部分水解得到,其中一部分是完整的淀粉颗粒,另一部分则是水解后破坏而凝聚成的球粒。其流动性和可压性较普通淀粉为好,多用于粉末直接压片,既可作为填充剂又兼作黏合剂和崩解剂。

7. 甘露醇（mannitol）　本品为白色、无臭、具有甜味的结晶性粉末或颗粒。甘露醇无吸湿性,化学性质稳定,易溶于水,可溶于甘油,微溶于乙醇。其甜度约为蔗糖的一半,在溶解时吸热而在口中产生清凉感,适合用作咀嚼片、口腔崩解片的稀释剂,且所制得片剂表面光洁美观,味佳无砂砾感。但片剂中甘露醇比例较高时易发生粘冲现象。

山梨醇是甘露醇的异构体,两者性质相似,但山梨醇有较强的吸湿性,使其在片剂的应用中有一定局限。

8. 硫酸钙（calcium sulfate）　本品为白色或类白色、无臭、无味粉末或颗粒,微溶于水而溶于酸。硫酸钙呈中性,性质稳定,有较好的防潮性,可与多种药物配伍,具有良好的可压性和中等强度的崩解性,制成的片剂表面光洁美观,硬度和崩解度均好。对油类有较强的吸收能力,常作为稀释剂和挥发油的吸收剂。

9. 磷酸氢钙（calcium hydrogen phosphate）　本品为白色、无臭、无味的粉末或结晶。磷酸氢钙具有良好的流动性和稳定性,但可压性较差,仅用于湿法制颗粒压片法。磷酸钙与磷酸二氢钙的物理性状相似,无吸湿性,均可用作中药浸出物、油类及含油浸膏类的良好吸收剂,制成的片剂硬度较大。本品与四环素类抗生素有配伍禁忌,不与对碱性敏感的药物配伍使用。

10. 其他 氧化镁、碳酸镁、碳酸钙、氢氧化铝凝胶粉及活性炭等,都可作为片剂的吸收剂,用来吸收挥发油和脂肪油。

二、润湿剂与黏合剂

使粉末"黏合"在一起并形成颗粒的物质称为黏合剂(binders)。自身没有黏性的药物需要加入黏合剂,黏合剂的用量必须注意控制,一方面要在片剂服用前保持片形,同时在服用后又能崩解、溶出而释放药物。有些药物本身就具有黏性,如中草药浸出物、浸膏或含胶质成分等,只要加入适当的液体即显黏性,这种本身无黏性,而通过润湿物料诱发物料黏性的液体称为润湿剂(moistening agent)。

1. 蒸馏水 为常用润湿剂,本身无黏性。当物料中含有黏性成分时(如中药浸膏粉)则不必另加黏合剂而仅仅加水润湿即可。一般适用于在水中不易溶解的主药,否则由于水的吸收快,润湿不易均匀而可能引起物料结块,干燥后颗粒发硬的现象,此时常用低浓度的淀粉浆或不同浓度的乙醇代替。采用水作为润湿剂时,干燥温度较高,故不耐热、遇水易变质或易溶于水的药物不宜使用。

2. 乙醇 多用于黏性较强,或加热干燥时易引起变质,或在水中溶解度大的药物。当片剂的赋形剂为淀粉、糊精和糖粉时,常用乙醇作润湿剂。中药干浸膏的制粒中常用乙醇-水的混合液,乙醇浓度依据物料的性质以及环境温度而定,通常为30%~70%。药物的水溶性大、黏性强,或环境气温较高时,乙醇的浓度应稍高,反之,则浓度可稍低。使用乙醇作润湿剂时应迅速搅拌,立即制粒,以免乙醇挥发造成软材或颗粒结团。

3. 淀粉浆 俗称淀粉糊,是常用的黏合剂,系由水与淀粉在 70℃ 左右糊化而成,适用于对湿热较稳定的药物,一般浓度为 5%~15%,10% 者最为常用。淀粉浆为黏稠的胶浆,与药物混合制粒时,胶浆的水分会逐渐扩散到物料中使其润湿而产生一定的黏性。淀粉浆适用于对湿热较稳定且自身不太松散的药物,制成的颗粒可紧密地黏结在一起,压成的片剂崩解较快。

4. 糖浆 本品系蔗糖糖浆,浓度约60%~70%(g/g),黏合力较强,适用于纤维性强、质地疏松的植物药,或弹性较大的动物组织类药物,制得的片剂坚实但易吸潮。酸性或碱性较强的药物可导致蔗糖转化而增加引湿性,故对此类药物不适用。

5. 胶浆 常用的有 10%~20% 的明胶溶液和 10%~25% 的阿拉伯胶溶液。胶浆黏性大,制成的片剂硬度大,适用于易松散或不能用淀粉浆制粒的药物,以及硬度较大的片剂如口含片等。明胶或阿拉伯胶在热水中溶解,而在冷水中形成胶冻或凝胶,因此使用时应注意保温以防止胶凝,胶浆的浓度与用量应适宜,以免影响片剂崩解。

6. 聚维酮(polyvinylpyrrolidone,povidone,PVP) 本品为白色或乳白色粉末,无臭无味,有吸湿性。为 1-乙烯基-2-吡咯烷酮聚合物,根据分子量分为多种规格,如 K_{30},K_{60},K_{90} 等,其中 K_{30}(分子量 3.8 万)最为常用,可用其 2%~10% 左右水溶液作为片剂的黏合剂;而对湿热敏感的药物,常采用其 3%~15% 的乙醇溶液制粒,以避免水分的影响,并且可以降低干燥温度。聚维酮易溶于水或乙醇,因此在制备黏合剂时亦可选用乙醇 - 水混合溶液,使用灵活,常用于泡腾片、咀嚼片及分散片等片剂中。

7. 纤维素衍生物 将天然纤维素处理后获得的各种纤维素衍生物。常用浓度为5% 左右,也可用其干燥粉末,加水润湿后制粒。纤维素衍生物的聚合度和取代程度不同,其黏度等性质亦不相同。

(1) 羟丙基甲基纤维素(hydroxypropylcellulose,hypromellose,HPMC):为无臭无味、白色或乳白色纤维状或颗粒状粉末。HPMC 性质稳定,在冷水中溶胀形成黏性液体,加热至 45~50℃ 可形成凝胶。常用作片剂的黏合剂,制成的片剂硬度、崩解度、溶出度均良好。溶解 HPMC 常用少量乙醇分散,再加水搅拌溶解,可以大大提高溶解速率,乙醇的加入还可以优化 HPMC 溶液在颗粒中的分散。除了作为片剂制粒的黏合剂,中、高黏度的 HPMC 在凝胶骨架缓释制剂中也有广泛的应用。

(2) 羧甲基纤维素钠(carboxylmethylcellulose sodium,CMC-Na):为白色或乳白色、无味颗粒状粉末,性质稳定。CMC-Na 在水中先溶胀后溶解,不溶于乙醇,有一定吸湿性。其 1%~2% 的水溶液常在片剂中作湿法制粒的黏合剂,常用于水溶性或水不溶性药物,使用时应避免与强酸溶液、可溶性铁盐以及铝、汞和锌等金属共同使用。

(3) 甲基纤维素(methylcellulose,MC):为白色或类白色纤维状或颗粒状粉末,在水中溶胀形成黏稠的胶体溶液,在热水及乙醇中几乎不溶。制备黏合剂溶液时,先将甲基纤维素分散在热水中,然后冷却溶解,或用乙醇湿润后加入于水中分散溶解。以甲基纤维素制得的颗粒压缩成型性好,且不随时间的延长而变硬。

(4) 乙基纤维素(ethylcellulose,EC):系纤维素的半合成物,为无臭无味、白色颗粒或粉末,不溶于水,可溶于乙醇、丙酮等有机溶剂。本品黏性较强,为较好的黏合剂,其5%~10% 的乙醇溶液可用作水敏感性药物的黏合剂,但对片剂的崩解和药物的释放有阻碍作用,有时可用作缓释制剂的辅料。

(5) 羟丙基纤维素(hydroxypropylcellulose,HPC):为无臭无味、白色或类白色粉末,在冷水中溶解成透明溶液,加热至 45~50℃ 时形成凝胶。亦可溶于甲醇、乙醇、异丙醇和丙二醇等有机溶剂中,为优良的黏合剂。既可用作湿法制颗粒的黏合剂,亦可用作粉末直接压片的干燥黏合剂。

8. 其他 海藻酸钠、聚乙二醇及硅酸镁铝等也可用作黏合剂。中药稠膏也用作中药片剂的黏合剂,既能起治疗作用,又能起黏合作用。

三、崩解剂

崩解剂(disintegrants)系指能促使片剂在胃肠液中迅速崩解成细小颗粒的辅料。药物被压制成片剂后,孔隙率很小,结合力很强,即使是易溶性药物,其崩解也需要一定时间。对于难溶性药物,虽然片剂的溶出度是其限速过程,但片剂的崩解一般是药物溶出的第一步,因此为了使片剂快速崩解,大多数片剂在制备过程中需要加崩解剂。对于需要缓慢释放药物的片剂,如口含片、舌下片、植入片、长效片等,可以不加崩解剂。另外,中药半浸膏片含有中药细粉,其本身遇水后能缓缓崩解,一般不加崩解剂。

(一)片剂的崩解机制

崩解剂的主要作用在于消除因黏合剂或由加压而形成的黏合力,使片剂易于崩

249

解,片剂的崩解机制因压片所用的原、辅料性质不同而异,主要作用有:

1. 毛细管作用 崩解剂能保持压制片的孔隙结构和毛细管道,在水性介质中呈较低的界面张力,水能迅速地随毛细管进入片剂内部,使整个片剂润湿而瓦解。如淀粉及其衍生物和纤维素类衍生物等。

2. 膨胀作用 崩解剂本身遇水有很强的膨胀作用而促使片剂体积显著增大,使其内部黏合力瓦解。如纤维素衍生物、淀粉衍生物羧甲基淀粉内酯等。

3. 产气作用 物料在水中产生溶解热时,使得片剂内部残存的空气膨胀,促使片剂崩解。如泡腾崩解剂。

4. 酶解作用 有些酶对片剂中某些辅料有酶解作用,当它们配制在同一片剂中时,遇水发生反应而使片剂迅速崩解。如淀粉与淀粉酶、纤维素类与纤维素酶、树胶与半纤维素酶等。

(二) 崩解剂的加入方法

1. 内加法 系指崩解剂与处方物料混合在一起制成颗粒。崩解作用起自颗粒内部,颗粒崩解较完全,但崩解剂与水接触较为迟缓,崩解作用较弱。在制粒过程中,淀粉等崩解剂接触湿、热后,崩解作用会降低。

2. 外加法 系指崩解剂与已干燥的颗粒混合后压片。运用此法制成的片剂其崩解迅速,但因颗粒内无崩解剂,故片剂不易崩解成细粉,药物溶出稍差。

3. 内、外加法 系指崩解剂的一部分与处方物料混合在一起制成颗粒,另一部分加在已干燥的颗粒中,混匀压片。此法集中了前两种方法的优点,是崩解剂较为理想的加入方法。崩解剂在制粒与压片时加入量的比例通常为 3:1,具体的比例需要通过处方筛选基于溶出度来进行优化。

(三) 常用的崩解剂

1. 干淀粉(dry starch) 本品为亲水性物质,是毛细管形成剂,可增加孔隙率而改善片剂的渗水性。通常适用于不溶性或微溶性药物,但对易溶性药物作用较差,这是由于易溶性药物遇水溶解后堵塞毛细管,不易使水分渗入内部而妨碍了内部淀粉的吸水膨胀。淀粉的流动性与可压性较差,用量过多会使颗粒的流动性降低并且影响片剂的硬度。使用前应以 100~105℃干燥 1 小时左右,使其含水量在 8% 以下,其用量一般为干颗粒的 5%~20%。

2. 羧甲基淀粉钠(carboxymethyl starch sodium,CMS-Na) 本品为无臭、无味的白色无定形粉末,具有较强的吸水性和膨胀性,吸水膨胀后体积可增大至原体积的200~300 倍。羧甲基淀粉钠具有良好的流动性及可压性,制得的片剂有适宜的硬度和较快的溶出速度,常用作不溶性药物和可溶性药物的崩解剂,既可用于直接压片,又可用于湿法制颗粒压片,其用量一般为干颗粒的 4%~8%。

3. 纤维素衍生物 纤维素衍生物吸水性强,易于膨胀,主要有低取代羟丙基纤维素和羧甲基纤维素的衍生物。

(1) 低取代羟丙基纤维素(L-hydroxypropylcellulose,L-HPC):本品为白色或类白色结晶性粉末,不溶于水,但有良好的吸水性。由于低取代羟丙基纤维素的比表面积和孔隙率都很大,具有快速吸水溶胀的性能,是一种良好的膨胀剂。另外,低取代羟丙基纤维素的毛糙结构与药粉和颗粒之间有较大的镶嵌作用,使黏度增强,可提高片剂的硬度和光洁度。一般用量为 2%~5%。

(2) 交联羧甲基纤维素钠(croscarmellose sodium, CCMC-Na):本品为无臭、无味的白色细颗粒状粉末,是由羧甲基纤维素钠交联而成的聚合物,用量一般为 0.5%~5%,在乙醇、乙醚和大多有机溶剂中不溶解。其吸水性强,易于膨胀,并能形成混悬液,同时具有可压性与崩解性均较强的特点。可用于湿法制颗粒压片,也可用于粉末直接压片,常用作酸性药物的崩解剂,但应避免与有机碱类药物共同使用。

4. 交联聚维酮(polyvinylpolypyrrolidone, PVPP) 本品为白色粉末,流动性好,不溶于水、乙醇、乙醚等溶剂,但有极强的引湿性。交联聚维酮有强烈的毛细管作用,水分能迅速渗入从而促使片剂膨胀崩解,具有"超级崩解剂"之称。制得的片剂硬度大、外观光洁、崩解度强、溶出速率快。

5. 泡腾崩解剂(effervescent disintegrants) 系指遇水能产生二氧化碳气体从而达到崩解作用的酸碱系统,最常用的酸碱系统由枸橼酸或酒石酸与碳酸氢钠组成。使用泡腾崩解剂的过程中应严格控制水分,一般在压片时临时加入或将两种成分分别加入两部分颗粒中,临压片时混匀。本品常用于制备泡腾片或溶液片。

6. 表面活性剂(surfactants) 本品为崩解辅助剂,能增加片剂的润湿性,使水分易于渗入从而促进片剂崩解。常用的表面活性剂有聚山梨酯80(吐温80)、泊洛沙姆、十二烷基硫酸钠、溴化十六烷基三甲铵等,一般用量为 0.2%。本品适用于疏水性或不溶性药物,单独使用表面活性剂其崩解效果不好,常与其他崩解剂混合使用。

表面活性剂的加入方法有三种:①溶解于黏合剂中;②与崩解剂混合后加入干颗粒中;③制成醇溶液后喷在干颗粒上。由于第一种方法具有最好的均匀性和高度分散性,因此最为常用。

7. 其他 包括胶类,如西黄芪胶、琼脂等;海藻酸盐类,如海藻酸、海藻酸钠等;黏土类,如皂土、胶体硅酸镁铝等;阳离子交换树脂类,如弱酸性阳离子交换树脂钾盐等,均可促进片剂崩解。

四、润滑剂

为了能顺利加料和出片,减少粘冲,降低颗粒与颗粒、药片与模孔壁间的摩擦力,使药片光滑美观,在压片前均需在颗粒(或结晶)中加入适宜的润滑剂(lubricants)。根据润滑剂的不同性质,可分为三类,见表14-1。

表 14-1 润滑剂的类型与作用

润滑剂类型	润滑剂的作用
助流剂	增加颗粒的流动性,改善颗粒的填充状态
抗黏剂	减轻原辅料对冲模的黏附性
润滑剂	降低颗粒之间及颗粒、片剂与冲头或模孔壁之间的摩擦力,改善力的传递与分布

常用的润滑剂:

(一)疏水性及水不溶性润滑剂

1. 硬脂酸(stearic acid)、硬脂酸钙(calcium stearate)、硬脂酸镁(magnesium stearate) 为白色细腻的粉末,有良好的附着性,所制得片剂光滑美观。与硬脂酸相比,硬脂酸钙和硬脂酸镁的颗粒小而比容大,且其颗粒有较大的包裹性,故其用量略少。

此类润滑剂为疏水性物质,用量过大会影响片剂崩解,且易造成硬度不足和裂片,一般用量为 0.3%~1%。硬脂酸镁在很多情况下还会降低制剂的稳定性。

2. 滑石粉(talcum powder) 本品为白色结晶粉末,不溶于水,但具有亲水性和较好的润滑性,可降低物料黏附于冲头表面的倾向。滑石粉性质稳定,与大多数药物不发生反应,不影响片剂的崩解,廉价易得,但对胃肠道有一定刺激性,故用量不宜过大,一般为 0.1%~3%。由于本品比重大,附着力较差,在颗粒中易发生分布不均匀,故很少单独使用,常与其他疏水性润滑剂联合应用。

3. 氢化植物油(hydrogenated vegetable oils) 本品系由氢化植物油经过精制、漂白、脱色及除臭后,经喷雾干燥而制得的粉末。使用时将其溶解于轻质液体石蜡中,再喷洒于干颗粒上,以利于其均匀分布。氢化植物油是一种良好的润滑剂,可取代碱性润滑剂,用于对碱性敏感的药物,一般用量为 1%~6%。

4. 微粉硅胶(silica gel) 本品为白色的轻质粉末,比表面积大,具细腻感,化学性质稳定,对药物有较强的吸附力,特别适用于油类和浸膏类药物。微粉硅胶有较强的亲水性,是常用的助流剂,可用于粉末直接压片,一般用量为 0.15%~3%。

(二)水溶性润滑剂

1. 聚乙二醇(polyethylene glycol,PEG) 本品水溶性较好,具有良好的润滑作用,且不影响片剂的崩解和溶出。常用聚乙二醇 4000 或聚乙二醇 6000,可改善可溶性片剂和泡腾片中不溶性辅料的性质。但 PEG 类由于具较低的熔点,压片时易黏冲。

2. 十二烷基硫酸钠(sodium lauryl sulfate) 本品为白色或乳白色、有润滑感的粉末,属阴离子表面活性剂类,具有良好的润滑作用,能增强片剂的机械强度,并能促进片剂崩解和溶出。

第三节　片剂的制备

制备片剂的过程中,应根据药物的性质和临床需要确定处方,选择适宜的辅料和制备方法。片剂的制备方法包括制粒压片法和直接压片法。根据不同的制粒方法,制粒压片法分为湿法制颗粒压片法、干法制颗粒压片法。其中,湿法制颗粒压片法应用较为广泛。根据主药的不同性状,直接压片法分为粉末直接压片法和结晶直接压片法。本节重点介绍湿法制颗粒压片法,并对干法制颗粒压片法和粉末直接压片法作简要介绍。

一、湿法制颗粒压片法

(一)湿法制颗粒压片法的工艺流程

湿法制颗粒压片法的一般工艺流程见图 14-1:

(二)原、辅料的处理

1. 选用合格的原料,进行洁净、灭菌、炮制和干燥处理,制成饮片。

2. 中药饮片须经过浸提、分离、精制处理,尽量除去无效物质,保留有效成分,以缩小体积,减少服用量。

3. 根据饮片质地保留粉末原形,使其兼作辅料。例如含有大量淀粉的药材细粉可作为片剂的稀释剂和崩解剂。

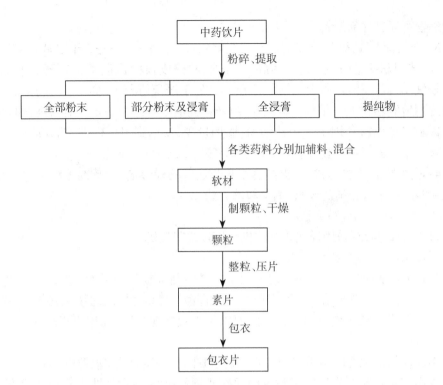

图 14-1 湿法制颗粒压片法工艺流程

4. 贵重药(如牛黄、麝香等)、毒性药(如雄黄等);某些含芳香挥发性成分药物(如冰片等)及某些矿物药(如石膏等),宜粉碎成细粉,过五至六号筛,供直接加入。

5. 化学药品的原、辅料一般均需经过粉碎、过筛及干燥处理,以利于物料混合均匀,颗粒细度以通过五至六号筛为宜。对于易受潮结块的原、辅料,必须经过干燥处理后再粉碎、过筛。

（三）制颗粒

1. 制颗粒的目的

大多数药物需要先制成颗粒后进行压片,制颗粒可以增加物料的流动性和可压性,具体来说,药物制颗粒的目的包括:①改善物料的流动性,保证片剂剂量准确,减小片重差异;②改善物料的可压性,使片剂具有适宜的硬度;③减少细粉吸附和容存的空气以减少药片的松裂;④避免粉末分层,使片剂中药物含量均匀;⑤避免粉尘飞扬、粘冲等现象。

2. 制颗粒的方法

（1）不同原料的制粒方法

1）饮片细粉制粒法:系指将全部饮片细粉混匀,加入适量黏合剂或润湿剂制成适宜的软材,挤压过筛制粒的方法。此法适用于小剂量的贵重药、毒性药及几乎不具有纤维性的饮片,如参茸片、安胃片等。

2）饮片细粉与稠浸膏混合制粒法:系指将处方中部分饮片制成稠浸膏,另一部分饮片粉碎成细粉,两者混合后制颗粒的方法。此法应根据饮片性质及出膏率决定磨粉的饮片量,还应考虑片剂的崩解度,力求使稠浸膏与饮片细粉混合后恰可制成适宜的软材。此法的优点在于稠浸膏与中药细粉除具有治疗作用外,稠浸膏还有黏合作用,饮片细粉可促进片剂崩解。

3）全浸膏制粒法：用全浸膏制粒法制颗粒有三种情况：一是将干浸膏直接粉碎成颗粒，应选用黏性适中、吸湿性不强的干浸膏，粉碎成颗粒后通过2~3号筛，制成的颗粒应较细小，以防压片时产生花斑、麻点。二是干浸膏粉制粒，将干浸膏粉碎成细粉，加润湿剂后制颗粒。三是稠浸膏制粒，将药物提取物浓缩至一定相对密度，加入辅料后制颗粒。全浸膏片因不含中药细粉，服用量少，易达到卫生标准，尤其适用于有效成分含量较低的药物，但所制得的片剂有易吸湿、黏性大等缺点。

4）提纯物制粒法：系指将提纯物细粉与适宜的稀释剂、崩解剂等混匀后，加入黏合剂或润湿剂制成合适的软材，制颗粒的方法。

（2）不同操作的制粒方法

1）挤出式制粒：采用摇摆式制粒机与旋转式制粒机。

制粒原理：强制挤出型。

制备流程：药物＋辅料→混匀→制备软材→制湿颗粒→干燥→整粒。对软材性能的要求软材必须黏松恰当（手捏成团、轻按即散），太黏时挤出的颗粒成条不易断开，太松则不能成颗粒而变成粉末，因此，要求用手紧握能成团，而用手指轻压团块能立即分散为宜。

小剂量制备时可以用手工制粒筛，大批量生产多用摇摆式颗粒机，黏性较差的药料宜选用旋转式制粒机制粒。常见的摇摆式颗粒机结构示意图见图14-2，旋转式颗粒剂结构示意图见图14-3。

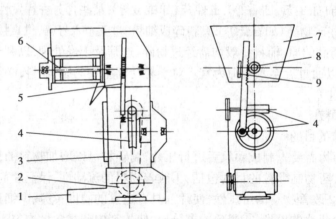

图14-2 摇摆式颗粒机结构示意图

1.底座 2.电机 3.传动皮带 4.蜗轮蜗杆 5.齿条 6.七角滚轮 7.料斗 8.转轴齿轮 9.挡块

2）一步制粒

制粒原理：需要制粒的单一或多种粉体原料在沸腾床内流化，同时混合；黏合剂经特制喷枪雾化喷至流化界面；物料凝聚成颗粒并干燥，挥发水分由风机排出。

特点：集混合、制粒、干燥多功能于一体，自动化程度高，能快速成粒，快速干燥。目前已广泛用于片剂制备。

3）湿法混合制粒

制粒原理：固体辅料或药物细粉与稠膏置于快速搅拌制粒机的容器内，密闭。开

笔记

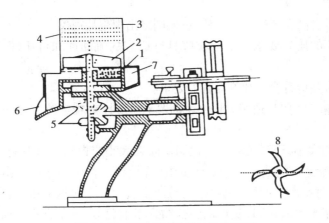

图 14-3 旋转式颗粒机结构示意图

1. 筛孔（内有四翼刮板） 2. 挡板 3. 有筛孔的圆钢筒 4. 备用筛孔 5. 伞形齿轮 6. 出料口 7. 颗粒接收盘 8. 四翼刮板俯视图

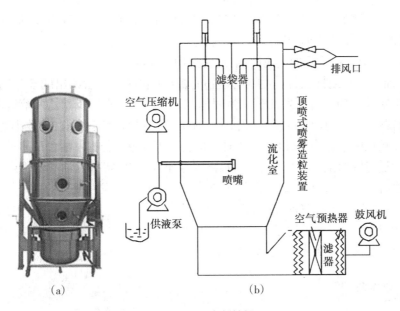

图 14-4 一步制粒机

动机器,搅拌桨以一定的转速转动,使物料形成从容器底部沿器壁抛起旋转的波浪,波峰正好通过高速转动的制粒刀,使均匀混合的物料被切割成带有一定棱角的小块,小块间相互摩擦形成球状颗粒。

特点:湿法混合制粒在固体制剂中常适用于需要添加黏合剂(如乙醇、糊精等)进行混合才能成粒的物料,如压片时需要加入黏合剂以增强粉末的可压性和黏着性。

其他制粒法如喷雾干燥制粒法、滚转制粒法等在片剂生产中也得到了应用。

3. 湿颗粒的干燥 湿颗粒应及时干燥,温度一般为 60~80℃。干燥温度过高会使颗粒中的淀粉粒糊化,影响片剂崩解,还可能引起含浸膏的颗粒软化结块。对于含挥发性成分及苷类成分的颗粒,干燥温度应控制在 60℃以下,避免有效成分散失或被破坏;对热稳定的药物,干燥温度可提高至 80~100℃。湿颗粒的含水量在 2%~5% 之

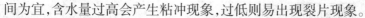

间为宜,含水量过高会产生粘冲现象,过低则易出现裂片现象。

4. 干颗粒的质量要求　干颗粒应具有适宜的流动性和可压性,同时还应符合要求:

(1) 主药含量应符合该片剂品种的要求。

(2) 含水量应均匀、适量,中药片剂品种不同,颗粒含水量要求不同,一般为3%~5%。

(3) 颗粒的大小、松紧及粒度应适当。颗粒大小应根据片重及药片直径选择,制备中药片剂一般选用能通过二号筛或更细的颗粒;干颗粒的松紧度影响片剂的外观,硬颗粒在压片时易产生麻面,松颗粒则易产生松片。干颗粒中粗细颗粒的比例应适宜,细颗粒填充于大颗粒间,使片剂中药物含量准确,片重差异小。通常以含有能通过二号筛的颗粒占总量的 20%~40% 为宜,且无通过六号筛的细粉。

5. 干颗粒压片前的处理

(1) 整粒:系指颗粒干燥后再通过一次筛网,使之分散成均匀的干颗粒,以利于压片。因为颗粒干燥时体积缩小,整粒时所用筛网的孔径通常与制湿颗粒时所用的相同或稍小。若颗粒较疏松,应选用孔径较大的筛网,以免破坏颗粒而增加细粉;若颗粒较粗硬,应用孔径较小的筛网,以免颗粒过于粗硬。整粒过筛一般多用摇摆式制粒机或整粒机,应选用质硬的金属筛网,通常选用二号筛。

(2) 加挥发油或挥发性药物:挥发油可加至干颗粒混匀后筛出的部分细粒中,再与全部干颗粒混匀。若挥发性药物为固体,如薄荷脑,可先用少量乙醇溶解后或与其他成分研磨共溶后均匀地喷洒在颗粒上。所有方法最后均应密闭贮放数小时,使挥发性成分在颗粒中渗透均匀,以免压片时产生裂片等现象。若挥发油含量超过 0.6% 时,常需要加适量吸收剂将挥发油吸收后,再混合压片;亦可将挥发油微囊化或制成环糊精包合物后加入干颗粒中,此法既便于压片又可以减少挥发性成分的损失。

(3) 加润滑剂或崩解剂:润滑剂常先过五号筛整粒,然后加入整粒后的干颗粒中混合均匀,崩解剂应先干燥过筛,再加入干颗粒中混合均匀。亦可将润滑剂、崩解剂与干颗粒一起加入混合器中进行总混合。

课堂讨论

1. 制成颗粒后,如何进行干燥?如何控制干燥颗粒的疏松度,如果出现呈蜂窝状易碎颗粒,如何处理?

2. 如何选择适合的制粒方法?选择不同的润湿剂或黏合剂对制粒有什么样的影响?

(四) 压片

1. 片重的计算

(1) 已知每批药料应制的片数及每片重量,所制的干颗粒重应恰等于片数与片重之积。用式(14-1)表示:

$$干颗粒总重量(主药 + 辅药)= 片重 × 片数 \qquad (14-1)$$

(2) 药料的片数与片重未定时,可先称出颗粒总重量相当于若干单服重量,再根据单服重量的颗粒重来决定每服的片数,可用式(14-2)表示:

$$单服颗粒重量 = \frac{干颗粒总重量}{单服次数}$$

$$片重 = \frac{单服颗粒重量}{单服片数} \tag{14-2}$$

（3）生产中部分饮片提取浓缩成膏，另一部分饮片粉碎成细粉混合制成半浸膏片，片重可用式(14-3)表示：

$$片重 = \frac{干颗粒重量 + 压片前加入的辅料重量}{理论片数}$$

$$= \frac{(成膏固体重量 + 原粉重量) + 压片前加入的辅料重量}{原药材总重量 / 每片原药材重量}$$

$$= \frac{(药材重量 \times 收膏率 \times 膏中总固体百分含量 + 原粉重量) + 压片前加入的辅料重量}{原药材总重量 / 每片原药材重量}$$

$$\tag{14-3}$$

（4）若已知每片主药的含量时，可通过测定颗粒中主药含量再确定片重，用式(14-4)表示。

$$片重 = \frac{每片含主药量}{干颗粒测得的主药百分含量} \tag{14-4}$$

2. 压片机及压片过程　　常用的压片机主要有单冲压片机和旋转式压片机两种。单冲压片机的产量一般用于小量生产，大生产则主要使用旋转式压片机。

（1）单冲压片机：单冲压片机的主要构造见图14-5：出片调节器调节下冲在模孔内上升的高度，使下冲冲头恰与孔模上缘相平，便于推出药片；片重调节器调节下冲在模孔内下降的深度，通过变动孔模的容积而调节片重；压力调节器与上冲的冲杆相连接，当上冲下降深度大时，上、下冲头在冲模内的距离小，颗粒所受的压力大，压出的片剂薄而硬，反之，则受压小，压出的片剂厚而松。

单冲压片机的压片过程见图14-6：①上冲抬起，饲料器移动到孔模之上；②下冲下降到适宜的深度（根据片重调节，使模孔容纳的颗粒重恰等于片重），摆动饲料器，使颗粒填满模孔；③饲料器由模孔上移开，使模孔中的颗粒与模孔的上缘相平；④上冲下降使颗粒压成片剂；⑤上冲抬起，下冲随

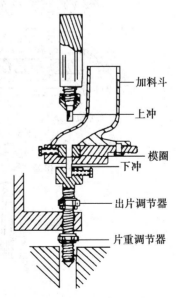

加料斗
上冲
模圈
下冲
出片调节器
片重调节器

图 14-5　单冲压片机主要构造示意图

之上升到与孔模上缘相平时,饲料器再移到孔模之上,将药片推开进入接收器中,同时进行第二次饲料,如此反复进行压片。

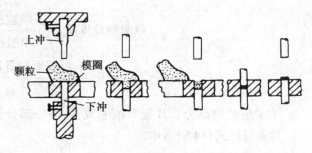

单冲压片机的产量一般为80~100片/分钟,适用于新产品的试制或小量生产;单冲压片机为上冲加压,压力分布不均匀,易出现裂片,且噪音较大。

图 14-6 单冲压片机流程

(2) 旋转式压片机:旋转式多冲压片机主要由动力部分、传动部分及工作部分组成。动力部分以电动机作为动力;传动的第一级是皮带轮,第二级是由蜗轮蜗杆带动压片机的机台(亦称中盘);工作部分包括:装冲头冲模的机台、压轮、片重调节器、压力调节器、加料斗、刮粉器、吸尘器和保护装置。

旋转式压片机的压片过程见图 14-7:①填充:当下冲在加料斗下面时,颗粒填入模孔中,当下冲行至片重调节器上面时略有上升,刮粉器将多余的颗粒刮去;②压片:下冲行至下压轮的上面,上冲行至上压轮的下面时,上下两冲间的距离最小,将颗粒压制成片;③出片:压片过后,上、下冲分别沿轨道上升和下降,当下冲行至出片调节器时,下冲升起并与机台中层的上缘相平,药片被刮粉器推开导入容器中,如此反复进行压片。

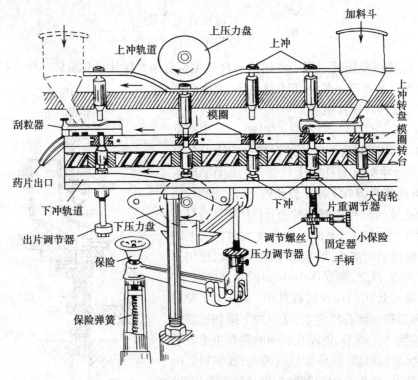

图 14-7 旋转压片机及压片过程示意图

笔记

旋转式多冲压片机的饲料方式合理,片重差异较小,双侧加压,压力分布均匀,生产效率高,是目前生产中广泛使用的压片机。

二、干法制颗粒压片法

干法制颗粒压片法系指不用润湿剂或液态黏合剂而制成颗粒进行压片的方法。主要适用于热敏性物料、遇水易分解的药物,其特点是方法简单、省工省时。采用干法制粒时,应注意由于高压及多次压制引起的晶型转变和活性降低等问题。常用的干法制粒压片主要有滚压法和重压法。

1. 滚压法 系指将药物与辅料混匀后用特殊的重压设备将其压成硬度适宜的薄片,再经过碾碎、整粒、压片。用滚压法压片时,粉层薄厚易于控制,粉末间空气易排出,因此用此种颗粒压成的片剂没有松片现象,但颗粒有时不够均匀,且硬度较大,使片剂不易崩解。

2. 重压法 系指将药物与辅料混合在较大压力的压片机上用较大的冲模压制成大片,然后碎解成适宜的颗粒进行压片。重压法压片时,大片击碎时的细粉较多,需反复重压、击碎,耗费时间多,机械的损耗率较大,原料亦有损失,故此法应用较少。

三、粉末直接压片法

粉末直接压片法系指将药物的粉末与适宜的辅料混合后,不经过制颗粒而直接进行压片的方法。粉末直接压片法的优点是工艺过程较简单,省去制粒、干燥等工序,省时,节能;不加水,不受热,有利于药物的稳定性;片剂崩解后成为药物的原始粒子,比表面积大,有利于药物的溶出。其不足之处是对辅料的流动性、可压性要求较高,目前辅料普遍价格昂贵,生产过程中粉尘较多,片剂的外观较差,且易裂片。

进行粉末直接压片时,药物需要有适当的粒度、结晶形态、可压性及流动性。但大多数药物并不具有良好的可压性和流动性,故在一定程度上限制了粉末直接压片的发展,因此解决问题的主要方面:

(一)改善压片原料的性能

全粉末直接压片中辅料的选择是至关重要的,可通过对辅料的选择来改善压片原料的性能,使之符合压片要求。对辅料的要求除了具备一般片剂辅料的性能外,必须要有良好的流动性和可压性,还需要有适宜的松密度和较大的药品容纳量,即加入较多的药物而不至于对其流动性和可压性产生显著的影响。常用于直接压片的辅料有:干燥黏合剂,如微晶纤维素、改性淀粉、聚乙二醇4000、聚乙二醇6000等;助流剂,如微粉硅胶、氢氧化铝凝胶、氧化镁等;崩解剂,如干燥淀粉、微晶纤维素、羧甲基淀粉钠、羧甲基纤维素钠等。此外,预混辅料(co-processed)即将两种或多种辅料通过某种操作,如共同干燥、喷雾干燥、快速干燥或共同结晶等预混合,使辅料在亚颗粒状态反应,产生功能协同作用,预混辅料不仅保持或进一步改善了单一辅料的优点,同时还会弥补单一辅料的不足之处。经过这样处理,颗粒的流动性、可压性都明显优于简单混合的配方,往往在粉末直接压片工艺中的表现优于单一辅料或辅料的物理混合物,有利于粉末直接压片工艺的使用。

(二)改进压片机械的性能

1. 增加饲料装置 粉末直接压片时,加料斗内粉末常出现空洞或流动速度不均

259

的现象,以致片重差异较大,一般采用振荡器或电磁振荡器来克服,即利用上冲转动时产生的动能来撞击物料,使粉末均匀流入模孔。此外,还可在压片机上加强制饲料装置使粉末均匀流入模孔。

2. 增加预压装置 由于粉末中存在的空气比颗粒中的多,压片时容易产生顶裂。解决方法一是减慢车速,二是经二次压缩,即第一次为初步压缩,第二次为最终压片成片过程。由于增加了压缩时间,因而利于排出粉末中的空气,减少裂片现象,增加片剂的硬度。

3. 密闭和除尘装置 因粉末具有飞扬性,粉末直接压片时,会产生较多的粉尘,有时出现漏粉现象,因此,压片机应具自动密闭加料装置,较好的除尘装置和刮粉器与转台间的严密接合。

四、片剂成型过程与原理

片剂的成型是药物的颗粒或粉末在压力作用下产生足够的内聚力以及辅料的黏合作用而紧密结合的结果。为了改善药物的流动性,同时克服压片时成分的分离,常需要将药物制成颗粒后压片,因此颗粒的压制、固结是片剂成型的主要过程。目前,对颗粒中粉末的结合机制已作较深入的研究,但对片剂压制成型的机制有待进一步探究。

(一)粉末结合成颗粒的机制

粉末相互结合成颗粒与黏附和内聚有关,黏附系指不同粉末或粉末对固体表面的结合,而内聚系是指两种粉末的结合。湿法制粒时,粉末间存在的水分可引起粉末的黏附,如果粉末间只有部分空隙中充满液体,则所形成的液桥以表面张力与毛细管吸力作用而使粉末相结合;若粉末间的空隙完全充满液体,并延伸至孔隙的边缘时,则颗粒表面的表面张力及整个液体空间的毛细管吸力可使粉末结合;当粉末表面完全被液体包围时,虽然没有颗粒内部的引力存在,但粉末仍可凭借液滴表面张力而彼此结合。湿颗粒干燥后,虽然尚剩余有少量的水分,但由于粉末之间接触点因干燥受热而融合凝固,或者由于黏合剂的固化,或由于被溶物料的重结晶等作用在粉末间形成固体桥,从而加强了粉末间的结合。

对于无水的药物粉末,粒子间的作用力则主要是分子间力(范德华力)和静电力。颗粒中粉末之间静电力较弱,对颗粒的形成作用不大,而分子间力的作用很强,可使颗粒保持必要的强度。

(二)颗粒压制成型的机制

压片是在压力作用下把颗粒状或粉状药物压实的过程,片剂成型可能是由多种因素综合作用的结果。

1. 机械力的作用 颗粒形态不规则,表面粗糙或因压缩而变形等,使被压缩的粒子间相互嵌合,从而使片剂成型。

2. 粒子间力的作用 压缩时因颗粒破碎或塑性形变等,使粒子间的距离高度接近而接触面积增大,使颗粒间范德华力等发挥作用,同时因粒子破碎而产生大量的新界面,有较大的界面自由能,使粒子结合力增强。在压力继续作用下,颗粒黏结,比表面积减少,颗粒产生塑性变形,变形的颗粒则借助于分子间力、静电力等而结合成较坚实的片剂。

3. **组分熔融形成固体桥**　颗粒压缩时可产生热量,产生热量的大小与压力大小等有关。由于颗粒的形态不规则,粒子间实际接触面积很小,又由于药物及辅料的导热性很差致使接触点的局部温度很高,达到某些药物及辅料的熔点,使其熔融并在粒子间形成固体桥而有利于片剂成型。

4. **可溶性成分重结晶形成固体桥**　压片时颗粒中一般均含有适量水分,水溶性成分溶于这些水中成饱和溶液。压制时,可溶性成分失水重结晶形成固体桥,而有利于颗粒的固结成型。

（三）压片过程中压力的传递和分布

压片过程中,压力通过颗粒传递时可分为两部分,一部分是垂直方向传递的力,另一部分则是呈水平方向传递到模圈的力。

由于在颗粒中压力分布不均匀,所以药片周边、片心及片面各部分的压力和密度的分布也不均匀。通常面向上冲面边缘处的压力较大,面向下冲面边缘处的压力较低,其原因是近模壁处因受摩擦力的影响而使力的损失较多,而轴向中心部位的力损失较少,所以在靠近下冲的轴心部位有高压区。片剂的密度分布与压力相似。如果用旋转压片机压片,则上、下两面的压力相近。

（四）片剂的弹性复原

固体颗粒被压缩时,既发生塑性变形,又发生一定程度的弹性变形,因此在压制的片剂内聚集一定的弹性内应力,其方向与压缩力相反。当外力解除后弹性内应力趋向松弛和颗粒恢复原来形状,使体积增大 2%~10%,所以当片剂由模孔中推出后,一般不能再放入模孔中,片剂的这种膨胀现象称为弹性复原。由于压缩时片剂各部分受力不同,各方向的内应力也不同,当上冲上提时,片剂在模孔内呈轴向膨胀,推出模孔后,同时呈径向膨胀,当黏合剂用量不当或黏结力不足时,片剂出片后就可能引起表面一层出现裂痕,所以片剂的弹性复原及压力分布不均匀是裂片的主要原因。

五、压片时可能发生的问题与解决的办法

（一）松片

将片剂置中指与食指之间,用拇指轻轻加压就碎裂的现象称松片,即片剂的硬度不符合要求。松片的原因有:

1. **含水量的影响**　压片的颗粒应有适宜的含水量,含水量适宜,颗粒的可塑性大,压成的片剂硬度较好。过分干燥的颗粒受压时弹性较大,压成的片剂硬度较差;颗粒含水量过多时亦会降低片剂的硬度。

2. **物料质地的影响**　原料中含有较多的挥发油、脂肪油等,易引起松片,可加适当吸收剂吸油。颗粒中细粉过多,或含纤维较多,或含动物胶质类、动物皮类量较大,缺乏黏性,又有弹性,致使颗粒松散不易压片;原料中含矿石类药量较多,黏性差,颗粒质地疏松,流动性差,压片时填入模孔的药量不足而产生松片,可将原料粉碎成过六号筛的细粉,或可再加适量润湿剂或选用黏性较强的黏合剂重新制粒克服。

3. **压片机运作的影响**　冲头长短不齐,某部分片剂受压过小,或下冲下降不灵活导致模孔中颗粒填充不足;压速过快时,受压时间太短等都可能造成松片的情况。可适当增加压力,减慢车速增加受压时间,或调换冲头,用小规格冲模压制的药片的硬度比大规格冲模好。

4. 制剂工艺的影响　制粒时乙醇浓度过高;润滑剂和黏合剂不适;熬制浸膏时温度控制不当造成部分浸膏炭化,使浸膏黏性降低;浸膏粉碎不细,表面积小,黏度小;片剂久置吸水膨胀等均会造成松片。同时还应注意制剂工艺参数的适宜性及片剂成品的贮存条件。

(二) 粘冲

压片时,药片表面的细粉会黏结在冲头表面,以致药片的表面有缺损,不能继续压片。粘冲原因有:

1. 颗粒湿度大或含有引湿性成分,室内温度、湿度过高等,均易产生粘冲。应重新干燥颗粒或控制室内温度与湿度。

2. 冲模表面粗糙或刻字太深。可以调换冲头,或用凡尔砂擦亮使之光滑。

3. 润滑剂用量不足或分布不均匀。应适当增加润滑剂用量并将其混匀。

(三) 裂片

裂片系指片剂受到振动或经放置后,从腰间开裂或顶部脱落。产生裂片的原因有:

1. 制粒时黏合剂或润湿剂选择不当,或用量不足,或细粉过多,或颗粒过粗过细,此时在不影响含量的情况下可筛去部分细粉,或加入干燥黏合剂如羧甲基纤维素等混合后再压片。

2. 颗粒含油类成分较多,减弱了颗粒间的黏合力,可加入适当吸收剂改善;或含纤维性成分过多,富有弹性而引起裂变,可加入糖粉克服。

3. 颗粒干燥过度引起裂片,可加入适量的乙醇,亦可加入含水量较多的颗粒,或在地上洒水使颗粒从空气中吸收适当水分。

4. 颗粒中容存的空气来不及逸出而引起裂变,可调节压片机的压力或减慢车速以克服。

5. 冲模不符合要求,上冲与模圈不吻合,冲头向内卷以及模孔口径改变,均可导致裂片。

(四) 变色与斑点

产生的原因及解决方法:

1. 中药浸膏制成的颗粒硬度过大,或润湿剂未经过筛混匀,可能会发生花斑现象,需返工处理。所用润滑剂需经研细过筛,与颗粒充分混匀即可改善。

2. 压片时,上冲涂抹的润滑油过多,滴入颗粒中产生油点。可在上冲头上装橡皮圈以防油垢滴入颗粒中,并应经常擦拭冲头和橡皮圈。

(五) 引湿受潮

中药片剂(尤其是浸膏片)中含有多种容易引湿的成分如糖类、树胶、蛋白质、鞣质、无机盐等。在制备过程及压成片剂后,如果包装不严,容易引湿受潮和黏结,甚至霉变。解决方法:

1. 在干浸膏中加入适量辅料,如磷酸氢钙、氢氧化铝凝胶粉、淀粉、糊精、活性炭等。

2. 加入部分中药细粉,用量通常为原药总量的 10%~20%。

3. 优化提取、分离、纯化工艺,除去部分水性杂质。

4. 将 5%~15% 的玉米朊乙醇溶液、聚乙烯醇溶液喷雾或混匀于浸膏颗粒中,待颗粒干燥后进行压片。

5. 对片剂包衣,可减少片剂的引湿性。

6. 改善包装材料,加强包装材料的防潮性。

六、举例

例1:牛黄解毒片

【处方】人工牛黄 5g 　　　雄黄 50g

石膏 200g　　　　　　大黄 200g

黄芩 150g　　　　　　桔梗 100g

冰片 25g　　　　　　 甘草 50g

【制法】以上八味,雄黄水飞为极细粉;大黄粉碎成细粉;人工牛黄、冰片研细;其余黄芩等四味加水煎煮二次,每次 2 小时,滤过,合并滤液,滤液浓缩成稠膏或干燥成干浸膏,加入大黄、雄黄粉末,制粒,干燥,再加入人工牛黄、冰片粉末,混匀,压制成1000 片(大片)或 1500 片(小片),或包糖衣或薄膜衣,即得。

【性状】本品为素片、糖衣片或薄膜片,素片或除去包衣后的片芯显棕黄色;有冰片香气,味微苦、辛。

【功能与主治】清热解毒。用于火热内盛,咽喉肿痛,牙龈肿痛,口舌生疮,目赤肿痛。

【用法与用量】口服。小片一次 3 片,大片一次 2 片,一日 2~3 次。

【注解】(1)处方中黄芩、石膏、桔梗、甘草采用加水煎煮,药液浓缩成膏,其有效成分黄芩苷、桔梗皂苷、甘草皂苷均能被提出,石膏的水煎液具有解热作用。四味药合煎既保证其清热解毒的功效,又缩小了体积;(2)大黄以原中药粉于制粒前加入,可保留其泻下成分 - 结合状态的蒽醌,以保证其泄热通便的作用;(3)冰片、牛黄为贵重药,用量少,冰片具有挥发性,故以细粉加于干颗粒中,混匀压片,这样可以保证此二味药在片剂中的含量,有利于发挥药效。亦可以用 β- 环糊精包合冰片后压片,可以有效防止冰片的逸散,保证片剂中冰片的含量。

例2:穿心莲内酯片

【处方】穿心莲内酯 50g　　　微晶纤维素 12.5g

淀粉 30g　　　　　　微粉硅胶 20g

滑石粉 15g　　　　　硬脂酸镁 1g

【制法】将主药与辅料混合,过五号筛,混匀,压片,共制得 1000 片,每片含穿心莲内酯 50.0mg。

【功能与主治】清热解毒,抗菌消炎。用于上呼吸道感染,细菌性痢疾。

【用法与用量】口服,一次 2~3 片,一日 3~4 次。

【注解】(1)本品为白色片,味苦。采用全粉末直接压片法制备,可缩短工序,提高有效成分的稳定性。处方中的微晶纤维素作为干燥黏合剂,是具有特殊纤维结构的微小晶体,结晶间以氢键结合,有良好的附着性、流动性,同时因其亲水性强,促使片剂崩解,有利于穿心莲内酯的吸收。微粉硅胶为助流剂;(2)由于穿心莲内酯难溶于水,致使目前有些药厂生产的片剂溶出速度较慢。有报道以 PEG6000 为载体,将穿心莲内酯制成固体分散物,并以微晶纤维素适量混匀,压制成片。实验证明,所制成的片剂在溶出速度、溶解度、粒度等方面较原片剂为优。制备方法如下:称取穿心莲内酯(过五号筛)和 PEG6000(过四号筛)按 1：5 比例混合(或 1：10),过四号筛,置金属板上,于油浴上加热至全部熔化,摊成薄片,迅速移至冰上冷却,然后再放冰箱中冷却 3 小时,移于硅胶干燥器中干燥 24 小时以上,最后将上述共熔物粉碎过二号筛,加微晶纤维素适量混匀,压片,片重 0.4~0.5g。

例 3:痢速宁肠溶片

【处方】1. 片芯:痢速宁(双凸形片)

2. 包衣溶液:Ⅱ号丙烯酸树脂乙醇溶液(6%)20L

Ⅲ号丙烯酸树脂乙醇溶液(2%)5L

聚山梨酯 800.4kg　　　苯二甲酸二乙酯 0.4kg

蓖麻油 0.5kg　　　　　滑石粉(加水研磨)0.7kg

【制法】包衣溶液配制:将Ⅱ、Ⅲ号丙烯酸树脂按处方量称取,置适当容器内,加入乙醇,润湿后浸泡过夜,待完全溶解后将其他辅料加入,搅匀,过六号筛备用。包衣操作:取经筛选处理表面洁净的痢速宁片心,投入预热好的糖衣锅中,待片温达 30℃时,向片芯喷送丙烯酸树脂液,根据加热干燥速度确定喷送流速,连续喷送,至衣层厚度符合崩解要求为止。一般喷 5 小时左右即可。

【注解】(1)本品为肠溶薄膜包衣片,对片芯硬度要求较高,一般在 4.5kg 压力以上,崩解不宜太快。为了防止喷液中的水分渗入片芯,启喷之前药片先预热。包衣液每隔 10 分钟搅拌一次,以防发生沉淀。喷雾开始量可稍大些,使片芯全部润湿,刚好形成一层膜,吹热风干燥后,继续喷,可控制在片面湿润又不黏手为宜。喷液结束后热风干燥 5 分钟,时间不能太长,以免碰撞时间长而使膜损坏。(2)中药肠溶糖衣片的包衣时间长达 16~20 小时,且体积大,吸湿性强,消耗材料多。而研究结果表明,肠溶薄膜包衣片包裹严密,衣层坚实,外观较好,抗热、抗湿、脆碎度以及崩解等指标测试结果均优于肠溶糖衣片,完全适合于中药片剂。

第四节　片剂的包衣

片剂包衣系指在片剂(素片或片芯)表面包上适宜材料构成衣层的操作,包成的片剂称为包衣片。

一、包衣的目的

片剂包衣的主要目的有:①防潮、避光、隔绝空气,增强药物的稳定性;②掩盖药物的不良气味,便于患者服用药物;③控制药物的释放部位,对胃有刺激作用的药物,或能被胃液中酸或酶破坏的药物可包肠溶衣,使在胃中不溶,而在肠液中溶解;④控制药物的释放方式,例如,产生缓、控释作用或通过对片剂包不同类型的衣料,形成内外层胃肠道释放方式;⑤改善片剂的外观,便于识别片剂的种类。

二、包衣的种类和要求

(一) 包衣的种类

根据包衣材料的不同,片剂的包衣通常分为糖衣、薄膜衣。薄膜衣又可分为胃溶性、肠溶性和不溶性三类。

(二) 包衣片剂的质量要求

1. 片芯要求　除符合片剂的一般要求外,片芯形状要求具有适宜弧度,以免边缘部位难以覆盖衣层,甚至包衣层发生断裂;此外,硬度比一般片剂要大些,以免在多次滚转时破裂。

2. 衣膜要求　均匀牢固,且不与药物发生化学反应,崩解度应符合相关规定,在较长的贮藏时间内保持光亮美观,颜色一致,并不得有裂纹等。

三、包衣工序与物料

(一) 糖衣

糖衣系指在片芯上包裹的一层以蔗糖为主要包衣材料的衣层。糖衣有一定防潮、隔绝空气的作用,可掩盖某些药物的不良气味,改善外观并易于吞服,但包衣时间长,包衣物料用量多,片剂增重多,影响药物释放,且防潮性能差,目前逐渐被薄膜衣所取代。

1. 包衣物料　常用的包衣物料有糖浆、胶浆、滑石粉、白蜡等。

(1) 糖浆:主要用于黏合粉衣层和包糖衣层,通常用干燥粒状蔗糖制成,浓度为65%~75%(g/g)。若需要包有色糖衣时,可在糖浆中加入可溶性食用色素,色素的用量一般为 0.03% 左右,包衣时颜色要由浅到深,使包衣色调均一无花斑。

(2) 胶浆:主要用于包隔离衣。胶浆具有黏性和可塑性,对含有酸性、易溶或易吸潮成分的片芯起保护作用。常用的胶浆有 15% 明胶浆、35% 阿拉伯胶浆、1% 西黄耆胶浆、4% 白及胶浆等。

(3) 滑石粉:主要用于包粉衣层,使用前应过六号筛。

(4) 白蜡:即四川产的米心蜡,又名虫蜡。多用作打光剂,包衣时增加的片衣的亮度,防止片衣吸潮。使用前粉碎,过五号筛,备用。

2. 包衣工序　包糖衣的工序依次为隔离层、粉衣层、糖衣层、有色糖衣层、打光等工序。

(1) 隔离层:系指在片芯外包一层起隔离作用的衣层。含有酸性、水溶性及含引湿性药物的片芯,均需先包隔离层,可避免包糖衣层时糖浆被酸性药物水解以及糖浆中的水分被片芯吸收,而造成糖衣被破坏或药物吸潮而变质。

操作时将片剂置包衣锅中滚动,加入少量胶浆或其他隔离材料液使均匀黏附于片芯上,吹热风,同时加入少量滑石粉至恰好不再粘连为止,可重复数次至达到规定厚度,4~5 层可使药片包裹完全。操作时应注意每层应充分干燥后再包下一层,干燥温度以 30~50℃为宜。

(2) 粉衣层:将片芯边缘的棱角包圆的衣层。包粉衣的目的是为了消除药片原有的棱角,将片面包平,为包糖衣打基础。不需要包隔离层的片剂可直接包粉衣层。操作时,将已包隔离层的片芯置包衣锅中滚转,加入糖浆使表面均匀润湿后,加入滑石粉,使黏附在片剂表面,继续滚转加热并吹风干燥,重复数次,至片芯的棱角全部消失、圆整、平滑为止。一般需包 15~18 层。包粉衣层的关键是要做到层层干燥,薄层多次,温度控制在 35~50℃。

(3) 糖衣层:在粉衣层外用糖浆包裹的一层蔗糖衣。包糖衣的目的是由于糖浆在片剂表面缓缓干燥,蔗糖晶体联结而形成坚实、细腻的薄膜,增加衣层的牢固性和美观性。操作方法与包粉衣层相同,但包糖衣层只用糖浆而不用滑石粉。一般在40℃左右,包裹10~15层。

(4) 有色糖衣层:在已包完糖衣层的片剂外,将含适宜色素的糖浆润湿黏附于表面,经干燥而形成的有色糖衣。其目的是使片剂美观,便于识别,并有遮光作用。一般在包完糖衣层的片剂上继续加不同浓度的有色糖衣层,有色糖浆的颜色应由浅到深,并注意层层干燥。

(5) 打光:系指在糖衣外部涂上极薄的蜡层,其目的是使片剂表面光亮美观,兼防潮作用。操作时将白蜡细粉加入包裹有色糖衣的片剂中,由于片剂之间以及片剂与锅壁间的摩擦作用,使糖衣表面产生光泽。

(二) 薄膜衣

薄膜衣系指在片芯上包一层比较稳定的高分子聚合物衣膜。片剂包薄膜衣的目的在于保护片剂不受空气中湿气、氧气等作用,增加稳定性,并可掩盖不良气味。与糖衣比较,薄膜衣有许多优点:①操作简单,节省物料,成本较低;②衣层薄,薄膜衣片仅增加2%~4%;③对片剂的崩解和溶出度的不良影响较糖衣小;④片剂表面的标记,包衣后仍可显现,不用另作标记。

1. 薄膜衣的物料

(1) 成膜材料

1) 胃溶性包衣材料

① 羟丙基甲基纤维素(HPMC):水溶性薄膜衣料,为目前应用广泛,效果较好的一种包衣材料。其特点是成膜性能好,包衣时没有黏结现象,衣膜在热、光、空气及一定的湿度下较稳定,不与其他附加剂发生反应。本品能溶解于任何pH值的胃肠液以及70%以下的乙醇、丙酮、异丙醇或异丙醇和二氯甲烷的混合溶剂(1∶1)中,不溶于热水及60%以上的糖浆。

② 羟丙基纤维素(HPC):水溶性薄膜衣料,与羟丙基甲基纤维素相似,但在包衣时易发黏,不易控制,常与其他薄膜衣料混合使用。

③ 聚维酮(PVP):水溶性包衣材料,性质稳定、无毒、能溶于水及多种溶剂,可形成坚固的衣膜,但有吸湿性,常与其他成膜材料配合使用。如与虫胶、甘油醋酸酯、聚乙二醇等合用。

④ 丙烯酸树脂类:常用甲基丙烯酸二甲胺基乙酯-中性甲基丙烯酸酯共聚物作胃溶性包衣材料。本品可溶于乙醇、丙酮、异丙醇、三氯甲烷等有机溶剂,在水中的溶解度随pH值下降而升高,在胃液中溶解速度快;本品成膜性能好,膜的强度较大,是良好的胃溶性包衣材料。

⑤ 其他:如聚乙二醇类(PEG)、聚乙烯乙醛二乙胺乙酯(AEA)等,均可用作胃溶性包衣材料。

2) 肠溶性包衣材料

① 邻苯二甲酸醋酸纤维素(cellulose acetate phthalate,CAP):又称醋酸纤维素酞酸酯,多用作肠溶衣材料,白色纤维状粉末,不溶于水和乙醇,但能溶于丙酮或乙醇与丙酮的混合溶剂中。包衣时一般用8%~12%的乙醇、丙酮混合液,成膜性能好,操作方便,包衣后的片剂在pH值6以下的溶液中不溶,pH值6以上的溶液中溶解。本品具

有吸湿性。

②羟丙甲纤维素醋酸酯（hydroxypropyl methyl cellulose phtalate，HPMCP）：羟丙甲纤维素醋酸酯可溶于 pH 值 5~5.8 以上的缓冲液，但不溶于水及酸性溶液。本品成膜性较好，膜的抗张强度大，安全无毒。

③丙烯酸树脂类：常用甲基丙烯酸 - 甲基丙烯甲酯共聚物作为肠溶性包衣材料。丙烯酸树脂类在胃液中不溶解，但在 pH 值 6~7 以上缓冲液中可溶解，调整二者用量比例，可获得不同溶解性能的材料。

④醋酸羟丙甲纤维素琥珀酸酯（hydroxypropylmethylcellulose acetate succinate，HPMCAS）：醋酸羟丙甲纤维素琥珀酸酯为良好的肠溶性成膜材料，稳定性较 CAP 及 HPMCP 好。

⑤虫胶：是应用较早的肠溶衣材料，可制成 15%~30% 的乙醇溶液进行包衣。近年来由于新的肠溶衣材料的发展，虫胶已逐渐被淘汰。

3）不溶性包衣材料：不溶性包衣材料大多难溶或不溶于水，但水可穿透包衣膜，通过扩散的方式控制药物的释放速度。常用的不溶性包衣材料有醋酸纤维素（cellulose acetate，CA）、乙基纤维素（ethyl cellulose ethoce，EC）和中性的丙烯酸乙酯 - 甲基丙烯酸酯共聚物（eudragit RL100 和 eudragit RS100）等。其中丙烯酸乙酯 - 甲基丙烯酸酯共聚物具有溶胀性，对水和水溶液具有通透性，可作为调节释药速度的包衣材料；醋酸纤维素和乙基纤维素通常与羟丙甲纤维素或聚乙二醇混合使用，产生致孔作用，使药物溶液容易扩散。

（2）溶剂：溶剂或分散介质的主要作用是将包衣材料溶解或分散后均匀地传递到片剂表面，使其形成均匀光滑的薄膜。包衣材料的溶剂或分散介质可分为有机溶剂和水两类。有机溶剂常用乙醇和丙酮等，溶液黏度低、展性好且易挥发除去，但使用量大，有一定毒性且易燃。为克服有机溶剂包衣的缺点，近年来已成功研制出水分散体，如 eudragit E30D。

（3）增塑剂：系指能增加成膜材料的可塑性的材料。一些成膜材料在温度降低以后，物理性质发生变化，例如大分子的可动性变小，使衣层硬而脆，容易破碎。加入增塑剂可降低转变温度，使降低至室温以下，故能使衣层在室温时保持较好的柔韧性。常用增塑剂多为无定形聚合物，分子量相对较大，并与成膜材料有较强的亲和力。常用的增塑剂有：①多醇类，如甘油、丙二醇、聚乙二醇等，可用作 HPMC 等纤维素类聚合物的增塑剂；②油类或酯类，如钛酸酯、甘油单醋酸酯、液状石蜡等可作脂肪族非极性聚合物的增塑剂。

（4）着色剂和掩蔽剂：加入着色剂与掩蔽剂的目的在于识别不同类型的片剂并使其外观美观，目前常用的色素有水溶性、水不溶性和色淀等 3 类。色淀是用氢氧化铝、滑石粉或硫酸钙等惰性物质使水溶性色素吸着沉淀而成。采用水不溶性色素和色淀着色效果较好。掩蔽剂常用二氧化钛。

2. 薄膜衣的包衣方法　薄膜包衣可以使用包衣锅、高效包衣机或流化包衣设备。包衣材料溶于有机溶剂或使用其水分散体，雾化喷入，使衣膜在片剂表面分布均匀后，通入热风使溶剂（或分散介质）蒸发，根据需要重复操作数次至符合要求。包衣后多数薄膜衣还需在室温或略高于室温条件下自然放置 6~8 小时使薄膜固化完全。使用有机溶剂时，为避免溶剂残留，一般还要在 50℃ 以下继续干燥 12~24 小时。

3. 包薄膜衣时可能出现的问题

(1) 碎片粘连和剥落:因片剂相互粘连引起,重新分离时从一个片面上剥下衣膜碎片粘在另一个片面上。程度轻者为小片称碎片粘连,程度重者为大片称剥落。此种现象多是由于加浆太快、干燥不及时等引起。发现个别粘连时应立即纠正,将粘连者剔除后继续包衣,否则需洗除、剥落、干燥后重新包衣。

(2) 起皱和"橘皮"膜:主要是由于干燥速度快,薄膜衣材料尚未在片剂表面铺展均匀已被干燥所引起的。滚包时有波纹出现,即有起皱现象,喷雾时高低不平有如"橘皮"样粗糙面。出现这些现象时应立即控制蒸发速率,并在前一层衣膜完全干燥前继续添加适量的包衣溶液,可以消除这种现象。

(3) 起泡和桥接:若片剂衣膜下出现气泡或表面标志模糊,则表明成膜材料与片心表面之间附着力下降,前者称为起泡,后者称为桥接。可通过改进包衣浆配方、增加片芯表面粗糙度或在片芯内添加一些能与衣膜内某些成分形成氢键的物质,如微晶纤维素类,以提高衣膜与片芯表面的黏着力等措施改进;或降低干燥温度、延长干燥时间等措施也有利于克服起泡和桥接现象。

(4) 色斑和起霜:色斑系指在干燥过程中可溶性着色剂在片剂表面分布不均匀而引起的斑纹。起霜系指在干燥过程中增塑剂或有色物迁移到包衣表面,使片剂表面呈不均匀灰暗色的现象。此外,有色物料在包衣浆内分布不均匀,也会造成色斑现象。因此,配料时应注意着色剂或增塑剂与成膜材料的亲和性及在溶剂中的互溶性,干燥时应注意干燥速率和温度。

(5) 出汗:出汗系指衣膜表面有液滴或呈油状薄膜的现象。其原因主要是包衣溶液的配方不当或组成间有配伍禁忌,必须通过调整配方克服此种现象。

四、包衣的方法与设备

(一) 包衣方法

常用的包衣方法主要有滚转包衣法、流化包衣法、埋管式包衣法及压制包衣法等。

(二) 包衣设备

1. 包衣机 包衣机见图 14-8,一般由包衣锅、动力部分、加热器及鼓风设备组成,包衣锅有二种形式,一种为荸荠形,另一种为球形(莲蓬形)。包衣锅的转轴与水平面夹角为 $30°~50°$,在适宜的转速下,使物料既能随锅的转动方向滚动,又能沿轴的方向作均匀而有效地翻转。包衣时,将片芯置于转动的包衣锅内,加入包衣材料溶液,使均匀地分布到各片剂表面上,有时加入高浓度的包衣材料混悬液,加热、通风、干燥。包衣锅

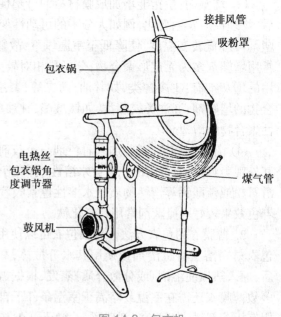

图 14-8 包衣机

的温度、风速及锅的旋转速度均可调节,但锅内空气交换效率低,干燥慢,气路不能密闭,有机溶剂污染环境等不利因素影响其广泛应用。近年来,随着科技的发展,包衣设备也有了许多改进,例如,在一般包衣锅的基础上,开发了埋管式包衣锅、高效包衣锅及其他改进式包衣锅。

2. 高效包衣机　高效包衣机设备见图14-9。片芯在密闭的包衣滚筒内连续地作特定的复杂运动,由微机程序控制,按工艺顺序和选定的工艺参数将包衣液由喷枪洒在片芯表面,同时送入洁净热风对药片包衣层进行干燥,废气排出,快速形成坚固、细密、光整圆滑的包衣膜。

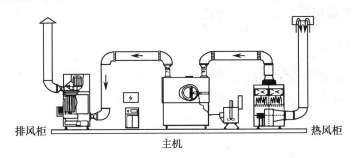

排风柜　　　　　　　　　　　　主机　　　　　　　　　　　热风柜

图14-9　高效包衣机成套设备工艺流程配置图

高效包衣机的特点:①密闭性能好,符合GMP要求;②自动化程度高,产品质量重现性好;③生产效率高,一批只需2~3小时即可完成;④对喷洒有机溶剂的溶液则已采取防爆措施,适用于有机薄膜、水溶性薄膜、糖衣、缓释性薄膜的包衣。

3. 流化包衣机　由包衣室、喷嘴、衣料盛装器、加热过滤器及鼓风设备等组成。借急速上升的热空气流使全部片芯悬浮在空气中,上下翻动呈良好的沸腾状态,包衣溶液由喷头呈雾状喷射于片芯上,继续通入热空气干燥,依照此法包若干层至符合要求。此设备适宜于包薄膜衣。

流化包衣设备的特点是:物料在洁净的热气流(负压)作用下悬浮形成流化状态,其表面与热空气完全接触,受热均匀,热交换效率高,速度快,包衣时间短。缺点是物料的运动主要依赖于气流的推动,不适用于大剂量片剂的包衣,并且流化过程中物料相互间的摩擦和与设备间的碰撞较为激烈,对物料的硬度具有较高要求。

4. 压制包衣机　压制包衣机系指将两台旋转式压片机用单传动器配成一套,片芯按常规方法压制,从模孔推出后经桥道输送至包衣转台。桥道上有多个微孔与吸气泵相连,用于吸除片剂表面的粉尘以避免传递时片芯颗粒或粉末对包衣物料的污染。达到包衣转台后,一部分包衣物料填入模孔作为底层,然后置入片芯,再加入包衣物料填满模孔压制成包衣片。压制包衣法可避免水分、高温对药物的不良影响,生产流程短、自动化程度高、劳动条件好,但对设备精密度要求较高。

第五节　片剂的质量评价

片剂质量直接影响其药效和用药的安全性。因此,在片剂的生产过程中,除要对处方、原辅料的选用、生产工艺的制订、包装和贮存条件的确定等方面采取适宜的技术措施外,还必须按有关质量标准的规定进行检查。片剂的质量检查主要包括外观检查、鉴别、含量测定、重量差异、崩解时限、硬度或脆碎度、溶出度检查、含量均匀度检查。

一、外观

片剂外观应完整光洁,色泽均匀。

二、鉴别

抽取一定数量的片剂,按照处方原则首选君药与臣药进行鉴别,贵重药、毒性药也需要鉴别,以确定处方中各药的存在。

三、含量测定

抽取 10~20 片样品合并研细,选择处方中君药(主药)、贵重药、毒性药按规定测定每片的平均含量,即代表片剂内主要药物的含量,其含量应在规定限度以内。

四、重量差异

重量差异又称为片重差异。《中国药典》2015 年版规定片剂重量差异限度见表 14-2,应符合规定。

表 14-2 片剂重量差异限度

标示片重或平均重量	重量差异限度
0.30g 以下	±7.5%
0.30g 及 0.30g 以上	±5.0%

检查方法,取药片 20 片,精密称定总重量,求得平均片重后,再分别精密称定每片的重量,每片重量与平均片重相比较(凡无含量测定的片剂或有标示片重的中药片剂,每片重量应与标示片重比较),超出重量差异限度的药片不得多于 2 片,并不得有 1 片超出限度的一倍。

糖衣片的片芯应检查重量差异并符合规定,包糖衣后不再检查重量差异。除另有规定外,其他包衣片应在包衣后检查重量差异并符合规定。

凡规定检查含量均匀度的片剂,一般不再进行重量差异检查。

五、含量均匀度

含量均匀度系指每片药物含量符合标示量的程度。以下情况需要进行含量均匀度检查:①片剂每一个单剂标示量小于 25mg 或主药含量小于每一个单剂重量 25%者;②有效浓度与毒副反应浓度比较接近的药物;③混匀工艺较困难的药物。凡检查含量均匀度的片剂,一般不再检查重(装)量差异。

六、硬度和脆碎度

片剂应有适宜的硬度和耐磨性,以免在包装、贮运过程中发生磨损或破碎,除另有规定外,非包衣片剂应符合片剂脆碎度检查法(《中国药典》2015 年版第四部通则

0923)的要求。另外,片剂的硬度与崩解度、溶出度有密切的关系,因此硬度是片剂的重要质量标准之一。

1. 硬度 系指将药片立于两个压板之间,沿片剂直径的方向徐徐加压,直到破碎,测定使破碎所需之力。现在常用智能片剂硬度测定仪。

2. 脆碎度 系指将一定量的药片放入振荡器中振荡,至规定时间取出药片,观察有无碎片、缺角、磨毛、松片现象,以百分数表示。主要检查非包衣片的脆碎情况及其他物理强度,如压碎强度等。按照(《中国药典》第四部通则 0923)片剂脆碎度检查法进行检查。脆碎度常用 Roche 脆碎度测定仪来检测,见图 14-10。

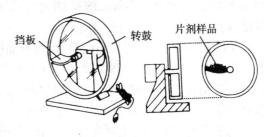

图 14-10 Roche 脆碎度测定仪

仪器装置:内径约为 286mm,深度为 39mm,内壁抛光,一边可打开的透明耐磨塑料圆筒。筒内有一自中心轴套向外壁延伸的弧形隔片(内径为 80mm±1mm,内弧表面与轴套外壁相切)。使圆筒转动时,片剂产生滚动(如图 14-11)。圆筒固定于同轴的水平转轴上,转轴与电动机相连,转速为每分钟 25 转 ±1 转。每转动一圈,片剂滚动或滑动至筒壁或其他片剂上。

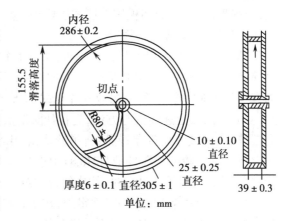

图 14-11 片剂脆碎度检查仪

检查法:片重大于 0.65g 或以下者取若干片,使其总重约为 6.5g;片重大于 0.65g 者取 10 片。用吹风机吹去片剂脱落的粉末,精密称重,置圆筒中,转动 100 次。取出,同法除去粉末,精密称重,减失重量不得过 1%,且不得检出断裂、龟裂及粉碎的片。本试验一般仅作一次。如减失重量超过 1% 时,应复测 2 次,3 次的平均减失重量不得过 1%,并不得检出断裂、龟裂及粉碎的片。

如供试品的形状或大小使片剂在圆筒中形成不规则滚动时,可调节圆筒的底座,使与桌面成约 10° 的角,试验时片剂不再聚集,能顺利下落。

对于形状或大小在圆筒中形成严重不规则滚动或特殊工艺生产的片剂,不适于本法检查,可不进行脆碎度检查。

对于易吸水的制剂,操作时应注意防止吸湿(通常控制相对湿度小于 40%)。

七、崩解时限

片剂崩解系指片剂在规定条件下全部崩解溶散或成碎粒,除不溶性包衣材料外,应全部通过筛网。如有少量不能通过筛网,但已软化或轻质上漂且无硬心者,可作符合规定论。除另有规定外,凡规定检查溶出度、释放度或分散均匀性的制剂,不再进行崩解时限检查。

一般内服片剂都应该在规定的条件和时间内,在规定介质内崩解,即片剂能全部崩解溶散,并通过筛网(不溶性包衣材料除外)。通常采用升降式崩解仪进行检查,其结构及实验方法、判断标准见(《中国药典》2015年版第四部0921)崩解时限检查法。除另有规定外,取片剂6片,分别置于吊篮的玻璃管中,每管各加1片进行试验,各片均应在15分钟内全部崩解成碎粒,并通过筛网。如有1片不能完全崩解,应另取6片复试,均应符合规定。

中药浸膏片、半浸膏片和全粉片,每管加挡板1块,启动崩解仪进行检查,全粉片各片均应在30分钟内全部崩解;浸膏(半浸膏)片各片均应在1小时内全部崩解。如供试品黏附挡板,应领取6片,不加挡板按上述方法检查,应符合规定。如有1片不能完全崩解,应另取6片复试,均应符合规定。

薄膜衣片,按上述装置与方法检查,并可改在盐酸溶液(9→1000)中进行检查。中药薄膜衣片,每管加挡板1块,各片均应在1小时内全部崩解,如果供试品黏附挡板,应另取6片,不加挡板按上述方法检查,应符合规定。如有1片不能完全崩解,应另取6片复试,均应符合规定。

糖衣片,按上述装置与方法检查,试验时每管加挡板1块,各片均应在1小时内全部崩解,如果供试品黏附挡板,应另取6片,不加挡板按上述方法检查,应符合规定,如有一片不能完全崩解,应另取6片复试,均应符合规定。

肠溶片,按上述装置与方法,先在盐酸溶液(9→1000)中检查2小时,每片均不得有裂缝、崩解或软化现象;然后将吊篮取出,用少量水洗涤后,每管加入挡板1块,再按上述方法在磷酸盐缓冲液(pH6.8)中进行检查,1小时内应全部崩解。如有1片不能完全崩解,应另取6片复试,均应符合规定。

结肠定位肠溶片,除另有规定外,按上述装置照各品种项下规定检查,各片在盐酸溶液(9→1000)及pH6.8以下的磷酸盐缓冲液中均应不得有裂缝、崩解或软化现象,在pH7.5~8.0的磷酸盐缓冲液中1小时内应完全崩解。如有1片不能完全崩解,应另取6片复试,均应符合规定。

含片,除另有规定外,按上述装置和方法检查,各片均不应在10分钟内全部崩解或溶化。如有1片不符合规定,应另取6片复试,均应符合规定。

舌下片,除另有规定外,按上述装置和方法检查,各片均应在5分钟内全部崩解或溶化。如有1片不能完全崩解或溶化,应另取6片复试,均应符合规定。

可溶片,除另有规定外,水温为20℃±5℃,按上述装置和方法检查,各片均应在3分钟内全部崩解并溶化。如有1片不能完全崩解或溶化,应另取6片复试,均应符合规定。

泡腾片,取1片,置250ml烧杯内(内有200ml温度为20℃±5℃的水)中,即有许多气泡放出,当片剂或碎片周围的气体停止逸出时,片剂应溶解或分散在水中,无聚集的颗粒剩留。除另有规定外,同法检查6片,各片均应在5分钟内崩解。如有1片不能完全崩解,应另取6片复试,均应符合规定。

此外,分散片应进行分散均匀性检查,检查方法照崩解时限检查法(通则0921)检查,不锈钢丝网的筛孔内径为710μm,水温为15~25℃;取供试品6片,应在3分钟内全部崩解并通过筛网。

凡检查溶出度或释放度以及咀嚼片不需要进行崩解时限检查。

八、溶出度

片剂溶出度系指活性药物从片剂等普通制剂在规定条件下溶出的速率和程度，在缓释制剂、控释制剂、肠溶制剂及透皮贴剂中也称释放度。以下情况需要进行溶出度测定：①含有在消化液中难溶的药物；②与其他成分容易发生相互作用的药物；③久贮后溶解度降低的药物；④剂量小、药效强、副作用大的药物。

九、其他

阴道片应进行融变时限检查（《中国药典》2015 年版第四部通则 0922）。阴道泡腾片还应进行发泡量检查。缓释片及控释片应符合缓释、控释制剂的有关要求（通则 9013）并应进行释放度检查（通则 0931）。除冷冻干燥法制备的口崩片外，口崩片应进行崩解时限检查（通则 0921）。对于难溶性原料药物制成的口崩片，还应进行溶出度检查（通则 0931）。对于经肠溶材料包衣的颗粒制成的口崩片，还应进行释放度检查（通则 0931）。

第六节　片剂的包装与贮藏

一、片剂的包装

片剂的包装一般有多剂量和单剂量两种形式。

1. 多剂量包装　系指几十、几百片合装在一个容器中。常用的容器有玻璃瓶、塑料瓶及由软性薄膜、纸塑复合膜、金属箔复合膜等制成的药袋。

多采用塑料瓶进行多剂量包装，主要原料为聚乙烯、聚氯乙烯。塑料瓶质地轻巧，不易破碎，易制成各种形状，但对环境的隔离作用较差，其中某些成分可能与片剂中某些成分发生化学反应，而片剂中的某些成分也能向塑料迁移而被吸附。另外，塑料容器可因高温、水汽及药物的作用等变形或硬化。

2. 单剂量包装　系指片剂一个个分别包装，提高了对产品的保护作用，使用方便，外形美观。主要有泡罩式和窄条式。

二、片剂的贮藏

片剂宜密封贮藏，防止受潮、发霉、变质。除另有规定外，一般应将包装好的片剂放在阴凉（20℃）、通风、干燥处贮藏。对光敏感的片剂，应避光保存，受潮后易分解变质的片剂，应在包装容器内放入干燥剂（如干燥硅胶）。

学习小结

1. 学习内容

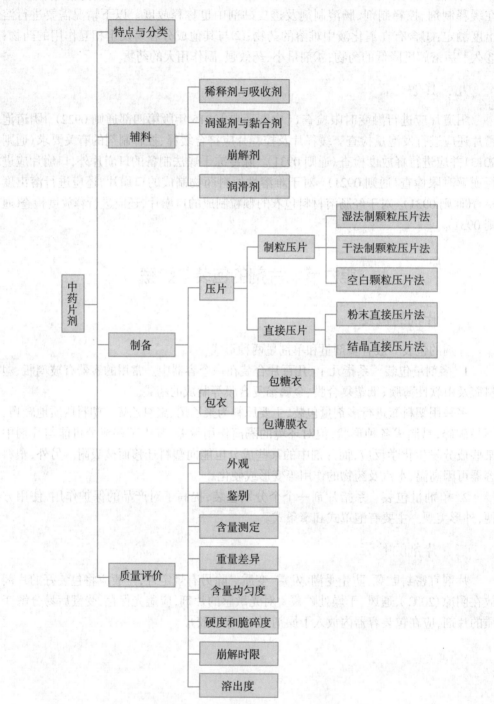

中药片剂
- 特点与分类
- 辅料
  - 稀释剂与吸收剂
  - 润湿剂与黏合剂
  - 崩解剂
  - 润滑剂
- 制备
  - 压片
    - 制粒压片
      - 湿法制颗粒压片法
      - 干法制颗粒压片法
      - 空白颗粒压片法
    - 直接压片
      - 粉末直接压片法
      - 结晶直接压片法
  - 包衣
    - 包糖衣
    - 包薄膜衣
- 质量评价
  - 外观
  - 鉴别
  - 含量测定
  - 重量差异
  - 含量均匀度
  - 硬度和脆碎度
  - 崩解时限
  - 溶出度

2. 学习方法

(1) 掌握片剂的含义、特点及分类,特别是按照给药途径结合制备与作用可分为四大类,即口服片剂、口腔片剂、外用片剂以及其他类片剂。

（2）对于片剂的常用辅料,掌握稀释剂、黏合剂、崩解剂和润滑剂的应用及其特点。

（3）对于片剂的制备方法,掌握片剂制备过程中常用的压片方法,以及压片时可能发生的问题与解决的办法。掌握包衣类型、方法、包衣设备以及包衣过程中可能出现的质量问题与解决办法。

（4）片剂的质量评价中,掌握外观、鉴别、含量测定、重量差异、含量均匀度、硬度和脆碎度、崩解时限和溶出度。

（高　缘　时　军）

复习思考题

1. 简述片剂的特点。
2. 简述在片剂制备过程中如何选择辅料。
3. 简述湿法制颗粒压片法的一般工艺流程。
4. 简述片剂湿法制粒压片时容易出现的问题,产生的原因及解决方法。
5. 简述片剂包衣的目的、类型,用于包衣的片芯的要求。
6. 简述薄膜衣和肠溶衣的成膜材料的理化特性。
7. 简述片剂包薄膜衣时容易出现的问题,产生的原因及解决方法。

第十五章

丸　剂

学习目的

通过学习丸剂的含义、特点、分类、质量要求等内容,进而掌握各类丸剂的制备工艺过程及操作关键,学会各类丸剂的制备方法及包衣技术,为丸剂的剂型改革研究奠定基础。

学习要点

丸剂的含义、分类、特点、制备方法、质量检查等内容。

第一节　概　述

一、丸剂的含义与特点

丸剂(pills)系指原料药物与适宜的辅料制成的球形或类球形固体制剂。

 知识链接

丸剂的发展史

丸剂是一种古老的剂型。我国现存的最早医籍《黄帝内经》就有丸剂的记载。在马王堆汉墓中出土的《五十二病方》中记载了丸剂的名称、处方、规格、剂量以及服用方法。现在的丸剂形式始于张仲景时代(汉代,公元 142—219 年),《金匮要略》中已有用蜂蜜、糖、淀粉糊、动物药汁作为丸剂黏合剂的记载。这种制备方法基本一直沿用至今,丸剂在民间应用很多,目前也是中成药的主要剂型之一。

丸剂的优点:

1. 丸剂作用迟缓,用于治疗慢性病。水丸、蜜丸、糊丸、蜡丸服用后在胃肠道中溶散缓慢,药效缓和,作用持久,临床治疗慢性疾病或久病体弱、病后调和气血者多用丸剂。

2. 可缓和药物的毒副作用。"大毒者须用丸",含有刺激性、毒性药物,某些峻猛药物的方剂,可选用不同糊粉或蜂蜡,制成糊丸、蜡丸,延缓吸收,降低毒性和不良反应。

3. 可减缓药物挥发性成分的挥散。有些芳香性药物或有特殊不良气味的药物,可泛在丸剂中层,减缓挥散。

4. 某些新型丸剂可用于急救。例如,苏冰滴丸、复方丹参滴丸等,由于药物的有

276

效成分或有效部位高度分散在水溶性基质中,溶化奏效迅速。

丸剂也存在一些不足之处:服用剂量大,小儿服用困难,原料多以原粉入药,易染菌等。

二、丸剂的分类及赋形剂

丸剂按制法分,可分为泛制丸、塑制丸和滴制丸。

按赋形剂分,可分成水丸、蜜丸、水蜜丸、糊丸、蜡丸、浓缩丸和滴丸。丸剂的赋形剂常根据中医临床的需要及方剂中药物的性质选用。各类丸剂及其常用赋形剂有:水、黄酒、米醋、稀药汁、糖液、蜂蜜、蜜水、米粉、米糊、面糊和蜂蜡等。

三、丸剂的质量要求

1. 除另有规定外,供制丸剂用的药粉应为细粉或最细粉。

2. 丸剂的外观应圆整均匀、色泽一致。大蜜丸和小蜜丸应细腻滋润、软硬适中。蜡丸表面应光滑无裂纹,丸内不得有蜡点和颗粒。滴丸应大小均匀,色泽一致,无黏连现象,表面无冷凝液介质黏附。

3. 丸剂的水分、溶散时限、重量差异、装量差异应符合《中国药典》要求。

4. 丸剂应密封贮藏。蜡丸应密封并置阴凉干燥处贮藏。

第二节 水 丸

一、水丸的含义与特点

水丸(water pills)系指饮片细粉以水(或根据制法用黄酒、醋、稀药汁、糖液等)为黏合剂制成的丸剂。主要用于解表、清热及消导方剂的制丸。

水丸的特点:①以水性液体为黏合剂,服用后易溶散、吸收比蜜丸、糊丸、蜡丸快,起效快;②药粉可分层泛入,易挥发、有刺激气味,性质不稳定的药物泛入中层,可掩盖药物的不良气味,提高芳香挥发性成分的稳定性;③药物含量的均匀性及溶散不易控制。

传统水丸以实物比拟,如芥子大、梧桐子大、赤小豆大。

现代统一以重量为标准。如安神补心丸每 15 丸重 2g,麝香保心丹每丸重 22.5mg。胃肠安丸小丸每 20 丸重 0.08g,大丸每 4 丸重 0.08g。

二、水丸的赋形剂

水丸赋形剂的作用主要是润湿药粉,诱导药粉的黏性;有的能增加主药中某些有效成分的溶解度;有的本身具有一定的疗效。水丸常用的赋形剂有:

1. 水 为水丸中应用最多的赋形剂。水本身无黏性,但能润湿溶解药粉中的黏液质、糖、淀粉、胶质等产生黏性。应选用蒸馏水、新鲜的冷开水或去离子水。凡临床上对赋形剂无特殊要求,药物遇水不变质者,皆可用水泛丸,泛成后应立即干燥。

2. 酒 酒润湿药粉、产生黏性的能力较水弱,当以水泛丸黏性太强时,可用酒代替。酒窜透力强,有活血通络,祛风散寒作用,故活血通络类方药,常以酒作赋形剂泛丸。常用黄酒(含醇量 12%~15%)及白酒(含醇量约在 50%~70%)。不同浓度的酒能溶解中药饮片中的树脂、油脂等成分而增加药物细粉的黏性。酒有助于药粉中生物碱、挥发油等溶出,提高疗效,酒还具有防腐作用,使药物在泛制过程中不霉变,易挥发,使制品容易干燥。

3. 醋　醋能散瘀活血,消肿止痛。入肝经、散瘀止痛的处方制丸常以醋作赋形剂。常用米醋,含乙酸 3%~5%。醋能使中药饮片中生物碱转变成盐,增加生物碱的溶解,增强疗效。

4. 药汁　处方中某些中药饮片不易制粉,或体积过大,可制成液体作赋形剂泛丸,有利于减小剂量,保存药性,提高疗效,也便于泛丸操作。此类中药饮片有:①处方中富含纤维的药物(大腹皮、丝瓜络)、质地坚硬的药物(磁石,自然铜)、树脂类(如阿魏、乳香、没药)、浸膏类(如儿茶、芦荟)、黏性大(如大枣、熟地)、胶质类(如阿胶、龟板胶、鳖甲胶)、可溶性盐类(如芒硝、青盐),可取其煎汁或加水溶化后泛丸;②新鲜中药饮片捣碎榨汁或煎汁,如生姜,大葱;③液体药物:加适量水稀释泛丸,如乳汁(麦门冬丸),牛胆汁(牛黄苦参丸),熊胆(梅花点舌丹)。

三、水丸的制备

泛制法制备水丸的一般工艺流程:

原料的准备 —→ 起模 —→ 成型 —→ 盖面 —→ 干燥 —→ 选丸 —→ 质量检查 —→ 包装

1. 原料的准备　不同水丸工序所用的药粉细度不同。起模、盖面、包衣用药粉应过 6~7 号筛,泛丸用药粉应过 5~6 号筛。需煎取药汁的中药饮片应按规定提取,浓缩。

2. 起模　系指将药粉制成直径为 1mm 大小丸粒的操作,也称起母。这是制备丸粒基本母核的操作,是泛制法操作的关键。模子的形状直接影响丸剂的圆整度,模子的粒度差和数目影响丸剂成型过程中筛选的次数及丸粒的规格。应选用黏性适中的药粉。起模方法有:

(1) 粉末泛制起模:在泛丸锅(即包衣锅)中喷少量水润湿,撒布少量药粉,转动泛丸锅,刷下锅壁附着的粉粒,再喷水、撒粉,如此反复循环多次,粉粒逐渐增大,至直径约为 1mm 左右的球形时,筛取一号筛与二号筛之间的颗粒,为丸模。该法制得的丸模较紧密,但较费工时。

(2) 湿法制粒起模:将起模用粉用润湿剂制软材,过二号筛制得颗粒,颗粒再经泛丸机旋转摩擦,撞去棱角成为丸模。该方法制备的模子成型率高,大小较均匀,但较松散,适用于批量生产。

起模用粉量应适宜,以制得丸模大小数量符合要求,保证各批次丸剂的生产数量及规格。生产中起模用粉量用式(15-1)计算:

$$X = \frac{0.6250 \times D}{C} \tag{15-1}$$

式中,C 为成品水丸 100 粒干重(g);D 为药粉总量(kg);X 为一般起模用粉量(kg);0.6250 为标准模子 100 粒重量(g 湿重)。

3. 成型　系指将筛选均匀的丸模逐渐加大至近成品的操作。即在丸模上反复加水润湿,撒粉,滚圆,筛选。操作中应注意:①每次加水加粉量应适宜,分布均匀。在泛制水蜜丸、糊丸、浓缩丸时,黏合剂的浓度应随着丸粒的增大而提高。②在增大成型的过程中,注意适当保持丸粒的硬度和圆整度,滚动时间应适宜,以丸粒坚实致密而不影响溶散。③成型过程中产生的歪粒、粉块过大、过小粒应随时用水调成糊状(浆头),泛在丸上。④处方中若含有芳香性、特殊气味以及刺激性较大的药物时,应分别粉碎,泛于丸粒中层。

4. 盖面　系指将已经筛选合格的丸粒,继续在泛丸锅内进行表面处理的操作。用中药饮片细粉或清水继续在泛丸锅内滚动,以达到成品丸粒表面致密、光滑、色泽一致的要求。常用的方法有:①干粉盖面,即丸粒充分润湿,一次或分次将盖面的药粉均匀撒在丸上,滚动一定时间,至丸粒湿润光亮;②清水盖面,即加清水使丸粒充分润湿,滚动一定时间,立即取出,干燥;③清浆盖面,即用药粉或废丸粒加水制成的药液为清浆,洒于丸粒充分润湿,滚动一定时间,立即取出,干燥。

5. 干燥　泛制丸盖面后应及时干燥。干燥温度一般在80℃以下,含挥发性成分的药丸应控制在50~60℃。采用烘箱、烘房干燥,干燥的时间较长。也可采沸腾干燥和微波干燥。目前生产企业多用微波干燥,有单层或多层微波干燥机,可以连线连续操作,也有箱式真空微波干燥间歇操作。水丸的含水量不得超过9%。

6. 选丸　系指通过筛选获得丸粒圆整、大小均一成品的操作。大生产时采用的设备为滚筒筛、检丸器。

(1)滚筒筛:由布满筛孔的三节金属圆筒组成,进料端至出料端孔径由小到大,可用于筛选干丸和湿丸,自动完成对药丸直径大小的分选,见图 15-1。

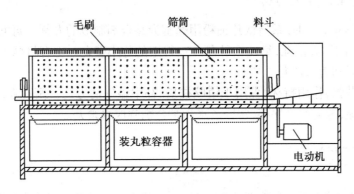

图 15-1　滚筒筛

(2)检丸器:分上下两层,每层装三块斜置玻璃板,玻璃板间相隔一定的距离。当丸粒由加丸漏斗朝下滚动时,由于丸粒越圆整,滚动越快,能越过全部间隙到达好粒容器。而畸形丸粒滚动速度慢,不能越过间隙漏于坏粒容器。检丸器适用于筛选体积小,质硬的丸剂。见图 15-2。

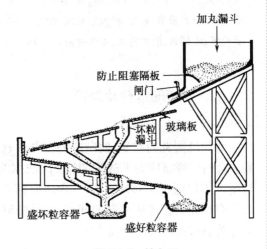

图 15-2　检丸器

279

四、举例

例：补中益气丸

【处方】炙黄芪200g 党参60g

   炙甘草100g 炒白术60g

   当归60g   升麻60g

   柴胡60g   陈皮60g

【制法】以上八味，粉碎成细粉，过筛，混匀。另取生姜20g，大枣40g，加水煎煮两次，滤过。取上述细粉，用煎液泛丸，干燥，即得。

【性状】本品为黄棕色至棕色的水丸；味微甜、微苦、辛。

【功能与主治】补中益气，升阳举陷。用于脾胃虚弱、中气下陷所致的泄泻、脱肛、阴挺。症见体倦乏力、食少腹胀、便溏久泻、肛门下坠或脱肛，子宫垂脱。

【用法用量】口服。一次6克，一日2~3次。

第三节 蜜 丸

一、蜜丸的含义与特点

蜜丸（honeyed pills）系指饮片细粉用蜂蜜为黏合剂制成的丸剂。每丸重量在0.5g（含0.5g）以上的称大蜜丸，每丸重量在0.5g以下的称小蜜丸。也有将蜂蜜和水为黏合剂制成的丸剂称为水蜜丸。

蜜丸溶散慢，作用持久，多用于镇咳祛痰、补中益气的方药。蜜丸在北方用得多，南方天气潮湿，蜜丸不易保存，常以蜜水为黏合剂制成水蜜丸。

 知识链接

蜂蜜的特性

蜂蜜是蜜丸的主要赋形剂，蜂蜜营养丰富，除含有果糖、葡萄糖外，还含有少量蔗糖、有机酸、挥发油、多种无机盐（钙、磷、铁、镁、硫、钾、钠、碘）、维生素（B_1、B_2、B_6、A、D、E、K、H）、微量元素及酶类（淀粉酶、转化酶、过氧化酶、酯酶等）等营养成分，能益气补中，缓急止痛，润肺止咳；润肠通便；有解毒、缓和药性、矫味矫臭等作用。

二、蜂蜜的选择及炼制

（一）蜂蜜的选择

为保证蜜丸的质量，使制成的蜜丸柔软、滋润，贮存期内不变质，蜂蜜的质量很重要。合格的蜂蜜应为半透明、带光泽、浓稠的液体，白色至淡黄色，气芳香，味极甜。相对密度不得低于1.349（25℃）。含还原糖不得少于64.0%，应不含淀粉和糊精。不得含有有毒花为蜜源所酿制的蜂蜜，如曼陀罗花、雪上一枝蒿等有毒花为蜜源所酿制的蜜味苦、有毒，不得药用及食用。

（二）蜂蜜的炼制

蜂蜜的炼制系指将生蜂蜜处理,加热熬炼至适宜程度的操作。蜂蜜炼制的目的是为了除去杂质;杀灭微生物;破坏酶类;除去部分水分以增加黏性。

炼蜜的规格有三种:嫩蜜、中蜜、老蜜。制备蜜丸时应根据中药处方中药粉的性质选用。

1. 嫩蜜　炼蜜温度在105~115℃,含水量为17%~20%,相对密度为1.35左右,色泽无明显变化,略有黏性,适用于含油脂、黏液质、淀粉、胶质及糖类较多、黏性强的药粉。

2. 中蜜　炼蜜温度在116~118℃,含水量为14%~16%,相对密度为1.37左右,出现浅黄色细气泡,适用于黏性中等的药粉。

3. 老蜜　炼蜜温度在119~122℃,含水量为10%以下,相对密度为1.40左右,出现红棕色大气泡,用手指捻之能拉出白丝,滴入水中呈珠状,适用于黏性差的矿物药或富含纤维的药粉。

三、蜜丸的制备

（一）蜜丸的制备

塑制法制备蜜丸的一般工艺流程:

物料准备 ⟶ 制丸块 ⟶ 制丸条 ⟶ 分粒 ⟶ 搓圆 ⟶ 干燥 ⟶ 整丸 ⟶ 质量检查 ⟶ 包装

1. 物料准备　中药饮片经炮制后,粉碎成细粉或最细粉(贵重细料药)。蜂蜜按处方中中药饮片的性质,炼制成适宜程度的炼蜜。

2. 制丸块　也称和药,系将混匀的药粉与适宜的炼蜜混合成软硬适宜、可塑性较大的丸块的操作。一般操作是将混匀的中药细粉加入适宜的炼蜜用混合机充分混和,和药后应放置适当时间,使丸块滋润,便于制丸。

制丸块是塑制法制丸的关键工序,影响丸块质量的因素有:

（1）炼蜜程度:应根据药粉的性质、粉末粗细、药粉的含水量等选择不同程度的炼蜜。否则蜜过嫩,粉末黏合不好,丸粒搓不光滑;蜜过老则丸块发硬,难以搓丸。

（2）和药蜜温:应根据药粉的性质而定,一般处方热蜜和药。含多量树脂、胶质、糖、油脂类的中药饮片,以60~80℃温蜜和药;处方中含有冰片、麝香等芳香挥发性药物等,也宜温蜜和药。处方中含大量的叶、茎、全草或矿物性药等黏性差的药粉,使用老蜜趁热和药。

（3）用蜜量:药粉与蜜的比例一般为1:1~1:1.5。一般含糖类、胶类及油脂类等黏性大的药粉,用蜜量宜少;含纤维质多或质地泡松而黏性差的药粉,用蜜量宜多,有的可高达1:2以上。

3. 制丸条、分粒和搓圆　丸块应制成一定粗细的丸条以便于分粒,丸条要求粗细均匀一致,表面光滑,内部充实而无空隙。大量生产采用机器制丸,自动化程度高。常见的机械有:

（1）三轧辊大蜜丸机:三轧辊大蜜丸机整机设计符合GMP要求,具有生产能力大、适应性强等特点。是大蜜丸生产的主要成型设备(图15-3)。

工作原理:将已混合均匀的丸块间断投入到机器的进料口中,在螺旋推进器的连续推动下,经可调式出条嘴,变成直径均匀的药条,送到滚子输送带上,由光电开关控制长度,在推杆的作用下进入由二个轧辊和一个托辊组成的制丸成型机构,制成大小均匀、剂量准确、外形光亮的药丸。

特点:由光电开关控制丸条长度,采用推条变频调速装置和磨擦滚子送条机构,使药条在输送过程中直径不变,保证了药丸的剂量准确性。

(2) 中药自动制丸机:是目前国内外中药生产丸剂的主要设备(特别是中药小丸),可生产蜜丸、水丸、水蜜丸、浓缩丸、糊丸等(图15-4)。

工作原理:将混合均匀的药料投于锥形料斗中,在螺旋推进器的挤压下,推出一条或多条相同直径的药条,在自控导轮的控制下同步进入制丸刀后,连续制成大小均匀的蜜丸。

4. 干燥　蜜丸制成后一般应立即分装,以保证丸药的滋润状态。使用嫩蜜或偏嫩中蜜制成的蜜丸,需在 60~80℃干燥,可采用微波干燥,远红外辐射干燥,干燥的同时还能达到灭菌的目的。

(二) 水蜜丸

水蜜丸(water-honeyed pills)系指饮片细粉以蜂蜜和水为黏合剂制成的丸剂。水蜜丸具有丸粒小、易吞服、利贮存的特点。

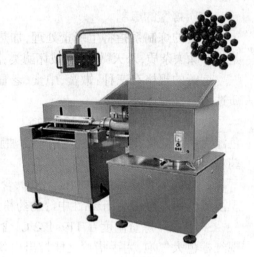

图 15-3　三轧辊大蜜丸机

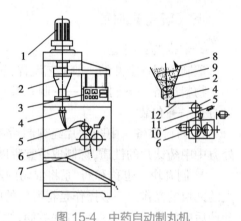

图 15-4　中药自动制丸机

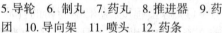

1. 交流电机　2. 料斗　3. 控制器　4. 出条嘴
5. 导轮　6. 制丸　7. 药丸　8. 推进器　9. 药团　10. 导向架　11. 喷头　12. 药条

水蜜丸的制备可用塑制法和泛制法。以塑制法制备时需注意蜜和水的比例,应根据药粉性质来定。一般黏性中等的药粉每 100g 用炼蜜 40g,加水量为炼蜜:水 =1:(2.5~3.0),将炼蜜加水搅匀,煮沸,滤过即可。黏性强的药粉,炼蜜用量少,药粉每 100g 加炼蜜 10~15g;加适量水。黏性差的药粉,每 100g 加炼蜜 50g 左右,加适量水。

采用泛制法制备时,需注意起模时用冷开水,以免黏结。成型中先用低浓度蜜水泛丸,浓度逐渐增高,成型后,再用低浓度蜜水撞光。成丸后应立即干燥,防止霉变。

四、举例

例 1:乌鸡白凤丸

【处方】乌鸡(去毛爪肠)540g 　　　鹿角胶 108g

　　　　鳖甲(制)54g 　　　　　　牡蛎(煅)40g

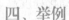
笔记

桑螵蛸 40g	人参 108g
黄芪 27g	当归 122g
白芍 108g	香附(醋制)108g
天冬 54g	甘草 27g
地黄 216g	熟地黄 216g
川芎 54g	银柴胡 22g
丹参 108g	山药 108g
芡实(炒)54g	鹿角霜 40g

【制法】以上二十味,熟地黄、地黄、川芎、鹿角霜、银柴胡、芡实、山药、丹参八味粉碎成粗粉,其余乌鸡等十二味,分别酌予碎断,置罐中,另加黄酒 1500g,加盖封闭,隔水炖至酒尽,取出,与上述粗粉混匀,低温干燥,再粉碎成细粉,过筛,混匀。每 100g 粉末加炼蜜 30~40g 与适量的水,制丸,干燥,制成水蜜丸;或加炼蜜 90~120g 制成小蜜丸或大蜜丸,即得。

【性状】本品为黑褐色至黑色的水蜜丸,小蜜丸或大蜜丸;味甜、微苦。

【功能与主治】补气养血,调经止带。用于气血两虚,身体瘦弱,腰膝酸软,月经不调,崩漏带下。

【用法与用量】口服。水蜜丸一次 6g,小蜜丸一次 9g,大蜜丸一次 1 丸,一日 2 次。

【规格】大蜜丸每丸重 9g。

【注解】(1)本方源于明朝《普济方》;(2)乌鸡等十二味药加黄酒炖至酒尽,此过程为蒸罐,可增加药物的温补功效,并有利于乌鸡的干燥、粉碎;(3)禁忌:①忌食寒凉、生冷食物;②服药期间不宜喝茶和吃萝卜,不宜同时服用藜芦、五灵脂、皂荚或其制剂;③感冒时不宜服用本药。

例 2:固肾定喘丸

【处方】熟地黄 72g	黑附片 78g
牡丹皮 52g	牛膝 104g
盐补骨脂 156g	砂仁 42g
车前子 104g	茯苓 104g
盐益智仁 52g	肉桂 52g
山药 104g	泽泻 78g
金樱子肉 52g	

【制法】以上十三味,除砂仁、肉桂外,其余熟地黄等十一味,粉碎成粗粉,再加入砂仁、肉桂,粉碎成细粉,过筛,每 100g 粉末加炼蜜 50~60g 与适量水,制丸,黑氧化铁①包衣,干燥,即得。

【性状】本品为黑色的包衣水蜜丸,除去外衣后显棕红色;气芳香,味苦。

【功能与主治】温肾纳气,健脾化痰。用于肺脾气虚,肾不纳气所致的咳嗽、气喘,动则尤盛;慢性支气管炎、肺气肿,先天性哮喘,支气管哮喘见上述症状者。

【用法与用量】口服。成人每次 1.5~2g,一日 2~3 次,可在发病预兆前服用,也可

---

① 黑氧化铁:由硫酸亚铁加热至 1000℃以后或空气中水蒸气或二氧化铁与铁粉作用而制得,或由硫酸亚铁与黄氧化铁按一定比例混合后,加入氢氧化钠溶液沉淀而值得。本品为黑色粉末;无臭,无味,在水中不溶,在沸盐酸中易溶。

预防久病复发。一般服 15 天为一疗程。

【注解】(1)本品粉碎采用串油法;(2)黑氧化铁包衣为保护衣,有调色,防潮、避光作用,保持水蜜丸的稳定。

第四节 糊丸与蜡丸

一、糊丸与蜡丸的含义与特点

(一) 糊丸

糊丸(starched pills)系指饮片细粉以米粉、米糊或面糊等为黏合剂制成的丸剂。

糊丸的黏合剂有糯米粉、黍米粉、面粉和神曲粉等,常用的为糯米粉和面粉。此类黏合剂黏性较强,干燥后坚硬,在胃内溶散迟缓,释药缓慢,可延长药效,故有"糊丸取其迟化"之说。糊丸可降低药物对胃肠道的刺激,含有毒性药或刺激性较强的药物的处方常制成糊丸。但若糊粉选择不当或制备技术不良时,会出现溶散时间超限及霉败现象。

(二) 蜡丸

蜡丸(wax-wrapped pills)系指饮片细粉以蜂蜡为黏合剂制成的丸剂。

蜂蜡主含软脂酸蜂酯约 80%,游离的二十七酸约 15%,芳香性有色物质虫蜡素约 4%,主要成分极性小,不溶于水。蜡丸服用后药物体内释放极慢,可延长药效,防止药物中毒或对胃肠道的强烈刺激。

二、糊丸与蜡丸的制备

(一) 糊丸的制备

糊丸的制备可用泛制法和塑制法。由于泛制丸溶散快,因此泛制法更常用。

1. 制糊方法

(1) 冲糊法:糊粉加少量温水调匀,冲入沸水,不断搅拌成半透明糊状。糊粉占药粉量 30% 以下时用冲糊法。

(2) 煮糊法:将糊粉加适量水混合均匀制成块状,置沸水中煮熟,呈半透明状。糊粉占药粉量 40% 时用煮糊法。

(3) 蒸糊法:糊粉加适量水混合均匀制成块状,置蒸笼中蒸熟后使用。糊粉占药粉 50% 以上时用蒸糊法。

2. 糊丸的制备

(1) 泛制法:以稀糊为黏合剂泛丸。制备中应注意:①取黏性中等的药粉以水起模,成丸中将糊泛入;②滤除糊中块状物,加糊要均匀,以防泛丸时黏连;③泛制法中糊粉只需药粉总量的 5%~10% 冲糊,多余糊粉应炒熟拌入药粉中泛丸。

(2) 塑制法:制法与小蜜丸相似,以糊代替炼蜜。制备时先将糊制好,稍凉后与饮片细粉,混合,充分搅拌,揉搓成丸块,再制丸条,分粒,搓圆即成。制备中应注意:①需保持丸块的润湿。糊丸的丸块极易变硬,使难以搓丸。每次和药量要适宜,丸块以湿布盖,缩短操作时间。②糊粉用量要适宜。经验认为糊粉为药粉总量的 30%~35% 较适宜。处方中多余的糊粉可炒熟后拌入药粉中制丸。

(二)蜡丸的制备

蜡丸以塑制法制备。将精制的蜂蜡,加热熔化,冷却至60℃左右,蜡液表面有结膜时,加入药粉,迅速搅拌至混匀,趁热制丸条,分粒,搓圆。蜡丸无需干燥。制备中应注意:①蜂蜡需精制。天然蜂蜡为黄色,熔点为62~67℃,含有一些杂质,需除去。方法是将蜂蜡加适量水加热熔化,搅拌使杂质下沉,静置。冷后取出上层蜡块,刮去底部杂质,反复几次即可。②制备温度。制丸操作须保温60℃。温度过高、过低,药粉与蜡易分层,无法混匀。③蜂蜡用量。药粉与蜂蜡比例一般为1:(0.5~1)。处方中植物性中药饮片多,药粉黏性小,用蜡量适当增加;当含结晶水的矿物药多(如白矾、硼砂等)时,用蜡量应适当减少。

三、举例

例1:控涎丸

【处方】醋甘遂 300g　　　　　红大戟 300g
　　　　白芥子 300g

【制法】以上三味,粉碎成细粉,过筛,混匀。另取米粉或黄米粉240g,调稀糊。取上述粉末,用稀糊泛丸,干燥,即得。

【性状】本品为棕褐色带有淡黄色斑点的糊丸;味微辛、辣。

【功能与主治】涤痰逐饮。用于痰涎水饮停于胸膈,胸胁隐痛,咳喘痛甚,痰不易出,瘰疬,痰核。

【用法用量】用温开水或枣汤、米汤送服,一次1~3g,一日1~2次。

【贮藏】密封,防潮。

【注解】(1)本品为糊丸,以米粉糊为黏合剂泛丸,溶散慢,可缓解峻下逐水药甘遂、大戟的毒性及刺激性;(2)用枣汤、米汤送服能降低本品对胃的刺激作用;(3)孕妇慎服,体虚者慎服。

例2:三黄宝蜡丸

【处方】藤黄 120g　　　　　天竺黄 90g
　　　　雄黄 90g　　　　　　大戟 120g
　　　　血竭 90g　　　　　　刘寄奴 90g
　　　　儿茶 90g　　　　　　朴硝 30g
　　　　归尾 45g　　　　　　黑铅 9g
　　　　水银 9g　　　　　　　琥珀 6g
　　　　乳香 9g　　　　　　　朱砂 30g
　　　　麝香 9g

【制法】以上十四位味,藤黄用豆腐制,或将藤黄用荷叶包好,用麻线扎紧,放入罐或铜锅内,再加水、加豆腐煮2小时,取出,去豆腐、荷叶,干燥,研细,过筛。麝香与琥珀共研细粉,黑铅置锅中炒热,加入水银不断共炒,至不见银白色水银粒子成砂状,取出放冷,研细。朴硝风化脱水。乳香炒去油。雄黄水飞或研细成极细粉,其余各药混匀研成极细粉,再与以上各细粉陆续配研,混匀。另取纯黄蜡720g,加热熔化,和药粉,制蜡丸,每丸重3g,蜡壳封固。

【性状】为黄棕色蜡丸。气芳香,味苦,具雄黄味。

【功能与主治】活血祛瘀,解毒消疗。用于跌打损伤,恶疮疗疮,破伤风,瘀血阻滞,外敷治蛇虫咬伤。

【用法与用量】口服,一次 1 丸,一日 2 次,黄酒趁热服。外用,用麻油适量,炖化调敷患处。

【贮藏】密封并置阴凉干燥处贮存。

【注解】(1)本处方含多量毒性药,如藤黄、雄黄、黑铅、水银等,宜制成蜡丸;(2)水银为有毒液态金属,表面张力大,难于分散,因此先与已加热熔化的黑铅混合成铅汞齐,冷后易于粉碎;(3)本品含黑铅、水银、雄黄等重金属有毒药,操作中应严格按照等量递增法混匀,过筛;(4)服药后忌凉水、生冷、烧酒。

 知识链接

现代药物新剂型以蜂蜡为骨架制成各种缓释、控释制剂,是在古代用药经验基础上的一次质的飞跃和发展。目前蜡丸品种不多,主要原因是无法控制其释放药物的速率。

四、蜡丸的现代研究

蜡丸照崩解时限检查法(《中国药典》第四部通则 0921)片剂项下的肠溶衣片检查法检查,应符合规定。蜂蜡不溶于水,所制成的蜡丸,能否保证药物缓慢释放,药学工作者进行了研究,结果表明,蜡丸有类似现代骨架药物的性质。

1. 体外溶出试验　以白矾为主药制成矾蜡丸、矾蜡片,测定铝离子的溶出率,12 小时累积溶出率丸剂为 40.25%,片剂为 93.12%,说明蜡丸虽不溶散,但所含有效成分可通过蜡丸内部的细孔溶解、释放,而蜂蜡呈蜂窝状结构残存,这种特殊的释药方式,类似于现代的不溶性骨架缓释系统。

2. 体内实验　以磺胺为模型药(代替中药),制成水丸、蜜丸、糊丸、蜡丸,以散剂为对比标准,测定各种丸剂的生物利用度,排除植物组织对释放的干扰。在人体内实验,测定尿中药量,这种化学药品的水丸、蜜丸、糊丸与散剂的药物排出累积量差别不显著,但蜡丸与散剂之间的差异较显著,说明蜡丸具有缓释作用,但生物利用度低。另外,采用 X 线追踪硫酸钡矾蜡丸、硫酸钡矾蜡片在体内运行情况,实验结果表明:蜡丸在胃内停留 4~6 小时,经回肠、结肠,在 18~20 小时到达良肠,20~24 小时完整地排出体外。以粪便回收的蜡丸作白矾残留率测定为 64.10%,体内溶出率为 35.90%。蜡片有的在胃内、有的在肠内崩解成小块、颗粒。

蜡丸在体内外均不溶散,而药物成分能缓慢持久地释放,与现代的骨架缓释系统类似。实践证明:蜂蜡在消化液中稳定,并保持固态,且无毒、廉价,是一种较好的水溶性药物的骨架材料。

第五节 浓 缩 丸

一、浓缩丸的含义与特点

浓缩丸(condensed pills)系指饮片或部分饮片提取浓缩后,与适宜的辅料或其余饮片细粉,以水、蜂蜜或蜂蜜和水为黏合剂制成的丸剂。

浓缩丸中部分或全部饮片经提取处理,服用量小,易于服用和吸收,贮存、携带方便。但若中药饮片提取或制丸处理不当,有效成分会有损失,影响崩解或疗效。

浓缩丸根据所用黏合剂的不同,分为浓缩水丸、浓缩蜜丸和浓缩水蜜丸。

二、中药原料处理的原则

根据方药的性质、质地及成分,确定方中需制膏部分及打粉部分。质地坚硬、体积大、黏性大、富含纤维的中药饮片,宜提取制膏。提取方法根据中药饮片性质而定;贵重中药饮片,体积小、含淀粉多的中药饮片,宜粉碎制粉。

三、浓缩丸的制备

浓缩丸可用泛制法和塑制法制备。

1. 泛制法 水丸型浓缩丸采用泛制法制备。存在的情况有:①处方中部分中药饮片提取浓缩成膏,做黏合剂,其余中药饮片粉碎成细粉,用浓缩液(或再加炼蜜)泛丸;②将稠膏与细粉混匀,干燥,粉碎成细粉,再以水、蜜水或不同浓度的乙醇为润湿剂泛制成丸。方中膏少粉多时用①法;膏多粉少时用②法。

2. 塑制法 蜜丸型浓缩丸采用塑制法制备。取处方中部分中药饮片提取浓缩成膏,加入其余中药饮片粉碎成的细粉,再加入适宜炼蜜、混合均匀,制丸条,分粒,搓圆。

四、举例

例:香连丸

【处方】萸黄连 400g　　　　　木香 100g

【制法】以上二味,木香粉碎成细粉;将萸黄连粉碎成粗粉或最粗粉,以 45% 乙醇为溶剂,浸渍 24 小时后进行渗漉,至渗漉液无色,收集漉液,回收乙醇,浓缩至适量,与上述细粉混匀,加适量淀粉或微晶纤维素制丸,制成 1000 丸,干燥,打光,即得。

【性状】本品为棕色至棕褐色的浓缩丸;气微,味苦。

【功能与主治】清热化湿,行气止痛。用于大肠湿热所致的痢疾,症见大便脓血、里急后重、发热腹痛;肠炎、细菌性痢疾见上述证候者。

【用法与用量】口服。一次 6~12 丸,一日 2~3 次。小儿酌减。

【贮藏】密封。

第六节 滴 丸

一、滴丸的含义与特点

滴丸（dripping pills）系指固体或液体药物与适宜的基质加热熔融后溶解、乳化或混悬于基质中，再滴入不相混溶、互不作用的冷凝液中，由于表面张力的作用使液滴收缩成球状而制成的制剂。

滴丸的特点：①药物在基质中呈分子、胶体或微粉状态分散，基质为水溶性时，可提高生物利用度，达到高效和速效作用；②工艺简单、生产效率高，质量稳定，剂量准确；③药物与基质熔合后，与空气接触面积减小，不易氧化和挥发，非水性基质不易引起水解，增加药物的稳定性；④使液态药物固体化，在滴制成丸型后包薄膜衣或肠溶衣，达到不同用药目的；⑤适用于耳、鼻、口腔等局部用药；⑥载药量小，服用剂量较大。

滴丸的分类：①根据形状分球形丸剂和异形丸剂；②根据给药途径分有口服滴丸、外用滴丸及其他途径应用滴丸；③根据释放速度分为速效滴丸和缓释、控释滴丸；④将滴丸制备技术与其他制剂技术结合，可生产不同类型的滴丸，包衣滴丸、栓剂滴丸、脂质体滴丸、干压包衣滴丸等。

二、滴丸的基质及冷凝剂

(一) 滴丸基质的要求与分类

滴丸中主药以外的赋形剂称为基质。基质的要求：①与主药不发生任何化学反应，不影响主药的疗效和检测；②对人体无害；③熔点较低或加一定量热水能溶化成液体，而遇骤冷又能凝成固体，在室温下保持固体状态，与主药混合后仍保持此物理状态。

基质分为水溶性基质和非水溶性基质。常用水溶性基质有聚乙二醇类、泊洛沙姆、硬脂酸聚烃氧(40)酯、明胶等；非水溶性基质有硬脂酸、单硬脂酸甘油酯、氢化植物油等。

(二) 滴丸冷凝剂的要求与分类

用于冷凝滴出的药液液滴，使之冷凝成为固体药丸的物质称为冷凝介质。冷凝介质应符合的要求：①必须安全无害、且与药物不发生作用；②密度与液滴密度相近，使滴丸在冷却液中缓缓下沉或上浮，充分凝固，丸形圆整。

常用的冷凝剂分两类：①水溶性基质可用液体石蜡、甲基硅油，植物油、煤油等；②非水溶性基质可用水、不同浓度乙醇、无机盐溶液等。

三、滴丸的制备

滴制法制备滴丸的一般工艺流程：

中药饮片的处理混合 ——┐

基质选择 ——→ 熔融 ——┘ ——→ 混匀 ——→ 滴制、冷凝成型 ——→ 去冷凝介质、选丸、干燥

——→ 质量检查 ——→ 包装

1. 中药饮片处理 因滴丸载药量小,须对饮片进行提取、纯化,干燥后粉碎备用。

2. 基质熔融 根据药物的性质和临床需要,选择适宜的基质,将药物与基质加热熔融,混匀。

3. 滴制法制备 将混匀的药液,保温(80~100℃),经过一定大小管径的滴头,匀速滴入冷凝介质中,凝固形成的丸粒,徐徐沉于器底或浮于冷凝介质的表面,取出,洗去冷凝介质,干燥即成滴丸。根据药物的性质与使用、贮藏的要求,在滴丸制成后可包衣。

滴丸自动化生产线由滴丸机、集丸离心机和筛选干燥机组成。药液由贮液罐泵入药液滴罐,经滴头滴入冷凝介质中收缩冷凝,并随冷凝介质沉落后由螺旋循环接收系统直接进入集丸机,实现不间断连续生产。目前针对中药黏度大等特点,可采用气压脉冲滴制和自动控制滴制,以解决丸重小、载药量低等缺点,实现每粒滴丸重达 100mg 以上。

四、影响滴丸成型的因素

原辅料与基质的性质、配方比例、料液黏度、料液相对密度、滴制温度、速度、冷凝介质的相对密度、黏度、温度、冷凝柱高度等均会影响滴丸的成型,需要在制剂生产过程中加以严格控制。在成型过程中应注意的情况:

1. 移动速度越快,受重力(或浮力)的影响越大,易呈扁形。液滴与冷凝介质的密度相差大或冷凝介质的黏度小都能增加移动速度,影响其圆整度。

2. 一定范围内降低冷凝介质的温度,有利于滴丸迅速散热凝固。在较低的温度下,冷凝介质的比重增大,黏滞度提高,滴丸运动速度减缓,利于提高滴丸的圆整度。冷凝介质最好呈梯度冷却。

3. 液滴的大小不同,所产生单位重量面积也不同,小丸的单位重量所产生的面积大于大丸,面积愈大收缩成球体的力量就愈强,因而小丸的圆整度比大丸好。

4. 料温过低,易出现拖尾,圆整度差;料温过高,挥发性药物会产生挥发现象,发生局部焦糊现象,易使滴丸表面皱褶严重,圆整度降低。解决办法:可减少每次的投料量,以缩短药液受热时间。

五、举例

例:银杏叶滴丸

【处方】银杏叶提取物 16g

【制法】取银杏叶提取物,加 44g 聚乙二醇 4000,加热熔化,混匀,滴入甲基硅油冷凝介质中,制成 1000 丸,除去表面油迹,或包薄膜衣,即得。

【性状】本品为棕色褐色的滴丸或薄膜衣滴丸,除去包衣后显棕褐色;味苦。

【功能主治】活血化瘀通络。用于瘀血阻络引起的胸痹心痛、中风、半身不遂、舌强语謇;冠心病稳定型心绞痛、脑梗死见上述证候者。

【用法用量】口服。一次 5 丸,一日 3 次;或遵医嘱。

【规格】每丸重 60mg。

【贮藏】密封,避光。

【注解】(1)本品为棕褐色的滴丸或薄膜衣滴丸,除去包衣后显棕褐色,味苦;TLC

鉴别银杏叶提取物、银杏叶萜类内酯;HPLC 法检查黄酮苷元峰面积比,槲皮素与山奈素的峰面积比应为 0.8~1.4;HPLC 法测定了总黄酮醇苷,本品每丸含总黄酮醇苷应为 3.84~5.84mg。每丸含萜类内酯以白果内酯($C_{15}H_{38}O_8$)、银杏内酯 A($C_{20}H_{24}O_9$)、银杏内酯 B($C_{20}H_{24}O_{10}$)与银杏内酯 C($C_{20}H_{24}O_{11}$)的总量计,应为 0.96~2.80mg。(2)因滴丸载药量小,银杏叶以提取物入药,需经粉碎后,用稀乙醇加热回流提取,采用大孔吸附树脂纯化,除去杂质,达到《中国药典》一部的标准后,方可入药。(3)聚乙二醇为水溶性基质,制成固体分散体后,可迅速发挥药效,用于急症。(4)应注意密封,避光。

六、滴丸的质量检查

1. **重量差异** 取供试品 20 丸,精密称定总重量,求得平均丸重后,再分别精密称定每丸的重量。每丸重量与平均丸重相比较,按表 15-1 中的规定,超出重量差异限度的不得多于 2 丸,并不得有 1 丸超出限度的 1 倍。

表 15-1 重量差异限度表

平均丸重	重量差异限度	平均丸重	重量差异限度
0.03g 及 0.03g 以下	±15%	0.1g 以上至 0.3g	±10%
0.03g 以上至 0.1g	±12%	0.3g 以上	±7.5%

2. **装量差异** 单剂量包装的滴丸,取供试品 10 袋(瓶),分别精密称定每袋(瓶)的内容物的重量,每袋(瓶)装量与标示装量相比较,按表 15-2 的规定,超出装量差异限度的不得多于 2 袋(瓶),并不得有 1 袋(瓶)超出限度的 1 倍。

表 15-2 装量差异限度表

平均丸重	装量差异限度	平均丸重	装量差异限度
0.5g 及 0.5g 以下	±12%	2g 以上 3g	±8%
0.5g 以上至 1g	±11%	3g 以上	±6%
1g 以上至 2g	±10%		

3. **溶散时限** 按照《中国药典》2015 年版第四部通则 0921 崩解时限检查法检查,30 分钟内应完全溶散。

4. **微生物限度** 按照《中国药典》2015 年版第四部通则 1105、通则 1106 及通则 1107 微生物限度检查法检查。

第七节 丸剂的包衣

在丸剂的表面包裹一层物质,使之与外界隔绝的操作称为包衣。包衣后的丸剂称为包衣丸剂。

笔记

一、包衣的目的与种类

丸剂包衣的目的:①掩盖不良臭味,使丸面美观,便于吞服;②防止主药氧化、变质或挥发;③防止吸湿或虫蛀;④根据医疗需要,将处方中部分药物包于丸粒表面先行发挥药效;⑤包肠溶衣,使丸剂在肠内溶散。

丸剂的包衣主要有:

(1) 药物衣:包衣材料是丸剂处方的组成部分,包衣可先行发挥药效,又可保护丸粒、增加美观。常见的包衣种类有:①朱砂衣,如周氏回生丸、梅花点舌丸;②甘草衣,如羊胆丸;③黄柏衣,如四妙丸等;④雄黄衣:如痧气丹、化虫丸等;⑤青黛衣:如青黛丸、千金止带丸等;⑥百草霜衣,如六神丸、麝香保心丸等;⑦滑石衣:如防风通圣丸、香砂养胃丸等;⑧其他,如礞石衣(竹沥达痰丸)、牡蛎衣(海马保肾丸)、金箔衣(局方[①]至宝丹)、杜仲炭衣(金嗓开音丸)、地榆炭衣(狼疮丸)等。

(2) 保护衣:选用处方以外、不具明显药理作用、性质稳定的物质为包衣材料,使药物与外界物质隔绝而起保护作用。常用包衣材料有:①糖衣,如安神补心丸、木瓜丸;②薄膜衣,如胃肠安丸、补肾固齿丸。

(3) 肠溶衣:选用肠溶衣材料将丸剂包衣后在胃液中不溶,在肠液中溶散。肠溶衣材料有虫胶、邻苯二甲酸醋纤维素(CAP)、肠烯酸树脂等。

二、包衣的方法与设备

(一) 包衣原材料的准备

1. **包衣材料** 为使丸面光滑,包衣材料应粉碎成极细粉。

2. **素丸要求** 需包衣的素丸应充分干燥,使之有一定的硬度,以免在包衣旋转滚动中碎裂变形。由于蜜丸表面有一定的黏性,撒布包衣药粉经撞击滚转即能黏着于丸粒表面,无须干燥。

3. **黏合剂** 除蜜丸外,其他丸剂包衣需用黏合剂。常用的黏合剂有10%~20%的阿拉伯胶浆或桃胶浆、10%~20%的糯米粉糊、单糖浆及胶糖混合浆等。

(二) 包衣方法

1. **药物衣** 蜜丸以朱砂衣为例,将蜜丸放入适宜容器中,往复摇动,逐步加入朱砂极细粉,借助蜜的黏性,朱砂黏于丸粒表面而成衣,如七味广枣丸。朱砂用量为干丸重的5%~17%。小蜜丸表面积大,用量较多。

水丸(水蜜丸、糊丸、浓缩丸)包衣多用滚转包衣法。将干燥的水丸置包衣锅,转动,加黏合剂均匀润湿,缓缓撒入药物极细粉。反复操作数次,至规定量的丸粒包严为止。取出,晾干。再置于包衣锅内打光,即加入适量虫蜡粉,转动包衣锅,使丸粒在锅内转动摩擦,至表面光亮。

2. **糖衣、薄膜衣、肠溶衣** 包衣方法与片剂相同。详见第十四章第四节片剂包衣。

---

① 局方:《太平惠民和剂局方》(简称《局方》)是宋代著名方书之一,也是我国历史上第一部成药典。

第八节 丸剂的质量检查

一、外观

丸剂外观应圆整均匀、色泽一致。大蜜丸和小蜜丸应细腻滋润,软硬适中。蜡丸表面应光滑无裂纹,丸内不得有蜡点和颗粒。滴丸应大小均匀,色泽一致,无黏连现象,表面无冷凝液介质黏附。

二、水分

按照《中国药典》2015 年版第四部通则 0832 水分测定法测定。除另有规定外,蜜丸、浓缩蜜丸中所含水分不得过 15.0%;水蜜丸、浓缩水蜜丸不得过 12.0%;水丸、糊丸和浓缩水丸不得过 9.0%。蜡丸不检查水分。

三、重量差异

除另有规定外,丸剂照下述方法检查,应符合规定。以 10 丸为 1 份(丸重 1.5g 及 1.5g 以上的以 1 丸为 1 份),取供试品 10 份,分别称定重量,再与每份标示量(每丸标示量 × 称取丸数)相比较(无标示重量的丸剂,与平均重量比较),按表 15-3 的规定,超出重量差异限度的不得多于 2 份,并不得有 1 份超出限度一倍。

表 15-3 丸剂重量差异限度

标示重量或平均重量	重量差异限度	标示重量或平均重量	重量差异限度
0.05g 及 0.05g 以下	±12%	1.5g 以上至 3g	±8%
0.05g 以上至 0.1g	±11%	3g 以上至 6g	±7%
0.1g 以上至 0.3g	±10%	6g 以上至 9g	±6%
0.3g 以上至 1.5g	±9%	9g 以上	±5%

包糖衣的丸剂应检查丸芯的重量差异并符合规定,包糖衣后不再检查重量差异。其他包衣丸剂应在包衣后检查重量差异并符合规定;凡进行装量差异检查的单剂量包装丸剂,不再进行重量差异检查。

四、装量差异

单剂量包装的丸剂,按照下述方法检查,应符合规定。取供试品 10 袋(瓶),分别称定每袋(瓶)内容物的重量,每袋(瓶)装量与标示装量相比较,按表 15-4 的规定,超出装量差异限度的不得多于 2 袋(瓶),并不得有 1 袋(瓶)超出限度 1 倍。

表 15-4 单剂量丸剂重量差异限度

标示重量或平均重量	重量差异限度	标示重量或平均重量	重量差异限度
0.5g 及 0.5g 以下	±12%	3g 以上至 6g	±6%
0.5g 以上至 1g	±11%	6g 以上至 9g	±5%
1g 以上至 2g	±10%	9g 以上	±4%
2g 以上至 3g	±8%		

多剂量包装丸剂,按照《中国药典》2015 年版第四部通则 0942 最低装量检查法检查,应符合规定。以丸数标示的多剂量包装丸剂,不检查装量。

五、溶散时限

按照《中国药典》2015 年版第四部通则 0921 崩解时限检查法项下的方法加挡板进行检查。除另有规定外,小蜜丸、水蜜丸和水丸应在 1 小时内全部溶散;浓缩丸和糊丸应在 2 小时内全部溶散;滴丸 30 分钟全部溶散。包衣丸应 1 小时内溶散(除另有规定外,应符合规定)。操作过程中如供试品黏附挡板妨碍检查时,应另取供试品 6 丸,以不加挡板进行检查。

蜡丸按照《中国药典》2015 年版第四部通则 0921 崩解时限检查法片剂项下的肠溶衣片检查法检查,应符合规定。

除另有规定外,大蜜丸及研碎、嚼碎等或用开水、黄酒等分散后服用的丸剂不检查溶散时限。

六、微生物限度

按照《中国药典》2015 年版第四部通则 1105、通则 1106 及通则 1107 微生物限度检查法检查,应符合规定。

第九节 丸剂的包装与贮藏

除蜜丸外,中药丸剂包装形式目前常见的有两种:瓶装丸剂和袋装丸剂。瓶装丸剂常用玻璃瓶、塑料瓶、瓷瓶包装。为减轻运输中的撞击,常用棉花、纸充填瓶内空隙,再以软木塞浸蜡或塑料内衬浸蜡为内盖再加外盖密封。袋装丸剂适用于小丸剂,按重量分装于铝塑袋中,类似于颗粒剂的包装,每次以一袋为服用剂量。

大蜜丸的包装分为每粒一个单独包装或多粒一板铝塑泡罩包装。蜜丸可先用蜡纸包裹,装于浸过蜡的纸盒内,封盖后再浸蜡,密封防潮;或将药丸装于两个螺口相嵌形成的塑料小盒内,外面再浸蜡包封蜡衣,封严封口。

贵重中药丸剂或含有多量芳香性药物的丸剂传统采用蜡壳包装。先将 40% 蜂蜡和 60% 石蜡制成一个圆形空壳,割开成两个相连的半球形蜡壳,装入丸剂,再用蜡密封而成。此包装密封性好,可隔绝空气、光线、水分,防止丸剂氧化、虫蛀、吸潮及有效成分的挥发,可确保丸剂在贮存期内不发霉、不变质。

丸剂应密封贮存。蜡丸应密封并置阴凉干燥处贮藏。滴丸应密封贮藏。

学习小结

1. 学习内容

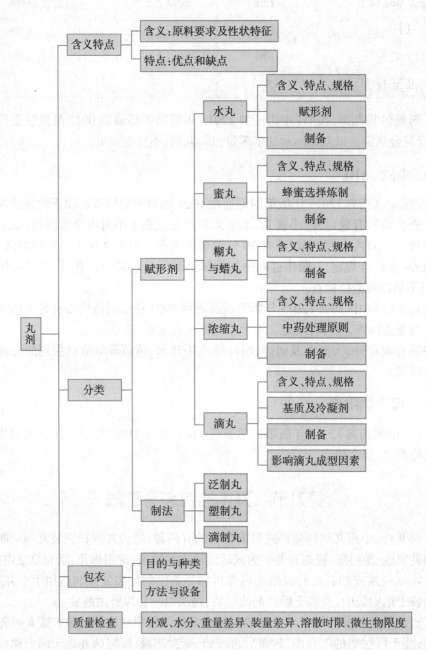

2. 学习方法

(1) 掌握丸剂含义、特点、分类及质量要求。特别注意与颗粒剂、片剂等固体制剂的区别。

(2) 掌握水丸、蜜丸、浓缩丸、滴丸的制备方法。只能用泛制法制备的丸剂有水丸，只能用塑制法制备的丸剂有蜜丸、蜡丸。可用泛制法及塑制法制备的丸剂有水蜜、糊丸、浓缩丸。滴丸用滴制法制备。

(3) 熟悉丸剂的包衣有药物衣、保护衣(糖衣、薄膜衣)和肠溶衣。

(4) 丸剂的质量检查中,重点学习重量差异和溶散时限。

(许汉林　杨志欣)

复习思考题

1. 简述丸剂的制备方法及对药粉的要求。

2. 简述各类丸剂的黏合剂种类及对药效发挥的影响。

3. 简述蜜丸制备中炼蜜的目的及炼蜜的程度。

4. 简述水丸、蜜丸的制备工艺流程。

5. 简述用滴制法制备滴丸的关键。

6. 简述滴丸的基质与冷凝剂的选择要求。

7. 开放性讨论:制备蜜丸时应根据中药处方中药粉的性质选用炼蜜,是否与疾病性质、药物作用部位、药物药性有关?

笔记

第十六章

栓　剂

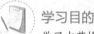**学习目的**

　　学习中药栓剂的理论与应用,掌握中药栓剂制备的知识与技术。通过学习栓剂的含义、特点、制备及质量检查等内容,学会采用热熔法制备栓剂及质量评价。

　　学习要点

　　栓剂的含义、特点及制备;直肠给药药物吸收的途径与影响吸收的因素;常用栓剂基质的种类、特点;置换价的含义及其计算方法等内容。

第一节　概　　述

一、栓剂的含义与特点

　　栓剂(suppository)系指原料药物与适宜基质(bases)制成供腔道给药的固体制剂。栓剂在常温下为固体,塞入人体腔道后,在体温下能熔化、软化或溶化于分泌液,逐渐释放药物而产生局部或全身作用。

　　栓剂的优点:①在腔道可起到润滑、抗菌、消炎、杀虫、收敛、止痛、止痒等局部治疗作用,亦可吸收入血发挥镇痛、镇静、兴奋、扩张支气管和血管等全身治疗作用;②药物经直肠吸收比口服吸收干扰因素少,药物不受胃肠道 pH 或酶的破坏而失去活性;③在一定条件下可减少药物受肝脏首过作用的破坏,减少药物对肝脏的毒副作用;④适宜于不能或不愿吞服药物的患者(如儿童、呕吐症状的患者)。

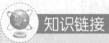**知识链接**

栓剂的发展史

　　栓剂是我国传统剂型之一,古代称坐药或塞药。在公元前 1550 年的埃及《伊伯氏纸草本》中即有记载。我国关于栓剂的最早记载可上溯到《史记·仓公列传》,后汉张仲景的《伤寒论》中有用于通便的肛门栓的记载。晋葛洪的《肘后备急方》中有用半夏和水制成小丸塞入鼻中的鼻用栓剂和用巴豆鹅脂制成的耳用栓剂等。《本草纲目》中有耳用栓、鼻用栓、阴道栓、尿道栓、直肠栓的记述。近年来,栓剂的研究有了较大进展,发展了双层栓、中空栓、泡腾栓、凝胶栓、缓释栓、控释栓等新型栓剂。

笔记

296

二、栓剂的分类

(一)按给药途径分类

栓剂按施用腔道可分为直肠栓、阴道栓、尿道栓、鼻腔栓、耳用栓等,其中常用的是直肠栓、阴道栓。

直肠栓的形状有鱼雷形、圆锥形、圆柱形等。每粒重约 2g,长约 3~4cm,以鱼雷形较为常用,儿童用可酌减重量,塞入肛门后,由于括约肌的收缩引入直肠。

阴道栓的形状有鸭嘴形、球形、卵形、圆锥形等,以鸭嘴形较为常用,每颗重 2~5g,直径约 1.5~2.5cm。常用水溶性或水能混溶的基质制备阴道栓剂。

尿道栓一般为棒状。

栓剂形状,见图 16-1。

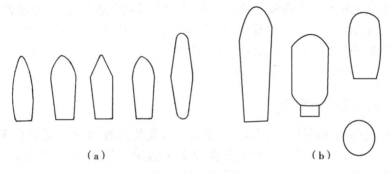

图 16-1 常用栓剂的形状

(a)阴道栓 (b)直肠栓

(二)按制备工艺与释药特点分类

按制备工艺与释药特点,可分为双层栓、中空栓、泡腾栓、凝胶栓、缓释栓、控释栓等。

三、直肠给药药物的吸收途径及其影响因素

(一)直肠给药药物的吸收途径

药物口服给药后,经门静脉进入肝脏,在肝脏中代谢,这样多数药物在不同程度上被降低了原有的利用程度。直肠给药后,药物在直肠吸收主要有两条途径:一条是通过直肠上静脉,经门静脉而入肝脏,在肝脏代谢后进入大循环;另一条是通过直肠中、下静脉和肛门静脉,绕过肝脏进入下腔静脉,而直接进入大循环,见图 16-2。一般情况下,有 50%~70% 的药物不经肝脏而直接进入大循环。药物吸收量与给药深度密切相关,当给药深度为距肛门 2cm 时,主要通过第二条途径吸收,当给药深度为

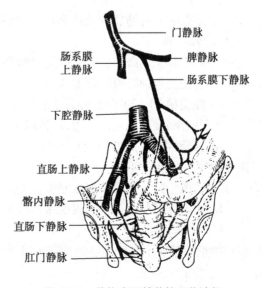

门静脉

肠系膜上静脉 — 脾静脉

肠系膜下静脉

下腔静脉

直肠上静脉

髂内静脉

直肠下静脉

肛门静脉

图 16-2 药物直肠给药的吸收途径

297

距肛门 6cm 时,主要通过第一条途径吸收,大部分药物会经直肠上静脉进入门-肝系统。为避免或减少肝脏的首过作用,栓剂塞入直肠的位置以距肛门 2cm 处为宜。

(二)影响直肠给药药物吸收的因素

(1)生理因素:一般情况下直肠液的 pH 值 7.4,且无缓冲能力。药物进入直肠后其吸收的难易程度视环境 pH 值对被溶解药物的影响而定。栓剂在直肠保留的时间越长,吸收越趋于完全,一般充有粪便的直肠比空直肠吸收要少。因此使用栓剂前应排便。

(2)药物因素:①药物溶解度大,溶解量大,增加吸收,溶解度小的药物则吸收也少,对难溶性药物,应设法制成溶解度大的盐类或衍生物,选择适宜的基质,以利于吸收;②以混悬、分散状态存在于栓剂中的药物,其粒度越小,越易溶解吸收;③当药物从栓剂基质中释放出来到达肠壁时,非解离型的药物比解离型的药物容易吸收。

(3)基质因素:栓剂塞入直肠后,首先要使药物从熔化的基质中释放出来分散或溶解于分泌液而被吸收。在油脂性基质中,水溶性药物释放较快,而在水溶性基质或在油水分配系数小的油脂性基质中,脂溶性药物更易释放。栓剂基质中加入表面活性剂可以增加药物的亲水性从而有助于药物的释放吸收,但表面活性剂浓度较大时,产生的胶团可将药物包裹,反而不利于吸收。

四、栓剂的质量要求

栓剂中的药物与基质应混合均匀,其外形应完整光滑,塞入腔道后应无刺激性,应能融化、软化或溶化,并与分泌液混合、逐渐释放出药物,产生局部或全身作用;并应有适宜的硬度,在包装或贮藏时保持不变形,无发霉变质现象。

第二节 栓剂的基质与附加剂

一、栓剂的基质

(一)栓剂基质的要求

1. 室温时具有适宜的硬度和韧性,当塞入腔道时不变形、不碎裂。在体温下易软化、熔化或溶解。

2. 对黏膜无刺激性、无毒性、无过敏性。

3. 释药速度须符合治疗要求。

4. 性质稳定、与主药混合后不起反应,不影响主药的作用和含量测定。

5. 具有润湿或乳化的能力,水值较高。

6. 油脂性基质的酸值应在 0.2 以下,皂化值应在 200~245,碘值低于 7,熔点与凝固点的间距要小。

7. 适用于冷压法及热熔法制备栓剂且易于脱模。

8. 用于局部作用要求释放缓慢而持久,全身作用要求塞入腔道后能迅速释药。

(二)基质的种类

栓剂的基质主要分为油脂性和水溶性基质。

1. 油脂性基质

(1)天然油脂

1）可可豆脂（cocobutter）：由梧桐科植物可可树的种仁，经烘烤、压榨而得的固体脂肪。常温下为黄白色固体，可塑性好，无刺激性，能与多种药物配伍使用。熔点为31~34℃，加热至25℃开始软化，遇体温即能迅速熔化，10~20℃时易粉碎成粉末。本品为同质多晶型，有 α、β、γ 三种晶型。通常应缓缓加热升温，待基质熔化至 2/3 时停止加热，用余温使其逐步熔化，以避免晶体转型而影响栓剂成型。有些药物如樟脑、薄荷脑、冰片等能使本品的熔点降低，可加入 3%~6% 的蜂蜡、鲸蜡等提高其熔点。

2）香果脂：由樟科植物香果树的成熟种仁脂肪油精制而成。为白色结晶性粉末或淡黄色固体块状物。熔点 30~34℃，25℃以上时开始软化，酸值小于 3，皂化值260~280，碘值 1~5。与乌桕脂配合使用可克服易于软化的缺点。

3）乌桕脂：由大戟科植物乌桕树的种子外层制得的一种固体脂肪精制而得。为白色或淡黄色固体，有特殊臭味。熔点 38~42℃，软化点 31.5~34℃。释药速度较可可豆脂缓慢。

（2）半合成或全合成脂肪酸甘油酯：系指由天然植物油，如椰子油或棕榈油等水解、分馏所得 C_{12}~C_{18} 游离脂肪酸，经部分氢化再与甘油酯化而得的甘油三酯、二酯、一酯的混合酯。化学性质稳定，成型性良好，具有适宜的熔点，不易酸败，为目前取代天然油脂较理想的栓剂基质。

1）半合成椰油酯：由椰油、硬脂酸与甘油酯化而成，分为四种规格，即 34 型、36型、38 型、40 型。最常用的为 36 型，酸值小于 2，皂化值 215~235，碘值小于 4，羟值小于 60，无毒性，无刺激性。

2）半合成山苍子油酯：由山苍子油水解、分离得月桂酸，加硬脂酸与甘油经酯化而成。有 34 型、36 型、38 型、40 型等不同规格。其中 38 型为最常用。

3）半合成棕榈油酯：由棕榈油经碱化、酸化加入硬脂酸与甘油经酯化而得。熔点分别为 33.2~33.6℃、38.1~38.3℃、39~39.8℃。刺激性小，抗热能力强，化学性质稳定。

4）硬脂酸丙二醇酯：由硬脂酸与 1,2-丙二醇经酯化而得，是硬脂酸丙二醇单酯与双酯的混合物，熔点 36~38℃，酸值小于 2，皂化值 175，碘值小于 1，羟值 116~126，对腔道黏膜无明显刺激性。

（3）氢化植物油系指由植物油部分或全部氢化而得的白色固体脂肪。如氢化棉子油（熔点 40.5~41℃）、部分氢化棉子油（熔点 35~39℃）、氢化椰子油（熔点 34~37℃）、氢化花生油等。部分氢化植物油释药能力较差，加入适量表面活性剂可以得到改善。

2. 水溶性基质

（1）甘油明胶（gelatin glycerin）：系指用明胶、甘油与水按比例加热融合，蒸去大部分水分，滤过，放冷，凝固而成。制品有弹性，在体温下不熔化，但能软化并缓慢地溶于分泌液中，故作用缓慢而持久，多用作阴道栓剂基质。明胶是胶原水解产物，凡与蛋白质能产生配伍变化的药物如鞣酸、重金属盐等均不能用甘油明胶作基质。

（2）聚乙二醇类（polyethylene glycol，PEG）：系指乙二醇高分子聚合物的总称，聚合度、分子量不同，物理形状、熔点不同。分子量 200、400 及 600 者为透明无色液体，随分子量增加逐渐呈半固体到固体，4000 以上者为固体，熔点也随之升高。通常用不同分子量的 PEG 以一定比例加热融合，制成适当硬度的栓剂基质。本品无生理作用，遇体温不熔化，能缓缓溶于体液而释放药物，吸湿性较强，对黏膜有一定刺激性。加入约 20% 的水，可减轻其刺激性，也可在塞入腔道前先用水湿润，或在栓剂表面涂一层鲸蜡醇或硬脂醇薄膜以减轻刺激。

(3) 泊洛沙姆(poloxamer 188)：系指聚氧乙烯、聚氧丙烯的嵌段聚合物,也是一种表面活性剂,随聚合度增大,物态呈液体、半固体至蜡状固体,易溶于水。本品能促进药物的吸收并起到缓释与延效的作用。

二、栓剂的附加剂

除基质外,附加剂对栓剂的成型和药物释放行为也具有重要影响。应在确定基质的种类和用量的同时,选择适宜的附加剂,以改善栓剂外观,增强稳定性,调节释药速度。

1. 黏膜吸收促进剂

(1) 非离子型表面活性剂：如用聚山梨酯 80 等非离子型表面活性剂,能促进药物细粉与基质的混合,改善药物的吸收。

(2) 月桂氮䓬酮类：月桂氮䓬酮为一种高效无毒的透皮吸收促进剂。

(3) 发泡剂：如用碳酸氢钠和己二酸制备成泡腾栓,遇水产生泡沫可加快药物在腔道表面的分布。

2. 吸收阻滞剂　系指溶解或熔融后黏度较大的一类物质,如海藻酸、羟丙基甲基纤维素(HPMC)、硬脂酸和蜂蜡、磷脂等,可延缓药物从基质的释放,主要用于缓释栓剂的制备。

3. 增塑剂　如加入少量甘油、蓖麻油或丙二醇,可使脂肪性基质具有弹性,降低脆性。

4. 抗氧剂(antioxidants)　如没食子酸、鞣酸、抗坏血酸等药物具有抗氧化作用,可提高栓剂的稳定性。

5. 防腐剂　防止水溶性基质腐败变质,常用苯甲酸、三氯叔丁醇等。

第三节　栓剂的制备

栓剂制备的一般工艺流程：

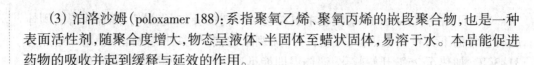

栓模准备

药物的处理与混合 → 制栓 → 启模 → 推栓 → 除润滑剂 → 质量检查 → 包装

一、普通栓剂的制备

(一) 栓模准备

根据用药途径及特点选择合适的模具,如直肠栓一般选择鱼雷形;阴道栓一般选择鸭嘴形栓模,清洗,干燥,备用。

(二) 药物的处理与混合

1. 水溶性药物　可以直接加入到已熔化的水溶性基质中,或用少量水制成浓溶液,用适量羊毛脂吸收后与油脂性基质混合,如水溶性稠浸膏、生物碱盐等。

2. 油溶性药物　可直接混入已熔化的油脂性基质中,使之溶解。如加入的药物量大降低基质的熔点或使栓剂过软时,可加适量石蜡或蜂蜡调节硬度。挥发油量大时可考虑加入适宜的乳化剂,制成乳剂型基质直接加入。

3. 不溶或难溶性药物　如中药细粉、某些浸膏粉、矿物药等,应制成最细粉,通过六号筛再与基质混合,混合时可采用等量递增法。

(三) 润滑剂的选用

在栓模孔内壁涂布润滑剂便于脱模,常用润滑剂主要有两类:对于油脂性基质的栓剂,常用软肥皂、甘油各 1 份与 90% 乙醇 5 份混合制成的润滑剂;对于水溶性或亲水性基质的栓剂,则用油类润滑剂,如液状石蜡或植物油。可可豆脂或聚乙二醇等基质,由于不黏模可不用润滑剂。

(四) 栓剂的制备

栓剂的制备方法有搓捏法、冷压法及热熔法。搓捏法除手工少量制备外,已基本不用。目前以热熔法应用最广泛。

1. 冷压法(cold compression method)　系指将药物与基质的锉末置于冷却的容器内混合均匀,然后装入制栓机内压成一定形状的栓剂。

2. 热熔法(fusion method)

热熔法制备的一般工艺流程:

熔融基质 ⟶ 加入药物(混匀) ⟶ 注模 ⟶ 冷却 ⟶ 刮削 ⟶ 脱模 ⟶ 除润滑剂 ⟶ 质量检查 ⟶ 成品栓剂 ⟶ 包装

热熔法系指将计算量的基质锉末加热熔化,加入药物混合均匀后,倾入冷却并涂有润滑剂的栓模中(稍微溢出模口为度)的方法。放冷,待完全凝固后,削去溢出部分,开模取出,即得栓剂。

小量加工用手工灌模的方法。栓剂模型见图 16-3。

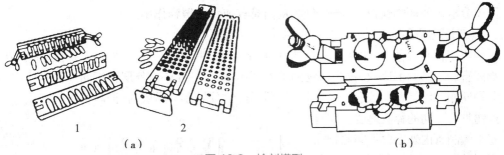

图 16-3　栓剂模型

(a)阴道栓模型　(b)直肠栓模型

1. 卧式　2. 立式

(五) 置换价

置换价在栓剂生产中对保证投料的准确性有重要意义。置换价(displacement value,DV,f)系指药物的重量与同体积基质的重量之比值。用同一模型所制得的栓剂容积是相同的,但其质量则随基质与药物密度的不同而有差别,根据置换价可以对药物置换基质的重量进行计算。

置换价(f)用式(16-1)表示:

$$f = \frac{W}{G-(M-W)} \tag{16-1}$$

式中,W 为含药栓中每粒平均含药量,G 为纯基质栓每粒平均重,M 为含药栓每粒平均重,$M-W$ 为含药栓中基质的重量,$G-(M-W)$ 为两种栓中基质的重量之差,即药物同容积的基质的重量。

例1:已知鞣酸对可可豆油的置换价为1.6,欲用可可豆油为基质,制备鞣酸栓50粒,每粒含鞣酸0.2g,模孔重量为2.0g。计算基质多少 g?

解:已知 $G=2.0g$,$W=0.2g$,$f=1.6$

(1) 先求含药栓每粒的实际重量

根据式(16-1),$f=\dfrac{W}{G-(M-W)}$

推出:$M=(G+W)-\dfrac{W}{f}=(2+0.2)-0.2\div1.6=2.075g$

即每粒栓的实际重量为2.075g。

(2) 求50粒鞣酸栓所需基质重量

$2.075\times50-0.2\times50=93.75g$

【注】实际生产中还应考虑到操作过程中的损耗。

二、特殊栓剂的制备

(一) 中空栓剂

中空栓系指中有空心的栓剂,空心部分可填充药物。先将基质制成栓壳,再将药物封固在栓壳内。中空栓剂中心的药物,水溶性或脂溶性、固体或液体形式均可填充其中。中心是液体的中空栓剂放入人体内后外壳基质迅速熔融破裂,药物以溶液形式一次性释放,达峰时间短起效快。中空栓剂中心的药物添加适当的赋形剂或制成固体分散体使药物快速或缓慢释放,从而具有速释或缓释作用。

(二) 双层栓剂

双层栓有两种:一种是上下两层,上半部为空白基质,可阻止药物向上扩散,减少药物经直肠上静脉的吸收,提高药物的生物利用度;另一种是内外层含不同药物的栓剂,分别使用水溶性基质或脂溶性基质,将不同药物分隔在不同层内,控制各层的溶化,使药物具有不同的释放速度。实验室小量制备内外层含不同药物的双层栓剂、栓模由圆锥形内模和外套组成,见图16-4。先将内模插入模型外套中固定好,将外层的基质和药物熔融混合,注入内模与外套之间,待凝固后,取出内模,再将已熔融的基质和药物注入内层,熔封而成。

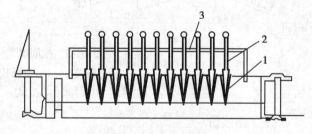

图16-4 双层栓模型
1.外套 2.内模 3.升降杆

栓剂制成后,即可启模、推栓、除润滑剂,质量检查合格后即可包装。

三、栓剂的包装与贮藏

栓剂所用包装材料或容器应无毒性,并不得与药物或基质发生理化作用。小量包装系指将栓剂分别用蜡纸或锡纸包裹后,置于小硬纸盒或塑料盒内,应避免互相粘连和受压。应用栓剂自动化机械包装设备,可直接将栓剂密封于玻璃纸或塑料泡眼中。

除另有规定外,栓剂应在置于干燥阴凉处 30℃以下密闭贮存,防止受热、受潮而变形、发霉、变质。甘油明胶栓及聚乙二醇栓应置于密闭容器中,以免吸湿。

四、举例

例 1:双黄连栓

【处方】金银花 2500g　　　　黄芩 2500g

连翘 5000g

【制法】以上三味,黄芩加水煎煮三次,第一次 2 小时,第二、三次各 1 小时,合并煎液,滤过,滤液浓缩至相对密度为 1.03~1.08(80℃),在 80℃时加 2mol/L 盐酸溶液,调节 pH 值至 1.0~2.0,保温 1 小时,静置 24 小时,滤过,沉淀物加 6~8 倍量水,用 40% 氢氧化钠调节 pH 值 7.0~7.5,加等量乙醇,搅拌使溶解,滤过。滤液用 2mol/L 盐酸溶液调 pH 值至 2.0,60℃保温 30 分钟,静置 12 小时,滤过,沉淀用水洗至 pH 值 5.0,继用 70% 乙醇洗至 pH 值 7.0,沉淀物加水适量,用 40% 氢氧化钠溶液调节 pH 值 7.0~7.5,搅拌使溶解,备用;金银花、连翘加水煎煮二次,每次 1.5 小时,合并煎液,滤过,滤液浓缩至相对密度为 1.20~1.25(70~80℃)的清膏,冷至 40℃时搅拌下缓慢加入乙醇,使含醇量达 75%,静置 12 小时,滤取上清液,回收乙醇,浓缩液再加乙醇使含醇量达 85%,充分搅拌,静置 12 小时,滤取上清液,回收乙醇至无醇味;加上述黄芩提取物水溶液,搅匀,并调 pH 值至 7.0~7.5,减压浓缩成稠膏,低温干燥,粉碎;另取半合成脂肪酸酯 780g,温度保持在 40℃±2℃,加入上述干膏粉,混匀,浇模,制成 1000 粒,即得。

【功能与主治】疏风解表,清热解毒。用于外感风热所致的感冒,症见发热、咳嗽、咽痛;上呼吸道感染、肺炎见上述证候者。

【用法与用量】直肠给药,小儿一次 1 粒,一日 2~3 次。

【注解】本品是"双黄连"系列品种之一,相对于双黄连注射剂,对于小儿患者,本品给药方便、安全,可降低其不良反应发生率。

例 2:保妇康栓

【处方】莪术油 82g　　　　冰片 75g

【制法】以上二味,加入适量乙醇中,搅拌使溶解。另取硬脂酸聚烃氧(40)酯 1235g 和聚乙二醇 4000 200g,加热使熔化,加入聚乙二醇 400 120g 和月桂氮酮 17.5g,搅匀,加入上述药液,搅匀,灌入栓剂模中,冷却后取出,制成 1000 粒,即得。

【功能与主治】行气破瘀,生肌止痛。用于湿热瘀滞所致的带下病,症见带下量多、色黄、时有阴部瘙痒;霉菌性阴道炎、老年性阴道炎、宫颈糜烂见上述证候者。

【用法与用量】洗净外阴部,将栓剂塞入阴道深部;或在医生指导下用药。每晚 1 粒。

【注解】(1)本品呈乳白色、乳黄色或棕黄色的子弹形栓剂,薄层色谱法鉴别莪术油,气相色谱法测定莪术二酮、莪,本品每粒含莪术油以莪术二酮($C_{15}H_{24}O_2$)计,不得少于 5.0mg,每粒含冰片($C_{10}H_{18}O$)应为 60.0~90.0mg。(2)月桂氮草酮为非极性透黏膜促进剂,它可使角质软化,增强通透性,使药物透过黏膜屏障,提高局部或全身血药浓度,提高制剂生物利用度,对亲脂性亲水性药物均有透黏膜促进作用。(3)莪术是姜科植物,有行气解郁、破瘀、止痛的功用,口服给药副作用较大,制成阴道栓可减小该药对胃肠道的副作用。

例3：甘油栓

【处方】甘油 1820g　　　　　　　硬脂酸钠 180g

制成栓剂 1000 粒

【制法】取甘油,在蒸气夹层锅内加热至 120℃,加入研细干燥的硬脂酸钠,不断搅拌,使之溶解,继续保温在 85~95℃,直至容易澄清,滤过,浇模,冷却成型,脱模,即得。

【功能与主治】本品为润滑性泻药,有缓和通便作用。用于治疗便秘。

【用法与用量】每次 1 粒,塞入直肠内。

【注解】(1)本品系以碳酸钠与硬脂酸生成的固体钠肥皂制剂。由于肥皂的刺激性与甘油较高的渗透压而能增加肠的蠕动,具泻下作用。(2)甘油栓应透明而有适宜的硬度,皂化完全。若留有未皂化的硬脂酸,成品不透明,且弹性较差。为使皂化完全,可将温度控制在 115℃左右,以加速皂化反应的完成。另外,水分的含量亦不宜过高,以免成品混浊。

第四节　栓剂的质量评价

一、外观

栓剂外形应完整光滑,无裂缝,不起霜或变色,药物与基质应混合均匀,栓剂外形应完整光滑。有适宜的硬度,塞入腔道后能软化、熔融或溶解,贮藏期间能保持不变形,无发霉变质现象。

二、重量差异

栓剂的重量差异限度应符合表 16-1 所示规定。

检查法:取供试品 10 粒,精密称定总重量,求得平均粒重后,再分别精密称定各粒的重量,每粒重量与平均粒重相比较(有标示粒重的中药栓剂,每粒重量应与标示粒重比较),按表16-1 中的规定,超出重量差异限度的栓剂不得多于1粒,并不得超出限度1倍。

表 16-1　栓剂的重量差异限度

标示粒重或平均粒重	重量差异限度
1.0g 及 1.0g 以下	±10%
1.0g 以上至 3.0g	±7.5%
3.0g 以上	±5%

凡规定检查均匀度的栓剂,一般不再进行重量差异检查。

三、融变时限

按照《中国药典》2015 年版第四部通则 0922 融变时限检查法规定的装置和方法(各加挡板)进行。

检查法:取供试品 3 粒,在室温放置 1 小时后,分别放在 3 个金属架的下层圆板上,装入各自的套筒内,并用挂钩固定。除另有规定外,将上述装置分别垂直浸入盛有不少于 4L 的 37.0℃±0.5℃水的容器中,其上端位置应在水面下 90mm 处。容器中装一转动器,每隔 10 分钟在溶液中翻转该装置一次。

结果判断:除另有规定外,脂肪性基质的栓剂 3 粒均应在 30 分钟内全部融化、软化或触压时无硬芯;水溶性基质的栓剂 3 粒均应在 60 分钟内全部溶解。如有 1 粒不符合规定,应另取 3 粒复试,均应符合规定。

四、微生物限度

除另有规定外,照非无菌产品微生物限度检查:微生物计数法(通则 1105)和控制菌检查法(通则 1106)及非无菌药品微生物限度标准(通则 1107)检查,应符合规定。

学习小结

1. 学习内容

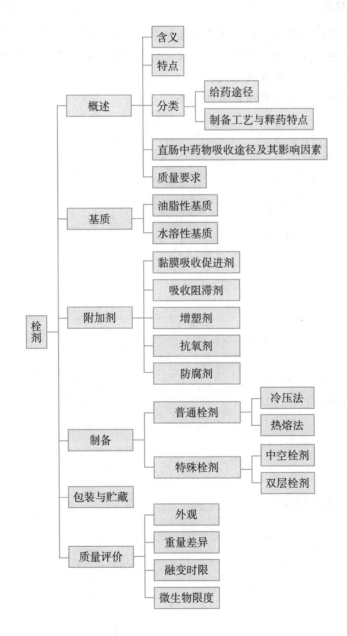

2. 学习方法

(1) 掌握栓剂含义、特点、分类及质量要求,通过对比其他给药途径的特点,学习直肠栓剂的吸收途径及其影响因素。

(2) 熟悉栓剂的基质与附加剂的要求与分类。通过对比法学习栓剂的基质及附加剂。

(3) 熟悉普通栓剂与特殊栓剂的制备方法。注意普通栓剂的制备方法主要有冷压法和热熔法。

(4) 熟悉置换价的含义、意义及计算方法。

(5) 栓剂的质量评价项目中重点学习重量差异和融变时限。

(刘　强)

复习思考题

1. 试述栓剂经直肠给药后发挥全身性作用的吸收途径及特点。

2. 热熔法制备栓剂的一般工艺流程包括哪些步骤? 注意事项有哪些?

3. 试述置换价的含义及其意义。

4. 栓剂质量评价的主要项目包括哪些?

第十七章

外用膏剂

📖 **学习目的**

通过学习软膏剂、橡胶膏剂、凝胶膏剂、贴剂、膏药等皮肤科用外用膏剂的相关知识,学会外用膏剂的制备与质量评价方法,并为学习中药新剂型(缓释、控释制剂)奠定基础。

学习要点

外用膏剂的含义、特点及发展;外用膏剂透皮吸收机制及影响因素;软膏剂的含义、特点与制法;软膏剂基质的种类和性质;橡胶膏剂、凝胶膏剂及透皮贴剂的含义、特点与制法;贴剂的含义、特点和分类等。

第一节 概 述

一、外用膏剂的含义与特点

外用膏剂(external slurry)系指采用适宜的基质将药物制成主要供外用的半固体或近似固体的一类制剂。外用膏剂广泛应用于皮肤科与外科,易涂布或粘贴于皮肤、黏膜或创面上,起保护创面、消炎止痒、润滑皮肤和局部治疗作用,有的还可以透过皮肤或黏膜起全身治疗作用。

外用膏剂的特点有:①避免了口服给药可能发生的肝首过效应和胃肠灭活的现象,提高了药物治疗效果;②皮肤表皮不具有血管,外用膏剂对于皮肤类疾病等局部治疗具有明显的优势;③可以通过改变给药面积调节给药剂量,减少个体差异和个体内差异,如软膏剂;④延长有效作用时间,减少用药次数,药物可长时间持续扩散进入血液循环,如起全身作用的透皮贴剂;⑤患者可以自主给药,也可随时停止用药,降低药物副作用,提高顺从性。

二、外用膏剂的分类

中药外用膏剂按基质及形态分为两大类:

1. 软膏剂(ointments) 系指半固体外用膏剂,主要用于皮肤的局部治疗,对皮肤有保护、润滑、消炎和止痒等作用。软膏剂根据基质组成不同,可分为油脂性基质、乳剂型基质和水溶性基质软膏。

2. 贴膏剂（adhesive ointment）和膏药（plaster） 系指将药物混合于黏性基质中制成的一类近似固体的外用膏剂，起局部或全身的治疗作用。按基质组成可分为：

（1）贴膏剂：系指以适宜的基质和基材制成的供皮肤贴敷的一类片状外用制剂。又分为：①橡胶膏剂（以橡胶为主要基质）；②凝胶膏剂（以亲水性高分子材料为基质）；③贴剂（以高分子材料为基质）。

（2）膏药：以高级脂肪酸铅盐为基质的外用膏剂，也叫铅硬膏，如黑膏药、白膏药等。

软膏剂和膏药在我国应用甚早，橡胶膏剂则源于国外。近年来随着经皮给药系统（transdermal drug delivery systems，TDDS）或经皮治疗系统（transdermal therapeutic systems，TTS）理论研究上的突破，以透皮贴剂为主的外用膏剂得到快速发展。

另外，类似软膏剂的其他半固体剂型凝胶剂、糊剂，以及与软膏剂应用类似的涂膜剂和搽剂也在本章介绍。

三、外用膏剂的经皮吸收

（一）皮肤的结构

正常人皮肤的构造见图 17-1，由表皮、真皮及皮下脂肪组织三部分组成。表皮在皮肤的最外层，由外到里可分为角质层、透明层、粒层、棘细胞层及基底层等，见图 17-2，棘层与基底层又称为生发层。角质层的最外层细胞不断脱落，生发层细胞不断分裂增殖，向表皮推移，逐渐角化成新的角质层细胞。充满了角蛋白或纤维状蛋白的角质层细胞质致密交联，成为防止水分蒸发及抵御外来物质进入的重要屏障。表皮内无血管，药物在表皮内不能吸收。真皮内有丰富的毛细血管、淋巴管、神经、皮脂腺、毛囊及汗腺等。皮脂腺多与毛发并存，开口于毛囊上部。汗腺导管贯穿于真皮中，开口至表皮。皮下脂肪组织在真皮之下，其中有许多血管、淋巴管及汗腺。真皮与皮下组织对药物穿透的阻力小，药物透过表皮进入真皮及皮下组织后易为血管及淋巴管

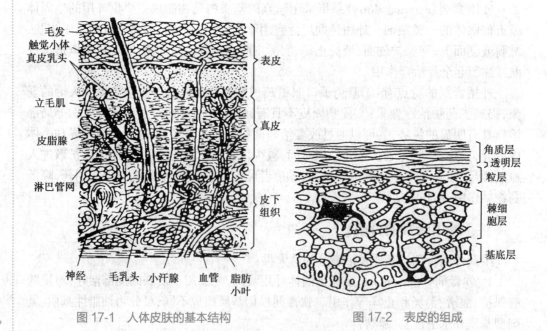

图 17-1　人体皮肤的基本结构　　　　图 17-2　表皮的组成

所吸收。

(二) 经皮吸收机制

知识链接

古人对外用膏剂的认识

外用膏剂的经皮吸收在我国应用较早,清代名医徐大椿(字灵胎,号洄溪老人)曾说:"今所用之膏药,古人谓之薄贴,其用大端有二:一以治表,一以治里。治表者,如呼脓去腐,止痛生肌,并遮风护肉之类,其膏宜轻薄而日换,此理人所易知;治里者,或驱风寒,或消痰癖,或壮筋骨,其方甚多,药亦随病加减,其膏宜厚而久贴,此理人所难知,何也?"他解释说:"用膏贴之,闭塞其气,使药性从毛孔而入其腠理,通经贯络,或提而出之,或攻而散之,较之服药尤有力,此至妙之法也。"

现代研究表明,外用膏剂一般都有通过皮肤进入血液的过程,包括释放、穿透及吸收进入血液循环三个阶段。释放系指药物从制剂基质中脱离出来并扩散到皮肤或黏膜表面。穿透系指药物通过表皮进入真皮、皮下组织,对局部组织和局部病灶部位起治疗作用,如治疗皮肤破损、炎症、肿痛等,与中医所述的"膏药治表者,可呼脓去腐,止痛生肌,遮风护肉"相一致。吸收系指药物通过皮肤微循环或与黏膜接触后通过血管或淋巴管进入体循环而产生全身作用,如川芎、冰片等制成的贴剂可治疗冠心病,由蟾酥、细辛等制成的贴剂可治疗坐骨神经痛等,与中医所述的"膏药治里者,或驱风寒,或消痰癖,或壮筋骨"相一致。

药物的经皮吸收,主要有三条途径:

1. 经由完整的表皮途径 一般认为透过皮肤的完整表皮是药物的主要吸收途径,表皮具有类脂膜性质,脂溶性药物以非解离型透过表皮的角质层细胞及其细胞间隙,解离型药物较难透过。

2. 经由毛囊、皮脂腺途径 毛囊、皮脂腺开口于表皮,进入毛囊口及皮脂腺的药物能通过毛囊壁及皮脂腺到达真皮或皮下组织。皮脂腺分泌物是油性的,有利于脂溶性药物的穿透。

3. 经由汗腺途径 大分子药物和离子型药物可通过汗腺及毛囊、皮脂腺途径转运,但当药物达到平衡后,这种旁路通道的作用就显得很微弱。

(三) 影响经皮吸收的因素

经皮吸收是一个复杂过程,一般认为药物的理化性质、基质的组成、给药部位的特性等为影响药物经皮吸收的主要因素。这些因素与经皮吸收的关系可用式(17-1)表示:

$$\mathrm{d}Q/\mathrm{d}t = KCDA/T \qquad (17\text{-}1)$$

式中,$\mathrm{d}Q/\mathrm{d}t$ 为达到稳定时的药物透皮速率;K 为药物皮肤/基质分配系数;C 为溶于基质中的药物浓度;D 为药物在皮肤屏障中的扩散系数;A 为给药面积;T 为有效屏障厚度。

分配系数 K 是药物在皮肤与基质中相对溶解度的指数。当 A、D、T 不变时,C 是透皮药物最重要的理化性质。K、C 的乘积可代表药物的热力学活性,即药物与基质亲和力越弱,在基质中浓度越高,透皮速率越大。影响药物经皮吸收的因素有:

1. 皮肤条件

(1) 皮肤的部位：各部位皮肤角质层的厚度、毛孔的多少均与药物的穿透吸收有较大关系。一般角质层厚的部位药物不易透入，毛孔多的部位则较易透入。不同部位的皮肤渗透性大小顺序为：阴囊＞耳后＞腋窝区＞头皮＞手臂＞腿部＞胸部。选择角质层薄，给药方便的皮肤部位，对全身作用的经皮吸收制剂的有效性尤为重要。某些经皮吸收制剂根据其功能主治选用适当的经络穴位，对发挥药效有促进作用。此外，人的年龄、性别、种族不同，其皮肤的差异与药物的穿透吸收也有较大关系。

药物在经皮吸收过程中可能会在皮肤内产生蓄积，蓄积的主要部位是角质层。药物可能与角质层中的角蛋白发生结合或吸附，亲脂性药物溶解在角质层中形成高浓度。这些蓄积作用使药物在皮肤内形成贮库，有利于皮肤疾病的治疗。

(2) 皮肤的状况：若皮肤屏障功能受损（如皮肤患湿疹、溃疡或烧伤），药物吸收速度大大增加，但易引起疼痛、过敏等副作用。一般说来，溃疡皮肤对许多物质的渗透性为正常皮肤的 3~5 倍。某些皮肤病使角质层致密硬化，则药物的渗透性降低，如硬皮病、牛皮癣及老年角化病等。

(3) 皮肤的温度：皮肤温度提高，由于血管扩张，血流量增加，吸收也增加。因此，应使膏药受热软化后贴敷。研究报道，皮肤的温度上升 10℃，药物的经皮渗透速率可提高 1.4~3.0 倍，吸收时滞也明显减小。通透性提高可能有以下三方面原因：一是温度升高，皮肤内的血管舒张，血液流量增加，经表皮扩散进入真皮的药物很快被血流带走，皮肤表层和深层之间的药物浓度差变大，药物经皮渗透速率提高；二是由于温度上升，药物在皮肤中转化的活化能下降，从而药物的溶解度增加；三是温度升高可使皮脂腺通道的流动性提高，从而大大改善脂溶性药物的经皮渗透系数。

(4) 皮肤的湿度：皮肤湿度大，有利于角质层的水合作用，皮肤的水合是经皮吸收重要的因素之一，角质层水合能增大物质进入皮肤的透过率，这可能是由于表皮组织软化，孔穴直径增大而导致"海绵"现象，从而有利于药物通过。如以亲水性物质为基质制成的巴布剂就有利于角质层的水合作用，从而增加药物的经皮渗透率。

2. 药物性质 皮肤细胞膜具有类脂质特性，一般脂溶性药物比水溶性药物易穿透皮肤，而组织液是极性的，因此既有一定脂溶性又有一定水溶性的药物（分子具有极性基团和非极性基团）更易穿透。药物分子的大小对药物经皮吸收也有影响，小分子药物易在皮肤中扩散，分子量大于 600 的药物较难透过角质层。因此，经皮给药宜选用分子量小、药理作用强的小剂量药物。

3. 基质性质

(1) 基质的种类：可直接影响药物在基质中的理化性质与贴敷处皮肤的生理功能。贴膏剂中橡胶膏剂、凝胶膏剂和透皮贴剂，与膏药的主要基质不同，药物吸收也不同，一般认为吸收顺序按大小为凝胶膏剂＞橡胶膏剂＞膏药＞透皮贴剂，因为凝胶膏剂的亲水性基质对皮肤产生良好的水化作用，橡胶膏剂基质涂布较薄，而透皮贴剂则由于基质外一般含有控释层的缘故，但膏药和透皮贴剂维持作用时间长。另外，如果基质的组成与皮脂分泌物类似，也有利于某些药物的吸收。

(2) 基质的 pH 值：影响酸性和碱性药物的吸收，离子型药物一般不易透过角质层，非解离型药物有较高的渗透性。表皮内为弱酸性环境（pH 值 4.2~5.6），而真皮内的 pH 值 7.4 左右，故可根据药物的 pK_a 值来调节介质的 pH 值，使其离子型和非离子型的比例发生改变,提高渗透性。

(3)基质对药物的亲和力:若亲和力大,药物的皮肤/基质分配系数小,药物难以从基质向皮肤转移,不利于吸收。

(4)基质对皮肤水合作用:角质层细胞有一定的吸水能力,基质对皮肤的水合作用大,角质层细胞膨胀,致密程度降低,有利于药物的穿透吸收。角质层含水量达50%时,药物的渗透性可增加5~10倍。油脂性强的基质封闭性强,有利于皮肤的水合作用。

4. 渗透促进剂(penetration enhancers) 系指能加速药物穿透皮肤又不损伤任何人体活性细胞的一类物质。理想的渗透促进剂应无药理活性、无毒、无刺激性、无致敏性,与药物、基质和皮肤有良好的相容性,无嗅无味,能增加局部用药的渗透性,增加药物的经皮吸收。

常用的渗透促进剂有:①表面活性剂;②二甲基亚砜及其类似物;③月桂氮䓬酮及其类似物;④醇类化合物;⑤其他类化合物。

(1)表面活性剂:可增加药物的溶解度和皮肤的润湿性,在外用膏剂中加入适量表面活性剂,可增加药物的吸水性,药物易分散,促进药物穿透;但用量过高,药物被增溶在胶束中,不易释放。

(2)二甲基亚砜及其类似物:二甲基亚砜(dimethyl sulfoxide,DMSO)是应用较早的渗透促进剂,促渗透作用较强,促渗机制主要是对药物的增溶作用及对角质层脂质的溶解性。不足之处是有异臭及对皮肤的刺激性,可引起皮肤发红、瘙痒、脱屑、过敏,长时间大量使用甚至可引起肝损坏和神经毒性,故实际应用较少。

一种DMSO的类似物癸基甲基亚砜(DCMS)可作为新的渗透促进剂,其毒性较小,在低浓度就具有促渗作用,对极性药物的促渗效果大于非极性药物,DCMS不分配进入皮肤脂质,其作用受载体性质的影响较大。

(3)月桂氮䓬酮及其类似物:月桂氮䓬酮(laurocapram),简称氮酮(azone),化学名为1-十二烷基氮杂环庚烷-2-酮,为无色澄明液体,不溶于水,能与多数有机溶剂混溶,对皮肤、黏膜的刺激性小,毒性小。氮酮对亲水性药物的渗透作用强于亲脂性药物。某些辅料能影响氮酮的作用,如少量凡士林能使其促渗作用降低。氮酮的透皮作用具有浓度依赖性,有效浓度常在1%~6%,浓度升高,则作用减弱,最佳浓度应根据实验确定。氮酮起效较慢,但一旦发生作用则能持续多日。氮酮与其他促进剂合用效果更佳,如丙二醇与油酸合用。

氮酮的类似物作为促进剂还有α-吡咯酮,N-甲基吡咯酮,5-甲基吡咯酮,1,5-二甲基吡咯酮,N-乙基吡咯酮,5-羧基吡咯酮等,氮酮的类似物促进剂用量较大时对皮肤有红肿、疼痛等刺激作用。

(4)醇类化合物:包括各种短链醇、脂肪酸及多元醇等。结构中含2~5个碳原子的短链醇如乙醇、丁醇等能溶胀和提取角质中的类脂,增加药物的溶解度,从而促进极性和非极性药物的经皮渗透。但短链醇只对极性类脂有较强的作用,而对大量中性类脂作用较弱。

丙二醇、甘油、聚乙二醇等多元醇也有渗透促进作用,单独应用效果较差,常与其他促进剂配伍使用。高浓度的丙二醇水溶液可能对皮肤产生刺激和损害,甘油及聚乙二醇与其他促进剂的协同作用较丙二醇弱,可能与它们本身的渗透性较低有关。

笔记

（5）中药挥发油：常作为透皮吸收促进剂的中药挥发油包括薄荷油、桉叶油、松节油、丁香油、蛇床子油、当归挥发油等。含有挥发性成分的天然透皮促进剂促渗能力强，能够同时促进多种成分的透皮吸收，适合于成分复杂的中药透皮制剂，在临床上取得了良好的效果。且具有药理活性的挥发油保持了原有药效，可与药物产生协同作用。如当归挥发油不仅可对阿魏酸产生促渗透作用，还可增其活血之功。

（6）其他渗透促进剂：氨基酸及其衍生物和一些水溶性蛋白质也能增加药物的透皮渗透，其中有些比氮酮具有更强的渗透促进效果，且毒性与刺激性较低，其作用机制可能与增加皮肤角质层脂质的流动性有关。氨基酸的渗透促进作用受介质 pH 值的影响，在等电点时有最佳的促进效果。与角质层类脂成分类似的磷脂、油酸等易渗入角质层而发挥渗透促进作用，磷脂为主要成分制成的载药脂质体亦可以增加许多药物的皮肤吸收。

5. 物理方法促进渗透　特别适用于渗透促进剂难以奏效的药物，如多肽类及离子型药物。物理方法目前基本上正处于研究和开发阶段。其中包括以下几方面：

（1）离子导入法：利用直流电流将药物经由电极定位导入皮肤和黏膜、肌肉局部组织或血液循环的生物物理方法。离子型药物或能在溶液中形成带电胶体粒子的药物可采用此技术给药，药物主要是通过皮肤附属器，如毛囊、皮脂腺及汗腺等途径转运。

（2）超声波导入法：是用超声波促进药物经皮穿透（或吸收）的方法。其作用机制主要有两方面：①超声波可改变皮肤角质层的结构，使角质层的脂质结构重新排列成空洞；②通过超声波的放射压和超微束作用，将皮肤附属器作为药物的传递通道。

（3）电致孔导入法：采用瞬时的高电压（一般在 100~500V 或更高），脉冲电压在角质层脂质双分子层中，形成暂时的、可逆的亲水性孔道，孔道也可能在角化细胞膜上形成，从而增加药物皮肤通透性。

（4）微针法：以铬沉积于硅片上，应用氟/氧化学为基础的控制等离子体进行深度蚀刻而成的一种精巧的微细针簇。使其足够穿透人体皮肤的角质层，但又不足以触及神经。体外试验证实，微针的刺入，可使表皮留有 1mm 大小的孔，这使得大分子经皮给药更容易透过。

6. 中药复方成分的影响　中药的经皮吸收有其自身的特点，药材所含某一成分透皮吸收量不仅受配伍药味的影响，而且药材本身所含成分对其透皮吸收亦有影响，中药中有效成分单体或单味中药的透皮情况往往不能完全反映复方的透皮吸收情况。

7. 其他因素　药物浓度、用药面积、应用次数及时间等一般与药物的吸收量成正比。其他如气温、相对湿度、局部摩擦、脱脂等均有助于药物的透皮吸收。

第二节　软膏剂与凝胶剂

一、软膏剂（附眼膏剂）

（一）软膏剂的含义与特点

软膏剂（ointments）系指原料药物与油脂性或水溶性基质混合制成的均匀的半固

体外用制剂。常用基质分为油脂性、水溶性和乳剂型基质,其中用乳剂型基质制成的软膏又称为乳膏剂。按基质的不同,可分为水包油型乳膏剂与油包水型乳膏剂。按照分散系统可分为溶液型、混悬型和乳剂型;按照用途可分为眼膏剂、外用膏剂等。

软膏剂主要发挥保护创面、润滑皮肤和局部治疗作用,某些药物能通过皮肤吸收进入体循环,产生全身治疗作用。

软膏剂应符合:①具有适当的黏稠度,易涂布于皮肤或黏膜上,不融化,黏稠度随季节变化应很小;②基质应均匀、细腻,涂于皮肤或黏膜上无粗糙感觉;③有良好的安全性,不引起皮肤刺激反应、过敏反应及其他不良反应;④性质稳定,应无酸败、异臭、变色、变硬、油水分离及胀气现象;⑤用于大面积烧伤或严重创伤时,软膏剂应绝对无菌;⑥所用内包装材料,不应与原料药物或基质发生物理化学反应,无菌产品的内包装材料应无菌。

（二）软膏剂的基质

软膏剂由药物、基质和附加剂组成。基质不仅是软膏剂的赋形剂和药物载体,而且对软膏剂的质量、理化性质与药物疗效都有着重要的影响。我国古代主要使用豚脂、羊脂、麻油、蜂蜡、植物油等作为基质,近代随着化工业的发展,广泛采用凡士林、石蜡作为基质,现代随着各种高分子材料的应用,乳剂型基质和水溶性基质被大量应用。

理想的软膏基质应:①性质稳定,与主药和附加剂不发生配伍变化,长期贮存不变质;②无刺激性和过敏性,不影响皮肤的正常功能;③黏度适宜、润滑,易于涂布;④具吸水性,能吸收伤口分泌物;⑤易清洗,不污染衣物。目前还没有一种基质能同时具备上述要求,因此在实际应用中,应对基质的性质进行具体分析,根据治疗的目的与药物的性质,混合使用各种基质或添加剂以满足要求。常用的基质主要为油脂性基质、乳剂型基质及水溶性基质。

1. 油脂性基质　系指从动植物中得到的油脂、类脂、烃类及硅酮类等物质。该类基质的特点是润滑、无刺激性,在皮肤形成封闭性油膜,促进皮肤水合作用,对皮肤有保护作用,适用于慢性皮肤破损和某些感染性皮肤病的早期,但不适用于有渗出液的皮肤破损部位。油脂性基质由于释药性差,不易清除,应用较少,目前主要用于遇水不稳定的药物,在乳剂型基质中作为油相。油脂性基质主要包括烃类、类脂类、硅酮类和油脂类。

（1）烃类:系指从石油蒸馏后得到的各种烃的混合物,其中大部分属于饱和烃。

1）凡士林(vaselin):又称软石蜡(soft paraffin),是由多种烃类组成的半固体混合物,有黄、白两种,后者是前者漂白而成,熔点为38~60℃。本品无臭、无刺激性,化学性质稳定,能与多种药物配伍,特别适用于遇水不稳定的药物。本品可以单独使用,也可以用于调节软膏的软硬度或稠度,能在皮肤表面形成封闭性的油膜,减少水分的蒸发,促进皮肤的水合作用,对皮肤具有较强的软化、保护作用,但不适用于有渗出液的创面。此外,凡士林由于疏水性高而导致释药性差,并且油腻性大,不易清洗。

凡士林吸收水分的能力小,仅为5%,故不能配伍水性溶液。凡士林中加入适量羊毛脂、鲸蜡醇等可提高其吸水性,如加入15%羊毛脂,可使其吸收水分增至50%。凡士林可与蜂蜡、石蜡、硬脂酸、植物油熔合,有适宜的黏稠度和涂布效果。

2）石蜡(paraffin)与液体石蜡(liquid paraffin):石蜡为固体饱和烃混合物,无臭、无味,熔点为 50~65℃,易溶于氯仿、乙醚、挥发油、矿物油与大多脂肪油,微溶于无水乙醇。液体石蜡是液体烃的混合物,无色透明。石蜡与液体石蜡主要用于调节基质的稠度。

(2) 类脂类:系指高级脂肪酸与高级脂肪醇化合而成的酯及它们的混合物,有类似脂肪的物理性质,但化学性质较脂肪稳定,且具一定的表面活性作用而有一定的吸水性能,多与油脂类基质合用,增加油脂性基质的吸水性能,常用的有羊毛脂、蜂蜡、鲸蜡等。类脂可以调节基质的稠度,也可以用于乳剂型基质中增加稳定性。

1) 羊毛脂(lanolin):由羊毛获得,经纯化、除臭和漂白而制得的淡黄色黏稠性微臭的半固体脂肪性物质混合物,主要成分是胆固醇类的棕榈酸酯及游离的胆固醇类,游离的胆固醇和烃基胆固醇等约占 7%,熔点 36~42℃,碘值 18~35,酸值小于 1.5。羊毛脂具有良好的吸水性,能吸收 2 倍量水形成乳剂型基质。本品常与凡士林、石蜡合用,调节凡士林的吸水性和渗透性。

2) 蜂蜡(beeswax):是蜜蜂分泌的蜡质,主要成分为棕榈酸蜂蜡醇酯,因含有少量的游离高级醇及游离高级酸而有乳化性,有黄、白之分,后者是前者精制而成,熔点为 62~67℃。蜂蜡不易酸败,为较弱的 W/O 型乳化剂,在 O/W 型乳剂型基质中起稳定作用,并常用于取代乳剂型基质中部分脂肪性物质以调节稠度或增加稳定性。

3) 鲸蜡(spermaceti):由鲸鱼头部获得,经精制而成的蜡质,主要成分为棕榈酸鲸蜡醇酯及十六醇,也含少量游离高级脂肪醇及它们的脂肪酸酯,有表面活性作用,熔点为 42~50℃。鲸蜡不易酸败,为较弱的 W/O 型乳化剂,在 O/W 型乳剂型基质中起稳定作用,并常用于取代乳剂型基质中部分脂肪性物质以调节稠度或增加稳定性。

(3) 硅酮类(silicones):是一系列不同相对分子量的聚二甲基硅氧烷的总称,简称硅油。常用二甲基硅油,为无色澄清的透明油状液体,无臭、无味,黏度随分子量的增加而增大,在 –40~150℃应用范围内,黏度变化极小,化学性质稳定,无毒性,对皮肤无刺激性,不污染衣物,具有良好的润滑作用,易于涂布,能与羊毛脂、硬脂醇、鲸蜡醇、硬脂酸甘油酯等混合。因此常用于乳膏中作润滑剂,最大用量可达 10%~30%,也可与其他油脂类基质合用制成防护性软膏。本品对眼睛有刺激性,不宜作眼膏基质。

(4) 油脂类:系指从动物或植物中获得的高级脂肪酸甘油酯及其混合物。因含有不饱和双键,在长期贮存过程中易氧化,需加入抗氧化剂和防腐剂。动物来源的油脂类已很少应用,现在一般常用植物油或氢化植物油。不能单独用作软膏基质,在软膏基质中用作润滑剂或来降低其他基质的熔点,中药油膏剂常用麻油与蜂蜡熔合为基质。

1) 植物油(vegetable oil):常用的植物油,如花生油、大豆油、橄榄油、麻油等,由于存在不饱和键,常温下为液体。常与类脂类混合使用以获得适当稠度。植物油也可以作为乳剂型基质的油相。

2) 氢化植物油(hydrogenated vegetable oil):系指植物油在催化作用的条件下加氢而成的饱和或部分饱和的脂肪酸甘油酯,较植物油稳定,但仍能被氧化而酸败。

2. 乳剂型基质　乳剂型基质由水相、油相和乳化剂组成。油相含固体或半固体成分,加热液化后与水相在乳化剂的作用下混合乳化,最后在室温下形成半固体的基质。形成基质的类型及原理与乳剂相似。

常用的油相多为固体,主要有硬脂酸、石蜡、蜂蜡、高级醇(如十八醇、十六醇)等,有时为调节稠度需加入液体石蜡、凡士林或植物油等。

常用的乳化剂有皂类、月桂醇硫酸钠、多元醇的脂肪酸酯（如单硬脂酸甘油酯）、聚山梨酯、壬烷基酚、聚乙二醇醚（乳化剂 OP）等。

乳剂型基质分为 O/W 型与 W/O 型两类，乳化剂在基质成型过程中起关键作用。W/O 型基质的内相是水相，外相是油相，能吸收部分水分，水分只能缓慢蒸发，对皮肤有缓和的凉爽感，故称"冷霜"，同时该基质不易从皮肤上被水清洗；O/W 型基质能与大量水混合，无油腻感，易于涂布和清洗，色白如雪，故称"雪花膏"。

乳剂型基质不阻止皮肤表面分泌物的分泌和水分蒸发，因此对皮肤的正常功能影响较小。一般乳剂型基质特别是 O/W 型基质软膏中药物的释放和透皮吸收速度较快。但是采用 O/W 型基质制成的软膏剂用于分泌物较多的皮肤病（如湿疹）时，其吸收的分泌物可重新进入皮肤（反向吸收）而使炎症恶化，因此需正确选择适应证。通常乳剂型基质适用于亚急性、慢性、无渗出的皮损和皮肤瘙痒症，忌糜烂、溃疡、水疱及化脓性创面。

由于 O/W 型基质外相含有大量水，在贮存过程中会霉变，因此常需加入防腐剂（如尼泊金类、氯甲酚、三氯叔丁醇等），同时水分也易蒸发而使软膏变硬，故常需加入保湿剂（如甘油、丙二醇、山梨醇等），一般用量为 5%~20%。遇水不稳定的药物如金霉素、四环素等，不宜用乳剂型基质制备软膏。

（1）皂类

1）一价皂：系一价金属离子钠、钾、铵的氢氧化物、硼酸盐或三乙醇胺等有机碱与脂肪酸（如硬脂酸或油酸）作用生成的新生皂，HLB 值为 15~18，为 O/W 乳化剂，其降低水相表面张力的作用强于降低油相表面张力作用，因此易形成 O/W 型的乳剂型基质，但若处方中油相含量过多时能转相为 W/O 型乳剂型基质。脂肪酸中碳原子数从 12 到 18，一价皂的乳化能力随之递增。但碳原子数大于 18 的脂肪酸的乳化能力反而降低，故碳原子数为 18 的硬脂酸为最常用的脂肪酸，其用量通常为基质总量的 10%~25%，主要作为油相成分，部分与碱反应形成新生皂。未皂化的硬脂酸作为油相被乳化为分散相，并增加基质的稠度。以硬脂酸制成的乳剂型基质，光滑美观，涂于皮肤，水分蒸发后在皮肤表面形成一层硬脂酸膜而具保护性。单用硬脂酸为油相制成的乳剂型基质润滑作用小，故常需加入适当的油脂性物质（如凡士林、液体石蜡等）调节其稠度和涂展性。

皂化反应需要的碱性物质能影响乳剂型基质的质量。新生钠皂为乳化剂制成的乳剂型基质较硬，以钾皂为乳化剂制成的基质较软，以新生有机铵皂为乳化剂制成的基质较为细腻、光亮美观。因此后者常与前两者合用或单用作乳化剂。一价皂基质易被酸、碱，及钙、镁、铝等离子或电解质破坏，不宜与酸性或强碱性药物配伍。

2）多价皂：系指由钙、镁、锌、铝等二、三价的金属氢氧化物与脂肪酸作用形成的多价皂，其 HLB 值小于 6，亲油性强于亲水性，可作为 W/O 型乳剂型基质。新生多价皂较易形成，且油相比例大，黏度较水相高，形成的 W/O 型基质也较一价皂为乳化剂形成的 O/W 型基质稳定。

（2）脂肪醇硫酸（酯）钠类：常用十二烷基硫酸钠（sodium lauryl sulfate），又称月桂醇硫酸钠，为阴离子型表面活性剂和优良的 O/W 型乳化剂，HLB 值为 40，通常用量为 0.5%~2%。本品常与 W/O 型乳化剂合用，如十六醇、十八醇、硬脂酸甘油酯和司盘类

笔记

等,以调整 HLB 值,使其达到油相所需范围。本品不能与阳离子型表面活性剂及阳离子药物(如盐酸苯海拉明、盐酸普鲁卡因等)配伍,其乳化作用的适宜 pH 值为 6~7。

(3) 高级脂肪醇与多元醇/酯类

1) 十六醇及十八醇:十六醇,即鲸蜡醇(cetylalcohol),熔点 45~50℃;十八醇,即硬脂醇(stearylalcohol),熔点 56~60℃,两者不溶于水而溶于乙醇,无刺激性,吸水后形成 W/O 型乳剂型基质,可增加乳剂的稳定性和稠度。在新生皂为乳化剂的乳剂基质中,用十六醇及十八醇取代硬脂酸形成的基质光滑、细腻。加入到适量的油脂性基质中可以增加其吸水性。

2) 硬脂酸甘油酯(glyceryl monostearate):是单、双硬脂酸甘油酯的混合物,主要含单硬脂酸甘油酯。本品不溶于水,可溶于热乙醇、液体石蜡及脂肪油中,HLB 值为 3.8,是 W/O 型乳化剂,与一价皂或十二烷基硫酸钠等合用,可得 O/W 型乳剂型基质,常用作乳剂型基质的稳定剂或增稠剂。

3) 脂肪酸山梨坦与聚山梨酯类:脂肪酸山梨坦即司盘类,HLB 值为 4.3~8.6,为 W/O 型乳化剂;聚山梨酯即吐温类,HLB 值为 10.5~16.7,为 O/W 型乳化剂。两者为非离子型表面活性剂,可单独制成乳剂型基质,但为调节适当的 HLB 值常与其他乳化剂合用。脂肪酸山梨坦类和聚山梨酯类表面活性剂无毒、中性,不挥发,对热稳定,对黏膜与皮肤的刺激性比离子型乳化剂小,能与酸性盐、电解质配伍,但不能与碱类、重金属盐、酚类及鞣质配伍。聚山梨酯类能与某些酚类、羧酸类药物(如间苯二酚、麝香草酚、水杨酸等)作用,使乳剂破坏。聚山梨酯类能严重抑制某些消毒剂、防腐剂的效能,如与尼泊金类、季铵盐类、苯甲酸等络合而使之部分失活,但可以适当增加防腐剂用量予以克服。在以非离子型表面活性剂为乳化剂的基质中可加入山梨酸、氯己定碘、氯甲酚等作为防腐剂,用量通常为 0.2%。

(4) 聚氧乙烯醚类

1) 平平加 O(peregal O):平平加 O 为脂肪醇聚氧乙烯醚类非离子型 O/W 乳化剂,属于非离子表面活性剂类乳化剂,HLB 值为 15.9,是 O/W 型乳化剂。本品在冷水中溶解度比热水中大,1% 水溶液 pH 值 6~7,对皮肤无刺激性,性质稳定,其用量一般为油相的 5%~10%。本品单独使用不能形成乳剂型基质,与辅助乳化剂合用才能形成稳定的乳剂型基质。与羟基、羧基化合物形成络合物导致基质破坏,不宜与酚类、水杨酸、苯甲酸等配伍。

2) 乳化剂 OP:系以聚氧乙烯(20)月桂醚($CH_2\text{-}CH_2O)_n H$ 为主的烷基聚氧乙烯醚的混合物,为非离子 O/W 型乳化剂,HLB 值为 14.5,其用量一般为油相的 5%~10%。对皮肤无刺激,性质稳定,但当水溶液含大量高价金属离子,如锌、铁、铜、铝时其表面活性作用会降低,不宜与酚羟类化合物(苯酚、间苯二酚、麝香草酚、水杨酸等)配伍。

3. **水溶性基质** 水溶性基质是由天然或合成的水溶性高分子物质所组成,溶解后形成胶体或溶液而制成的半固体软膏基质。常用基质有聚乙二醇、甘油明胶、纤维素衍生物等,其中纤维素衍生物为水凝胶。水溶性基质释放药物较快,易于涂布、无油腻感和刺激性,易清洗,且能与水溶液混合,可吸收组织液,多用于润湿、糜烂创面及腔道黏膜,有利于分泌物的排出,但其润滑性较差,有时与某些药物配伍时能导致软膏颜色变化,且基质中的水分易蒸发,也易霉变,常需要加入防腐剂。

（1）聚乙二醇（polyethylene glycol，PEG）：系指由环氧乙烷与水或乙二醇聚合而成的低分子量的水溶性聚醚。常用的平均相对分子质量在200~6000的PEG。PEG200，PEG400及PEG600为无色透明的液体；PEG1000及PEG1500为糊状半固体；PEG2000~6000为固体。PEG的黏度随相对分子质量的增加而增大。固体PEG与液体PEG以适当比例混合后可得半固体的软膏基质。PEG易溶于水，性质稳定，耐高温，不易酸败和霉败。但由于其较强的吸水性，用于皮肤常有刺激感，且长期应用可引起皮肤脱水干燥，不适用于遇水不稳定的药物，对季铵盐类、山梨糖醇及苯酚等有配伍反应。

（2）甘油明胶（glycerinated gelatin）：由明胶、甘油及水加热制成。明胶用量一般为1%~3%，甘油用量一般为10%~30%。本品温热后易涂布，涂后能形成一层保护膜，有弹性，使用时比较舒适。

（三）软膏剂的制备

1. 制备方法

（1）研和法：基质为油脂性半固体时，可直接采用研和法。一般常温下将药物与少量基质或适宜液体通过搅拌或研磨成细腻糊状，要采用等量递加法，之后加入其余基质混合均匀。

（2）熔合法：系将软膏中部分或全部组分熔化混合，在不断搅拌下冷却至凝结。常用于油脂性基质软膏剂的大量制备，特别适用于所含基质及药物各组分的熔点不同，在常温下不能均匀混合的软膏。通常先将高熔点基质加热熔化，再按照熔点高低顺序逐步加入其他成分，熔合成均匀基质，然后加入药物，搅拌混合均匀即可。

（3）乳化法：系将处方中的油脂性和油溶性组分一起加热至80℃左右成油相，另将水溶性组分溶于水后一起加热至80℃成水相，水相温度略高于油相温度，然后将水相逐渐加入油中，边加边搅拌直至冷凝，水相和油相均不溶解的组分最后加入，搅匀。如果水相温度较低，加入油相中会导致部分油相凝固。

2. 基质和药物的处理

（1）基质的净化与灭菌处理：油脂性基质一般在加热熔融后通过数层细布或120目铜丝筛网趁热滤过除去杂质，然后加热至150℃灭菌1小时，并除去水分。

（2）药物的处理

1）可溶于基质中的药物宜溶解在基质中制成溶液型软膏。

2）不溶性药物，应先采用适宜方法研磨成细粉，并通过6号筛，然后先与少量基质研匀，再与其余基质研匀；若处方中含有液状石蜡、植物油和甘油等液体组分，可先与这些组分研匀成细糊状后再与其余基质混匀；也可选择适当的溶剂将其研磨成均匀的混悬液，然后再与其他基质混匀。

3）处方中含量较小的药物（如生物碱类、皮质激素等），可用少量适宜的溶剂溶解后，再加入基质中混匀。水溶性药物用蒸馏水溶解后，若与油脂性基质混合，可先与羊毛脂或吸水性基质混匀，然后再与其他基质混匀；若与乳剂基质混合，可加入水相；与水溶性基质混合时可直接混合。但遇水不稳定的药物，如一些抗生素、盐酸异丙嗪、盐酸氮芥等均不宜用水溶解或用含水基质配制，抗生素如新霉素、多黏菌素及杆菌肽在烃类基质中均不溶解，故应考察其释放度及生物利用度。

4）半固体黏稠性药物，如鱼石脂中某些极性成分不易与凡士林混匀，可先加等量蓖麻油和羊毛脂混匀,再加入基质中;煤焦油可加少量聚山梨酯等表面活性剂,再与基质混匀;中药煎剂、流浸膏等可先浓缩至糖浆状,再与基质混合;固体浸膏可加少量水或醇使之软化或研成糊状,再与基质混匀。

5)樟脑、薄荷脑、冰片等挥发性共熔成分共存时,可先研磨至共熔后再与冷至45℃以下的基质混匀;单独使用时可用少量适宜溶剂溶解,再加入基质中混匀,或溶于约40℃的油脂性基质中。

6)将易氧化、热敏和挥发性药物加入基质时,基质温度不宜过高,以减少药物的破坏和损失。

3. 举例

(1)油脂性基质软膏

例1:老鹳草软膏

【处方】老鹳草 1000g

【制法】取老鹳草加水煎煮2次,每次1小时,煎液滤过,滤液合并、浓缩至相对密度为1.05~1.10(80~85℃),加等量乙醇使沉淀,静置,滤取上清液,浓缩至适量,加入羟苯乙酯0.3g、羊毛脂50g与凡士林适量,混匀,制成1000g,即得。

【功能与主治】除湿解毒,收敛生肌。用于湿毒蕴结所致的湿疹、痈、疔、疮、疖及小面积水、火烫伤。

例2:紫草软膏

【处方】紫草 500g　　　　　当归 150g
　　　　防风 150g　　　　　地黄 150g
　　　　白芷 150g　　　　　乳香 150g
　　　　没药 150g　　　　　麻油 6000g
　　　　蜂蜡 2000g

【制法】以上七味,除紫草外,乳香、没药粉碎成细粉,过筛;当归、防风、地黄、白芷四味酌予碎断,取食用麻油6000g,同置锅内炸枯,去渣;将紫草用水润湿,置锅内炸至油呈紫红色,去渣,滤过。另加蜂蜡熔化,待温,加入上述粉末,搅匀,即得。

【功能与主治】化腐生肌,解毒止痛。用于热毒蕴结所致的溃疡,症见创面疼痛、疮色鲜活、脓腐将尽。

(2)乳剂型基质软膏

例3:康妇软膏

【处方】白芷 145g　　　　　蛇床子 145g
　　　　花椒 145g　　　　　青木香 30g
　　　　冰片 30g

【制法】以上五味,除冰片外,其余白芷等四味用水蒸气蒸馏,分别收集芳香水及水煎液,芳香水进行重蒸馏,得精馏液;水煎液滤过,滤液浓缩至相对密度约为1.20(25℃),加乙醇使含醇量为70%,静置,取上清液用10%氢氧化钠溶液调pH值至8.0,静置过夜,回收乙醇,流通蒸气灭菌30分钟,与精馏液合并,搅匀,备用;冰片研为细粉,过筛,备用。另将油相硬脂酸、羊毛脂、液体石蜡与水相三乙醇胺、甘油、蒸馏水分别加热至约70℃,在搅拌下,将水相加入油相中,冷却至40℃,加入适量防腐剂,搅匀,制成基质。取上述药液,加热至50~60℃,加入基质中,搅拌,加入冰片细粉,搅匀,使色泽一致,制成软膏1000g,分装,即得。

【功能与主治】祛风燥湿,止痒杀虫,防腐生肌。用于外阴炎、外阴溃疡或阴道炎等引起的外阴或阴道充血,肿胀,灼热,疼痛,分泌物增多或局部溃疡、糜烂、瘙痒等。

(四)软膏剂的质量评价

1. 粒度 取供试品适量,置于载玻片上涂成薄层,覆以盖玻片,共涂3片,按照粒度和粒度分布测定法(《中国药典》2015年版第四部通则0982第一法)测定,均不得检出大于180μm的粒子。

2. 装量 按照最低装量检查法(《中国药典》2015年版第四部通则0942)检查,应符合规定。

3. 无菌 用于烧伤[除程度较轻的烧伤(Ⅰ°或浅Ⅱ°外)]或严重创伤的软膏剂,照无菌检测法(《中国药典》2015年版第四部通则1101)检查,应符合规定。

4. 微生物限度 除另有规定外,照非无菌产品微生物限度检查:微生物计数法(《中国药典》2015年版第四部通则1105)和控制菌检查法(《中国药典》2015年版第四部通则1106)及非无菌药品微生物限度标准(《中国药典》2015年版第四部通则1107)检查,应符合规定。

除了药典规定检查的项目外,还可以进行的检查有:

5. 含量测定 软膏剂含量准确测定的关键是排除基质对主药含量测定的干扰和影响,以及如何将药物从基质中准确提取出来,可通过空白试验和回收率试验验证含量测定方法。

6. 物理性质的检测

(1) pH值:由于软膏基质在精制过程中需用酸、碱处理,有时还需通过pH调节软膏的黏度,因此应对软膏的酸碱度进行测定,以免引起刺激。测定方法是取样品加适量水或乙醇分散混匀,然后用酸度计测定,一般控制在pH值4.4~8.3。

(2) 熔程:软膏剂的熔程以接近凡士林的熔程为宜。按照《中国药典》2015年版通则中的方法测定或用显微熔点测定仪。

(3) 黏度与稠度:软膏剂多属于非牛顿流体,除黏度外,常须测定塑变值、塑性黏度、触变指数等流变学指标,这些因素总和称为稠度,可用插度计测定。

7. 刺激性研究 软膏剂涂于皮肤或黏膜时,不得引起刺激性。刺激性研究的方法:①用于皮肤的软膏,在家兔背部剃去毛(3cm×3cm),24小时后,取0.5g软膏均匀涂布于剃毛部位,然后用二层纱布(2.5cm×2.5cm)和一层玻璃纸或类似物覆盖,再用无刺激性胶布和绷带加以固定,贴敷至少4小时。24小时后观察涂敷部位有无红斑和水肿等情况,并用空白基质作对照。②用于黏膜,在家兔眼内涂敷0.1g软膏,在给药后1、2、4、24、48和72小时对眼部进行检查,观察角膜、结膜和虹膜是否有混浊、充血和水肿现象。对人体皮肤做刺激性试验时,将软膏涂敷于手臂或大腿内侧等柔软的皮肤面上,24小时后观察涂敷部位的皮肤有何反应。

8. 稳定性研究 软膏剂的稳定性要求,主要有性状(酸败、异臭、变色、分层、涂展性)、均匀性、含量、粒度、有关物质等方面,在贮存期内应符合规定要求。

(五)眼膏剂

1. 眼膏剂的含义与特点 眼膏剂(eye ointments)系指原料药物与适宜基质均匀混合制成的专供眼用的溶液型或混悬型膏状的无菌半固体制剂。与滴眼剂相比,具有疗效持久,能减轻眼睑对眼球的摩擦等特点。眼膏剂的基质应均匀、细腻、无刺激性,并易于涂布于眼部,便于药物的分散和吸收。基质在配制前应过滤并灭菌。

2. 眼膏剂的基质 眼膏剂由药物和基质组成,基质不仅是赋形剂,同时对药物的释放与吸收均有很大的影响,理想的基质应符合:①具有适宜的稠度,黏着性和涂展性,有利于药物的释放和吸收;②能与药物溶液均匀混合;③与药物不发生配伍禁忌,久贮稳定;④所用基质必须纯净且极细腻,无刺激性,且不为微生物污染;⑤对视力应无模糊感和其他不良反应。眼膏剂的常用的基质为凡士林 8 份、液体石蜡 1 份、羊毛脂 1 份的混合物。

3. 眼膏剂的制备 其制备方法与软膏剂基本相同,但必须在清洁灭菌的环境下进行,严防微生物的污染。若主药易溶于水且性质稳定,可用少量灭菌蒸馏水溶解,再分次加入灭菌基质中,研匀;若主药不溶于水也不溶于基质,应研成极细粉末并通过九号筛,将药粉与少量基质或液状石蜡研成糊状,然后加入其余基质搅匀,灌装于灭菌容器中。眼膏剂所用容器与包装材料均应严格灭菌,避免染菌而导致眼睛感染。

例 4:八宝眼膏

【处方】煅炉甘石 32.7g　　　　　琥珀 0.15g
　　　　人工麝香 0.38g　　　　　人工牛黄 0.38g
　　　　珍珠 0.38g　　　　　　　冰片 14.8g
　　　　硼砂 1.2g　　　　　　　　硇砂 0.05g
　　　　液状石蜡 20g　　　　　　凡士林 890g
　　　　羊毛脂 40g

【制法】煅炉甘石、琥珀、珍珠、硼砂、硇砂分别粉碎成极细粉;人工麝香、人工牛黄、冰片分别研细,与上述粉末配研,过筛,加至经灭菌放冷的液状石蜡中,搅匀,再加至已干热灭菌、滤过并冷却至约 50℃的凡士林和羊毛脂中,搅匀,使凝固,即得。

【功能与主治】清热退赤,止痒去翳。用于风火上扰所致的眼睛红肿痛痒、流泪、眼睑红烂;沙眼见上述证候者。

4. 眼膏剂的质量检查 可见异物、粒度、金属性异物、装量、重量差异、无菌、微生物限度等。具体按照《中国药典》2015 年版通则规定。

二、凝胶剂

(一) 凝胶剂的含义与特点

凝胶剂(gels)系指原料药物与能形成凝胶的辅料制成的具凝胶特性的稠厚液体或半固体制剂。

按基质的不同,凝胶剂可分为水性凝胶与油性凝胶。水性凝胶剂基质一般由水,甘油或丙二醇与纤维素衍生物、卡波姆和海藻酸盐、西黄蓍胶、明胶、淀粉等组成;油性凝胶剂基质由液体石蜡与聚氧乙烯或脂肪油与胶体硅或铝皂、锌皂组成。亦可加入保湿剂、防腐剂、抗氧剂、透皮促进剂等附加剂。临床上应用较多的是水性凝胶。

水性凝胶剂的特点是制备简单、使用方便、与用药部位亲和力强、滞留时间长、易洗脱、不污染衣物、毒副作用小等。本节主要介绍水性凝胶剂。

（二）水性凝胶剂的基质

水性凝胶基质大多在水中溶胀成水性凝胶（hydrogel）而不溶解。该类基质易涂展和洗除，无油腻感，能吸收组织渗出液，不妨碍皮肤正常功能，黏度较小而利于药物释放。不足之处是润滑作用较弱，易失水和霉变，需加入保湿剂和防腐剂。

1. 卡波姆（carbomer） 系指合成的丙烯酸与烯丙基蔗糖或与烯丙基季戊四醇醚交联的高分子聚合物，按黏度不同常分为 934、940、941、980、981、934P、974P 等规格。卡波姆是一种白色、疏松、酸性、引湿性强的粉末。由于分子中存在大量的羧酸基团，可以在水中迅速溶胀，但不溶解。其分子结构中的羧酸基团使其水分散液呈酸性，1% 水分散液的 pH 值为 2.5~3.0，黏性较低。当用碱中和时，随着大分子逐渐溶解，黏度也逐渐上升，在低浓度时形成澄明溶液，在浓度较大时形成有一定强度和弹性的透明状凝胶。卡波姆在被碱中和时黏度逐渐增大，在 pH 值 6~11 时黏度最大，在更高 pH 值时黏度下降。一般情况下，中和 1g 卡波姆约消耗 1.35g 三乙醇胺或 0.4g 氢氧化钠，本品制成的基质无油腻感，涂用润滑舒适，特别适宜于治疗脂溢性皮肤病。与聚丙烯酸相似，盐类电解质可使卡波姆凝胶的黏性下降，碱土金属离子以及阳离子聚合物等均可与之结合成不溶性盐，强酸也可使卡波姆失去黏性，在配伍时需须避免。

2. 纤维素衍生物 在水中可溶胀或溶解形成具有一定黏度的凝胶基质。凝胶剂基质常用的纤维素衍生物有甲基纤维素（methylcellulose，MC）、羧甲基纤维素钠（carboxymethylcellulose sodium，CMC-Na）和羟丙基纤维素（hydroxypropyl methyl cellulose，HPC），常用的浓度为 2%~6%。甲基纤维素在冷水中溶胀生成澄明或乳白色的黏稠胶体溶液，不溶于热水，温度上升，黏度下降，再加热胶化，冷却后再溶解。因此在配制 MC 溶液时，将 MC 加入 70℃ 左右的热水中，分散均匀，再加冷水混匀，即得澄明溶液。MC 在 pH 值 2~12 范围内，对酸碱稳定，易霉变，需热压灭菌，与常用防腐剂有配伍变化。CMC-Na 在任何温度下均可溶解，1% 的水溶液 pH 值在 6~8。在 pH 值低于 5 或高于 10 时黏度显著降低。此类基质涂布于皮肤时有较强黏附性，易失水，干燥而有不适感，常需加入 10%~15% 的甘油作保湿剂。CMC-Na 基质中不宜加硝（醋）酸苯汞及其他重金属盐作防腐剂，亦不宜与阳离子型药物配伍，否则会与 CMC-Na 形成不溶性沉淀物，从而影响防腐效果或药效。

3. 其他 水性凝胶基质还有甘油明胶、淀粉甘油、海藻酸钠、壳聚糖等。甘油明胶由 1%~3% 明胶、10%~30% 甘油与水加热而成。淀粉甘油由 10% 淀粉、2% 苯甲酸钠、70% 甘油及水加热制成。海藻酸钠的浓度一般为 2%~10%，可加少量钙盐调节稠度。壳聚糖的浓度一般为 3%~10%，但壳聚糖的价格相对较高，故也可将壳聚糖与海藻酸钠混合使用。

（三）凝胶剂的制备

通常是将基质材料在溶剂中溶胀，制备成凝胶基质，再加入药物溶液及其他附加剂。水溶性药物可以先溶于水或甘油，水不溶性药物粉末与水或甘油研磨后，再与凝胶基质混合，搅拌均匀即可。对有无菌度要求的凝胶剂，应注意无菌操作或采用适宜的方法灭菌。制备时应考虑基质溶胀、溶解条件，加入药物、附加剂对基质凝胶的影响，当使用卡波姆作为基质时，应考虑 pH 值对基质稠度的影响等，同时也应注意基质与其他成分的配伍禁忌。

笔记

例:尼美舒利凝胶剂

【处方】尼美舒利 10g　　　　乙醇 50g
　　　　丙二醇 100g　　　　　尼泊金乙酯 1g,
　　　　卡波姆 10g　　　　　　三乙醇胺 6.75g
　　　　蒸馏水 1000g

【制法】将卡波姆与 500ml 蒸馏水混合溶胀成半透明溶液,边搅拌边滴加处方量的三乙醇胺,将尼美舒利溶于乙醇后逐渐加入搅拌均匀,再将尼泊金乙酯溶于丙二醇后逐渐加入搅匀,加入剩余量的蒸馏水,搅拌均匀,即得。

(四) 凝胶剂的质量评价

1. 凝胶剂在生产与贮藏期间应符合:

(1) 凝胶剂应均匀、细腻,在常温时保持胶状,不干涸或液化。

(2) 凝胶剂一般应检查 pH 值。

(3) 除另有规定外,在凝胶剂确定处方时,该处方的抑菌效力应符合抑菌效力检查法(《中国药典》2015 年版第四部通则 1121)的规定。

(4) 除另有规定外,凝胶剂应避光、密闭保存,并应防冻。

(5) 凝胶剂用于烧伤治疗如为非无菌制剂的,应在标签上标明"非无菌制剂";产品说明书中应注明"本品为非无菌制剂",同时在适应证下应明确"用于程度较轻的烧伤(Ⅰ° 或浅 Ⅱ°)";注意事项下规定"应遵医嘱使用"。

2. 装量　照最低装量检查法(《中国药典》2015 年版第四部通则 0942)检查,应符合规定。

3. 无菌　用于烧伤[除程度较轻的烧伤(Ⅰ° 或浅 Ⅱ° 外)]或严重创伤的凝胶剂,照无菌检查法(《中国药典》2015 年版第四部通则 1101)检查,应符合规定。

4. 微生物限度　除另有规定外,照非无菌产品微生物限度检查:微生物计数法(《中国药典》2015 年版第四部通则 1105)和控制菌检查法(《中国药典》2015 年版第四部通则 1106)及非无菌药品微生物限度标准(《中国药典》2015 年版第四部通则 1107)检查,应符合规定。

第三节　贴　膏　剂

一、概述

(一) 贴膏剂的含义和分类

贴膏剂(adhesive ointments)系指将原料药物与适宜的基质制成膏状物、涂布于背衬材料上供皮肤贴敷、可产生全身性或局部作用的一类薄片状制剂。贴膏剂主要由背衬层、药物层和临用前需除去的保护层组成,背衬层也称裱褙材料层,保护层可叫防黏层,药物层有时称为药物贮库,通常由药物和赋形剂、渗透促进剂等辅料组成。

贴膏剂包括橡胶贴膏(原橡胶膏剂)、凝胶贴膏(原巴布膏剂或凝胶膏剂),可用于完整皮肤表面,也可用于有疾患和不完整的皮肤表面。

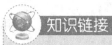 **知识链接**

贴膏剂的发展历史

橡胶贴膏源于国外,指药物层是由药物和橡胶等基质组成的一类贴剂,如伤湿止痛膏等,因其重量轻、黏性好得到市场的认可,应用量逐年增多。贴剂特指药物层中药物能够控制其释放速度经皮吸收,且药物通过全身血液循环到达病灶部位发挥治疗或预防疾病作用的一类贴膏剂,自1981年美国研制的东莨菪碱透皮贴剂上市以来,近年来在品种、数量上发展十分迅速,受到医药学家的关注及病人的欢迎,我国已有东莨菪碱透皮贴剂和可乐定透皮贴剂等上市。凝胶膏剂,如祛风骨痛凝胶膏剂等,指药物层是由药物和亲水性基质组成的一类贴膏剂,也能经皮吸收,且药物容纳量较大,也越来越受到人们的重视。

(二)贴膏剂的特点

贴膏剂为一些长期性疾病、慢性疾病和局部镇痛、消炎等疾病的治疗及预防提供了一种简单、方便、有效的给药方式,具有明显的特点:

1. 贴膏剂中的药物经皮肤渗透产生疗效,能避免肝脏"首过作用",避免药物在胃肠道的破坏。

2. 使用方便,根据病情需要,可随时粘贴或撕掉,提高患者的顺从性。

3. 有些全身用药的透皮贴剂,贴于完整的皮肤表面上,药物可较长时间的恒速释放,减少给药次数。

4. 作用强、剂量小的药物是制备贴膏剂的理想选择,但对皮肤具有强烈刺激性、致敏性的药物不宜制成贴膏剂。

二、橡胶贴膏

(一)概述

橡胶贴膏系指原料药物与橡胶等基质混匀后,涂布于背衬材料上制成的贴膏剂。橡胶贴膏有两种类型:①不含药的如橡皮膏(胶布);②含药的如伤湿止痛膏等。

橡胶贴膏是19世纪后发展起来的一种制剂,优点:黏着力强,可直接贴于患部,用时无需加热软化;不易产生配伍禁忌,对机体无损害;可保护伤口、防止皮肤皲裂、治疗风湿痛等疾病,患者乐于应用;使用携带方便,不污染衣物。不足之处:橡胶贴膏膏层薄,容纳药物量少,维持时间较短,易致皮肤过敏。

橡胶贴膏用在皮肤上,可起固定敷料、保护创伤的作用。全身治疗方面主要起通络止痛、祛风散寒作用,多用于治疗跌打损伤、风湿痹痛等;局部治疗则主要用于神经性皮炎、慢性湿疹、结节性痒疹、局限性银屑病和角化性皮肤病等。

(二)辅料

常用辅料由背衬材料、基质和保护层三部分组成。

1. 背衬材料 一般采用漂白细布。

2. 基质 基质和药物组成药物层,也叫膏料层,作为橡胶贴膏的主要部分。基质主要组成成分有:

(1)生橡胶:为基质主要原料,具有良好的黏性、弹性,不透气,不透水。

(2)增黏剂:常用松香,选择软化点70~75℃(最高不超过77℃)、酸价170~175者,因为松香中含有的松香酸可加速橡胶贴膏的老化。

（3）软化剂：用于生胶软化，增加可塑性，增加成品柔软性、耐寒性及黏性。常用的软化剂有凡士林、羊毛脂、液状石蜡、植物油等。

（4）填充剂：常用氧化锌。具有缓和收敛作用，并能增加膏料层与背衬材料间的黏着性。氧化锌与松香酸生成的松香酸锌盐，能降低松香酸对皮肤的刺激性。锌钡白（俗称立德粉），常用作热压法制备橡胶膏剂的填充剂，其特点是遮盖力强，胶料硬度大。

3. 保护层　也称作膏面覆盖物，多用硬质纱布、塑料薄膜及玻璃纸等，以避免膏片互相黏着及防止挥发性成分挥散。

（三）橡胶贴膏的制备

1. 溶剂法　溶剂法制备橡胶贴膏的一般工艺流程：

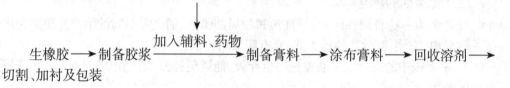

（1）提取药料：常用有机溶剂以浸渍、回流、渗漉等方法提取，提取液回收溶剂后备用。能溶于橡胶基质中的药物直接加入基质中，如薄荷、冰片、樟脑等。

（2）制备胶浆：是橡胶贴膏制备的主要步骤之一，一般制法是：

1）压胶：取生橡胶洗净，于50~60℃加热干燥或晾干，切成大小适宜的条块，在炼胶机中压成网状胶片，摊在铁丝网上去静电。

2）浸胶：将网状胶片浸入适量汽油中，浸泡18~24小时（冬季浸泡时间宜长，夏季宜短），至完全溶胀成凝胶状，即得胶浆。浸泡时需密闭，以防汽油挥发引起火灾。

（3）制备膏料：将胶浆移入打膏机中搅匀，依次加入凡士林、羊毛脂、液状石蜡、松香、氧化锌等制成基质，再加入药料等，继续搅拌成均匀含药胶浆，在滤胶机上压过筛网，即得膏料。为了保证药物的稳定性和与基质混合的均匀性，必要时加入药料的同时加入渗透促进剂、表面活性剂、稳定剂、保湿剂、防腐剂、抗过敏剂或抗氧剂等。

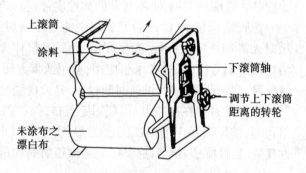

图17-3　橡胶贴膏涂料机的涂布部分

（4）涂布膏料：将膏料置于装好细白布的涂料机上，见图17-3，利用上下滚筒将膏料均匀涂布在缓慢移动的布面上，通过调节两滚筒间的距离来控制涂膏量。

（5）回收溶剂：涂了膏料的胶布，以一定速度进入封闭的溶剂回收装置，见图17-4，经蒸气加热管加热，汽油蒸发，由鼓风机送入冷凝系统，回收。

（6）切割加衬与包装：将干燥的橡胶膏置切割机上切成规定的宽度，再移至纱布卷筒装置上，见图17-5。使膏面覆上脱脂硬纱布或塑料薄膜等以避免黏合，最后用切割机切成一定大小规格后包装，即得。

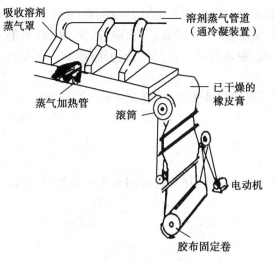
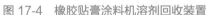
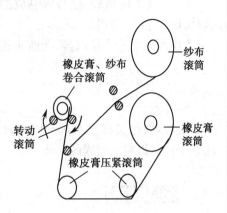

图 17-4　橡胶贴膏涂料机溶剂回收装置　　　图 17-5　橡胶贴膏涂料机纱布卷筒装置

2. 热压法　将胶片用处方中的油脂性药物等浸泡,待溶胀后再加入其他药物和立德粉或氧化锌、松香等,炼压均匀,涂膏盖衬。热压法不用汽油,无需回收装置,但成品欠光滑。

(四) 橡胶贴膏的质量检查

1. 外观　应膏面光洁,厚薄均匀,色泽一致,无脱膏、失黏现象。布面应平整、洁净、无漏膏现象,盖衬两端应大于胶布。

2. 含膏量检查　按照《中国药典》2015 年版第四部通则 0122 贴膏剂项下含膏量第一法检查。

3. 耐热性试验　按照《中国药典》2015 年版第四部通则 0122 贴膏剂项下耐热性法检查。

4. 有机溶剂残留量检查　涂布中若使用有机溶剂的,必要时应检查有机溶剂残留量。

5. 黏附力试验　橡胶贴膏应按《中国药典》2015 年版第四部通则 0952 第二法测定持黏性,应符合规定。

(五) 举例

例:伤湿止痛膏

【处方】伤湿止痛用流浸膏 50g　　　水杨酸甲酯 15g

　　　　颠茄流浸膏 30g　　　　　　芸香浸膏 12.5g

　　　　薄荷脑 10g　　　　　　　　冰片 10g

　　　　樟脑 20g　　　　　　　　　生橡胶 16kg

　　　　松香 16kg　　　　　　　　羊毛脂 4kg

　　　　凡士林 1.5kg　　　　　　　液状石蜡 1kg

　　　　氧化锌 20kg　　　　　　　汽油 45kg

【制法】以上七味,伤湿止痛用流浸膏系取生草乌、生川乌、乳香、没药、生马钱子、丁香各 1 份,肉桂、荆芥、防风、老鹳草、香加皮、积雪草、骨碎补各 2 份,白芷、山柰、干姜各3份,粉碎成粗粉,用90%乙醇制成相对密度约为1.05的流浸膏;按处方量称取伤湿止痛用流浸膏、水杨酸甲酯、颠茄流浸膏、芸香浸膏、薄荷脑、冰片、樟脑,另加3.7~4.0倍重的由橡胶、松香等制成的基质,制成膏料。进行涂膏,回收溶剂后,切段,盖衬,切成小块,即得。

【功能与主治】祛风湿,活血止痛。用于风湿性关节炎,肌肉疼痛,关节肿痛。

三、凝胶贴膏

(一) 概述

凝胶贴膏,又称巴布剂或巴布膏剂,系指原料药物与适宜的亲水性基质混匀后,涂布于背衬材料上制成的贴膏剂。

知识链接

巴布剂的发展史

巴布剂早期称为泥罨剂,在日本有较久的应用历史。一般是将麦片等谷物与水、乳、蜡等混合成泥状,使用时涂布在纱布上,贴于患处,也称为泥状巴布剂。随着医药化学工业的发展,新型高分子材料的出现,凝胶膏剂的基质组成更科学合理,给药剂量更准确,已发展成为定型凝胶膏剂,该剂型正逐步在受到人们的重视。

凝胶贴膏与橡胶贴膏相似,特点有:①与皮肤生物相容性好、透气、耐汗、无致敏、刺激性;②药物释放性能好,能提高皮肤的水化作用,有利于药物透皮吸收;③载药量大,使用方便,不污染衣物,反复贴敷,仍能保持原有黏性。

凝胶贴膏可分为泥状凝胶贴膏和定型凝胶贴膏两类。

泥状凝胶贴膏系指将有效成分与甘油、明胶、水或其他液体物质混合,涂布于脱脂棉上3~5mm厚,贴于患处,以绷带固定,起到保湿和防止污染衣物的作用,属于软膏状剂型,用后易除掉,一日可换1~2次,再次应用时可以减少涂布量。

定型凝胶贴膏系指药物与明胶、甲基纤维素、聚丙烯酸钠等良好的水溶性高分子物质为主的药膏基质混合,在涂布于无纺布的背衬材料上,表面覆盖一层聚乙烯或聚丙烯塑料薄膜,按使用要求裁成不同大小规格,装入塑料袋或纸袋中而成。

(二) 辅料

凝胶贴膏主要由背衬层、药物层和保护层组成,每层的常用辅料亦不同,背衬层为基质的载体,一般选用无纺布、人造棉布等。保护层,即防黏层,起保护药物膏体的作用,一般选用聚丙烯及聚乙烯薄膜、聚酯薄膜及玻璃纸等。药物层,也叫膏体,为凝胶贴膏的主要部分,由基质和药物构成,应有适当的黏性,能与皮肤紧密接触以发挥治疗作用。基质的性能决定了凝胶贴膏的黏着性、舒适性、物理稳定性等特征。基质的原料主要有:

1. 黏合剂 包括天然、半合成或合成的高分子材料,如海藻酸钠、西黄蓍胶、明胶;甲(乙)基纤维素、羧甲基纤维素及其钠盐、聚丙烯酸及其钠盐、聚乙烯醇、聚维酮及马来酸酐-乙烯基甲醚共聚物的交联产物等。

2. 保湿剂 常用聚乙二醇、山梨醇、丙二醇、丙三醇及它们的混合物。

3. 填充剂 常用微粉硅胶、二氧化钛、碳酸钙、高岭土及氧化锌等。

笔记

4. 渗透促进剂 氮酮、二甲基亚砜、尿素等。氮酮与丙二醇合用能提高氮酮的促渗透作用。芳香挥发性物质如薄荷脑、冰片、桉叶油等也有促渗透作用。

另外,根据药物性质,还可加入表面活性剂等其他附加剂。

(三)凝胶贴膏的制备

一般是先将高分子物质胶溶,按一定顺序加入黏合剂等其他附加剂,制成均匀基质后,再与药物混匀,涂布,压合保护层,分割,包装,即得。如果是固体药物,应预先粉碎成细粉或溶于适宜的溶剂中,药材提取物应按各品种项下规定的方法进行提取。为了保证药物的稳定性和与基质混合的均匀性,必要时可加入稳定剂、表面活性剂、透皮促进剂、保湿剂、防腐剂、抗过敏剂或抗氧剂。

(四)凝胶贴膏的质量检查

1. 膏料应涂布均匀,膏面应光洁、色泽一致,无脱膏、失黏现象;背衬面应平整、洁净、无漏膏现象。涂布中若使用有机溶剂的,应检查有机溶剂残留量。盖衬的长度和宽度应与背衬一致。

2. 含膏量 应按《中国药典》2015 年版第四部通则 0122 贴膏剂项下含膏量第二法测定检查。

3. 黏附力试验 凝胶贴膏应按《中国药典》2015 年版第四部通则 0952 第二法测定持黏性,应符合规定。

4. 其他 赋形性、含量均匀度等项检查均应符合《中国药典》2015 年版第四部通则有关规定。

(五)举例

例:芳香凝胶贴膏

【处方】聚丙烯酸钠 5 份　　　　　淀粉丙酸酯 5 份
　　　　二氧化钛 0.25 份　　　　　甘油 40 份
　　　　薰衣草油 0.6 份　　　　　　柠檬油 0.2 份
　　　　二氧化硅 3 份　　　　　　　尼泊金甲酯 0.1 份
　　　　尼泊金丙酯 0.05 份　　　　乙醇 1 份
　　　　聚山梨酯 80 0.05 份　　　　酒石酸 0.5 份
　　　　乙酸乙烯酯 3 份　　　　　　氢氧化铝干凝胶 0.05 份
　　　　水适量

【制法】将上述物质加水适量混匀,涂布于无纺纤维织物上。盖上防黏层,即得。
【作用与用途】具有芳香治疗作用。贴于体表后产生轻松和兴奋的感觉。

四、贴剂

(一)概述

贴剂(patches)系指原料药物与适宜的材料制成的供粘贴在皮肤上的可产生全身性或局部作用的一种薄片状制剂。贴剂一般由背衬层、药物贮库层、黏胶层以及防黏层组成。贴剂可用于完整皮肤表面,也可用于有疾患或不完整的皮肤表面,其中用于完整皮肤表面,能将药物输送透过皮肤进入血液循环系统起全身作用的贴剂称为透析法。

透皮贴剂依据药物贮库是否含有控释膜,分为膜控释型、黏胶控释型、骨架控释型和微贮库控释型四类。贴剂通过扩散而起作用,作用时间由药物含量和释药速率

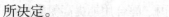

所决定。

透皮贴剂应贴于完整的皮肤,皮肤应清洁、干燥,几乎无毛发,并且不油腻、不易受刺激、不发炎、不擦破或不结硬块。从包装内取出应小心,不可撕破或割破药物剂量,也不能切割使用。应按照说明书的推荐时间使用,届时立即更换新的透皮贴剂。

透皮贴剂的优点有:

1. 延长作用时间,减少用药次数 透皮贴剂中药物在贮库内缓慢长时间释放进入血液,作用时间长,如东莨菪碱透皮贴剂三天只需用药1次。

2. 维持恒定的血药浓度 可使药物以体内消除速率进入体循环,避免了其他给药方法产生的血药浓度峰谷现象,降低了治疗指数小的药物的不良反应。如东莨菪碱较低的血药浓度就可达到抗晕、止吐作用。一般口服给药常因血药浓度过高而产生口干、嗜睡、心悸等不良反应,而其透皮贴剂可将血药浓度保持在抗晕止吐的坪值,避免不良反应。

透皮贴剂应符合:①活性成分不能透过透皮贴剂的背衬层,通常水也不能透过;②填充入贮库的溶液型药物,药物贮库中不应有气泡,无泄漏,药物混悬在贴剂中必须保证混悬、涂布均匀;③药物贮库中的药物应符合控释释放的要求,不得发生药物释放缓慢或突释的现象。

(二) 材料

除药物、渗透促进剂外,透皮贴剂中大多数材料为高分子聚合物,材料的选择、应用直接影响贴剂的药物控释速度、药物相容性、稳定性和外观,也影响制品的安全性和毒性。

1. 控释膜聚合物与骨架材料

(1) 乙烯-乙酸乙烯酯共聚物(ethylene vinylacetate copolymer,EVA):无毒,无刺激性,柔韧性好,与人体组织及黏膜有良好的相容性,性质稳定,但耐油性较差。EVA可用热熔法或溶剂法制备膜材。共聚物中乙酸乙烯酯成分越多,溶解性能越强。常用溶剂有三氯甲烷、二氯甲烷等。乙酸乙烯酯含量低则溶解性差,只能用热熔法加工膜材,且柔软性、渗透性也降低。

(2) 聚氯乙烯(polyvinyl chloride,PVC):系热塑性材料,在一般有机溶剂中不溶,化学稳定性高,机械性能好。用于制取薄膜的聚氯乙烯中常加入30%~70%的增塑剂,称为软聚氯乙烯,耐热性较差,软化点为80℃,130℃开始分解,析出氯化氢,一般推荐使用的温度在−15~60℃。聚氯乙烯渗透性较低,加入增塑剂如苯二甲酸酯可促进渗透。

聚氯乙烯对油性液体相容性强。膜中液体成分达到50%仍能保持稳定分散状态。若药物亲水性强且含量高时,长期贮存后可能析出,释药速度加快,加入适宜的增塑剂可能减少析出,如二(2-乙基己基)-苯二甲酸酯。

(3) 聚乙烯(polyethylene,PE):这种热塑性高聚物具有优良的耐低温和耐化学腐蚀性能,较厚薄膜可耐受90℃以下热水,在烃类溶剂中需较高温度才能溶解。聚乙烯安全无毒,防水性能好,气密性较差。据生产压力的不同可分为高压聚乙烯(低密度PE或支化PE)和低压聚乙烯(高密度PE或线性PE),线性PE的结晶性、熔点、密度和硬度较高,渗透性较低。PE的性能也与分子量有关,高分子量的PE薄膜强度高,透明度低,低分子量的PE薄膜则更柔软透明。

（4）聚丙烯（polypropylene,PP）：系结晶度和熔点均较高的热塑性材料,吸水性很差,透气性和透湿性较聚乙烯小,抗拉强度较聚乙烯高,有很高的耐化学品性能,仅在某些氯化烃和高沸点的脂肪烃中发生溶胀和表面溶蚀。聚丙烯薄膜具有优良的透明性、强度和耐热性,可耐受100℃以上的煮沸灭菌。一般薄膜的聚丙烯分子量较低,用于双向拉伸薄膜的生产需更高分子量的产品。

（5）聚对苯二甲酸乙二酯（polydiethyl phthalate,PET）：室温下机械性能优良,耐酸碱和多种有机溶剂,吸水性能差,有较高的熔点和玻璃化温度,采用双向拉伸工艺能得到具有适宜结晶度、透气性很小和高拉伸性能的薄膜。PET性能稳定,加工中加入的其他辅助剂很少,故安全性高。

2. 压敏胶 透皮贴剂中黏合剂称为压敏胶（pressure sensitive adhesive,PSA）,系指在轻微压力下既可实现粘贴,同时又容易剥离的一类胶黏材料,起着保证释药面与皮肤紧密接触以及药库、控释等作用。贴剂中所用压敏胶应适合皮肤应用,无刺激性,不致敏,与药物相容性好,具防水性能。压敏胶主要有:

（1）聚异丁烯类压敏胶:聚异丁烯（PIB）为无定形线性聚合物,在烃类溶剂中溶解,一般以溶剂型压敏胶使用。外观色浅而透明,性能稳定,耐热、耐水,用时可不加入另外的增黏树脂及防老化剂。因其非极性强,对极性膜材的黏性较弱,可加入树脂或其他增黏剂予以克服。通常高低分子量的聚异丁烯混合使用,低分子量的聚异丁烯是黏性半流体,起增黏、改善柔韧性和润湿性的作用,高分子量聚异丁烯则有较高的剥离强度和内聚强度。

（2）丙烯酸类压敏胶:有溶液型和乳剂型两类,常用的聚合单体有丙烯酸、乙酸乙烯酯及丙烯酸酯等。溶液型压敏胶一般由30%~50%的丙烯酸酯共聚物及有机溶剂组成,胶层无色透明,对各种膜材有较好的涂布性、剥离强度及初黏性,但黏合力和耐溶剂性较差,在高温时更差,交联及共聚的丙烯酸类压敏胶的黏合力和耐溶剂性有较大改善。

乳剂型压敏胶是各种丙烯酸酯单体以水为分散介质经乳液聚合后加入增稠剂等得到的产品。对热、紫外线稳定,无有机溶剂污染,但耐水耐湿性差。这类压敏胶对极性的高能表面基材亲和较好,对聚乙烯和聚酯等低能表面基材不能很好地湿润,加入丙二醇、丙二醇单丁醚等润湿剂可得到改善。

（3）硅橡胶压敏胶:系低分子量硅树脂与线型聚二甲基硅氧烷流体经缩合而成的聚合物。硅树脂与硅氧烷在缩合中形成的硅氧烷键,既是黏性调节成分又是内聚强度调节成分。提高硅氧烷的含量,则压敏胶柔软性和黏性增加,增加树脂用量则产品黏性低且易于干燥。

硅橡胶压敏胶透气透湿,玻璃化温度低,耐高温及低温,化学稳定性好,常用其烃类溶液,为一种较好的压敏胶材料,但价格相对较高。由于本品的黏着力小,生产透皮贴剂的关键是基材的表面处理及防黏纸的选择。

（4）热熔压敏胶:热熔压敏胶是以热塑性聚合物为主的胶黏剂,兼具热熔和压敏双重特性。该压敏胶基质在熔融状态下进行涂布,冷却固化后经轻度指压即能快速黏接,同时具有良好的剥离性,不污染被黏物表面。热熔压敏胶无有机溶剂,安全性高,且在制备时不需挥发有机溶剂,特别适合制备含有易挥发药物的中药贴剂。目前常用作热熔压敏胶的材料有聚乙烯、聚丙烯等。

3. 背衬材料、防黏材料和药库材料

(1) 背衬材料：是用于支持药库或压敏胶等的薄膜，应对药物、胶液、溶剂、湿气和光线等有良好的阻隔性能，同时应柔软舒适，并有一定强度。常用多层复合铝箔，即由铝箔、聚乙烯或聚丙烯等膜材复合而成的双层或三层复合膜，提高了机械强度及封闭性，同时适合热合、黏合等工艺。其他如 PET、高密度 PE、聚苯乙烯等也可用作背衬材料。

(2) 防黏材料：主要用于黏胶层的保护，为了防止压敏胶从药库或控释膜上转移到防黏材料上，材料的表面能应低于压敏胶的表面能，与压敏胶的亲和性应小于压敏胶与控释膜的亲和性。常用的防黏材料有聚乙烯、聚苯乙烯、聚丙烯、聚碳酸酯、聚四氟乙烯等，有时也使用表面经石蜡或甲基硅油处理过的光滑厚纸。

(3) 药库材料：可以用单一材料，也可用多种材料配制的软膏、水凝胶、溶液等，如卡波姆、HPMC、PVA 等均较为常用，各种压敏胶和骨架膜材也同时可以是药库材料。

(三) 透皮贴剂的分类

1. 膜控释型　膜控释型贴剂的基本结构见图 17-6，由背衬层、药物贮库、控释膜、黏胶层及防黏保护层组成。背衬层常为软铝塑材料或不透性塑料薄膜，如聚乙烯、聚苯乙烯、聚酯等，要求封闭性强，对药物、辅料、水分和空气均无渗透性，易与控释膜复合，背面易方便印刷商标及文字。药物贮库可用单一材料或多种材料调配成的油膏、乳剂、水凝胶、油液等，药物溶解或混悬于其中。控释膜是由聚合物材料加工成微孔膜或无孔膜，使其对药物有一定渗透性。黏胶层可用各种压敏胶。

2. 黏胶控释型　是将药物直接分散于压敏胶中形成的药物贮库，上面覆盖不含药的、有控释作用的黏合材料形成的主体结构及背衬层、防黏保护层，见图 17-7。通常先将空白压敏胶涂布在背衬层上以增强压敏胶与背衬层之间的黏结强度，然后覆含药胶，再覆有控释能力的空白压敏胶层。随释药时间延长，药物通过含药胶层的厚度不断增加，释药速度随之下降。为了保证恒定的释药速度，可将黏胶分散型药库按照适宜浓度梯度制成多层含不同药量及致孔剂的压敏胶层。

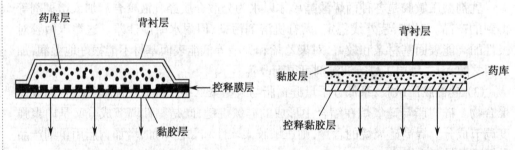

图 17-6　膜控释型贴剂的基本结构　　　　图 17-7　黏胶控释型贴剂的基本结构

3. 骨架控释型　系指将药物均匀分散或溶解在聚合物骨架中，制成有一定面积与厚度的药物贮库，与压敏胶层、背衬层及防黏层所构成，见图 17-8。含有药物的亲水性或疏水性聚合物骨架起控释作用，用得较多的多聚物有 PVA、PVP、聚甲基丙烯酸羟乙酯、聚丙烯酸盐、海藻酸钠和琼脂等。压敏胶可直接涂布在药膜表面，也可涂布在与药膜复合的背衬层。如"Nitro-Dur"硝酸甘油透皮贴剂采用骨架分散型，其含药骨架为由聚乙烯醇、聚维酮和乳糖形成的亲水性凝胶制成的圆形膜片，与涂布压敏胶的背衬层黏合，加防黏保护层即得。

笔记

4. 微贮库控释型 为膜控释型和骨架控释型的结合体。一般制备方法是将药物分散在亲水性聚合物(如聚乙二醇)的水溶液中,再将此混悬液均匀分散在疏水性聚合物(如有机硅聚合物)中,然后迅速交联疏水聚合,使之成为稳定的含有球形液滴的分散系统。将此系统药膜置于黏胶层中心,加背衬材料及防黏层即得,见图17-9。

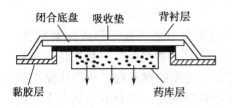

图 17-8 骨架控释型贴剂的基本结构

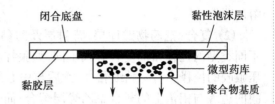

图 17-9 微贮库控释型贴剂的基本结构

(四) 透皮贴剂的制备

透皮贴剂制备一般都包括膜材的加工、膜材的改性和膜材的复合与成型三个步骤。

1. 膜材的加工 根据高分子材料的性质,膜材可分别用作控释膜、药库、防黏层及背衬层等。膜材的加工方法有涂膜法和热熔法两种。实验室中小量制备可用涂膜法,工艺过程同膜剂(详见第二十章第一节);热熔法是将高分子材料加热变形,经加工制成一定尺寸膜材的方法,适合于工业生产,加工方法常用挤出法和压延法。

(1)挤出法:根据使用的方法不同分为管膜法和平膜法。管膜法是将高聚物熔体经环形模头以膜管的形式连续挤出,随后吹胀到所需尺寸并同时用空气或液体冷却的方法;平膜法是利用平缝机头直接挤出所需尺寸薄膜并同时冷却的方法。

(2)压延法:系将高聚物熔体在旋转辊筒间的缝隙中连续挤压形成薄膜的方法。由于高聚物通过辊筒间的缝隙时,沿薄膜方向在高聚物中产生了高的纵向应力,得到的薄膜较挤压法具有更明显的各向异性。

2. 膜材的改性 膜材加工后,为了获得膜孔大小适宜或一定渗透性的膜材,还需将加工后的膜材作特殊处理使之改性。膜材改性可用溶蚀法、拉伸法和核辐射法。

(1)溶蚀法:取膜材用适宜的溶剂浸泡,溶解其中的可溶性成分(如小分子增塑剂等),既可得到具有一定大小膜孔的膜材,也可以在加工薄膜时加入一定量的可溶性物质(如聚乙二醇、聚乙烯酸等)作为致孔剂,使膜发生改性。膜孔的大小和均匀性取决于所加入物质的用量及其与高分子聚合物的相容性。为避免使用有机溶剂,宜选用水溶性添加剂。

(2)拉伸法:利用拉伸工艺制备单轴取向和双轴取向的多孔控释膜。将膜材冷却后,重新加热至取向温度,趁热迅速向单侧或双侧拉伸,重新冷却后的薄膜长度、宽度或两者均有大幅度增加,高分子聚合物结构出现裂纹样孔洞,膜材发生改性,如东莨菪碱控释贴剂采用了聚丙烯双向拉伸薄膜,在电镜下可见织纹样结构。

(3)核辐射法:用荷电粒子对一般方法制得的无孔膜材在电子加速器中进行核照射,使膜上留下敏化轨迹,然后把敏化膜浸泡在蚀刻溶液(如强碱溶液)中,敏化轨迹被选择性腐蚀,进而形成膜孔,使膜发生改性。膜孔的数量与辐射时间有关,膜孔的大小则取决于浸泡时间。有些膜材在强烈紫外线长期照射下也有类似效果。

3. 膜材的复合与成型

(1) 涂布和干燥：涂布和干燥是贴剂制备的基本工艺，黏胶层、某些药库、防黏层及膜材的制备也常采用涂布工艺。常用的涂布液有压敏胶溶液（或混悬液）、药库溶液（或混悬液）、其他成膜溶液及防黏纸上的硅油等。涂布前应确定涂布液的固含量及涂布厚度或增重等。将涂布液涂布在铝箔、膜材或防黏材料等相应材料上，干燥，除去溶剂即得。

(2) 复合：把药物贮库层、背衬层及防黏层等各层复合在一起即形成完整贴剂。不同类型的控释贴剂复合方式不同，如膜控释型的硝酸甘油控释贴剂系先将涂布有压敏胶的控释膜与防黏纸黏合，然后与中心载有定量药库的铝箔通过热压法使控释膜的边缘与铝箔上的复合聚乙烯层熔合；而骨架控释型和黏胶控释型贴剂大多采用黏合方式复合，如对多层黏胶型系统，是把涂布在不同基材上的压敏胶相对压合在一起，移去一侧基材，就得到双层压敏胶的胶面，再重复此过程，压合上第三层，直至多层复合全部完成。移去的基材与压敏胶的黏合力必须小于压敏胶层之间以及压敏胶与另一基材的黏合力。这种多层复合工艺可在单次涂布机上分次完成或在多层复合机上一次完成。复合后得到的黏胶型贴剂再按设计要求切割成单剂量，包装即得。

(五) 透皮贴剂的质量评价

1. 黏附力测定　透皮贴剂为敷贴于完整皮肤表面的制剂，其与皮肤黏附力的大小直接影响药物的安全性和有效性，因此应对黏附力进行控制。通常贴剂压敏胶与皮肤作用的黏附力可用三个指标来衡量，即初黏力、持黏力及剥离强度。

2. 含量均匀度　系指每片透皮贴剂中药物含量符合标示量的程度。凡检查含量均匀度的制剂，一般不再检查重量差异。

3. 体外释放度　透皮贴剂体外释放度按照《中国药典》2015年版通则0931第四、五法进行测定，应符合规定。

4. 透皮贴剂的生物利用度测定　经皮给药制剂的生物利用度测定有血药法、尿药法和血药加尿药法。

(六) 举例

例：东莨菪碱透皮贴剂

【处方】

组成	药物贮库层（份）	黏附层（份）
聚异丁烯 MML-100	29.2	31.8
聚异丁烯 LM-MS	36.5	39.8
矿物油	58.4	63.6
东莨菪碱	15.7	4.6
氯仿	860.2	360.2

【制法】按药物贮库层处方和黏附层处方量称取各成分，分别溶解，将药物贮库层溶液涂布在 $65\mu m$ 厚的铝塑膜上，烘干或自然干燥，形成约 $50\mu m$ 厚的药物贮库层；将黏附层溶液涂布 $200\mu m$ 厚的硅纸上，干燥，制成约 $50\mu m$ 厚的黏附层；将 $25\mu m$ 厚的聚丙烯控释膜复合到药物贮库层上，将黏附层复合到控释膜的另一面，切成 $1cm^2$ 的圆形贴剂。所设计的释药量为初始量 $150\sim250\mu g/(cm^2\cdot h)$，维持量 $1\sim3\mu g/(cm^2\cdot h)$。

第四节 膏 药

一、概述

膏药(plaster)系指饮片、食用植物油与红丹(铅丹)或宫粉(铅粉)炼制成膏料,摊涂于裱褙材料上制成的供皮肤贴敷的外用制剂。前者称为黑膏药,后者称为白膏药。

 知识链接

膏药的发展史

膏药在我国应用甚早,晋代就有其制法和应用的记载,是我国传统五大剂型丸、散、膏、丹、汤之一,它外治可消肿、拔毒、生肌,主治肌肤红肿、痈疽、疮疡等症;内治可活血通络、祛风寒、壮筋骨、止痛、消痞,主治跌打损伤、风湿痹痛等,以弥补内服药力之不足。

黑膏药一般为黑褐色的坚韧固体,乌黑光亮,油润细腻,老嫩适度,摊涂均匀,无红斑,无飞边缺口,加温后能粘贴于皮肤上且不易移动。用前须烘热,软化后贴于皮肤上。

二、黑膏药

(一) 辅料

黑膏药的基质主要是植物油和红丹。

1. 植物油　应选用质地纯净、沸点低、熬炼时泡沫少、制成品软化点及黏着力适当的植物油。以麻油最好,因为其熬炼时泡沫少,有利于操作,成品外观油润、性黏、质量好,且药性清凉,具有消炎功效。棉子油、豆油、菜油、花生油等也可应用,但炼制时易产生泡沫。

2. 红丹　又称铅丹、樟丹、黄丹、陶丹,为橘红色粉末,质重,主要成分为四氧化三铅(Pb_3O_4),含量应在95%以上。红丹含水分易聚成颗粒,下丹时沉于锅底,不易与油充分反应。为保证干燥,使用前应炒除水分,过五号筛。

(二) 黑膏药的制备方法

黑膏药制备的一般工艺流程:提取药料 ⟶ 炼油 ⟶ 下丹成膏 ⟶ 去火毒 ⟶ 摊涂。

1. 提取药料　药料可分为一般药料和细料药。一般药料系指不具挥发性的动植物药材,如根、茎、皮、叶、花类及动物骨、皮、爪、角等。细料药系指芳香挥发性药物、贵重药物等,如乳香、没药、朱砂、雄黄、冰片、樟脑等。两种药料需分别处理,一般药料用于提取,细料药粉碎成细粉备用。

药料提取时可将一般药料适当切碎,用植物油浸泡一定时间,加热,控制温度在200℃左右,炸至药料表面深褐色,内部焦黄为宜,捞去药渣,即得药油。细料药或挥发性药物如冰片等摊涂前应与膏料混匀;贵重药如麝香等应撒于膏药表面。

2. 炼油　系指将药油于270~320℃继续加热熬炼,使油脂在高温下氧化聚合、增稠,炼至"滴水成珠"。炼油程度的检查方法:取油少许滴于水中,若药油聚集成珠不散,则药油炼好。炼油为制备膏药的关键,炼油过嫩则膏药质软,贴于皮肤易移动;炼油过老则膏药质脆,黏着力小,易脱落。

3. 下丹成膏 系指在炼成的油中加入红丹反应生成脂肪酸铅盐,脂肪酸铅盐促进油脂进一步氧化、聚合、增稠而成膏状。每 500g 药油用红丹 150~210g。当油温达到约 300℃时,在不断搅拌下,缓缓加入红丹,使油与红丹在高温下充分反应,直至成为具有光泽的黑褐色稠厚状液体。膏液可用软化点测定仪测定其老嫩程度。

4. 去火毒 火毒系指对皮肤产生刺激性的物质,轻则引起皮肤红斑、瘙痒,重则发泡溃疡。去火毒的方法是:将炼成的膏状物以细流倒入冷水中,不断强烈搅拌,使成带状,反复换水至冷,然后浸于冷水中 24 小时或数日,仍需换水直至火毒除尽。

5. 摊涂 将去火毒的膏药团块加热熔化,在不超过 70℃下加入药物细粉,混合均匀。按规定量涂于裱褙材料上,即得膏药。

(三) 膏药的质量检查

1. 黑膏药应乌黑、无红斑;白膏药应无白点。

2. 对皮肤无刺激性,加温后能粘贴于皮肤上,不脱落且不移动。

3. 膏药应密闭,置阴凉处贮藏。其他软化点、重量差异等项检查均应符合《中国药典》2015 年版第四部通则的相关规定。

(四) 举例

例:狗皮膏

【处方】生川乌 80g　　生草乌 40g　　羌活 20g　　独活 20g　　青风藤 30g
　　　　香加皮 30g　　防风 30g　　威灵仙 30g　苍术 20g　　蛇床子 20g
　　　　麻黄 30g　　　高良姜 9g　　小茴香 20g　官桂 10g　　当归 20g
　　　　赤芍 30g　　　木瓜 30g　　苏木 30g　　大黄 30g　　油松节 30g
　　　　续断 40g　　　川芎 30g　　白芷 30g　　乳香 34g　　没药 34g
　　　　冰片 17g　　　樟脑 34g　　肉桂 11g　　丁香 15g

【制法】乳香、没药、丁香、肉桂分别粉碎成粉末,与樟脑、冰片粉末配研,过筛,混匀;其余生川乌等 23 味药,酌予碎断,与食用植物油 3495g 同置锅内炸枯,去渣,滤过,炼至滴水成珠。另取红丹 1040~1140g,加入油内,搅匀,收膏,将膏浸泡于水中。取膏,用文火熔化,加入上述粉末,搅匀,分摊于兽皮或布上,即得。

【功能与主治】祛风散寒,活血止痛。用于风寒湿邪,气滞血瘀引起的四肢麻木,腰腿疼痛,筋脉拘挛,跌打损伤,闪腰岔气,脘腹冷痛,行经腹痛,湿寒带下,积聚痞块。

第五节　糊剂、涂膜剂与搽剂

一、糊剂

(一) 糊剂的含义与特点

糊剂(pastes)系指大量的原料药物固体粉末(一般 25% 以上)均匀地分散在适宜的基质中所组成的半固体外用制剂。因含有大量固体粉末,所以有较高的硬度和较大的吸水能力以及较低的油腻性,主要用作保护剂。

根据组成不同,糊剂可分为:①脂肪糊剂,其中所含的粉末有淀粉、氧化锌、白陶土、滑石粉、碳酸钙、碳酸镁等,含量一般在25%以上,甚至有高达70%者。脂肪糊剂的基质多用凡士林、羊毛脂或其混合物等,有的加入适量的药物增加其止痒、消炎等作用。②单相含水性凝胶糊剂,多以甘油明胶、淀粉、甘油或其他水溶性凝胶为基质制成,其中固体粉末的含量一般较脂肪性糊剂少。

糊剂因含有大量粉末,故可吸收脓性分泌液,且大量粉末在基质中形成一些空隙,一般不妨碍皮肤的正常排泄,其作用多在皮肤表面,适于亚急性皮炎或湿疹等慢性皮肤病,对结痂成疮、轻度渗出性病变均适用。

在渗出液较多的创面上若使用脂肪糊剂,由于分泌物不易混合,甚至阻止分泌液流出使之形成微生物繁殖的良好条件,因而使用水溶性凝胶糊剂较好,且洁净易清洗。

(二) 举例

例:腮腺宁糊剂

【处方】芙蓉叶 230g   白芷 85g

    大黄 85g   苎麻根 10g

    赤小豆 580g   乳香(醋炙)10g

    薄荷油 0.005g

【制法】以上七味,芙蓉叶、白芷、大黄、乳香、苎麻根、赤小豆粉碎成细粉,过筛。取薄荷油 300g、炼蜜 500g,搅匀,与上述粉末混匀,即得。

【功能与主治】散瘀解毒,消肿止痛。用于腮腺炎,红肿热痛。

二、涂膜剂

(一) 涂膜剂的含义与特点

涂膜剂(paints)系指原料药物溶解或分散于成膜材料的溶剂中,涂搽患处后形成薄膜的外用液体制剂。用时涂于患处,溶剂挥发后形成薄膜以保护创面,同时逐渐释放所含药物而起治疗作用。涂膜剂一般用于无渗出液的损害性皮肤病、过敏性皮炎、牛皮癣和神经性皮炎等,常用的成膜材料有聚乙烯醇、聚乙烯吡咯烷酮、乙基纤维素、聚乙烯醇缩甲乙醛和火棉胶等。增塑剂有甘油、丙二醇、邻苯二甲酸二丁酯等。溶剂一般为混合溶剂,如丙酮和乙醇单独应用或以一定比例混合使用。

涂膜剂的特点是制备工艺简单,不用裱褙材料,无需特殊的机械设备,使用方便。一般制法为:能溶于溶剂的药物,可直接加入溶解;如为中药,则应先制成乙醇或乙醇-丙酮提取液,再加到基质溶液中去。

(二) 举例

例:疏痛安涂膜剂

【处方】透骨草 143g   伸筋草 143g

    红花 48g   薄荷脑 6.7g

【制法】以上四味,除薄荷脑外,其余透骨草等三味加水适量,用稀醋酸调 pH 值至 4~5,煎煮三次,每次 1 小时。合并煎液,滤过,滤液浓缩至相对密度为 1.12~1.16,加乙醇使含醇量为 60%,放置过夜,滤过,备用。另取聚乙烯醇(药膜树脂 04)100g,加 50% 乙醇适量使溶解,加入上述备用液,再加薄荷脑及甘油 8.3g,搅匀,加 50% 乙醇调整总量至 1000ml,即得。

【功能与主治】舒筋活血,消肿止痛。用于头面部神经痛,面神经麻痹,急、慢性软组织损伤及其他部位神经痛。

(三) 涂膜剂的质量评价

1. 涂膜剂在生产与贮藏期间应符合:

(1) 必要时可加适宜的附加剂,所加附加剂对皮肤或黏膜应无刺激性。

(2) 除另有规定外,以水或稀乙醇为溶剂的一般应检查相对密度、pH值;以乙醇为溶剂的应检查乙醇量;以油为溶剂的应无酸败等变质现象,并应检查折光率。

(3) 涂膜剂应稳定,根据需要可加入抑菌剂或抗氧剂。除另有规定外,在制剂确定处方时,该处方的抑菌效力应符合抑菌效力检查法(《中国药典》2015年版第四部通则1121)的规定。

(4) 除另有规定外,应避光、密闭贮存。

(5) 除另有规定外,涂膜剂在启用后最多可使用4周。

(6) 涂膜剂用于烧伤治疗如为非无菌制剂的,应在标签上标明"非无菌制剂";产品说明书中应注明"本品为非无菌制剂",同时在适应证下应明确"用于程度较轻的烧伤(Ⅰ°或浅Ⅱ°)";注意事项下规定"应遵医嘱使用"。

2. 装量 除另有规定外,按照最低装量检查法(《中国药典》2015年版第四部通则0942)检查,应符合规定。

3. 无菌 除另有规定外,用于烧伤[除程度较轻的烧伤(Ⅰ°或浅Ⅱ°外)]或严重创伤的涂膜剂,照无菌检查法(《中国药典》2015年版第四部通则1101)检查,应符合规定。

4. 微生物限度 除另有规定外,照非无菌产品微生物限度检查:微生物计数法(《中国药典》2015年版第四部通则1105)和控制菌检查法(《中国药典》2015年版第四部通则1106)及非无菌药品微生物限度标准(《中国药典》2015年版第四部通则1107)检查,应符合规定。

三、搽剂

(一) 搽剂的含义与特点

搽剂(liniments)系指原料药物用乙醇、油或其他适宜溶剂制成的液体制剂,供无破损皮肤揉擦用。有镇痛、收敛、保护、消炎、杀菌作用等。起镇痛、抗刺激作用的搽剂,多用乙醇为分散剂,使用时用力揉搽,可增加药物的渗透性。起保护作用的搽剂多用油、液体石蜡为分散剂,搽用时有润滑作用,无刺激性。搽剂也可涂于敷料上贴于患处,但不用于破损皮肤。搽剂可为溶液型、混悬型、乳剂型液体制剂。

(二) 举例

例:獾油氧化锌搽剂

【处方】獾油 970g   冰片 30g

【制法】以上两味,冰片研成细粉;将獾油熬炼,除去水分,滤过,冷却后,加入冰片细粉,混匀,制成1000g,即得。

【功能与主治】清热解毒,消肿止痛。用于烧伤,烫伤,皮肤肿痛。

(三) 搽剂的质量评价

1. 搽剂在生产与贮藏期间应符合:

（1）搽剂常用的溶剂有水、乙醇、甘油、植物油、液状石蜡等，必要时可加适宜的附加剂，所加附加剂对皮肤或黏膜应无刺激性。

（2）搽剂在贮存时，乳状液若出现油相与水相分离，经振摇后应能重新形成乳状液；混悬液若出现沉淀物，经振摇应易分散，并具足够的稳定性，以确保给药剂量的准确。易变质的搽剂应在临用前配制。

（3）搽剂用时可加在绒布或其他柔软物料上，轻轻涂裹患处，所用的绒布或其他柔软物料须洁净。

（4）除另有规定外，以水或稀乙醇为溶剂的一般应检查相对密度、pH 值；以乙醇为溶剂的应检查乙醇量；以油为溶剂的应无酸败等变质现象，并应检查折光率。

（5）搽剂应稳定，根据需要可加入抑菌剂或抗氧剂。除另有规定外，在制剂确定处方时，该处方的抑菌效力应符合抑菌效力检查法（《中国药典》2015 年版第四部通则 1121）的规定。

（6）除另有规定外，应避光、密封贮存。

2. 装量　除另有规定外，按照最低装量检查法（《中国药典》2015 年版第四部通则 0942）检查，应符合规定。

3. 微生物限度　除另有规定外，按照非无菌产品微生物限度检查：微生物计数法（《中国药典》2015 年版第四部通则 1105）和控制菌检查法（《中国药典》2015 年版第四部通则 1106）及非无菌药品微生物限度标准（《中国药典》2015 年版第四部通则 1107）检查，应符合规定。

第六节　外用膏剂的研究方法

经皮吸收的外用膏剂，其质量评价可分为体外评价和体内评价两部分。体外评价包括含量测定、体外释放度检查、体外经皮渗透性的测定及黏着性能的检查等。体内评价主要涉及生物利用度的测定和体内外相关性的研究。

一、体外经皮渗透研究

（一）渗透扩散池

在 TDDS 处方和工艺研究中主要利用各种渗透扩散池模拟药物在体内渗透过程，从而考察药物的释药性质、经皮渗透性质或筛选处方等。渗透扩散池应能保证整个渗透或扩散过程具有稳定的浓度梯度和温度，尽量减少溶剂扩散层的影响等。扩散池由供给室和接收室组成，在两个室之间可夹持皮肤样品、TDDS 或其他膜材料，扩散室一般装入药物及其载体，接收室填装接收介质。常用的扩散池有直立式和卧式两种，见图 17-10。

搅拌条件是保证漏槽条件[①]的重要因素之一，速度过小，接收室体积过大或过高都可能造成皮肤下局部浓度过高或整体溶液浓度不均匀。常用的扩散池一般采用电磁搅拌。

---

① 漏槽条件是指药物所处释放介质的浓度远小于其饱和浓度，生理学解释为药物在体内被迅速吸收，制剂的体外包括释放度等测定需要模仿体内生理条件的，满足药物溶解 - 吸收的过程。漏槽条件起到了修正作用，一般释放介质的体积为药物饱和溶液所需介质体积的 3~7 倍。

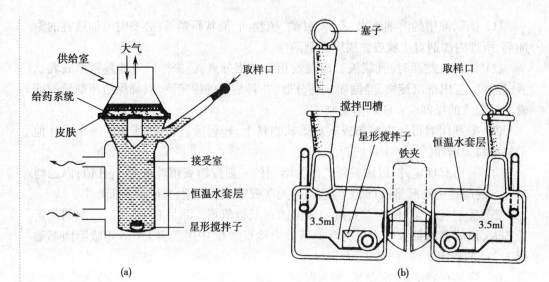

图 17-10 渗透扩散池装置图
(a)直立式渗透扩散池 (b)卧式渗透扩散池

（二）扩散液和接收液

1. 扩散液 对于难溶性药物,一般选择其饱和水溶液作为扩散液,并加入数粒固体药物结晶以维持扩散中的饱和浓度。对于一些水溶解度较大的药物,可以酌用其一定浓度溶液,应保证扩散液浓度大于接收液浓度。

2. 接收液 常用生理盐水或磷酸盐缓冲液。在接收液对药物的溶解性能很小,很快就达到饱和浓度的情况下,为了维持有效浓度梯度,可选用不同浓度的 PEG400 和乙醇、甲醇、异丙醇水溶液以及一些表面活性剂溶液等。

（三）皮肤种类与皮肤分离技术

1. 皮肤种类 人体皮肤是透皮给药研究的最理想皮肤样品,在 −20℃以下贮存的新鲜皮肤,使用时间可维持数月至一年。大多数动物皮肤的角质层厚度小于人体皮肤,毛孔密度高,药物渗透较人皮肤容易。不同动物差异较大,相同动物的生长周期对渗透性亦有很大影响。一般认为,以家兔、小鼠、无毛小鼠皮肤的渗透性较大,其角质层厚度大约为人皮肤的 1/8~1/2,其次为大鼠、豚鼠、猪、狗、猴、猩猩等。采用新鲜蛇蜕以及人工膜为透皮模型亦有研究。

2. 皮肤分离技术 皮肤样品如不需要立即用于实验,可真空密闭包装后置 −20℃保存,临用前取出,根据研究目的分别制取全皮、表皮、角质层等。人体皮肤和无毛小鼠无须脱毛处理,其他一些长毛动物皮肤,根据不同要求,可分别进行脱毛或剃毛,但必须注意不可损伤角质层,经去毛的动物皮肤立即用生理盐水淋洗,置 4℃生理盐水中保存备用。

二、体内经皮吸收研究

药物经皮给药后使机体吸收产生治疗作用,需明确药物被机体吸收的量,体外经皮渗透扩散试验虽能提供相关资料,但与体内吸收有一定的差异,因此,经皮给药系统的开发过程需进行体内研究。生物利用度测定是最常见的体内研究。评价经皮给药系统的生物利用度、药动学过程一直是研究者关注的内容。同时,对经皮给药系统的安全性及有效性评价也非常重要。

三、其他试验研究

(一) 体外释放度研究

按照《中国药典》2015 年版规定,经皮给药系统的体外释放度试验采用桨碟法。根据试验的需要,设计了 TDDS 体外释药装置的改良桨碟法和桨网法。改良桨碟法装置,特别适合于释药面积大于 10cm² 的圆形骨架型贴剂,也适用于其他贴剂。改良桨网法的网碟适用于膜控型和骨架控释型贴剂,对透皮贴剂的形状和大小无特定要求,使用普通的药物溶出仪,适合于不同类型及大小的透皮贴剂体外释药试验。

(二) 黏附力的测定

外用膏剂为敷贴于皮肤表面的制剂,其与皮肤黏附力的大小直接影响药物的安全性和有效性,因此应根据不同的剂型对其进行控制。具体方法可参照《中国药典》2015 年版第四部通则 0952 第二法测定。

学习小结

1. 学习内容

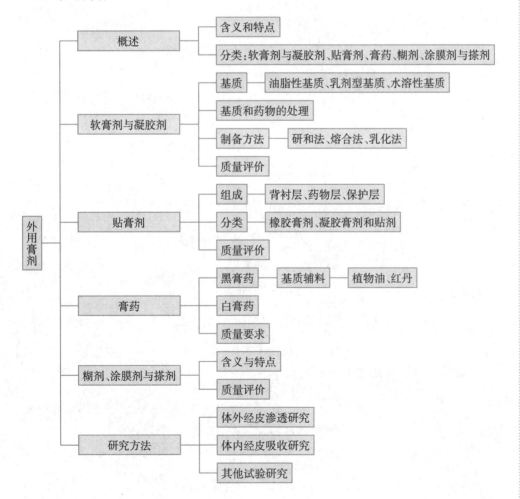

2. 学习方法

(1) 掌握软膏剂、凝胶剂、黑膏药、橡胶膏剂的含义、特点与制法。

(2) 熟悉外用膏剂的透皮吸收机制及影响药物释放、穿透、吸收的因素;凝胶膏剂、糊剂、涂膜剂及透皮贴剂的含义、特点与制法;软膏剂与黑膏药基质种类和性质。

(3) 了解外用膏剂的质量要求,了解凝胶剂、凝胶膏剂、糊剂、涂膜剂及透皮贴剂基质的种类,了解外用膏剂的研究方法。

(杨星钢)

复习思考题

1. 试通过实例,说明软膏剂和贴膏剂的异同点。
2. 软膏剂的基质有哪几种? 各类基质的特点。
3. 阐述透皮贴剂的控释释放机制。
4. 如何开展外用膏剂的体内外研究。

第十八章

气体动力型制剂

学习目的

气体动力型制剂主要包括气雾剂、喷雾剂和粉雾剂(按《中国药典》2015 年版),通过学习这三种剂型在含义、特点、分类、质量要求方面的异同点,学会这三种剂型的制备和质量评价方法。

学习要点

气体动力型制剂的分类,比较气雾剂、喷雾剂、粉雾剂的含义、分类、特点、质量要求、组成和制备方法;气雾剂中药物经肺吸收的机制及影响因素。

第一节 气 雾 剂

一、概述

(一) 气雾剂的含义与特点

气雾剂(aerosols)系指原料药物或原料药物和附加剂与适宜的抛射剂共同装封于具有特制阀门系统的耐压容器中,使用时借助抛射剂的压力将内容物呈雾状物喷出,用于肺部吸入或直接喷至腔道黏膜、皮肤的制剂。

内容物喷出后呈泡沫状或半固体状,则称之为泡沫剂或凝胶剂/乳膏剂。按用药途径可分为吸入气雾剂、非吸入气雾剂。按处方组成可分为二相气雾剂(气相和液相)和三相气雾剂(气相、液相、固相或液相)。按给药定量与否,可分为定量气雾剂和非定量气雾剂。

吸入气雾剂　系指经口吸入沉积于肺部的制剂,通常也被称为压力定量吸入剂。揿压阀门可定量释放活性物质。

鼻用气雾剂　系指经鼻吸入沉积于鼻腔的制剂。揿压阀门可定量释放活性物质。

气雾剂的优点:①具有速效和定位作用。给药后,药物呈细小雾滴能够直达作用部位,局部浓度高,药物分布均匀,奏效迅速。②提高制剂的稳定性。药物装在密闭的容器中,避免与空气、水分和光线接触,且不易被微生物污染。③避免药物对胃肠道的刺激及肝脏的首过效应。④给药剂量准确。使用时,气雾剂的定量阀可以准确控制剂量。⑤使用方便,避免局部用药的刺激性与污染,如外伤及烧伤疾病。

气雾剂的不足之处:①气雾剂制备时需要耐压容器、阀门系统和特殊的生产设备,故生产成本高;②具一定的内压,遇热或受撞击易发生爆炸;③借助抛射剂的蒸汽压,可因分装的不严密、抛射剂的渗漏而影响使用;④抛射剂有较强的挥发性、致冷作用,使用可引起不适。

气雾剂的质量要求:溶液型气雾剂的药液应澄清;乳状液型气雾剂的液滴在液体介质中应分散均匀;混悬型气雾剂应将药物细粉和附加剂充分混匀、研细,制成稳定的混悬液。吸入用气雾剂的药粉粒径应控制在 $10\mu m$ 以下,其中大多数应在 $5\mu m$ 以下,一般不使用饮片细粉。除另有规定外,气雾剂应能喷出均匀的雾滴(粒)。定量阀门气雾剂每揿压一次应喷出准确的剂量;非定量阀门气雾剂喷射时应能持续喷出均匀的剂量。

（二）气雾剂的分类

1. 按分散系统 气雾剂可分为溶液型、乳状液型和混悬液型三种类型。

溶液型气雾剂系指药物溶解于液态抛射剂中形成均相分散体系,使用时,药物以极细雾滴喷出。乳状液型气雾剂系指药物、乳化剂、抛射剂形成乳剂型非均相分散体系,分为 O/W 型、W/O 型气雾剂,前者因抛射剂为内相,使用时随着抛射剂的气化呈泡沫状喷出,又称为泡沫气雾剂。混悬型气雾剂系指固体药物以微粒形式分散于液态抛射剂中形成混悬型非均相分散体系。

2. 按相的组成 气雾剂可分为二相气雾剂(溶液型气雾剂)和三相气雾剂(乳剂型气雾剂、混悬型气雾剂)。二相气雾剂由气态抛射剂(气相)、液态抛射剂与药物形成的溶液(液相)组成,即气 - 液二相。乳剂型气雾剂由气态抛射剂(气相)、两种不相混溶的液体组成,即气 - 液 - 液三相。混悬型气雾剂由气态抛射剂(气相),液态抛射剂(液相),不溶性固体药物微粒(固相)组成,即气 - 固 - 液三相。

3. 按给药途径 气雾剂可分为呼吸道吸入气雾剂、皮肤或黏膜给药气雾剂等。

4. 按给药定量与否 气雾剂可分为定量气雾剂与非定量气雾剂。

（三）气雾剂的肺部吸收

使用吸入型气雾剂时,药物以雾状吸入,其主要吸收部位是肺泡,起效迅速。人的呼吸系统由口、鼻、咽喉、气管、支气管、终末细支气管、呼吸道细支气管、肺泡管、肺泡囊等组成。成人约有 3~4 亿个肺泡囊,使肺部总表面积近 $100m^2$,远远超过人体皮肤的表面积。氧气从肺泡向血液弥散,要依次经过肺泡内表面的液膜、肺泡上皮细胞膜、肺泡上皮与肺毛细血管内皮之间的间质、毛细血管的内皮细胞膜等四层膜即呼吸膜。呼吸膜平均厚度不到 $1\mu m$,有很高的通透性。

肺泡是肺部气体交换的主要部位,也是肺的功能单位。药物到达肺泡就可迅速吸收。药物的吸收途径见图18-1。

影响吸入型气雾剂中药物吸收的主要因素有:①药物的性质,即药物的脂溶性及分子量,药物的吸收速度与药物的脂溶性成正

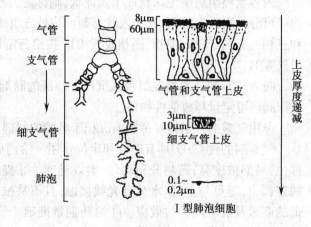

图 18-1 肺吸收途径示意图

比,与药物的分子量成反比,即脂溶性的小分子药物易于吸收。②雾滴的粒径大小,粒径过大,药物易沉着在口腔、咽部及呼吸道黏膜上,吸收缓慢;粒径过小,雾滴随呼气排出,在肺泡部位的沉积率较低。一般若起局部作用,雾滴粒径以 3~10μm 为宜,而发挥全身作用,粒径应在 0.5~1μm 之间。③呼吸频率、呼吸量。呼吸频率、呼吸量影响药物在肺泡的沉积,一般,药物的吸收与呼吸频率成反比,与呼吸量成正比。

二、气雾剂的组成

气雾剂由药物、附加剂、抛射剂、耐压容器和阀门系统组成。

(一) 药物与附加剂

1. 药物　制备中药气雾剂时,应采用适宜方法进行提取、分离、精制、浓缩,制成总提取物、有效部位、有效成分等。

2. 附加剂　根据气雾剂的类型、药物的理化性质,选择适宜的附加剂。常用的附加剂有:①潜溶剂,如乙醇、丙二醇等;②乳化剂,如硬脂酸三乙醇胺皂、吐温、司盘等;③助悬剂,如司盘、月桂醇硫酸钠等;④增溶剂、抗氧剂、防腐剂等。

(二) 抛射剂

抛射剂(propellants)系喷射药物的动力,有时兼作药物的溶剂和稀释剂。理想的抛射剂为适宜的低沸点液态气体,常压下沸点低于室温,常温下蒸汽压大于大气压,当阀门打开时,抛射剂急剧气化产生压力,将药物以雾状微粒喷出。抛射剂应对机体无毒、无致敏性及刺激性;无色、无嗅、不易燃易爆,且价格低廉。

目前常用抛射剂有:

1. 氢氟烷烃(hydrofluoroalkane,HFA)类　不含氯,不破坏大气臭氧层,对全球气候变暖的影响明显低于氯氟烷烃类,在人体内残留少,毒性低。如四氟乙烷(HFA-134a)、七氟丙烷(HFA-227)。

二甲醚(dimethyl ether,DME)　二甲醚又称甲醚,有很好的水溶性,较好的安全性能,但由于其蒸气压较高,一般不单独应用。

2. 压缩气体　常用的有二氧化碳、氮气等,此类抛射剂化学性质稳定,不燃烧。但其液化气体常温下蒸汽压过高,对耐压容器耐压性要求高,目前基本不用于气雾剂,多用于喷雾剂。

3. 碳氢化合物　常用丙烷、正丁烷等,此类抛射剂易燃烧、爆炸,不宜单独使用,常与其他抛射剂混合使用。

实际应用中单一的抛射剂往往很难达到用药要求,故一般多采用混合抛射剂,并通过调整用量、比例来达到调整喷射能力的目的。

不同抛射剂混合后的总蒸汽压由各自的蒸汽压和摩尔数所决定。按照拉乌尔(Raoult)定律,在一定温度下,溶质的加入导致溶剂蒸气压下降,蒸汽压的下降与溶液中溶质的摩尔分数成正比;按照道尔顿(Dalton)气体分压定律,系统的总气压等于系统中不同组分分压之和。用式(18-1)、式(18-2)和式(18-3)表示:

$$P_a = N_a \cdot P_a^0 = \frac{n_a}{n_a + n_b} \cdot P_a^0 \tag{18-1}$$

$$P_b = N_b \cdot P_b^0 = \frac{n_b}{n_a + n_b} \cdot P_b^0 \tag{18-2}$$

$$P=P_a+P_b \tag{18-3}$$

式中,P 为混合抛射剂的总蒸汽压,P_a 和 P_b 分别为抛射剂 A 和 B 的分压,P_a^0 和 P_b^0 分别为纯抛射剂 A 和 B 的蒸汽压,N 和 n 分别为摩尔分数和摩尔数。

(三)耐压容器

耐压容器用于盛装药物、抛射剂和附加剂,要求容器具有稳定、耐压、耐腐蚀、价廉等特点。目前耐压容器主要有金属容器、塑料容器、玻璃容器等。

1. 金属容器 耐压力强,质地轻,易于携带、运输,但其化学稳定性较差,通常在容器内壁涂聚乙烯、环氧树脂等保护层。

2. 玻璃容器 化学稳定性较好,但耐压性较差,常在玻璃容器外壁搪以塑料防护层,一般用于压力和容积不大的气雾剂等。

3. 塑料容器 质轻,耐压,有良好耐腐蚀性及抗撞击性,但有较高的渗透性和特殊气味,一般由聚丁烯对苯二甲酸酯树脂等制成。

(四)阀门系统

阀门系统是调节药物和抛射剂从容器中喷出的重要部分,尤其是定量阀直接影响气雾剂给药剂量的准确性。阀门系统由封帽、推动钮、阀门杆、橡胶封圈、弹簧、浸入管、定量室组成。气雾剂阀门系统结构,见图 18-2。

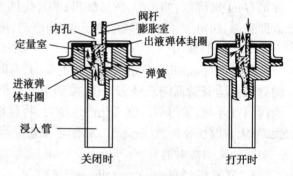

图 18-2 气雾剂阀门系统示意图

1. 封帽 通常为铝制品,将阀门固定在容器上。

2. 推动钮 用塑料制成,位于阀门杆的顶端,用以开启或关闭阀门系统,上边有喷嘴与阀门杆相连,控制气雾剂喷出方向。

3. 阀门杆 阀门的轴芯,由尼龙或不锈钢制成。顶端与推动钮相连,上端有内孔和膨胀室,下端有一细槽将药液引入定量室。①内孔:阀门沟通容器内外的小孔,孔径大小决定气雾剂喷射雾滴粒径。通常内孔被弹性橡胶圈封住,使容器内外隔绝,当揿下推动钮时,药液通过内孔进入膨胀室,从喷嘴喷出。②膨胀室:在阀门杆内,位于内孔之上。药液由内孔进入膨胀室,抛射剂骤然膨胀,使药物雾化、喷出。

4. 橡胶封圈 通常由丁腈橡胶或氯丁二烯橡胶制成,有进液封圈、出液封圈之分。

5. 弹簧 由不锈钢制成,位于阀门杆的下部,提供推动钮上升的动力。

6. 浸入管 通常用聚氯乙烯或聚丙烯制成,连接在阀门杆下部,将容器内药物输送到阀门系统。若不用浸入管,使用时需将容器倒置。

7. 定量室 通常由塑料或不锈钢制成,其容量为气雾剂每揿一次的剂量(一般为 0.05~0.2ml)。工作原理见图 18-3。

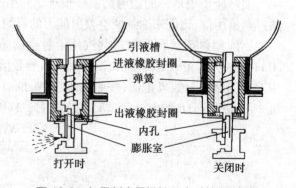

图 18-3 气雾剂定量阀门开启、关闭示意图

三、气雾剂的制备

气雾剂的制备应根据药物性质及不同类型气雾剂的要求,选择适宜的附加剂、抛射剂,在避菌环境下制备。

1. 气雾剂制备的一般工艺流程:

容器、阀门系统的处理与装配 ⟶ 中药的提取、配制与分装 ⟶ 填充抛射剂 ⟶ 质量检查 ⟶ 包装

2. 耐压容器和阀门系统的处理与装配

(1) 耐压容器的处理:将洗净烘干并预热至120~130℃的玻璃瓶浸入搪塑液中,使瓶颈以下黏附一层浆液,倒置,于150~170℃烘干,备用。

(2) 阀门各部件的处理:阀门各部件的处理方法有:①橡胶部件:主要指垫圈,以水洗净后用75%乙醇浸泡24小时,干燥,无菌保存备用;②塑料零件:先用温水洗净,然后浸泡在乙醇中,取出干燥,备用;③不锈钢弹簧:用1%~3%碱液煮沸10~30分钟,后用热水洗至无油腻,再用蒸馏水冲洗,烘干,乙醇中浸泡,取出干燥,无菌保存备用。

(3) 装配:将橡胶圈套在定量杯上,另将阀杆装上弹簧,再与进、出液橡胶垫圈及封帽等组件装配,备用。

3. 药物的制备与分装

(1) 溶液型气雾剂:将药物直接溶解于抛射剂中,必要时加入适量潜溶剂制成澄明溶液,然后定量分装于容器内。

(2) 混悬液型气雾剂:将药物粉碎成5~10μm以下的微粉,一般不使用药材细粉。将药物微粉与抛射剂等充分混合,然后定量分装在容器中。制备混悬型气雾剂时应注意:①药物的水分应在0.03%以下,通常控制在0.005%以下,以免药物微粒遇水聚结;②药物粒径应小于5μm,不得超过10μm;③调节抛射剂或混合固体的密度,使二者大小相近;④添加适当助悬剂,提高制剂的稳定性。

(3) 乳状液型气雾剂:药物、抛射剂、乳化剂定量分装在容器中,在振摇时能形成稳定的乳液,并由阀门喷出。在制备时应选择合适的抛射剂与乳化剂,以保证乳化完全并能顺利喷出。

4. 抛射剂的填充　抛射剂的填充主要有压灌法与冷灌法。

(1) 压灌法:系指将配好的药液在室温下灌入容器内,装上阀门系统并轧紧,然后将容器内空气抽掉,再用压装机压入定量的抛射剂。压灌法的设备简单,不需低温操作,抛射剂耗损较少,但生产效率稍低,且使用过程中压力的变化幅度较大。

(2) 冷灌法:药液借助冷却装置冷却至-20℃,抛射剂冷却至沸点以下至少5℃。先将冷却的药液灌入容器中,随后加入已冷却的抛射剂(也可两者同时进入)。立即装上阀门并轧紧,操作必须迅速完成,以减少抛射剂的损失。冷灌法速度快,对阀门无影响,成品压力较稳定,但需致冷设备和低温操作,抛射剂损失较多。含水产品不宜用此法。

四、气雾剂的贮藏规定

气雾剂在生产与贮藏期间应符合下列有关规定。

(1) 根据需要可加入溶剂、助溶剂、抗氧剂、抑菌剂、表面活性剂等附加剂,除另

有规定外,在制剂确定处方时,该处方的抑菌效力应符合抑菌效力检查法(《中国药典》2015年版第四部通则1121)的规定。吸入气雾剂中所有附加剂均应对呼吸道黏膜和纤毛无刺激性、无毒性。非吸入气雾剂中所有附加剂均应对皮肤或黏膜无刺激性。

(2)二相气雾剂应按处方制得澄清的溶液后,按规定量分装。三相气雾剂应将微粉化(或乳化)原料药物和附加剂充分混合得混悬液或乳状液,如有必要,抽样检查,符合要求后分装。在制备过程中,必要时应严格控制水分,防止水分混入。吸入气雾剂的雾滴(粒)大小应控制在10μm以下,其中大多数应为5μm以下,一般不使用饮片细粉。

(3)气雾剂常用的抛射剂为适宜的低沸点液体。根据气雾剂所需压力,可将两种或几种抛射剂以适当比例混合使用。

(4)气雾剂的容器,应能耐受气雾剂所需的压力,各组分部件均不得与原料药物或附加剂发生理化作用,其尺寸精度与溶胀性必须符合要求。

(5)定量气雾剂释出的主药含量应准确、均一,喷出的雾滴(粒)应均匀。

(6)制成的气雾剂应进行泄露检查,确保使用安全。

(7)气雾剂应置凉暗处贮藏,并避免曝晒、受热、敲打、撞击。

(8)定量气雾剂应标明:①每瓶总揿次;②每揿从阀门释出的主药含量或每揿从口接器释出的主药含量。

(9)气雾剂用于烧伤治疗如为非无菌制剂的,应在标签上标明"非无菌制剂";产品说明书中应注明"本品为非无菌制剂",同时在适应证下应明确"用于程度较轻的烧伤(Ⅰ°或浅Ⅱ°)";注意事项下规定"应遵医嘱使用"。

五、气雾剂的质量评价

除另有规定外,气雾剂应进行以下相应检查。

吸入气雾剂除符合气雾剂项下要求外,还应符合吸入制剂(《中国药典》2015年版第四部通则0111)相关项下要求;鼻用气雾剂除符合气雾剂项下要求外,还应符合鼻用制剂(《中国药典》2015年版第四部通则0106)相关项下要求。

(1)每瓶总揿次:定量气雾剂照吸入制剂(《中国药典》2015年版第四部通则0111)相关项下方法检查,每瓶总揿次应符合规定。

(2)递送剂量均一性:定量气雾剂照吸入制剂(《中国药典》2015年版第四部通则0111)相关项下方法检查,递送剂量均一性应符合规定。

(3)每揿主药含量:定量气雾剂照下述方法检查,每揿主药含量应符合规定。

取供试品1瓶,充分振摇,除去帽盖,试喷5次,用溶剂洗净套口,充分干燥后,倒置于已加入一定量吸收液的适宜烧杯中,将套口浸入吸收液液面下(至少25mm),喷射10次或20次(注意每次喷射间隔5秒并缓缓振摇),取出供试品,用吸收液洗净套口内外,合并吸收液,转移至适宜量瓶中并稀释至刻度后,按各品种含量测定项下的方法测定,所得结果除以取样喷射次数,即为平均每揿主药含量。每揿主药含量应为每揿主药含量标示量的80%~120%。

(4)喷射速率:非定量气雾剂照下述方法检查,喷射速率应符合规定。

取供试品4瓶,除去帽盖,分别喷射数秒钟后,擦净,精密称定,将其浸入恒温水浴(25℃±1℃)中 30 分钟,取出,擦干。除另有规定外,连续准确喷射 5 秒钟,擦净,分别精密称重,然后再放入恒温水浴(25℃±1℃)中,按上法重复操作 3 次,计算每瓶的平均喷射速率(g/s),均应符合各品种项下的规定。

(5) 喷出总量:非定量气雾剂照下述方法检查,喷出总量应符合规定。

取供试品 4 瓶,除去帽盖,精密称定,在通风橱内,分别连续喷射于已加适量吸收液的容器中,直至喷尽为止,擦净,分别精密称定。每瓶喷出总量均不得少于标示装量的 85%。

(6) 每揿喷量:非定量气雾剂照下述方法检查,应符合规定。

取供试品 4 瓶,除去帽盖,分别揿压阀门试喷数次后,擦净,精密称定,揿压阀门喷射 1 次,擦净,再精密称定,前后两次重量之差为 1 个喷量。按上法连续测出 3 个喷量;揿压阀门连续喷射,每次间隔 5 秒,弃去,至 n/2 次;再按上法连续测定 4 个喷量;继续揿压阀门连续喷射,弃去,再按上法测定最后 3 个喷量。计算每瓶 10 个喷量的平均值,除另有规定外,应为标示喷量的 80%~120%。

凡进行每揿递送剂量均一性检查的气雾剂,不再进行每揿喷量检查。

(7) 粒度检查:除另有规定外,中药吸入用混悬型气雾剂若不进行微细离子剂量测定,应做粒度检查。

取供试品 1 瓶,充分振摇,除去帽盖,试喷数次,擦干,取清洁干燥的载玻片一块,置距喷嘴垂直方向 5cm 处喷射 1 次,用约 2ml 四氯化碳小心冲洗载玻片上的喷射物,吸干多余的四氯化碳,待干燥,盖上盖玻片,移置具有测微尺的 400 倍显微镜下检视,上下左右移动,检查 25 个视野,计数,平均原料药物粒径应在 5μm 以下,粒径大于 10μm 的粒子不得过 10 粒。

除另有规定外。非定量气雾剂作最低装量检查。

(8) 装量:非定量气雾剂按照最低装量检查法(《中国药典》2015 年版第四部通则 0942)检查,应符合规定。

(9) 无菌:除另有规定外,用于烧伤[除程度较轻的烧伤(Ⅰ°或浅Ⅱ°外)]、严重创伤或临床必需无菌的气雾剂,照无菌检查法(《中国药典》2015 年版第四部通则 1101)检查,应符合规定。

(10) 微生物限度:除另有规定外,照非无菌产品微生物限度检查:微生物计数法(《中国药典》2015 年版第四部通则 1105)和控制菌检查法(《中国药典》2015 年版第四部通则 1106)及非无菌药品微生物限度标准(《中国药典》2015 年版第四部通则 1107)检查,应符合规定。

六、举例

例 1:麝香祛痛气雾剂

【处方】人工麝香 0.33g　　　红花 1g

樟脑 30g　　　独活 1g

冰片 20g　　　龙血竭 0.33g

薄荷脑 10g　　　地黄 20g

三七 0.33g

【制法】以上九味,取人工麝香、三七、红花,分别用 50% 乙醇 10ml 分三次浸渍,每次7天,合并浸渍液,滤过,滤液备用;地黄用50%乙醇100ml分三次浸渍,每次7天,合并浸渍液,滤过,滤液备用;龙血竭、独活分别用乙醇10ml分三次浸渍,每次7天,合并浸渍液,滤过,滤液备用;冰片、樟脑加乙醇100ml,搅拌溶解,再加50%乙醇700ml,混匀;加入上述各浸渍液,混匀;薄荷脑用适量50%乙醇溶解,加入上述药液中,加50%乙醇至1000ml,混匀,静置,滤过,灌装,封口,充入抛射剂适量,即得。

【注解】本品为非定量气雾剂。用于各种跌打损伤,瘀血肿痛,风湿瘀阻,关节疼痛。外用,喷于患处。孕妇及乙醇过敏者慎用。

例2:宽胸气雾剂

【处方】细辛油 23ml　　　　檀香油 70ml

　　　　高良姜油 32ml　　　　荜茇油 15ml

　　　　冰片 22.5g

【制法】以上五味,将冰片研细,其余细辛油等四味,混匀,置40℃水浴上,加入冰片,微热使溶解,以无水乙醇调整总量至625ml,混匀,灌封特制的瓶中,压入抛射剂(二氟二氯甲烷)12g,即得。

【功能与主治】理气止痛。用于缓解心绞痛。

【性状】本品为浅黄色的澄清液体;喷出时,具特异香气,味苦、微辛辣。

【用法与用量】心绞痛发作时,将瓶倒置,喷口对准口腔,喷2~3次。

第二节 喷 雾 剂

一、概述

(一) 喷雾剂的含义与特点

喷雾剂(sprays)系指原料药物或与适宜辅料填充于特制的装置中,使用时借助手动泵的压力、高压气体、超声振动或其他方法将内容物呈雾状物释出,用于肺部吸入或直接喷至腔道黏膜及皮肤等的制剂。

喷雾剂按内容物组成分为溶液型、乳状液型或混悬型。按用药途径可分为吸入喷雾剂、鼻用喷雾剂及用于皮肤、黏膜的非吸入喷雾剂。按给药定量与否,喷雾剂还可分为定量喷雾剂和非定量喷雾剂。

定量吸入喷雾剂系指通过定量雾化器产生供吸入用气溶胶的溶液、混悬液或乳液。

喷雾剂(与气雾剂相比)的优点:喷雾剂无需抛射剂,处方、生产设备简单,成本较低。不足之处:喷雾剂雾滴粒径较大,不适于肺部给药,目前多用于治疗皮肤、黏膜等部位的疾病;由于容器内压力不恒定,不能维持恒定的喷射雾滴粒径、喷射量。

(二) 喷雾剂的一般质量要求

与气雾剂相似,溶液型喷雾剂的药液应澄清;乳状液型喷雾剂的液滴在液体介质中应分散均匀;混悬型喷雾剂应将药物细粉和附加剂充分混匀、研细,制成稳定的混悬液。吸入用喷雾剂的药粉粒径应控制在$10\mu m$以下,其中大多数应为$5\mu m$以下,一般不使用饮片细粉。喷雾剂应能喷出均匀的雾滴(粒),每次揿压时应能均匀地喷出一定的剂量。

二、喷雾剂的装置

喷射剂的装置主要为喷射用阀门系统(手动泵),即采用手压触动器产生压力使容器内药物按所需形式喷出的装置。阀门系统主要由泵杆、支持体、密封垫、固定杯、弹簧、活塞、泵体、弹簧帽、浸入管等组成,喷雾剂的容器有塑料容器与玻璃容器。

三、喷雾剂的制备

喷雾剂制备的一般工艺流程:

中药的提取、纯化、浓缩、配制 ——→ 分装 ——→ 安装手动泵 ——→ 质量检查 ——→ 包装

制备中药喷雾剂,应根据处方中药物有效成分的理化性质采用相应方法进行提取、纯化、浓缩,制成相应的提取物。根据所制备喷雾剂的类型,将提取物溶解于相应溶剂制成溶液型喷雾剂,或加入适宜乳化剂制成乳状液型喷雾剂,或将药物粉碎、加入助悬剂、润湿剂等相应的稳定剂制成混悬型喷雾剂。配制好的药液,经质量检查合格后,分装于灭菌、洁净干燥的容器中,安装阀门、轧紧封帽,即得。为保证产品质量,制备喷雾剂时可加入适宜的防腐剂、抗氧剂等附加剂。用于烧伤、创伤等疾病治疗的喷雾剂应无菌。

四、喷雾剂的贮藏规定

喷雾剂在生产与贮藏期间应符合下列有关规定。

(1) 喷雾剂应在相关品种要求的环境配置,如一定的洁净度、灭菌条件和低温环境等。

(2) 根据需要可加入溶剂、助溶剂、抗氧剂、抑菌剂、表面活性剂等附加剂,除另有规定外,在制剂确定处方时,该处方的抑菌效力应符合抑菌效力检查法(《中国药典》2015 年版第四部通则 1121)的规定。所加附加剂对皮肤或黏膜应无刺激性。

(3) 喷雾剂装置中各组成部件均应采用无毒、无刺激性、性质稳定、与原料药物不起作用的材料制备。

(4) 溶液型喷雾剂的药液应澄清;乳状液型喷雾剂的液滴在液体介质中应分散均匀;混悬型喷雾剂应将原料药物细粉和附加剂充分混匀、研细,制成稳定的混悬液。经雾化器雾化后供吸入用的雾滴(粒)的大小应控制在 $10\mu m$ 以下,其中大多数应为 $5\mu m$ 以下。

(5) 除另有规定外,喷雾剂应避光密封贮存。

喷雾剂用于烧伤治疗如为非无菌制剂的,应在标签上标明"非无菌制剂";产品说明书中应注明"本品为非无菌制剂",同时在适应证下应明确"用于程度较轻的烧伤(Ⅰ°或浅Ⅱ°)";注意事项下规定"应遵医嘱使用"。

五、喷雾剂的质量评价

除另有规定外,喷雾剂应进行以下相应检查。

吸入喷雾剂除符合喷雾剂项下要求外,还应符合吸入制剂(《中国药典》2015 年版第四部通则 0111)相关项下要求;鼻用喷雾剂除符合喷雾剂项下要求外,还应符合鼻用制剂(《中国药典》2015 年版第四部通则 0106)相关项下要求。

笔记

(1) 每瓶总喷次:多剂量定量气雾剂照下述方法检查,应符合规定。

取供试品 4 瓶,除去帽盖,充分振摇,照使用说明书操作,释放内容物至收集容器内,按压喷雾泵,直至喷尽为止,分别计算喷射次数,每瓶喷次均不得少于标示总喷次。

(2) 每喷喷量:除另有规定外,定量喷雾剂照下述方法检查,应符合规定。

取供试品 4 瓶,照使用说明书操作,分别试喷数次后,擦净,精密称定,再连续喷射 3 次,每次喷射后均擦净,精密称定,计算每次喷量,连续喷射 10 次,擦净,精密称定,再按上述方法测定 3 次喷量,继续连续喷射 10 次后,按上述方法再测定 4 次喷量,计算每瓶 10 次喷量的平均值。除另有规定外,均应为标示喷量的 80%~120%。

凡规定测定每喷主药含量或递送剂量均一性的喷雾剂,不再进行每喷喷量的测定。

(3) 每喷主药含量:除另有规定外,定量喷雾剂照下述方法检查,每喷主药含量应符合规定。

取供试品 1 瓶,照使用说明书操作,试喷 5 次,用溶剂洗净喷口,充分干燥后,喷射 10 次或 20 次(注意喷射每次间隔 5 秒并缓缓振摇),收集于一定量的吸收溶剂中,转移至适宜量瓶中并稀释至刻度,摇匀,测定。所得结果除以 10 或 20,即为平均每喷主药含量,每喷主药含量应为标示含量的 80%~120%。

凡规定测定递送剂量均一性的喷雾剂,一般不再进行每喷主药含量的测定。

(4) 递送剂量均一性:除另有规定外,定量吸入喷雾剂、混悬型和乳液型定量鼻用喷雾剂应检查递送剂量均一性,照吸入制剂(《中国药典》2015 年版第四部通则 0111)或鼻用制剂(《中国药典》2015 年版第四部通则 0106)相关项下方法检查,应符合规定。

(5) 微细离子剂量:除另有规定外,定量吸入喷雾剂应检查微细离子剂量,照吸入制剂微细离子空气动力学特性测定法(《中国药典》2015 年版第四部通则 0951)检查,照各品种项下规定的方法测定,计算微细离子剂量,应符合规定。

(6) 装量差异:除另有规定外,单剂量喷雾剂照下述方法检查,应符合规定。

除另有规定外,取供试品 20 个,照各品种项下规定的方法,求出每个内容物的装量与平均装量。每个装量与平均装量相比较,超出装量差异限度的不得多于 2 个,并不得有 1 个超出限度 1 倍。

平均装量	装量差异限度
0.30g 以下	±10%
0.30g 及 0.30g 以上	±7.5%

凡规定检查递送剂量均一性的单剂量喷雾剂,一般不再进行装量差异的检查。

(7) 装量:非定量喷雾剂照最低装量检查法(《中国药典》2015 年版第四部通则 0942)检查,应符合规定。

(8) 无菌:除另有规定外,用于烧伤[除程度较轻的烧伤(Ⅰ°或浅Ⅱ°外)]、严重创伤或临床必需无菌的喷雾剂,照无菌检查(《中国药典》2015 年版第四部通则 1101)检查,应符合规定。

(9) 微生物限度:除另有规定外,照非无菌产品微生物限度检查:微生物计数法(《中国药典》2015 年版第四部通则 1105)和控制菌检查法(《中国药典》2015 年版第

四部通则 1106)及非无菌药品微生物限度标准(《中国药典》2015 年版第四部通则
1107)检查,应符合规定。

六、举例

例 1:口腔炎喷雾剂

【处方】蜂房 750g　　　　蒲公英 1500g
　　　　皂角刺 750g　　　　忍冬藤 1500g

【制法】以上四味,蜂房用水蒸气蒸馏得蒸馏液 1300ml,其余皂角刺等三
味加水煎煮 2 次,第一次 2 小时,第二次 1 小时,合并煎液,滤过,滤液浓缩至
3750ml,加乙醇 2.5 倍量,搅拌,静置过夜,滤过,回收乙醇并浓缩成稠膏 200ml;于稠膏
中加入蜂房蒸馏液 1000ml,搅匀,加入滑石粉 36g,搅匀,于 0~10℃静置 12 小时,滤过,
加入 15g 吐温 80 及苯甲醇 15g,搅匀,加入剩余蜂房蒸馏液及水适量,调至 1500ml,搅
匀,滤过,灌装,即得。

【功能与主治】清热解毒,消炎止痛。用于治疗口腔炎,口腔溃疡,咽炎等;对小
儿口腔炎症有特效。

【性状】本品为棕褐色的液体;味苦。

【用法及用量】口腔喷雾用。每次向口腔挤喷药液适量,一日 3~4 次,小儿酌减。

例 2:烧伤喷雾剂

【处方】黄连 5g　　　　黄柏 5g
　　　　大黄 2g　　　　紫草 5g
　　　　川芎 5g　　　　白芷 5g
　　　　细辛 5g　　　　红花 2g
　　　　地榆 5g　　　　榆树皮 50g
　　　　酸枣树皮 10g　　冰片适量

【制法】以上十二味,除冰片外,其余黄连等十一味适当粉碎,过筛,用 75% 乙醇
适量浸渍 2 次,每次 48 小时以上,共收集浸渍液 1300ml,滤过,加入冰片(每公斤药液
加冰片 5g),搅拌均匀,密闭,静置 24 小时,灌装,即得。

【功能与主治】泻火解毒,消肿止痛,祛瘀生新。用于Ⅰ、Ⅱ度烧伤。

【性状】本品为红棕色的澄清液体;味辛、苦。

【用法及用量】外用,每 2~3 小时喷药 1 次,每日 6~8 次。

第三节　粉　雾　剂

一、概述

(一) 粉雾剂的含义与特点

粉雾剂(powder aerosols)系指借助特殊的给药装置,将微粉化的药物由患者主动
吸入或喷至腔道黏膜或皮肤的制剂。按用途可分为吸入粉雾剂、非吸入粉雾剂、外用
粉雾剂。吸入粉雾剂系指将微粉化药物或与载体以胶囊、泡囊或多剂量贮库形式,采
用特制的干粉吸入装置,由患者主动吸入雾化药物至肺部的制剂。非吸入粉雾剂系

指药物或与载体以胶囊或泡囊形式,采用特制的干粉给药装置,将雾化药物喷至腔道黏膜的制剂,其中以鼻黏膜用粉雾剂应用较多。外用粉雾剂系指药物或与适宜的附加剂灌装于特制的干粉给药器具中,使用时借助外力将药物喷至皮肤或黏膜的制剂。

粉雾剂(与气雾剂、喷雾剂相比)的特点:①患者主动吸入,顺应性好;②剂量准确;③不含抛射剂等刺激性物质,对病变黏膜刺激性小;④不受定量阀门限制,剂量范围广。

(二) 粉雾剂一般质量要求

吸入型粉雾剂所用附加剂均应为生理可接受物质,且对呼吸道黏膜和纤毛无刺激性、无毒。非吸入粉雾剂及外用粉雾剂中所有附加剂均应对皮肤或黏膜无刺激性。粉雾剂给药装置使用的各组部件均应采用无毒、无刺激性、性质稳定,与药物不起作用的材料制备。吸入粉雾剂中药物粒度大小应控制在 $10\mu m$ 以下,其中大多数应在 $5\mu m$ 以下。胶囊型、泡囊型吸入粉雾剂应标明每粒胶囊或泡囊的含药量、用法、有效期、贮藏条件等。多剂量贮库型吸入粉雾剂应标明每瓶的装量、主药含量、总吸数及每吸主药含量等。

二、粉雾剂的装置

粉雾剂的装置可分为胶囊型吸入装置、泡囊型吸入装置、贮库型吸入装置、粉末雾化吸入装置等。

1. 胶囊型吸入装置　是第一代吸入装置,一般将胶囊安装在装置中,由装置中的刀片或针刺破胶囊,吸气使得胶囊在装置中快速转动,药粉释出,进入呼吸道。该装置结构简单,携带、清洗方便。不足之处之处在于:为单剂量给药,患者需自行装药;装置无防潮设施,依赖于胶囊壳的质量;药物剂量较小时需加入附加剂。

2. 泡囊型吸入装置　将药物按剂量安装于铝箔的水泡眼中,装入吸入装置,刺破铝箔,吸气药粉释出。该装置防潮性能较好,且患者无需自行安装药物,使用方便。

3. 贮库型吸入装置　将多剂量药物贮存于装置中,用时旋转装置,单剂量药物释出、吸入。该装置患者无须自行装药,使用方便。

4. 粉末雾化装置　将药物贮存于装置中,用药时按动装置开关,定量药物雾化成气溶胶,由患者吸入。药物粉末经雾化处理,药物粒子分散均匀,有利于药物在肺部沉积。

三、粉雾剂的制备

粉雾剂制备的一般工艺流程:

原料药、微粉化 ——→ 与辅料混合 ——→ 装入胶囊、泡囊等装置 ——→ 质检 ——→ 包装

微粉化是制备粉雾剂的关键,流能磨是常用的粉碎设备,可获得 $2\sim3\mu m$ 的微粉。由于微粉的粒径较小,比表面积大,易发生聚集、吸潮等不稳定性变化,在配制粉雾剂时常加入适宜的载体和润滑剂,如乳糖、甘露醇等。

四、粉雾剂的质量评价

粉雾剂的质量评价包括含量均匀度、装量差异、排空率、每瓶总吸次、每吸主药含量、雾滴(粒)分布、微生物限度等。检查方法参见《中国药典》2015 年版第四部通则。

1. 含量均匀度 除另有规定外,胶囊型、泡囊型粉雾剂按照《中国药典》2015 年版第四部通则 0941 含量均匀度检查法检查,应符合规定。

2. 装量差异 胶囊型、泡囊型粉雾剂除另有规定外,取供试品 20 粒,分别精密称定,倾出内容物(不得损失囊壳),用小刷或其他适宜用具拭净残留内容物,分别精密称定囊壳重量,求出每粒内容物的装量及平均装量。每粒的装量与平均装量相比较,超出装量差异限度的不得多于 2 粒,并不得有 1 粒超出限度 1 倍。凡规定检查含量均匀度的粉雾剂,一般不再进行装量差异检查。

表 18-1 粉雾剂装量差异限度要求

平均装量	装量差异限度
0.30g 以下	±10%
0.30g 及 0.30g 以上	±7.5%

3. 排空率 胶囊型、泡囊型粉雾剂除另有规定外,取供试品 10 粒,分别精密称定,逐粒置于吸入装置中,用每分钟 60L±5L 的气流速度抽吸 4 次,每次 1.5 秒,称定重量,用小刷或其他适宜用具拭净残留内容物,再分别称定囊壳重量,求出每粒的排空率,排空率应不低于 90%。

4. 每瓶总吸次 多剂量贮库型粉雾剂除另有规定外,取供试品 1 瓶,旋转装置底部,释出一个剂量药物,用每分钟 60±5L 的气流速度抽吸,重复操作,测定标示吸次最后一吸的药物含量,检查 4 瓶的最后一吸的药物量,每瓶总吸次均不得低于标示总吸次。

5. 每吸主药含量 多剂量贮库型粉雾剂除另有规定外,取供试品 6 瓶,分别除去帽盖,弃去最初 5 吸,采用吸入粉雾剂释药均匀度测定装置测定,装置内置 20ml 适宜的接受液。吸入器采用合适的橡胶接口与装置相接,以保证连接处的密封。吸入器每旋转一次(相当于 1 吸),用每分钟 60L±5L 的抽气速度抽吸 5 秒,重复操作 10 次或 20 次,用空白接受液将整个装置内壁的药物洗脱下来,合并,定量至一定体积后,测定,所得结果除以 10 或 20,即为每吸主药含量。每吸主药含量应为每吸主药含量标示量的 65%~135%。

6. 雾滴(粒)分布 吸入粉雾剂除另有规定外,按照《中国药典》2015 年版第四部通则 0982 吸入粉雾剂雾滴(粒)分布测定法检查,使用品种项下规定的接收液和测定方法,依法测定。雾滴(粒)药物量应不少于每吸主药含量标示量的 10%。

7. 微生物限度 除另有规定外,按照《中国药典》2015 年版第四部通则 1105-1107 微生物限度检查法检查,应符合规定。

五、举例

例:色甘酸钠粉雾剂

【处方】色甘酸钠 20g   乳糖 20g
制成 1000 粒

【制法】将色甘酸钠粉碎成极细粉,与乳糖混合均匀,封装于空心胶囊中,使每粒含色甘酸钠 20mg,即得。

【注释】本品为胶囊型粉雾剂。供患者吸入使用。用于预防各种哮喘的发作。

学习小结

1. 学习内容

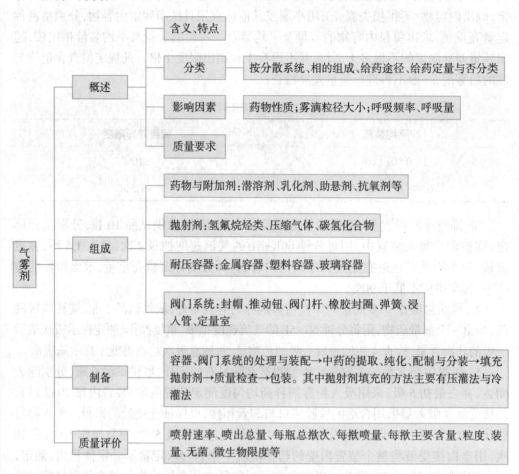

气雾剂
- 概述
  - 含义、特点
  - 分类 —— 按分散系统、相的组成、给药途径、给药定量与否分类
  - 影响因素 —— 药物性质;雾滴粒径大小;呼吸频率、呼吸量
  - 质量要求
- 组成
  - 药物与附加剂:潜溶剂、乳化剂、助悬剂、抗氧剂等
  - 抛射剂:氢氟烷烃类、压缩气体、碳氢化合物
  - 耐压容器:金属容器、塑料容器、玻璃容器
  - 阀门系统:封帽、推动钮、阀门杆、橡胶封圈、弹簧、浸入管、定量室
- 制备 —— 容器、阀门系统的处理与装配→中药的提取、纯化、配制与分装→填充抛射剂→质量检查→包装。其中抛射剂填充的方法主要有压灌法与冷灌法
- 质量评价 —— 喷射速率、喷出总量、每瓶总揿次、每揿喷量、每揿主要含量、粒度、装量、无菌、微生物限度等

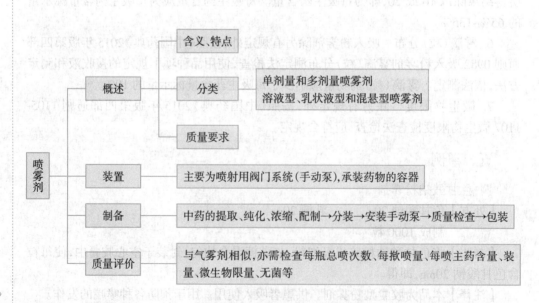

喷雾剂
- 概述
  - 含义、特点
  - 分类 —— 单剂量和多剂量喷雾剂 溶液型、乳状液型和混悬型喷雾剂
  - 质量要求
- 装置 —— 主要为喷射用阀门系统(手动泵),承装药物的容器
- 制备 —— 中药的提取、纯化、浓缩、配制→分装→安装手动泵→质量检查→包装
- 质量评价 —— 与气雾剂相似,亦需检查每瓶总喷次数、每揿喷量、每喷主药含量、装量、微生物限量、无菌等

笔记

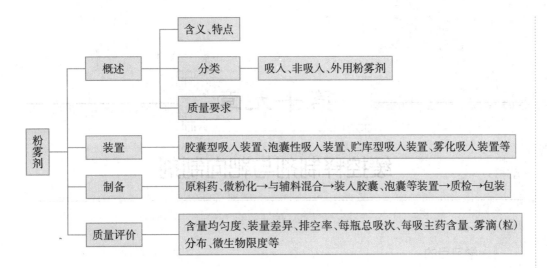

2. 学习方法

（1）掌握气体动力剂型的分类。

（2）熟悉气雾剂的含义、特点、分类、质量要求、吸收途径。掌握影响吸入型雾剂中药物吸收的主要因素包括药物性质、雾滴粒径大小、呼吸频率、呼吸量。

（3）熟悉气雾剂的组成，主要包括药物与附加剂、抛射剂、耐压容器、阀门系统。附加剂主要有潜溶剂、乳化剂、助悬剂、抗氧剂等。抛射剂的分类包括氢氟烷烃类、压缩气体、碳氢化合物。

（4）熟悉气雾剂的制备方法与质量评价。其中抛射剂的填充有压灌法和冷灌法。

（5）熟悉喷雾剂与粉雾剂的含义、特点、分类，并与气雾剂进行比较。

（兰　卫）

复习思考题

1. 简述气体动力剂型的分类。
2. 简述气雾剂中药物经肺部吸收的机制。
3. 简述气雾剂的组成。
4. 简述混悬型气雾剂设计要求。
5. 简述影响吸入给药疗效的因素。

第十九章

缓控释制剂与靶向制剂

学习目的

学会采用制剂新技术、新剂型制备中药新型制剂,为中药传统剂型的改革奠定基础。

学习要点

缓释制剂、控释制剂与靶向制剂的含义、分类、作用特点及制备方法。

第一节 缓释、控释和迟释制剂

一、概述

缓控释制剂是当前给药系统研究中的重点,一般通过控制活性成分的释放特征,改善药物在体内的药物动力学性质,避免过高血药浓度、降低药物的毒副反应,延长体内作用时间,减少给药次数、提高病人的顺应性。传统中药制剂如膏药和丸剂有明显的缓释特征。金元名医李杲(1180—1250 年)指出"丸者缓也,其用药舒缓而治之意也","蜡丸取其难化而旋旋取效或毒药不伤脾胃"。《汤液本草》对糊丸的论述"其丸……稠面糊,取其迟化"。中药糊丸和蜡丸因含有大量的亲水性凝胶或难溶性辅料使药物溶出或释放缓慢,药效缓和而持久,可视为缓释控释制剂的雏形。现代中药缓控释制剂研究始于 20 世纪 90 年代,随着制剂技术发展,本世纪初掀起中药缓控释制剂的研究浪潮。迄今为止,缓控释制剂已有大量成熟成品应用于临床,口服缓控释制剂已经成为国内外医药工业发展的一个十分重要的方向。缓控释制剂也被赋予新的概念和特征。

(一) 缓释、控释与迟释制剂的含义

1. 缓释制剂 系指在规定释放介质中,按要求缓慢地非恒速释放药物,其与相应的普通制剂比较,给药频率比普通制剂减少一半或给药频率比普通制剂有所减少,且能显著增加患者顺应性的制剂,如葛根素缓释片。

2. 控释制剂 系指在规定释放介质中,按要求缓慢地恒速释放药物,其与相应的普通制剂比较,给药频率比普通制剂减少一半或给药频率比普通制剂有所减少,血药浓度比缓释制剂更加平稳,且能显著增加患者依从性的制剂,如防心绞痛的硝酸甘油片等。

3. 迟释制剂:系指在给药后不立即释放药物的制剂,包括肠溶制剂、结肠定位制剂和脉冲制剂等,如兰索拉唑肠溶片等。

(1) 肠溶制剂:系指在规定的酸性介质中不释放或几乎不释放药物,而在要求的时间内,于 pH 值 6.8 磷酸盐缓冲液中大部分或全部释放药物的制剂。

(2) 结肠定位制剂:系指在胃肠道上部基本不释放、在结肠内大部分释放或全部释放的制剂,即在规定的酸性介质与 pH 值 6.8 磷酸盐缓冲液中不释放或几乎不释放,而在要求的时间内,于 pH 值 7.5~8.0 磷酸盐缓冲液中大部分或全部释放药物的制剂。

(3) 脉冲制剂:系指不立即释放药物,而在某种条件下(如在体液中经过一定时间或一定 pH 值或某些酶作用下)一次或多次突然释放药物的制剂。

(二)缓释、控释制剂和迟释制剂的特点

1. 缓释、控释制剂的特点

(1) 释药缓慢而使血药浓度平稳,减少甚至避免"峰谷"现象,有利于降低药物的毒副作用,特别适宜于治疗指数较窄的药物,见图19-1。

(2) 使用方便,对半衰期短或需频繁给药的药物,可以减少服药次数,提高病人服药的顺应性。

(3) 可减少用药的总剂量,因此可用最小剂量达到最大药效。

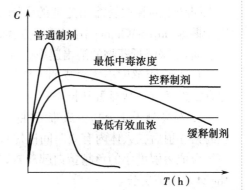

图 19-1 缓释、控释制剂,普通制剂的特征血药浓度曲线图

2. 迟释制剂的特点

(1) 肠溶制剂:①防止药物对胃黏膜的刺激作用;②防止药物在胃释放引起的恶心反应;③增加药物的稳定性;④可使药物在靶部位的浓度达到最高;⑤延缓药物吸收。

(2) 结肠定位制剂:①提高结肠局部药物浓度,提高药效,有利于治疗结肠局部病变;②可避免首过效应;③有利于多肽、蛋白质类大分子药物的吸收;④固体制剂在结肠中的转运时间很长;⑤药物吸收增加,延迟药物吸收时间。

(3) 脉冲制剂:①避免肝脏首过效应,提高生物利用度;②减少给药次数,提高病人依从性;③可避免机体因长时间处于高浓度药物中而产生耐药性。

(三)缓释、控释制剂的类型

1. 按给药途径分:①口服制剂;②注射用制剂;③经皮吸收制剂;④植入制剂。

2. 按释药机制来分:①骨架型:亲水凝胶骨架片、蜡质骨架片、不溶性骨架片等;②膜控型:微孔膜包衣片、肠溶膜控释片等;③渗透泵型;④溶蚀型;⑤离子交换型。

3. 按释放方式分:①定时释放;②定位释放;③定速释放。

二、缓释、控释制剂常用辅料

(一)天然辅料及其衍生物

常用的有巴西棕榈蜡(carnauba wax)、氢化蓖麻油(hydrogenated castor oil)、明胶、海藻酸钠、甲壳胺(chitosan)等。

（二）纤维素衍生物

常用的有 MC、EC、羟乙基纤维素（HEC）、羧甲基纤维素（CMC）、醋酸纤维素（CA）、HPMC、邻苯二甲酸羟丙甲基纤维素（HPMCP）等。

（三）丙烯酸树脂类

常用的有 Eudragit L30D、Eudragit L100、Eudragit RL、Eudragit RS100 等。

三、缓释、控释制剂的释药原理

缓释、控释制剂主要有骨架型和膜控（贮库）型两种。药物以分子或微晶、微粒的形式均匀分散在各种载体材料中，形成骨架型缓释、控释制剂；药物被包裹在高分子聚合物膜内，则形成贮库型缓释、控释制剂。

（一）溶出原理

因药物的释放受溶出速度的限制，故溶出速率低的药物本身就显示出缓释的性质。根据 Noyes-Whitney 溶出速率方程，可通过减小药物的溶解度、增大药物粒径（减小表面积）来降低药物的溶出速率，从而使药物缓慢释放，达到长效作用，具体方法有：

1. 制成溶解度小的盐或酯　如将青霉素制成普鲁卡因盐或二苄基乙胺盐，药效比青霉素钾（钠）盐显著延长。

2. 与高分子化合物生成难溶性盐　鞣酸与生物碱类药物可形成难溶性盐，例如胰岛素注射后在人体内有效时间极短（$t_{1/2}=9$ 分钟），一般每日需注射 4 次，而与鱼精蛋白结合成溶解度小的鱼精蛋白胰岛素，加入锌盐制成鱼精蛋白锌胰岛素，药效可维持18~24 小时或更长。

3. 控制药物粒子大小：粒径增大，总表面积减小，溶出速率就会降低，故难溶性药物的粒径增大可使其吸收减慢。如超慢性胰岛素中所含胰岛素锌晶粒甚粗（大部分超过 $10\mu m$），故其作用可长达 30 余小时；含晶粒较小（不超过 $2\mu m$）的半慢性胰岛素锌，作用时间则为 12~14 小时。

（二）扩散原理

缓释、控释制剂释药受扩散速率的限制，药物首先需溶解成溶液后，再从制剂中缓慢扩散出来进入体液，药物释放以扩散作用为主的有：

1. 通过包衣膜扩散

（1）水不溶性膜材包衣的制剂的膜材特点是不溶于水和胃肠液，但水能通过，其渗透性不随胃肠道 pH 变化而改变，药物通过扩散作用释放，释放速度由膜材的渗透性决定。选用不同渗透性能的膜材及其混合物，可调节释药速度达到设计要求。如乙基纤维素等包衣的微囊或小丸就属于这类制剂，其释放速度符合 Fick 第一定律，用式（19-1）表示：

$$\frac{\mathrm{d}M}{\mathrm{d}t}=\frac{ADK\Delta C}{L} \tag{19-1}$$

式中，$\mathrm{d}M/\mathrm{d}t$ 为释放速度，A 为面积，D 为扩散系数，K 为药物在膜与囊心之间的分配系数，L 为包衣层厚度，C 为膜内外药物的浓度差。若 A、L、D、K 与 C 保持恒定，则释放速度为常数，系零级释放过程；若其中一个或多个参数改变，则是非零级过程。

（2）含水性孔道的包衣膜由水不溶性或胃肠液不溶性的成膜材料与水溶性致孔剂混合包衣而成。制剂进入胃肠道后，包衣膜中水溶性致孔剂被胃肠液溶解在包衣膜上形成无数肉眼不可见的微孔或弯曲小道,使衣膜具有通透性。胃肠液通过这些微孔渗入膜内,溶解制剂的药芯使药物溶解,被溶解的药物(溶液)经这些微孔向膜外扩散释放。如乙基纤维素与甲基纤维素混合组成的膜材,即具有这种性质,其中甲基纤维素起致孔作用。其释放速率可用式(19-2)表示:

$$\frac{dM}{dt}=\frac{AD\Delta C}{L} \tag{19-2}$$

式中,各项参数的意义同式(19-1),仅少了参数 K,这类药物制剂释放接近零级过程。

2. 通过聚合物骨架的扩散:释放机制是通过骨架中许多弯曲的孔道扩散进行的。影响释放的主要因素是药物的溶解度、骨架的孔隙率、孔径和孔的弯曲程度。这类制剂在胃肠道中不崩解,药物释放后整体从粪便排出,一般适于水溶性或较易溶于水的药物。骨架型缓、控释制剂中药物的释放符合 Higuchi 方程,用式(19-3)表示:

$$Q=\left[DS\left(\frac{p}{\lambda}\right)(2A-SP)t\right]^{\frac{1}{2}} \tag{19-3}$$

式中,Q 为单位面积在 t 时间的释放量,D 为扩散系数,P 为骨架中的孔隙率,S 为药物在释放介质中的溶解度,λ 为骨架中的弯曲因素,A 为单位体积骨架中的药物含量。

式(19-3)的建立基于假设:①药物释放时保持伪稳态(pseudo steady state);②$A \gg S$,即骨架中存在大量过量的药物;③理想的漏槽状态(sink condition)(释放介质的量不少于形成饱和溶液量的 3 倍);④药物颗粒比骨架小得多;⑤D 保持恒定,药物与骨架材料没有相互作用;⑥骨架中药物溶解速率大于药物的扩散速率,即扩散是限速步骤。

假设方程右边除 t 外都保持恒定,则式(19-3)可简化为:

$$Q=k_{\mathrm{H}}t_{1/2} \tag{19-4}$$

式中,k_{H} 为常数,即药物的释放量与 $t_{1/2}$ 成正比。

骨架型结构中药物的释放特点:①不呈零级释放,药物首先接触介质,溶解后从骨架中扩散出来,因此,骨架中药物的溶出速度必须大于药物的扩散速度;②制备容易,可用于释放大分子量的药物。

利用扩散原理达到缓释、控释作用的方法有①包衣:将药物颗粒、小丸或片剂用阻滞材料包衣;②制成微囊:使用微囊技术制备缓释、控释制剂;③制成不溶性骨架制剂:以水不溶性材料为骨架(连续相)制备片剂或加入黏合剂制成小丸;④增加黏度以降低扩散速度:主要用于注射液或其他液体制剂;⑤制成植入剂:系将水不溶性药物熔融后倾入模型中制成,一般不加赋形剂,用外科手术埋藏于皮下,药效可长达数月甚至数年;⑥制成乳剂:对于水溶性的药物,以精制羊毛醇和植物油为油相,临用时加入注射液,猛力振摇,即形成 W/O 乳剂型注射剂。

(三)溶蚀与溶出、扩散结合

1. 生物溶蚀型缓释、控释制剂,不仅药物可从骨架中扩散出来,而且骨架本身也处于溶蚀的过程。

2. 溶胀型缓释、控释骨架制剂(药物溶于聚合物中,聚合物为溶胀型)的释药机制也为扩散和溶蚀结合,在液体介质中不被溶蚀,但能吸收大量(30%~90%)的液体介质,自身体积膨大,形状也可能改变,水进入骨架后药物溶解,从膨胀的骨架中扩散出来,其释药速度很大程度上取决于聚合物溶胀速率、药物溶解度和骨架中可溶部分的大小。

(四) 渗透压原理

利用渗透压原理制成的控释制剂,利用渗透压作为驱动力,均匀恒速地释放药物,较骨架型缓释制剂更为优越,故称为"渗透泵"(osmotic pump)制剂。

现以口服渗透泵片为例,说明渗透泵制剂的原理和构造:片芯由水溶性药物和水溶性聚合物或其他辅料制成,外面用水不溶性的聚合物包衣,成为半渗透膜壳,水可渗进此膜,但药物不能。一端壳顶用适当方法(如激光)开一细孔。当片剂与水接触后,水即通过半渗透膜进入片芯,使药物溶解成为饱和溶液,渗透压约 4053~5066kPa(体液渗透压为 760kPa),由于膜内外存在很大的渗透压差,药物饱和溶液由细孔持续流出,流出量与渗透进的水量相等,直到片芯内的药物溶解完全为止。

在药物溶液维持饱和的阶段,其释药速率主要受半透膜及渗透压差的控制,可用式(19-5)来表示:

$$\frac{dV}{dt} = \frac{KA}{L}(\Delta\pi - \Delta p) \tag{19-5}$$

式中,dV/dt 为水渗透进入膜内的流速,K、A 和 L 分别为膜的渗透系数、面积和厚度,π 为渗透压差,P 为流体静压差。

若式(19-5)右端保持不变,则可简化为:

$$\frac{dV}{dt} = K' \tag{19-6}$$

若 dM/dt 为药物通过细孔释放的速率,C_s 为膜内药物饱和溶液浓度,则有:

$$\frac{dM}{dt} = C_s\frac{dV}{dt} = K'C_s \tag{19-7}$$

即释药速率与药物在膜内的溶解度成正比,故释药速率恒定,即药物以零级速率释放。

"渗透泵"制剂一般有两种不同类型,见图 19-2,第一种(A 类)片芯含有固体药物与电解质,遇水即溶解,电解质可形成高渗透压差;第二种(B 类)系统中,药物以溶液形式存在于不含药的渗透芯的弹性囊内,此囊膜外周围为电解质。两种类型的释药孔都可为单孔或多孔。

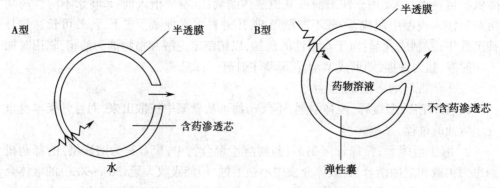

图 19-2 两种类型渗透泵系统示意图

(五）离子交换作用

由水不溶性交联聚合物组成的树脂,其聚合物链的重复单元上含有成盐基团,带电荷的药物可结合于树脂上,当带有适当电荷的离子与离子交换基团接触时,通过交换将药物游离释放出来。

$$树脂^+-药物^-+X^- \rightarrow 树脂^+-X^-+药物^- \tag{19-8}$$

$$树脂^--药物^++Y^+ \rightarrow 树脂^--Y^++药物^+ \tag{19-9}$$

式中,X^- 和 Y^+ 为消化道中的离子,交换后,游离的药物从树脂中扩散。

离子交换型缓释、控释制剂的特点:①药物的释放速率不受胃肠 pH、酶、温度等生理因素的影响;②以多单元颗粒剂型给药,减少了胃排空对制剂体内行为的影响;③易制成较为稳定的具缓释或控释特征的混悬剂型。

四、缓释、控释制剂的制备

(一)骨架型缓释、控释制剂

1. 骨架片

(1) 亲水性凝胶骨架片:可采用直接压片或湿法制粒压片。除 HPMC 外,MC、HEC、羧甲基纤维素钠(CMC-Na)、海藻酸钠等也可作为骨架材料,在制备亲水凝胶骨架片时,对于一些水溶性大的药物,除应用亲水性骨架材料外,为了降低释药速率,有时可加入少量不溶性骨架材料,如 EC 和聚丙烯酸树脂等。

(2) 生物溶蚀性骨架片:由水不溶但可溶蚀的蜡质材料制成,如巴西棕榈蜡、氢化蓖麻油等,骨架片中药物通过孔道扩散与蚀解控制释放,制备方法有:①溶剂蒸发技术;②熔融技术;③高温制粒法。

(3) 不溶性骨架片:主要选用的材料有聚乙烯、聚氯乙烯、甲基丙烯酸 - 丙烯酸甲酯共聚物、EC 等,制备方法有:①直接压片法;②湿法制粒压片法。不溶性骨架片不被吸收,药物释放后整体从粪便排出。

2. 缓释、控释颗粒(或小丸、微囊)压制片　将药物与辅料通过包衣或其他技术制成缓释或控制颗粒、小丸或微囊,然后压制成片剂,这种压制片在胃中崩解后类似于胶囊剂,具有缓释胶囊的优点,同时也保留片剂的优点,制备方法有:①不同释放速率颗粒混合压制片技术;②微囊压制片技术;③缓释、控释小丸压制片技术。

3. 骨架型小丸　采用骨架型材料与药物混合,或再加入一些其他辅料,如乳糖,调节释药速率的辅料 PEG 类、表面活性剂等,经用适当方法制成光滑圆整、硬度适当、大小均一的小丸,制备方法有:①旋转滚动制丸法(泛丸法);②挤压 - 滚圆制丸法;③离心 - 流化制丸法。

4. 胃内滞留片　为一类能滞留于胃液中,延长药物在消化道内的释放时间,改善药物吸收,有利于提高药物生物利用度的片剂,一般可在胃内滞留达 5~6 小时,若药物和一种或多种亲水胶体及其他辅料制成,又称胃内漂浮片,是一种不崩解的亲水性凝胶骨架片。为增强胃内滞留能力,常加入疏水性相对密度小的酯类、脂肪醇类、脂肪酸类或蜡类,如单硬脂酸甘油酯、鲸蜡酯、硬脂醇、硬脂酸、蜂蜡等。乳糖、甘露糖等的加入可加快释药速率,聚丙烯酸酯Ⅱ、Ⅲ等加入可减缓释药,有时还加入十二烷基硫酸钠等表面活性剂增加制剂的亲水性。

5. 生物黏附片　能黏附于生物黏膜,缓慢释放药物并由黏膜吸收以达到治疗的目的。一般采用生物黏附性聚合物,如卡波普、羟丙基纤维素、羧甲基纤维素钠等作为辅料,制备成片剂,通常生物黏附性聚合物与药物混合组成片芯,然后由此聚合物围成外周,再加覆盖层而成。生物黏附片可应用于口腔、鼻腔、眼眶、阴道及胃肠道的特定区段,通过该处上皮细胞黏膜输送药物,其特点是可加强药物与黏膜接触的紧密性及持续性,因而有利于药物的吸收。生物黏附片既可安全有效地用于局部治疗,也可用于全身,其中口腔、鼻腔等局部给药可使药物直接进入大循环而避免肝脏首过效应。

（二）膜控型缓释、控释制剂

主要适用于水溶性药物,用适宜的包衣液,采用一定的工艺制成均一的包衣膜,达到缓释、控释目的。包衣液由包衣材料、增塑剂和溶剂(或分散介质)组成,根据膜的性质和需要可加入致孔剂、着色剂、抗黏剂和遮光剂等。由于有机溶剂不安全,有毒,易产生污染,目前大多将水不溶性的包衣材料用水制成混悬液、乳状液或胶液,统称为水分散体,进行包衣。水分散体具有固体含量高、黏度低、成膜快、包衣时间短、易操作等特点。

1. 微孔膜包衣片 通常用胃肠道中不溶解的聚合物,如醋酸纤维素、EC、乙烯 - 醋酸乙烯共聚物、聚丙烯酸树脂等作为衣膜材料,在包衣液中加入少量致孔剂,如 PEG 类、PVP、PVA、十二烷基硫酸钠、糖和盐等水溶性的物质,亦有加入一些水不溶性的粉末如滑石粉、二氧化硅等,甚至将药物加在包衣膜内既作致孔剂又作为速释部分,将包衣液包在普通片剂上即成微孔膜包衣片。水溶性药物的片芯应具有一定硬度和较快的溶出速率,以使药物的释放速率完全由微孔包衣膜所控制。当微孔膜包衣片与胃肠液接触时,膜上存在的致孔剂遇水部分溶解或脱落,在包衣膜上形成无数微孔或弯曲小道,使衣膜具有通透性。胃肠道中的液体通过这些微孔渗入膜内,溶解片芯内的药物到一定程度,片芯内的药物溶液便产生一定渗透压,由于膜内外存在渗透压差,药物分子便通过这些微孔向膜外扩散释放,扩散的结果使片内的渗透压下降,水分又得以进入膜内溶解药物,如此反复,只要膜内药物维持饱和浓度且膜内外存在漏槽状态,则可获得零级或接近零级速率的药物释放。包衣膜在胃肠道内不被破坏,最后排出体外。

2. 膜控释小片:系指将药物与辅料按常规方法制粒,压制成小片(minitablet),其直径约为 2~3mm,用缓释膜包衣后装入硬胶囊使用。每粒胶囊可装入几片至 20 片不等,同一胶囊内的小片可进行不同缓释作用的包衣或不同厚度的包衣。其制备工艺为:①制小片;②流化床包衣。

3. 肠溶膜控释片 系指药物片芯外包肠溶衣,再包上含药的糖衣层而得。含药糖衣层在胃液中释药,当肠溶衣片芯进入肠道后,衣膜溶解,片芯中的药物释出,因而延长了释药时间,如乙基纤维素混合包衣制成在肠道中释药的微孔膜包衣片,在肠道中肠溶衣溶解,在包衣膜上形成微孔,纤维素微孔膜控制片芯内药物的释放。

4. 膜控释小丸 由丸芯与控释薄膜衣两部分组成。丸芯含药物和稀释剂、黏合剂等辅料,所用辅料与片剂的辅料大致相同,包衣膜亦有亲水薄膜衣、不溶性薄膜衣、微孔膜衣和肠溶衣。

（三）渗透泵片

是由药物、半透膜材料、渗透剂或渗透压活性物质和推动剂等组成。常用的半透膜材料有醋酸纤维素、乙基纤维素等。渗透剂是产生渗透压的主要物质,其用量关系到零级释药时间的长短,常用乳糖、果糖、葡萄糖、甘露糖的不同混合物。推动剂亦称为促渗透聚合物或助渗剂,能吸水膨胀,产生推动力,将药物层的药物推出释药小孔,最常用的推动剂有分子量为 20~500 万聚环氧乙烷和分子量为 1~36 万的 PVP 等,此外,渗透泵片中还可加入助悬剂、黏合剂、润滑剂、润湿剂等。

渗透泵片有单室和双室渗透泵片两种结构,见图 19-3。双室渗透泵片的药室以聚合物膜隔成两室,适于制备水溶性过大或难溶于水的药物的渗透泵片,或两者有配伍禁忌的药物。

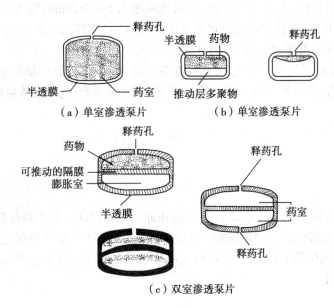

图 19-3 渗透片构造和释药示意图

(四) 植入剂

系指将药物与辅料制成的小块状或条状供植入体内的无菌固体制剂,一般采用特制的注射器植入,也可用手术切开植入。主要特点为生物活性强,药物作用时间延长。植入剂按其释药机制可分为膜控型、骨架型、渗透压驱动释放型。

目前以生物降解聚合物作为材料制得的植入剂,多制成微粒或纳米粒,由于粒子很小,植入时可用普通注射器注入。随着药物的释放,植入材料也逐渐降解、溶蚀,当体内药物已释放完全时材料也基本降解完全,无需手术取出,故病人对此类植入剂的顺应性较好,且整个释药过程更接近零级释放。

例 1:葛根素缓释(骨架)片

【处方】 葛根素　　　　　　甲壳胺
　　　　海藻酸钠

【制法】 将葛根素与甲壳胺、海藻酸钠等各种辅料过 100 目筛后,充分混合后,用一定浓度的乙醇溶液制粒,60℃干燥,整粒,加润滑剂,压片(压力为 5kg/cm^2)即得。

【注解】 葛根素为野葛或甘葛的主要有效成分,主要用于治疗高血压、心绞痛、冠心病、急性心肌梗死等。

例2:苦参素渗透泵型控释片

【处方】片　芯:苦参素 300g　　　　　氯化钠 200g
　　　　　　　乳糖 77g　　　　　　　　硬脂酸镁 3g
　　　　　包衣液:乙酸纤维素 100g　　　PEG6000 12g
　　　　　　　邻苯二甲酸二丁酯 13ml　　丙酮 5L

【制法】片芯制备:将处方量的药物与氯化钠、乳糖分别粉碎后过筛,混匀,用乙醇为润湿剂制软材,20目筛制粒,50℃±5℃干燥,18目筛整粒,干颗粒加润滑剂混匀后压片即得。

包衣工艺:将片心置于包衣锅内,包衣液流速为 5~10ml/min,压力为 0.8kg/cm²,包衣锅内温度为 40℃,衣膜厚度达到增重 4.0%~4.5% 后,继续吹入热空气 30 分钟,再于 40℃干燥 48 小时,机械打孔(孔径为 0.4mm),即得。

【注解】苦参素是从中药苦豆子或苦参中提取的成分,临床研究表明具有抗肿瘤、抗菌、抗病毒、改善肝功能及防止肝纤维化、降低转氨酶、提高机体免疫力等作用。

第二节　靶向制剂

一、概述

靶向制剂又称靶向给药系统(targeting drug system,TDS),系指载体将药物有选择性地浓集于特定的组织、器官、或细胞的给药系统。药物选择性地到达靶点,不仅大大提升了药物的治疗效果,同时有效避免或减小了药物运输到其他部位,显著减小了药物的毒副作用。

知识拓展

归经、引经理论一定程度上蕴含了现代医学药物靶向思想。早在《黄帝内经》中《素问·宣明五气篇》有云:"五味所入:酸入肝,辛入肺,苦入心,咸入肾,甘入脾,是谓五入。"《神农本草经》中对某些药物主治的描述亦接近归经理论,如记载大黄"荡涤肠胃";地肤子"主膀胱热,利小便";沙参"补中,益肺气"。又《名医别录》载:"薤……归于骨""韭……归心,安五脏,除胃中热""蒜……归脾胃"等内容。中药归经、引经理论与临床实践密切结合,其创立时间比西方医药学的"靶向"理论要早几百年,可见,"归经"是靶向制剂的雏形及起源。

归经理论为中医治疗癌提供依据,是中医肿瘤学的宏观靶向治疗的理论基础。治疗某经的病变,就要以相应的归经药物为主,再辅佐其他药物,如杏仁、桔梗均入肺经,可用于肺癌的胸闷咳喘;人参、白术、黄芪都入脾经,补中益气,可用于中晚期癌症的扶正治疗。引经是归经与配伍的结合,是归经理论的进一步发展。中药引经药中的活性成分在体内的特异性分布,说明它对作用点或靶器官具有较强的选择性和亲和性。典型的实验是心经引经药冰片的研究,冰片味辛、苦、微寒,归心、脾、肺经,现代研究证实,冰片可增强伊文思蓝,顺铂,利福平等多种药物在脑内的浓度,从实验证实了冰片的靶向增强作用。

靶向制剂的优点主要有以下几个方面：靶向制剂的引入对于一些治疗窗窄，需要到达身体特定部位（或组织、器官），需要药物高浓度浓集于某特定部位（或组织、器官）的药物提供了一种更为有效、安全、方便且经济的给药途径。同时，靶向制剂还具有非免疫性、无毒、体内外物理化学性质稳定；载体可生物降解或易消除；重现性好、制备简单等特点。

靶向制剂的分类

1. 按照靶点位置分类：

（1）一级靶向（first-order targeting）：系指药物到达特定的器官或组织。

（2）二级靶向（second-order targeting）：系指药物到达组织或器官内特定的细胞。

（3）三级靶向（third-order targeting）：系指药物到达靶细胞的特定细胞器。

2. 按照行为方式分类：

（1）被动靶向（passive targeting）：系指药物微粒被单核 - 巨噬细胞系统的巨噬细胞（尤其是肝的 kupffer 细胞）摄取，通过正常生理过程运送至肝、脾等器官，其中微粒的粒径对药物在靶部位的吸收和分布起着重要的作用，其次是微粒的表面性质，被动靶向制剂主要包括脂质体、微球、乳剂等。

（2）主动靶向（active targeting）：系指经过载体修饰的药物作为"导弹"，定向地浓集于靶区发挥药效。如为了防止药物肝内浓集，可以将药物微粒经表面修饰后，不被巨噬细胞识别，或连接单克隆抗体成为免疫微粒，而避免巨噬细胞的摄取以达到改变微粒在体内的自然分布而到达特定的靶部位的目的；也可将药物制成前体药物，在特定靶区被激活而发挥作用，主动靶向制剂主要包括经修饰的纳米粒、脂质体、微球等。

（3）物理化学靶向（physical and chemical targeting）：系指药物应用某些物理化学方法在特定部位发挥药效，如磁性靶向制剂（磁性微球、磁性微囊、磁性乳剂、磁性片剂等）就是应用磁性材料与药物制成磁导向制剂，在足够强的体外磁场引导下，通过血管到达并定位于特定靶区。此外还有热敏靶向制剂，pH 敏感靶向制剂，栓塞靶向制剂（栓塞微球、栓塞复乳等）。

二、不同类型靶向制剂的制备

（一）纳米粒

纳米粒（nanoparticles）是由高分子物质组成，粒径在 10~100nm 范围，药物可以溶解、包裹其中或吸附在表面上。纳米粒大致分为聚合物纳米粒和固体脂质纳米粒，不同的材料可选用不同的制备方法。生物降解型聚合物纳米粒由于具有良好的组织相容性和低毒性，受到人们的关注。常用的生物降解型材料有聚乳酸（polylactic acid，PLA）、聚羟基乙酸（polyglycolic acid，PGA）和聚乳酸 - 羟基乙酸共聚物（polylacticglycolic acid co-polymer，PLGA）等，其中 PLA、PLGA 已由美国 FDA 批准用于注射给药。明胶、壳聚糖、海藻酸钠等亲水性聚合物也可用于制备纳米粒，同样具有良好的生物降解性。

聚合反应法是制备载药纳米粒的经典方法，常用于制备聚氰基丙烯酸烷酯或聚戊二醛等纳米粒。溶剂挥发法广泛用于制备聚酯类纳米粒；盐析法不使用含氯有机溶剂及表面活性剂，适于邻苯二甲酸醋酸纤维素、甲基丙烯酸共聚物、乙基纤维素和PLA 等聚合材料；乳化分散法与盐析法类似，适于聚酯类材料。

例1:氧化苦参碱聚氰基丙烯酸正丁酯纳米粒(OM-PBCA-NP)

【处方】氧化苦参碱(oxymatrine,OM)50mg　　　Dextran-70 100mg

Pluronic F-68 200mg　　　　　　　　　焦亚硫酸钠 40mg

氰基丙烯酸正丁酯单体(BCA)500mg/ml

【制法】将氧化苦参碱(OM)50mg、Dextran-70 100mg、Pluronic F-68 200mg、焦亚硫酸钠40mg于蒸馏水9ml中充分混合,用1mol/L盐酸调pH至2。将氰基丙烯酸正丁酯单体(BCA)使用无水乙醇配制成500mg/ml溶液,磁力搅拌下逐滴加入BCA单体0.2ml,搅拌2小时,再用1mol/LNaOH调pH至7,继续搅拌0.5小时,微孔滤膜过滤,得OM-PBCA-NP混悬液。

【注解】氧化苦参碱(OM)对大鼠的中毒性肝损伤具有明显的保护作用,可使血清转氨酶下降,肝细胞坏死和炎症明显减轻,再生活跃;可改善微循环,有利于胆红素的摄取、结合与排泄;有利于腹水消退,对乙型病毒的复制也有一定的抑制作用,因而有助于病毒性肝炎的治疗。

例2:石杉碱甲纳米粒

【处方】石杉碱甲原料药 0.5~2mg　　　　　Mal-PEG-PLGA 2mg

mPEG-PLGA 18mg　　　　　　　　　二氯甲烷 0.75ml

丙酮 0.25ml　　　　　　　　　　　0.5% 胆酸钠 18ml

【制法】取mPEG-PLGA 18mg,Mal-PEG-PLGA 2mg及石杉碱甲原料药0.5~2mg,溶解至二氯甲烷0.75ml与丙酮0.25ml中,加入0.5%胆酸钠2ml,探头超声(160W,30秒间断超声)得到乳化液,再加入到0.5%胆酸钠18ml中磁力搅拌10分钟,呈现蓝色乳光后在40℃旋转蒸发至无气泡以除去有机溶剂并使纳米粒固化,然后低温离心(1000g,4℃)60分钟后弃上清液后即得载石杉碱甲的抑肽酶修饰的纳米粒。

【注解】研究冰片对纳米粒的脑靶向性的影响,试验结果表明冰片有促进上述纳米粒入脑的作用,提高了该纳米粒的脑靶向指数。

(二) 微球　详见第六章第三节

例3:喜树碱 PCEC 微球

【处方】喜树碱 30mg　　　　　　　　　　PCEC 200mg

二氯甲烷/甲醇(10:1,V/V)5.5ml　　　2% PVA(W/V)水溶液适量

【制法】将PCEC 200mg,喜树碱(5,10,15mg)溶解在5.5ml的二氯甲烷/甲醇(10:1,V/V)溶剂系统中,在室温环境下,将其滴入3400r/min磁力搅拌下的2%PVA(W/V)水溶液中,6分钟后,O/W型乳剂形成,立即转入旋转蒸发仪中,待二氯甲烷与甲醇都完全挥发,形成喜树碱PCEC微球。

【注解】PCEC为聚己内酯-聚乙二醇-聚己内酯三嵌段共聚物,利用O/W乳化联合溶剂挥发法制备喜树碱PCEC微球。

(三) 复合型乳剂(W/O/W 或 O/W/O)

由初乳(一级乳)进一步乳化成的乳剂,其乳滴粒径一般在50μm以下,具有两层或多层液体膜结构,能够有效地控制药物的扩散速率,因此具有缓控释的功能。此外,复乳在淋巴系统具有定向性,可选择性地分布于肝、肺、肾、脾等网状内皮系统较丰富的器官中。

复乳的制备方法通常有一步乳化法和二步乳化法。

一步乳化法:系指将处方中油溶性成分配成油溶液,水溶性成分配成水溶液,一次加入适当的亲水性和亲油性乳化剂,通过组织捣碎,匀化和超声处理,即成复乳。此法虽工艺简单,但成品的稳定性不易掌握,且分散相与连续相的药物分布不易控制。

二步乳化法:若配置 W/O/W 型复乳,先将水溶性药物配成水溶液,分成 W1 和 W2 两份;脂溶性药物配成油溶液,第一步将 W1 与油溶液用亲脂性乳化剂(如司盘)配成 W1/O 型乳剂;第二步以亲水性乳化剂(如聚山梨酯)乳化成 W1/O/W2 型复乳。二步乳化法制得的复乳不仅稳定性能好,同时 W1 和 W2 中药物含量可根据释药要求予以控制。此工艺的重现性好。

例 4:石菖蒲挥发油复乳

【处方】石菖蒲挥发油 4.2ml   司盘 80 32g

液状石蜡 64ml   5% 明胶溶液 4.2ml

蒸馏水 适量

【制法】取司盘 80 28g 与液状石蜡 64ml 混匀,加入石菖蒲挥发油 4.2ml(相当于石菖蒲 180g)、溶解后置组织捣碎机中作油相,另取 5% 明胶溶液 4.2ml 与蒸馏水 67.2ml 混匀后,缓缓倒入组织捣碎机中,开启点动,即得石菖蒲挥发油初乳。在温度 25℃,转速为 1000r/min 条件下,取吐温 80 4g 加入蒸馏水 36ml 中溶解形成外水相,称取初乳 40g,于搅拌下缓缓加入外水相中,用磁力搅拌机低速搅拌 1 分钟后,即得石菖蒲挥发油复乳。

例 5:丹皮酚复乳

【处方】丹皮酚 0.48g   液体石蜡 64ml

司盘 80 16g   聚山梨酯 40 4g

0.1% 氯化钠溶液 76ml   0.5% 明胶溶液 4ml

蒸馏水 适量

【制法】将处方量的液体石蜡和司盘 80 混匀,加入丹皮酚 0.48g 溶解作为油相,将明胶溶液和氯化钠溶液于组织捣碎机中混匀作水相,将油相加入水相中,开启组织捣碎机 35 秒,即得丹皮酚初乳。取初乳 40ml,在搅拌下缓慢加入到聚山梨酯 40 与水形成的外水相中,振摇 1 分钟,即得。

【注解】复乳为 W/O/W 型。

(四)脂质体 详见第六章第四节

例 6:甘草次酸衍生物修饰去甲斑蝥素脂质体

【处方】去甲斑蝥素 10mg   甘草次酸衍生物 20mg

大豆磷脂酰胆碱 150mg   胆固醇 50mg

去氧胆酸钠 15mg

【制法】精密称取一定量去甲斑蝥素,注射用大豆卵磷脂,胆固醇,去氧胆酸钠,甘草次酸衍生物,溶于适量的氯仿,置于 500ml 茄形瓶中,用旋转蒸发仪减压除去有机溶剂,得到透明均匀的脂质薄膜。加入一定量 PBS,继续用旋转蒸发仪水化一定时间,得到带淡蓝色乳光的甘草次酸衍生物修饰去甲斑蝥素脂质体,依次过 $0.45\mu m$、$0.22\mu m$ 的微孔滤膜,然后上葡聚糖凝胶 G50 柱,以 PBS 洗脱分离得到脂质体,于 4℃ 下保存。

【注解】甘草次酸是甘草的主要成分之一,有研究证实肝(实质)细胞膜表面存在甘草次酸受体,在肝脏高度蓄积。脂质体经甘草次酸表面修饰后已被证实具有良好的趋肝性与肝细胞靶向性。

学习小结

1. 学习内容

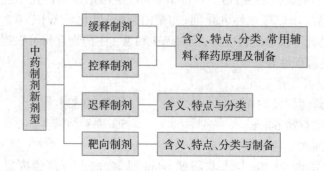

2. 学习方法

重点掌握缓释、控释制剂,迟释制剂与靶向制剂的含义、特点和分类,熟悉缓释、控释制剂和靶向制剂的常用辅料和制备方法,了解缓释、控释制剂的释药原理。

(沈 琦 刘雪梅)

复习思考题

1. 简述中药制剂新技术和新剂型的种类。
2. 简述不宜制成缓控释制剂的药物特点。
3. 简述控释制剂的特点。
4. 简述靶向制剂的含义及分类。
5. 简述靶向制剂的特点及优点。
6. 简述脂质体作为药物载体的应用。
7. 简述中药归经理论与其相应靶向制剂的联系,请举例说明。

第二十章

其 他 剂 型

📖 **学习目的**

通过学习膜剂、胶剂、丹剂等多个剂型的含义与特点,学会膜剂、胶剂、丹剂的制备方法;
了解茶剂、锭剂、糕剂、灸剂、钉剂、线剂等中药传统剂型。

学习要点

膜剂、胶剂、丹剂的含义与特点;膜剂的处方组成、成膜材料及制备方法;胶剂、丹剂的类
型与制法;茶剂、锭剂、糕剂、灸剂、钉剂、线剂的含义与特点;海绵剂、钉剂、线剂、条剂、灸剂、
熨剂与棒剂的含义。

第一节 膜 剂

一、膜剂的含义与特点

膜剂(pellicle)系指原料药物与适宜的成膜材料经加工制成的膜状制剂,供口服
或黏膜用。膜剂厚度一般为0.1~1mm,其大小和形状可根据临床需要及用药部位而定。
膜剂按结构类型可分为单层、多层和夹心膜剂;按给药途径可分为口服膜剂、口腔用
膜剂(包括口含膜、口腔贴膜、舌下膜等)、眼用膜剂、鼻用膜剂、阴道用膜剂、植入膜剂
和皮肤外用膜剂等。

膜剂的优点:①制备工艺简单,适于小量制备与工业化生产;②药物含量准确,
稳定性好;③使用方便,可用于多种给药途径;④可制成不同释药速度的制剂;⑤多层
复方膜剂可避免药物间的配伍禁忌和药物含量测定时相互干扰;⑥成膜材料少,成本
低;⑦重量轻、体积小,便于携带、运输和贮存。膜剂的缺点:不适用于剂量较大的药
物,应用受到一定的限制。

二、膜剂的成膜材料与附加剂

(一)成膜材料

常用的成膜材料有天然的或合成的高分子化合物。常用的天然高分子材料有
淀粉、糊精、纤维素、明胶、虫胶、阿拉伯胶、琼脂、海藻酸、玉米朊、白及胶等。合成
高分子材料有纤维素衍生物、聚乙烯胺类、乙烯-乙酸乙酯共聚物、聚维酮、聚乙烯

醇等。

（二）附加剂

1. **增塑剂** 常用的有甘油、三醋酸甘油酯、山梨醇等。
2. **其他附加剂** 有着色剂、遮光剂、矫味剂、填充剂、表面活性剂等。

三、膜剂的制备

（一）处方组成

膜剂的处方主要由主药、成膜材料及附加剂组成，见表20-1。

表20-1 处方组成简表

主药	≤70%（g/g）
成膜材料（PVA 等）	≥30%
着色剂（色素、TiO_2 等）	≤2%
增塑剂（甘油、山梨醇等）	≤20%
表面活性剂（聚山梨酯80、豆磷脂等）	1%~2%
填充剂（$CaCO_3$、SiO_2、淀粉等）	≤20%
矫味剂（甜叶菊糖苷等）	适量
脱膜剂（液体石蜡等）	适量

（二）膜剂的制法

膜剂的制备方法有涂膜法、热塑法、复合制膜法等，常用的制备方法为涂膜法。

涂膜法制备膜剂的工艺流程：

溶浆──→加药、匀浆（脱泡）──→涂膜──→干燥、灭菌──→分剂量、包装

1. **溶浆** 取成膜材料加水或其他适宜的溶剂浸泡使溶解，必要时于水浴上加热，溶解，滤过。

2. **加药、匀浆** 水溶性药物直接与着色剂、增塑剂及表面活性剂等一起加入溶浆中，搅拌使溶解；非水溶性药物研成极细粉或制成微晶，再与甘油或聚山梨酯80研匀，与浆液搅匀，静置，以除去气泡。

3. **涂膜** 将除去气泡的药物浆液置入涂膜机的流液嘴中，见图20-1，浆液经流液嘴流出，涂布在预先涂有少量液体石蜡的不锈钢平板循环带上，使成厚度和宽度适宜的涂层。

4. **干燥、灭菌** 涂层经热风（80~100℃）干燥，迅速成膜，到达主动轮后，药膜从循环带上剥落，进而被卷入卷膜盘上。

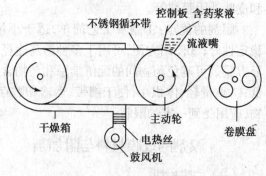

图20-1 涂膜剂示意图

5. **分剂量、包装** 干燥后的药膜经含量测定，计算单剂量的药膜面积。按单剂量面积分割、包装，即得。

(三)膜剂的质量检查

1. **外观** 膜剂外观应完整光洁,厚度一致,色泽均匀,无明显气泡。多剂量的膜剂,分格压痕应均匀清晰,并能按压痕撕开。

2. **重量差异** 除另有规定外,取供试品 20 片,精密称定总重量,求得平均重量,再分别精密称定各片的重量。每片重量与平均重量相比较,按表 20-2 中的规定,超出重量差异限度的不得多于 2 片,并不得有 1 片超出限度的 1 倍。

表 20-2 膜剂重量差异限度

平均重量	重量差异限度
0.02g 及 0.02g 以下	±15%
0.02g 以上至 0.20g	±10%
0.20g 以上	±7.5%

凡进行含量均匀度检查的膜剂,一般不再进行重量差异检查。

3. **微生物限度** 除另有规定外,照非无菌产品微生物限度检查:微生物计数法(通则 1105)和控制菌检查法(通则 1106)及非无菌药品微生物限度标准(通则 1107)检查,应符合规定。

4. **其他** 根据具体品种项下要求,进行定性鉴别,含量测定,以及含量均匀度检查。

四、举例

例:爽口托疮膜

【处方】黄柏 100g　　　　冰片 40g
　　　　甘草 100g　　　　青黛 5g
　　　　白及胶 50g

【制法】上述五味,黄柏、甘草加水煎煮二次,每次 2 小时,合并煎液,滤过,滤液浓缩;将青黛与 34% 甘油溶液 150ml 研磨均匀,加入上述药液中混匀,再将冰片溶于 75% 乙醇 300ml 中,加入白及胶粉后,与上述药液混合,搅拌至溶解,涂膜,干燥,切割成 3000 片,即得。

【功能与主治】清湿解热,泻火毒,收敛生肌,用于口疮。

【用法与用量】取膜贴于疮面,一日 2~3 次。

第二节　胶　　剂

一、胶剂的含义与特点

(一)胶剂的含义

胶剂(gels)系指将动物皮、骨、甲或角用水煎取胶质,浓缩成稠胶状,经干燥后制成的固体块状内服制剂。

胶剂主要成分为动物胶原蛋白及其水解产物,尚含多种微量元素。一般都有滋补作用,但亦有各自的特点,如皮胶类补血,角胶类温阳,甲胶类侧重滋阴及活血祛风等作用。

(二) 胶剂的分类

按原料来源不同,胶剂可分为:

1. 皮胶类　系指以动物皮为原料制成的胶,如以驴皮制成的阿胶,牛皮制成的黄明胶,猪皮制成的新阿胶等。

2. 角胶类　系指以动物骨化的角为原料制成的胶,如鹿角胶等。

3. 骨胶类　系指用动物的骨骼制成的胶,如狗骨胶等。

4. 甲胶类　系指用动物的甲壳为原料制成的胶,如龟甲胶等。

二、胶剂的原辅料选择

(一) 原料的选择

胶剂的各种原料均应取自健康强壮的动物,种类有:

1. 皮类　驴皮以张大,毛色黑,质地肥厚,伤少无病者为优。冬板(冬季宰杀剥取的驴皮)质量优于春秋板(春秋季剥取的驴皮),伏板(夏季剥取的驴皮)最差。尚有黄牛皮和猪皮。

2. 角类　鹿角以质重、坚硬,有光泽,角尖对光照视呈粉红色者为佳。"砍角[①]"优于"脱角[②]"。

3. 甲类　龟甲、鳖甲以板大质厚,颜色鲜明,未经水煮者为佳。

4. 骨类　豹骨、狗骨以骨骼粗大,质地坚实,质润色黄之新品为佳。

(二) 辅料的选择

1. 冰糖　以色白洁净无杂质者为佳。加入冰糖可使胶剂的透明度和硬度增加,并有矫味作用,可用白糖代替。

2. 油类　以纯净无杂质的新制油为佳。制胶用油的种类主要有花生油、豆油、麻油3种。加油可降低胶的黏度,便于切胶,且在浓缩收胶时,锅内气泡容易逸散。

3. 酒类　制胶用酒以黄酒为主,又以绍兴黄酒为佳,也可用白酒代替。加酒可以矫味矫臭,并有利于气泡逸散和大量胺类物质的挥散。

4. 明矾　以色白洁净者为佳。加明矾可沉淀胶液中的泥沙杂质,以保证成品胶洁净,提高透明度。

5. 阿胶　加入少量阿胶,可增加黏度,易于成型,并发挥药效协同作用。

三、胶剂的制备

(一) 胶剂的制备

胶剂制备的一般工艺流程:

原料的处理──→煎取胶汁──→滤过澄清──→浓缩收胶──→凝胶与切胶──→干燥与包装

1. 原料的处理　①皮类:将皮切成 $20cm^2$ 左右的小方块,置滚筒式洗皮机中,加

---

① 砍角:在10月至年2月间,将鹿杀死后连脑盖砍下,除去残肉,洗净风干。

② 脱角:雄鹿于换角期自然脱落者,故多不带脑骨。

水旋转洗涤,用清水冲洗去泥沙,再置蒸球中,加3倍量2%碳酸钠水溶液,加热至皮皱缩卷起,用水冲洗至中性,以除去脂肪及可能存在的腐败产物,并降低挥发性盐基氮的含量,消除腥臭味;②骨角类:用水浸洗,每日换水1次,除去腐肉筋膜,取出后用碱水洗除油脂,再以水反复冲洗干净。

2. 煎取胶汁 多采用蒸球加压煎煮法。在蒸球内加入净制的驴皮,再加适量的水,煎煮24小时/次(每隔1小时放气1次),放出煎液,反复煎煮3~5次。

3. 滤过澄清 每次煎出的胶汁,应趁热滤过。粗滤后的胶汁加适量明矾,搅拌后静置数小时,离心除去杂质,分得澄清胶液。

4. 浓缩收胶 取所得澄清胶汁,先用薄膜蒸发去除大部分水分,再移至蒸气夹层锅中浓缩。浓缩至相对密度为1.25左右时,加入豆油、冰糖,搅拌使全部溶解,继续浓缩至"挂旗"时,在搅拌下加入黄酒,此时锅底产生大气泡(俗称"发锅"),至胶液无水蒸气逸出即可出锅。注意防止浓缩时水分过多,成品胶块在干燥后出现周边高,中间低的"塌顶"现象。

5. 凝胶与切胶 出锅的稠厚胶液趁热倾入涂有少量麻油的凝胶盘内,置于8~12℃空调室内,胶液即凝固成胶块(俗称"胶坨")。用自动切胶机将胶块切成一定规格的小片(俗称"开片")。

6. 干燥与包装 胶片切成后,置于有空调防尘设备的晾胶室内,摊放在晾胶床上。一般每隔3~5日将胶片翻动1次,使两面水分均匀散发。数日之后,装入铺有石灰的木箱内,密闭闷之,使内部水分向胶片表面扩散(俗称"闷胶"或"伏胶")。2~3日后,将胶片取出,再放到竹帘上晾之。数日后,又将胶片置木箱中闷胶2~3日,如此反复操作2~3次,即可达到干燥的目的,然后在无菌环境下包装。

（二）胶剂的质量检查

1. 外观 胶剂应为色泽均匀、无异常臭味的半透明固体。

2. 水分 取供试品1g,置扁形称量瓶中,精密称定,加水2ml,置水浴上加热使溶解后再干燥,使厚度不超过2mm,照水分测定法(通则0832第二法)测定,不得过15.0%。

3. 微生物限度 照非无菌产品微生物限度检查:微生物计数法(通则1105)和控制菌检查(通则1106)及非无菌药品微生物限度标准(通则1107)检查,应符合规定。

4. 溶化性 能溶于热水,水溶液几乎近澄清,无不溶物,不应有明显浑浊现象。

5. 其他 一般应检查总灰分、重金属、砷盐等,分别应符合各品种项下规定。

四、举例

例:喜字阿胶

【处方】驴皮 1000g　　　　当归 4g

川芎 2g　　　　陈皮 2g

白芍 3g　　　　红花 1g

香附 1g　　　　肉桂 1g

白芷 1g　　　　地黄 6g

【制法】以上十味,除驴皮外,其余当归等九味,提取挥发油至尽,药渣滤过,滤液另器收集;将驴皮漂泡、去毛、切成小块,再漂洗干净,分次加水煎煮,合并煎液,滤过,滤液用文火浓缩,加入上述滤液,再加冰糖、豆油、黄酒适量,继续浓缩至稠膏状,加入挥发油,冷凝,切块,阴干。

【功能与主治】滋阴润燥,补血养血,止血安胎。用于久病虚衰,阴血亏虚,胎动不安,产后血虚,崩漏,咯血,衄血,尿血,便血。

【用法与用量】烊化兑服或打碎,以煎好的药汁溶化后服,一次 3~9g。

第三节 丹药(丹剂)

一、丹药(丹剂)的含义与特点

(一) 丹药的含义

丹药(dan medicine)系指用汞及某些矿物药,在高温条件下炼制而成的不同结晶形状的无机化合物。本节丹药专指无机汞化合物。

中医学认为,丹药具有提脓、去腐、生肌、燥湿、杀虫等功用,主要应用于中医外科,治疗疮疖、骨髓炎等。

丹药按其制法可分为升丹和降丹,如红升丹、黄升丹、白降丹等。也有按其色泽分为红丹与白丹。红丹主要成分为汞的氧化物,白丹为汞的氯化物,其中白升丹又称轻粉,主要成分为氯化亚汞(Hg_2Cl_2);白降丹主要成分为氯化汞($HgCl_2$)。

(二) 丹药的特点

用量少,价廉易得,药效确切,用法多样化,可配成散剂、钉剂、药线、药条和外用膏剂。但丹药为汞盐,毒性较大,使用不当易导致重金属中毒,且炼制过程产生大量有毒或刺激性气体,易污染环境,故现在品种越来越少,许多制法与经验已失传或近将失传。

二、丹药(丹剂)的制备

丹药的传统制法有升法、降法和半升半降法。

丹药制备的一般工艺流程:

配料 ── 坐胎 ── 封口 ── 烧炼 ── 收丹 ── 去火毒

升法:将药料经高温反应,生成物凝附在上方覆盖物内侧面,得到结晶状化合物的炼制法。

降法:将药料经高温反应,生成物降至下方接受器中,冷却析出结晶状化合物的炼制法。

半升半降法:将药料经高温反应,生成的气态化合物,一部分上升凝结在上方覆盖物内侧,另一部分则散落在加热容器内的炼制法。

三、生产过程中的防护措施

生产丹药的原料含有水银,生产过程中必须采取有效的防护措施以保护环境和操作人员安全。

1. 烧炼的容器封口必须十分严密,不得有裂缝,以免烧炼时毒气逸出,引起中毒。

2. 烧炼丹药时火力应均匀,并严格掌握加热的温度和时间。

3. 生产丹药的厂房应设立在市区外的非居民区,生产车间应有良好的排风设备,烧炼过程应密闭进行,应附有毒气净化回收装置,车间空气要实行常规监测,以免操作人员发生蓄积性汞中毒和造成环境污染。同时,生产工人必须定期进行身体检查。

四、举例

例:红升丹

【处方】水银 30g　　　　火硝 120g
　　　　白矾 30g　　　　　雄黄 15g
　　　　朱砂 15g　　　　　皂矾 18g

【制法】①备药:将上述六味药倒入轧药铁槽内,轧细,以不见水银星为度,以备入锅;②装锅:先将备好的药品摊入锅底,使其约为两个硬币的厚度,然后用碗扣住药品,要注意把碗扣端正,再将长度与碗口周长相等的湿润棉线绳置于碗周以防尘土落入药品内,其后把稍润的陶土封于碗之周边,其封高度为碗高的 2/3 以防散气;③煅炼:将装药后的铁锅进行烧制,第 1 个小时宜用文火,以防止水银早升,再用中火半小时,逐渐将火加大,最后用武火煅炼 1 个小时,共 2 个半小时后可去火冷定,去土揭碗,可见碗上有彩丹附着,刮下其丹,装罐备用。

【性状】本品为橘红色无光泽的粉末,或带桔红色有光泽的结晶性粉末。含红色氧化汞(HgO)不得少于 98.0%。

【功能主治】拔毒,提脓,生新。用于溃疡疮口不敛,肉芽暗滞,腐肉不净。

【用法用量】外用适量,研极细粉用膏药盖贴或包扎,或与其他药味配成散剂或制成药捻用。

第四节　锭剂、茶剂与糕剂

一、锭剂

(一) 含义与特点

锭剂(lozenge)系指饮片细粉与适量黏合剂(或利用饮片细粉本身的黏性)制成不同形状的固体制剂。常用的黏合剂有糯米糊、蜂蜜或处方中具有黏性的药物如蟾酥、胆汁等。锭剂外观形态有长方形、纺锤形、圆柱形、圆锥形、圆片形等,见图 18-2。应用时,内服可吞服或研细后用水、黄酒化服;外用多为研细用醋调敷;少数为内外兼用。

(二) 制法

锭剂的制法有塑制法、模制法及熔融法等。取粉碎好的药物细粉,加入适宜的黏合剂,揉制成团块,再按塑制法或模制法制

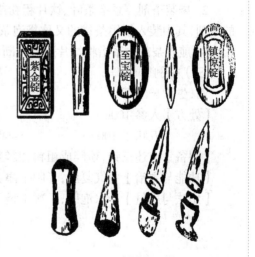

图 20-2　锭剂的形状

成一定形状的锭剂,阴干即得;亦可用熔融法制备,即将药物加热熔融,趁热倒入模型中,冷凝后取出,再固定在锭座上,如:薄荷锭等。需包衣或打光的锭剂,应用各品种制法项下规定的包衣材料进行包衣或打光。

(三) 举例

例:紫金锭

【处方】山慈菇 200g　　　　　红大戟 150g

千金子霜 100g　　　　　五倍子 100g

人工麝香 30g　　　　　朱砂 40g

雄黄 20g

【制备】上述七味,朱砂、雄黄分别水飞成极细粉;山慈菇、五倍子、红大戟粉碎成细粉;将人工麝香研细,与上述粉末及千金子霜配研,过筛,混匀;另取糯米粉320g,加水制成团块,蒸熟后与药粉充分揉匀,压制成锭,低温干燥,即得。每锭重 0.3g或 3.0g。

【功能与主治】辟瘟解毒,消肿止痛。用于中暑,脘腹胀痛,恶心呕吐,痢疾泄泻,小儿痰厥。外治疔疮疖肿,痄腮,丹毒,喉风等。

【用法与用量】口服,一次 0.6~1.5g,一日 2 次。外用,醋磨调敷患处。

二、茶剂

(一) 含义与特点

茶剂(medicinal tea)系指饮片或提取物(液)与茶叶或其他辅料混合制成的内服制剂,分为块状茶剂、袋装茶剂和煎煮茶剂。

茶剂是一种传统的制剂,早在唐代王焘的《外台秘要》中就有"代茶饮方"。传统的茶剂多应用于治疗食积停滞、感冒咳嗽等症,如午时茶、六和茶等。

(二) 分类

1. 块状茶剂　可分为不含糖块状茶剂和含糖块状茶剂。不含糖块状茶剂系指饮片粗粉、碎片与茶叶或适宜的黏合剂压制成块状的茶剂;含糖块状茶剂系指提取物、饮片细粉与蔗糖等辅料压制成块状的茶剂。

2. 袋装茶剂　系指茶叶、饮片粗粉或部分饮片粗粉吸收提取液经干燥后,装入袋的茶剂,其中装入饮用茶袋的又称袋泡茶剂。

3. 煎煮茶剂　系指将饮片适当碎断后,装入袋中,供煎服的茶剂。

(三) 举例

例:生脉袋泡茶

【处方】人参 100g　　　　　　　　麦冬 200g

五味子 100g

【制备】上述三味,粉碎成粗粉,混匀,制成颗粒,干燥,分装成 100 袋,即得。

【功能与主治】益气复脉,养阴生津。用于气阴两亏,心悸气短,脉微自汗。

【用法与用量】开水泡服,一次 1 袋,一日 3 次。

三、糕剂

(一)含义与特点

糕剂(medicinal cake)系指药物细粉与米粉、蔗糖蒸制而成的块状制剂。糕剂一般用于小儿脾胃虚弱,面黄肌瘦等慢性消化不良性疾病,如八珍糕等。

(二)制法

糕剂一般制法为先将处方中药材粉碎,过筛,取药材细粉与米粉、蔗糖混匀,加入冷开水适量,揉合成松散团块,放入模具制成糕状,经蒸熟,晾干,包装,即得。

(三)举例

例:健脾八珍糕

【处方】党参(炒)5.58g　　　　白术(炒)3.67g
　　　　茯苓 11g　　　　　　　白扁豆(炒)11g
　　　　薏苡仁(炒)11g　　　　山药(炒)11g
　　　　芡实(炒)11g　　　　　莲子 11g
　　　　陈皮 2.75g

【制法】上述九味,分别粉碎成细粉,另取大米(淘,炒)737g 粉碎成细粉,加入上述九味细粉,过筛,混匀;另取蔗糖 296g,加麻油 21g 及水适量,制成糊状,与上述细粉混合,搅拌成松散的颗粒,过筛,压入圆形模中成糕,干燥,即得。

【功能与主治】健脾益胃。用于老年、小儿及病后脾胃虚弱,消化不良,面色萎黄,腹胀便溏。

【用法与用量】口服,每日早晚饭前热水化开炖服,亦可干服。一次 1~4 块,婴儿一次 1~2 块。

第五节　烟剂、烟熏剂与香囊(袋)剂

一、烟剂

(一)含义与特点

烟剂(smoke agent)系指利用药材或药材提取物,掺入烟丝中,卷制成香烟形状,供点燃吸入用的制剂。一般亦称作药烟,如止哮喘烟等。烟剂的穿透、附着能力强,由于分散度高,故能充分发挥药效。

(二)制法

1. 全中药药烟　将中药切成烟丝状,掺入一定量的助燃物质如硝酸钾(钠)等,按卷烟方法制备,供点燃吸入用,如洋金花药烟等。

2. 含中药药烟　选取适当的方法提取中药,提取物按一定比例均匀喷洒在烟丝中。若提取物是流浸膏,可用烟丝吸附一定量。低温干燥后按卷烟工艺制成卷烟,分剂量,包装,如:华山参药烟等。

(三)举例

例:华山参药烟

【处方】华山参提取物(以莨菪碱 $C_{17}H_{35}O_3N$ 计算)150mg　　　　甜料适量

377

烟丝适量 共制成 1000 支。

【制法】取华山参粗粉,用 95% 酸性乙醇液渗漉,收集漉液,至不显生物碱反应为止,回收乙醇,浓缩至每毫升相当于原生药 5g,加 5 倍量的 0.5% 盐酸溶液,搅匀,冷藏 24 小时,滤过,滤液浓缩至每毫升相当于原中药 20g,经含量测定,准确称量,备用,取浓缩液,加入香料、甜料,均匀喷入基质烟丝,充分混匀后,导入卷烟机,以标准卷烟纸制成药烟。

【功能与主治】定喘,用于喘息型气管炎。

【用法与用量】哮喘发作时,燃吸 1 支,每日吸量不超过 10 支。

【注解】(1)华山参为茄科植物漏斗泡囊草(*Physochlaina infundibularis* Kuang)的干燥根。味甘,微苦涩,温,主要含阿托品、东莨菪碱等生物碱,含量为 0.26%,有毒。(2)药物以烟丝作载体,借助烟丝的可燃性,一般可不用加入助燃剂。

二、烟熏剂

(一)含义与特点

烟熏剂(fumigant)系指借助某些易燃物质,经燃烧产生的烟雾达到杀虫、灭菌或利用穴位灸燃烧产生的温热来预防治疗疾病的一类制剂,如艾条、艾炷等。古代用野蒿点燃后驱除蚊蝇;艾叶、苍术、香薷等点燃避疫。

(二)制法

1. 杀虫、灭菌烟熏剂 处方组成包括药物、燃料、助燃物质三部分,还可以加入稀释剂与冷却剂,其目的是使燃烧缓和或防止药物燃烧过猛导致有效成分的分解破坏。燃料和助燃剂混合,经点燃后,开始发生低温的、不冒火焰的燃烧,所产生的热,传导给药物使药物升华或使有效物质挥发。

2. 燃香烟熏剂 制作燃香烟熏剂的主要原料有燃香木粉(杉木粉)、中药(艾叶)、黏合剂(甲基纤维素)、助燃剂(氯酸盐),还可以加入其他的色素和香料等。制备时以药物细粉和木粉为主,选用适宜的黏合剂经加工制成盘卷状或直条状,点燃发烟,用于驱除蚊蝇、杀虫、灭菌和预防疾病,如蚊香等。

(三)举例

例:消毒燃香

【处方】香薷 50%　　　　　　木粉 50%
　　　　甲基纤维素适量　　　助燃剂适量
　　　　色素适量

【制法】取香薷、木粉等量,混合均匀,加入甲基纤维素、助燃剂和色素,充分混匀,压制成盘卷状,每盘重 20~25g。

【功效】空气消毒,预防感冒等。

【用法与用量】每 15m³ 空间点燃 1 盘,隔日 1 次。

三、香囊(袋)剂

(一)含义与特点

香囊(袋)剂(sachet agent)系指将含挥发成分的中药装入布制囊(袋)中,敷于患处或接触机体的制剂。香囊(袋)中释放出来的有效成分被机体吸入或渗入皮肤、黏膜及刺激穴位而起到调节气机,疏通经络,安神醒脑,安和脏腑的作用,并增强机体的免疫功能,通过外用达到内治的目的。

香囊(袋)剂的种类较多,一般按照使用部位,分别称作药枕、保健床褥等。还有利用中药包裹在布内,缝成荷包样,悬挂于室内或携带于身上,俗称香袋,如用山茶、桂皮等制成的防感冒香袋,对预防上呼吸道疾病有明显作用。

(二) 制法

香囊(袋)剂的制法包括两方面:一是将中药粉碎成适当细度,通常制备药枕的中药要求粗粒,制备香袋的中药应粉碎成细粉,目的在于适当增大有效成分的挥发面积;二是包装材料的选用,常用材料为棉布,要求棉布细密、透气而柔软,但不漏出药粉。

(三) 举例

例:香袋

【处方】冰片 3g　　　　樟脑 3g

　　　　高良姜 15g　　　桂皮 30g

【制法】将上述中药混合捣碎(冰片单独粉碎),混合均匀,用制作香袋的布缝成小袋后,取药面 3~5g,装入即可。

【功能与主治】开窍醒神、化湿醒脾。

【用法与用量】可挂在胸前、置于枕边或缝于所穿的衣服上,15 天换一次。

第六节　海绵剂、钉剂、线剂、条剂、灸剂、熨剂与棒剂

一、海绵剂

海绵剂(spongia)系指采用亲水胶体溶液经发泡、固化、冷冻、干燥制成的海绵状固体灭菌制剂,通常分为两类:一是用蛋白质为原料制成的,如血浆海绵剂等;二是用碳水化合物为原料制成的,如淀粉海绵剂等,淀粉海绵剂具有极强的吸水性,多用作外科辅助止血,消炎,止痛。

海绵剂的制法:取粒状明胶,加蒸馏水浸泡至膨胀软化,水浴加热溶解完全,强力搅拌,同时缓慢加入稀甲醛液,使之产生大量均匀细腻的泡沫,分装于垫有麻布的金属盒中,冷冻,取出冷冻海绵于室温自然解冻,置鼓风室内干燥,最后移入石灰干燥箱内干燥,粉碎,灭菌,包装,即得,如明胶海绵等。

二、钉剂

钉剂(nail agent)系指药材细粉加糯米粉混匀后加水、加热制成软材,分剂量搓制成细长而两端尖锐如钉(或锥形)的外用固体制剂。钉剂主要用以插入病灶或瘘管中,能在局部逐渐释放药物,从而呈现出较长时间的疗效。

钉剂的制法:将药物用适宜的方法制成药粉,再加入赋形剂混合均匀,制成软硬适宜的软材,搓成锥形或两端尖锐的钉剂,阴干,灭菌,密封保存,如枯痔钉等。

三、线剂

线剂(line agent)系指将丝线或棉线,置药液中先浸后煮,经干燥制成的一种外用制剂。传统线剂利用所含药物的轻微腐蚀作用和药线的机械紧扎作用,切断痔核的血液供应,使痔枯落。

线剂的制法:将药物采用适宜的方法加工后,共置容器中,加水适量和丝线一起浸泡 3~5 日后,滤取浸出液,以文火煮干,取出丝线,干燥即得,如芫花线剂等。

四、条剂

条剂(stripe agent)又称纸捻,系指将药物细粉或药膏黏附在桑皮纸捻成的细条上的一种外用制剂。一般用于插入疮口或瘘管内,起引流、拔毒、去腐生肌与敛口的作用。条剂有韧性,可适应对弯曲或分岔瘘管的应用,并且具有制备简单,使用方便的优点。

条剂的制法:将药物研细过筛,混合均匀,用桑皮纸粘药膏后搓捻成细条,或用桑皮纸搓捻成条粘一薄层面糊,再黏附药粉,即得,如红升丹软条剂等。

五、灸剂

灸剂(moxibustion agent)系指将艾叶捣、碾成绒状,或另加其他药料卷制成卷烟状或捻成其他形状,供熏灼穴位或其他患部的外用制剂。灸剂按形状可分为:艾头、艾炷、艾条三种,均以艾绒为原料所制得,按除艾叶外加药与否分为艾条与含药艾条。

灸剂的制法:取艾绒 50g,置于长、宽均为 30cm 的桑皮纸之上,用人工或机器卷制成圆柱状,如清艾条等。

六、熨剂

熨剂(ironing agent)系指煅制铁砂与药汁、米醋拌匀,晾干而制成的外用固体制剂。使用时利用铁屑与醋酸发生化学放热反应产生的热刺激及药物蒸气透入熨贴的患部达到宣通经络,驱风散寒的治疗目的。

熨剂的制法:将药汁与米醋、水一起煎煮滤过得滤液,将铁屑置炉内煅制变为暗红色时取出,立即将上述滤液倒入铁屑中,搅匀,晾干,过筛,即得,如坎离砂等。

七、棒剂

棒剂(stick agent)系指将药物制成小棒状的外用固体制剂。棒剂直接用于皮肤或黏膜上,起腐蚀、收敛等治疗作用。棒剂通常用于眼科、牙科等,如海螵蛸棒、替硝唑棒等。

棒剂的制法:以替硝唑棒为例,将替硝唑与赋形剂按比例配好,充分混匀,装入特制冲模中压制成棒状,即得。

学习小结

　1. 学习内容

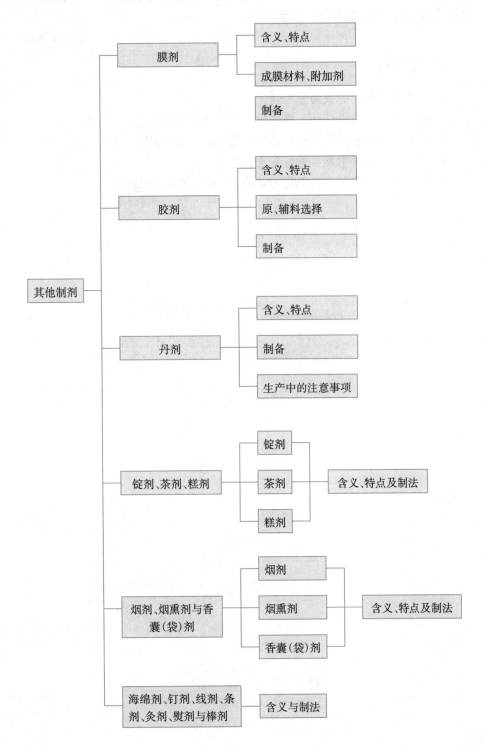

笔记

2. **学习方法** 采用比较法学习各种剂型的含义和特点;膜剂、胶剂和丹剂的制备工艺流程及操作注意事项;正确选用膜剂的成膜材料和附加剂、胶剂的原料及其处理方法,注意丹药制备过程中的安全防护。通过多做多练增强对各种剂型及其特点的理解,为继承和发展传统剂型奠定基础。

(李建民)

复习思考题

1. 如何提高膜剂的载药量?
2. 膜剂制备过程中应加入哪些附加剂? 各有何作用?
3. 胶剂的原料直接影响到成品的质量,应如何选择?
4. 丹药生产过程中怎样做好安全防护?
5. 传统剂型有逐渐淡出市场的趋势,应当如何继承创新?

第二十一章

中药制剂的稳定性

学习目的

通过学习影响中药制剂稳定性的因素、稳定化方法、稳定性研究方法等内容,学会采取相应措施改善中药制剂的稳定性,并学会如何研究中药制剂的稳定性,为学习中药新药研制等课程奠定基础。

学习要点

中药制剂稳定性的研究意义及研究内容;中药制剂稳定性的主要影响因素及常用的稳定化措施;中药制剂稳定性的考察方法及有效期的确定依据。

第一节 概 述

一、中药制剂稳定性研究的意义

中药制剂的稳定性(stability)是指中药制剂在一定的时间内(即有效期内)保持其物理、化学和生物学性质稳定的能力。稳定是中药制剂的基本要求之一,是保障临床用药安全和有效的前提条件。中药制剂若发生分解、变质等现象,可导致药效降低,甚至产生毒副作用,危及患者的健康和生命安全,也会给制药企业造成重大经济损失。

稳定性贯穿中药制剂的研发、生产、流通、贮藏和使用的全过程。稳定性研究为中药制剂的剂型选择、处方筛选、工艺路线确定、包装材料选择、运输条件和贮藏条件的确定、临床合理用药等提供科学依据。

我国《药品注册管理办法》要求新药注册时必须提供稳定性试验资料。国家食品药品监督管理局在 2006 年 12 月 30 日印发的《中药、天然药物稳定性研究技术指导原则》中明确提出对中药、天然药物注册申请中稳定性研究的一般要求及药品有效期确定的依据。《中国药典》2015 年版第四部中收录通则"9001 原料药物与制剂稳定性试验指导原则",进一步明确了药品稳定性研究的基本要求和技术原则。

笔记

二、中药制剂稳定性研究的内容

中药制剂的稳定性包括化学稳定性、物理稳定性和生物学稳定性。化学稳定性是指药物发生的化学变化,如氧化、水解、光降解、聚合、脱羧等化学反应,使主要成分的含量或效价下降,甚至产生有害物质。物理稳定性是指中药制剂发生的物理变化,如制剂外观、嗅味、均匀性、溶解性、晶型、色泽、粒度等变化,混悬液沉降、乳剂分层、软膏稠度变化等现象。生物学稳定性变化系指药物由于受微生物污染而导致的腐败、变质等。上述各种变化可单独发生,也可同时发生。一种变化还可成为诱因引起其他变化。

第二节　影响中药制剂稳定性的因素及稳定化方法

中药制剂中有效成分的降解与其化学结构有关,同时降解速率和降解途径受处方因素和外界因素的影响。研究药物化学降解的途径以及处方因素(pH、溶剂、离子强度和辅料等)和外界因素(水分、空气、温度、光线与包装材料等)对化学降解途径、降解速率的影响,对于预测中药制剂稳定性和选用稳定化方法具有重要的意义。

一、药物化学降解途径

常见的药物化学降解途径有水解、氧化、光降解、异构化、聚合、脱羧、脱水等,其中水解和氧化是药物降解的两个主要途径。一种药物也可同时发生两种甚至两种以上的反应,如穿心莲内酯不仅其酯键结构可发生水解,还可发生脱水和异构化等反应。

(一) 水解

水解(hydrolysis)是药物常见的降解途径之一。易发生水解反应的药物主要有酯类、酰胺类、苷类等,而酯类药物(RCOOR′)最易发生水解反应。

1. 酯类药物的水解　含有酯键药物的水溶液,在 H^+ 或 OH^- 或广义酸碱的催化下水解反应加速。双黄连口服液的主要活性成分绿原酸分子结构中有酯键、不饱和双键及多元酚三个不稳定部分,易于受热水解为异构体,导致制剂过程中绿原酸含量难以控制并且损失较大。酯类水解往往使溶液 pH 下降,有些酯类药物溶液灭菌后 pH 下降,即提示可能发生水解。

酯类药物的水解速率受其分子结构和外界因素影响。一般而言,分子结构相似的酯类药物,水解速率常数也相近,如阿托品,可卡因和东莨菪碱三种药物具有相同的母核,但是东莨菪碱和阿托品的分子结构更为相似,所以东莨菪碱和阿托品的水解速率常数和 pH 值依赖性也更为相近。在新药研发过程中,借鉴已知的、结构相近的酯类化合物的水解特性研究结果,可对新药的水解特性进行很好的预测。

此外,酯类药物的水解速率受取代基团 R 和 R′ 的电子效应和空间效应的共同影响。吸电子基团取代,如含氮基团取代,可增加药物的水解速率;供电子基团取代,如烷基取代,可降低药物的水解速率;酯键附近存在大体积取代基团,如异丙基取代会产生空间位阻效应,可降低药物的水解速率。酯类药物水溶液的水解速率通常受 H^+、OH^- 和缓冲盐的影响,即专属酸碱催化和广义酸碱催化。一般而言,溶液的碱性愈强,药物水解速率愈快。如穿心莲内酯在不同 pH 溶液中室温放置,pH3~5 时较为稳定,其含量无明显变化;在碱性条件下降解较快,碱性越强,降解越快,在 pH11 和 pH13 条件下,完全降解。

含有内酯结构的药物与其水解产生的羧酸盐之间往往存在动态平衡,在一定的条件下可以相互转化。如喜树碱随体系中 pH 变化,水解程度也会改变,即喜树碱与相应的羧酸盐会随 pH 变化而相互转化,在酸性条件下(pH<4)喜树碱主要以内酯形式存在,而碱性环境中(包括人体血液 pH 值)大都以羧酸盐的形式存在。由于喜树碱的抗肿瘤活性与其内酯结构密切相关(水解后形成的羧酸盐的抗肿瘤活性仅为内酯型的十分之一),所以适宜的 pH 值对于其最佳药效的发挥非常重要。喜树碱的水解过程见图 21-1。

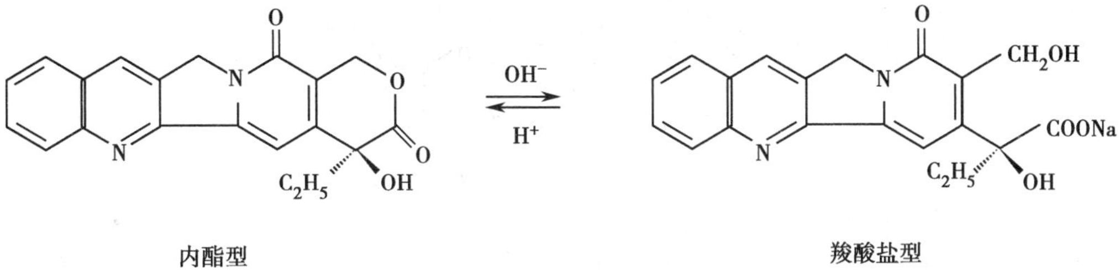

内酯型　　　　　　　　　　　　　　　　　　　　　羧酸盐型

图 21-1　喜树碱的水解过程

2. 酰胺药物的水解　酰胺类药物水解以后生成酸与胺。属于这类的药物有氯霉素类、青霉素类、头孢菌素类、巴比妥类等。青霉素和头孢菌素类分子中存在着不稳定的 β- 内酰胺环,在 H⁺ 或 OH⁻ 影响下,很易裂环失效。青霉素 V 由于将青霉素 G6 位侧链上的苄基甲酰胺变为苯氧乙酰氨基,增加了稳定性,不易被胃酸破坏,可供口服。头孢唑林钠在酸与碱中都易水解失效,在水溶液 pH4~7 较稳定,在生理盐水和 5% 葡萄糖注射液中,室温放置 5 天仍然符合要求。

3. 苷类药物水解　苷类是一类常见的中药有效成分,自然界中的很多种类的天然成分,如黄酮、蒽醌,均可与糖结合成苷。苷类在稀酸或者酶的作用下,水解成糖和苷元,而苷键对稀碱较稳定,不易被碱催化水解。

(二) 氧化

氧化(oxidation) 是药物常见的降解途径之一。药物的氧化多属于自动氧化(autoxidation),即药物接触空气中的氧,在常温下发生的氧化反应。自动氧化属于自由基链反应,可分为链引发阶段、链增长阶段和链终止阶段,一般情况下反应比较缓慢。氧化降解的结果往往使制剂的颜色发生改变,或形成沉淀,或产生不良气味,严重影响药品质量。

药物的氧化还原反应通常也会受到 H⁺ 和 OH⁻ 的催化,这是由于一些反应的氧化 - 还原电位依赖于 pH 值,如丹参酮ⅡA 在水中极易转化为醌式,可接受水中的氢还原为氢醌,然后再将氢传递于反应产物,而本身又被氧化成醌,分解产物被还原成烷烃类。

分子结构中具有酚羟基,或多不饱和基团,如烯醇和多烯,以及芳胺类、吩噻嗪类、吡唑酮类、噻唑类药物较易被氧化。中药黄酮类和蒽醌类等有效成分的分子结构

笔记

中具有酚羟基结构,如黄酮类的黄芩苷元具有邻二酚羟基,蒽醌类的大黄素具有多个酚羟基,因而易被氧化。黄芩苷的氧化过程见图 21-2。

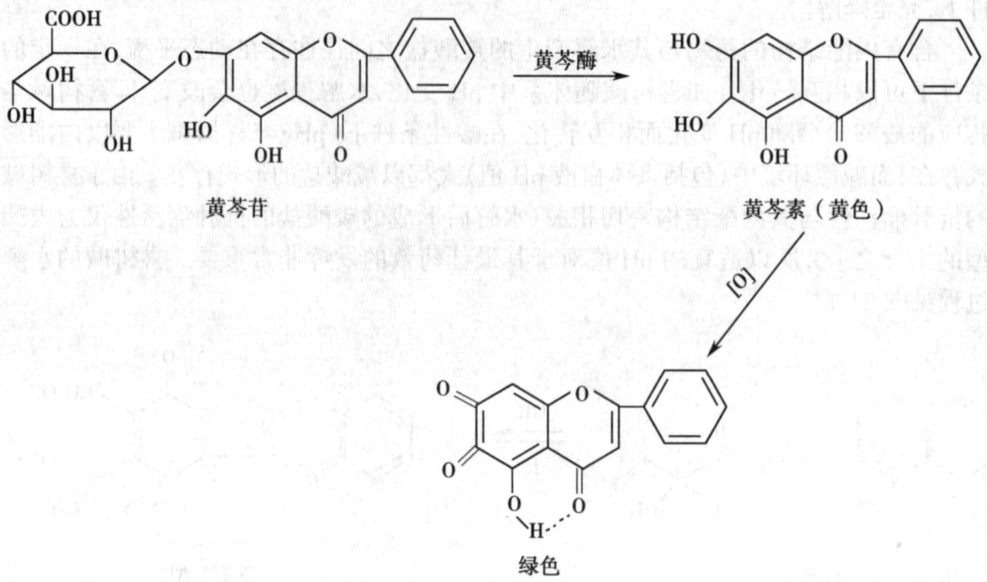

图 21-2 黄芩苷的氧化过程

(三)光降解

光降解(photodegradation)系指药物受光线的辐射作用,分子活化而产生分解的反应。被光降解的物质叫光敏感物质。一些药物发生光降解后,不仅效价降低,而且可产生颜色和沉淀,甚至可能生成有害物质,严重影响药品的质量。常见的见光易分解的药物有维生素类(如维生素 B 在酸性或中性溶液中,在可见光作用下发生分解而失去侧链)、吡啶类、噻嗪类、喹诺酮类及抗肿瘤类药物(如长春新碱、羟基喜树碱、紫杉醇、顺铂)等。

(四)其他反应

1. 异构化(isomerization) 系指一种同分异构体与另一种同分异构体相互转化的作用或过程。一般包括光学异构化(optical isomerization)和几何异构化(geometric isomerization)两种,通常异构化使药物的活性降低甚至丧失。光学异构化又可分为差向异构化(epimerization)和外消旋化(racemization)。

2. 聚合(polymerization) 系指两个或多个分子结合在一起形成复杂分子。如鱼腥草素易发生双分子聚合;氨苄青霉素的浓水溶液在贮存过程中可发生聚合反应,一分子的 β- 内酰胺环裂开与另一分子反应形成二聚物,此过程可继续下去形成高聚物。

3. 脱羧(decarboxylation) 系指有机化合物中的羧基转变为氢,同时释放出二氧化碳的反应。对氨基水杨酸、膦甲酸和依托度酸是典型的、可发生脱羧反应的药物。如对氨基水杨酸类会脱羧生成褐色的间氨基酚,间氨基酚会继续氧化生成二苯醌型化合物,而二苯醌型化合物容易引起人体不良反应。

二、影响中药制剂稳定性的因素

影响中药制剂稳定性的因素主要有处方因素和外界因素。处方因素主要包括 pH

值、溶剂、离子强度和辅料等；外界因素主要指水分、温度、光线和空气等。

（一）处方因素

1. pH值　药物的化学降解反应，如酯类和苷类水解，往往受 H⁺ 和 OH⁻ 的催化，这种催化作用称为专属酸碱催化（specific acid-base catalysis）。通过测定不同 pH 下药物降解反应的速率常数，以 $\lg K$ 对 pH 作图，绘制 pH- 反应速率曲线，可找出药物最稳定的 pH 值，即 $(pH)_m$。专属酸碱催化速率常数不仅受 pH 影响，还受温度影响，也可能受体系中缓冲盐的种类和浓度的影响，为了获得准确的 $(pH)_m$，应在等温条件下试验，并排除缓冲盐等其他因素的影响。

中性（不解离）药物的专属酸碱催化反应速率常数可用式（21-1）表示：

$$K=K_0+K_{H^+}[\,H^+\,]+K_{OH^-}[\,OH^-\,] \tag{21-1}$$

式中，K_0 表示水分子的催化速率常数，K_{H^+} 和 K_{OH^-} 分别表示 H⁺ 和 OH⁻ 的催化速率常数。

pH- 反应速率曲线往往呈 V 形或 U 形。其原因是在酸性、碱性条件下，药物降解以酸、碱催化为主，在近中性的条件下，如果酸碱催化速率常数远远大于水分子催化速率常数，则曲线呈 V 形；反之，曲线呈 U 形。硫酸阿托品和头孢菌素水解的 pH- 反应速率曲线分别为典型的 V 形和 U 形。

通常情况下，如果药物分子中含有一个或多个可解离的基团，其降解的 pH- 反应速率曲线更加复杂。如氢氯噻嗪水解的 pH- 反应速率曲线呈钟形；盐酸普鲁卡因水解的 pH- 反应速率曲线呈 S 形。

2. 广义酸碱催化　根据 Bronsted-Lowry 酸碱理论，给出质子的物质叫广义的酸，接受质子的物质叫广义的碱。有些药物的降解不仅受 H⁺ 和 OH⁻ 的专属酸碱催化，也可被广义的酸碱催化，这种催化作用称为广义酸碱催化（general acid-base catalysis）。如青霉素 G、氨苄青霉素、可待因、螺内酯和可卡因等的降解可被磷酸盐缓冲液催化；氯霉素的水解可被磷酸盐、醋酸盐缓冲液催化。为了维持体系稳定的 pH 值，在许多中药液体制剂处方中，往往需要加入缓冲液，常用的缓冲液有醋酸盐（醋酸、醋酸钠）、磷酸盐（磷酸氢二钾、磷酸二氢钾）、枸橼酸盐（枸橼酸、枸橼酸钠）和酒石酸盐（酒石酸、酒石酸钠）。

为了观察缓冲液对药物降解的催化作用，可以采用在盐与酸比例不变，即 pH 值恒定条件下，调整缓冲液浓度的方法，制备一系列不同浓度的缓冲溶液，然后考察药物在这一系列缓冲溶液中的降解情况，如果降解速率随缓冲液浓度的增加而增加，则可确定该缓冲液对药物有广义的酸碱催化作用。为了减少这种催化作用的影响，应尽量选择没有催化作用的缓冲液或降低缓冲液的浓度。

3. 溶剂　为了增加药物的溶解度、调整体系黏度或抑制药物水解，液体制剂中可能加入甘油、乙醇或丙二醇等替代水，或者与水组成混合溶剂。但是，大部分混合溶剂在抑制药物水解作用方面，对于有些体系有效，而对另外一些体系则可能会增加水解速率。溶剂的介电常数（ε）对药物降解反应速率的影响用式（21-2）表示：

$$\lg K=\lg K_\infty-\frac{KZ_AZ_B}{\varepsilon} \tag{21-2}$$

式（21-2）中，K 为速率常数；ε 为介电常数；k_∞ 为溶剂 ε 趋向 ∞ 时的速率常数；Z_A，Z_B 分别为发生反应的 A、B 两种离子或药物所带的电荷。

由式（21-2）得知，在给定的体系和温度时，常采用介电常数较小的溶剂代替水来降低药物分解速率,并且药物和与之相互作用的离子荷电性质相同,将会使药物水解反应速率降低;反之,则会使药物水解反应速率增加。

4. 离子强度 为了调节体系渗透压、pH 值等,液体制剂中可能会加入电解质使溶液的离子强度增加。离子强度对药物降解反应速率的影响可用式(21-3)说明:

$$\lg K = \lg K_0 + 1.02 Z_A Z_B \sqrt{\mu} \qquad (21\text{-}3)$$

式(21-3)中,K 是降解速率常数;K_0 是溶液无限稀($\mu=0$)时的降解速率常数;Z_A、Z_B 分别为溶液中 A、B 两种离子所带的电荷;μ 是溶液的离子强度。当离子强度大于 0.01 时,离子强度对药物降解反应速率的影响可用式(21-4)表示:

$$\lg K = \lg K_0 + 1.02 Z_A Z_B \left\lfloor \sqrt{\mu} / (\sqrt{\mu} + 1) \right\rfloor \qquad (21\text{-}4)$$

溶液离子强度对药物降解反应速率常数的影响见图 21-3。离子强度增加时,若药物离子和与其相互作用的离子带相同电荷,则药物降解反应速率增加;若带相反电荷,则降解反应速率下降;药物为中性时,降解反应速率不变。

5. 表面活性剂 在液体制剂中加入表面活性剂可起到增溶、润湿和防腐等作用。表面活性剂所形成的胶束对药物水解的影响比较复杂。同为阳离子型表面活性剂,十二烷基三甲基氯化铵(DTAC)可以抑制乙酰胆碱的碱水解,十六烷基三甲基氯化铵(CTAC)可以抑制苯佐卡因的碱水解,但十六烷基三甲基溴化铵(CTAB)却可以加速吲哚美辛的碱水解。

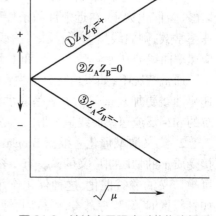

图 21-3 溶液离子强度对药物降解反应速率常数的影响

对于同一种药物,如吲哚美辛,非离子型表面活性剂聚氧乙烯羊毛脂和阴离子型表面活性剂十二烷基硫酸钠可以抑制其碱水解,但阳离子型表面活性剂 CTAB 可加速其碱水解。因此在液体制剂处方研究过程中,可通过实验选择合适的表面活性剂。

6. 处方中基质或赋形剂的影响 处方中的基质或赋形剂也会影响药物制剂的稳定性。在生产乙酰水杨酸片剂时,不能使用硬脂酸镁或硬脂酸钙作润滑剂,而应选择滑石粉或硬脂酸作润滑剂,这是因为硬脂酸钙和硬脂酸镁与乙酰水杨酸反应形成乙酰水杨酸钙及乙酰水杨酸镁,提高了系统的 pH 值,使乙酰水杨酸溶解度增加,分解速率加快。

(二) 外界因素

1. 温度 温度是外界环境中影响中药制剂稳定性的最主要因素之一。一般而言,温度升高大多数化学反应速率加快。反应速率常数 K 与温度 T 之间的关系可用 Arrhenius 指数定律式(21-5)表示:

$$K = A e^{-E/RT} \qquad (21\text{-}5)$$

$$\ln K = \frac{-E}{RT} + \ln A \qquad (21\text{-}6)$$

式(21-6)为 Arrhenius 指数定律的对数式,A 为频率因子,E 为活化能,R 为气体常数,T

为绝对温度。Arrhenius指数定律定量描述温度与反应速率之间的关系,是预测药物稳定性的主要理论依据。

温度升高会导致反应的活化分子数明显增加,从而加速药物降解,如异钩藤碱,温度升高时含量显著下降。制剂在制备过程中,提取、浓缩、干燥、灭菌等操作对热敏性有效成分的稳定性影响较大。因此,设计适宜的剂型,制定合理的工艺,降低受热温度和时间,低温贮藏等,均能提高中药制剂稳定性。

2. 光线　光是一种辐射能,辐射能量与波长成反比,光线波长越短,能量越大,故紫外线更易激发化学反应。有些药物分子受辐射(光线)作用使分子活化而产生光降解,其速率与系统温度无关。药物对光是否敏感,主要与其化学结构有关,如具有酚类结构或具有不饱和双键的化合物等在光照下易被分解。很多药物如挥发油的自氧化反应可由光照而引发。如牛黄中胆红素的颜色变化、莪术油静脉注射液浓度的降低等,一些染料的褪色也属于光降解。

3. 空气　药物制剂受到溶解在水中或者存在于药物容器空间中氧的影响,可发生缓慢氧化反应,影响中药制剂的稳定性。氧化过程一般比较复杂,药物氧化过程中,可伴随光化分解和水解反应等,并且光、热、氧气与金属离子均可加速氧化反应的进行。氧化降解的结果往往使药物颜色加深或变色,或形成沉淀,或产生不良气味,甚至生成有害物质,严重影响制剂质量。

4. 金属离子　制剂中微量金属离子既可来自处方本身(如原辅料、溶剂等),又易从容器以及操作过程中接触的金属工具及设备中获得。金属离子对药物的氧化、光降解有明显的催化作用,例如0.0002mol/L的铜离子就能使维生素C的氧化速率增加一万倍。此外,金属离子也可以与药物形成复合物,使其降解。

5. 包装材料　药品包装材料是指企业生产的药品和医疗机构配制的制剂所使用的直接接触药品的包装材料和容器。针对中药有效成分自身和剂型特点,选择合适的包装材料可以在一定程度上减小外界因素对中药制剂稳定性的影响,但也应注意包装材料与药物制剂相互作用(例如物质迁移与吸附)而引起的稳定性变化。常用的包装材料有玻璃、塑料、橡胶及一些金属。鉴于包装材料对药物制剂稳定性的重要影响,国家食品药品监督管理总局颁布了《药品包装材料与药物相容性试验指导原则》(YBB00142002-2015),用以指导包装材料与药物相容性试验研究,为正确选择包装材料提供依据。

6. 微生物　微生物广泛存在于自然界,药物原料本身和药物制剂生产、储存过程都极易引入微生物(如细菌、霉菌、酵母菌和放线菌等),在适宜条件下微生物生长繁殖会降低药品质量,甚至导致药品失效;若微生物代谢产生有毒物质则会引起不良反应,危及患者生命。为了保证制剂不受致病菌及大量微生物的影响,提高中药制剂的稳定性,应做到严格控制原辅料质量,加强药品的生产管理,合理使用防腐剂,严格控制成品质量等。

7. 湿度与水分的影响　空气中湿度与物料中水分对固体制剂稳定性的影响尤为重要。水是化学反应的媒介,固体吸附水分,在表面形成液膜,分解反应就在液膜中进行。药物是否容易吸湿,取决于其临界相对湿度(critical relative humidity,CRH)的大小。因此在中药制剂生产和贮藏过程中,应控制适宜的环境湿度。

笔记

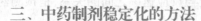

三、中药制剂稳定化的方法

(一) 防止制剂水解和氧化的方法

1. 调节 pH 值 药物水解可受到 H^+ 和 OH^- 的显著影响,测定不同 pH 下药物降解反应速率常数,是研究制剂处方首先要解决的问题。以 lgK 对 pH 作图,绘制 pH-反应速率曲线,曲线的转折点就是药物最稳定的 pH 值,即 $(pH)_m$。确定药物最稳定的 pH 是溶液型制剂处方设计中首先要解决的问题。pH_m 可以通过下式计算:

$$pH_m = 1/2pK_W - 1/2(lgK_{OH^-}/K_{H^+}) \tag{21-7}$$

pH_m 一般通过实验求得,具体方法如下:保持处方中其他成分不变,配制一系列不同 pH 的溶液,在较高温度下进行恒温加速实验。求出各 pH 溶液中药物降解速率常数 K,以 lgK 对 pH 作图,即可求出 $(pH)_m$。在较高温度下所得到的 $(pH)_m$ 一般可适用于室温,不致产生很大误差。

药物的 $(pH)_m$ 与温度有一定关系,例如人参皂苷在 40℃、50℃、60℃时的 $(pH)_m$ 分别为 5.98、5.78、5.75。加速试验温度与室温相差较小,试验下所得的 $(pH)_m$ 一般可用于室温。考察 pH 对药物成分稳定性的影响,还可以采用简单加速试验法。将不同 pH 的样品溶液在高温(如 100℃或 95℃)下加热一段时间,取出,放冷后测定各样品成分含量的变化,含量变化最小的样品 pH 值,即该药物最稳定的 pH 值。通过留样观察也可以测得液体制剂的 $(pH)_m$。

中药液体制剂 pH 的调整要考虑制剂的稳定性,药物溶解度和药效以及人体适应性等几个方面。如大部分生物碱在偏酸性溶液中比较稳定,故注射剂常调节在偏酸范围。但将它们制成滴眼剂时,就应调节在偏中性范围,以减少对眼的刺激性从而提高疗效。

2. 降低温度 一般来说,温度升高,药物降解速率加快,而在中药制剂制备过程中,提取、浓缩、干燥、灭菌等往往需要在较高温度下操作,这时应注意温度对药物稳定性的影响。含有对热敏感成分的药物应避免高温下的前处理,其成品需灭菌者,在保证灭菌完全的情况下可缩短灭菌时间或降低灭菌温度,也可根据实际情况选用不经高温过程的前处理和灭菌工艺,如超临界 CO_2 萃取技术和辐射灭菌法。因此,要针对具体药物,设计适宜剂型,制定合理工艺,同时成品要低温贮藏以保证质量。

3. 改变溶剂 溶剂对药物起溶解和分散作用,其本身质量直接影响制剂的制备和稳定性,因此选择合适的溶剂对增加药物溶解度、改善制剂澄清度、提高制剂稳定性尤为重要。溶剂选择应依据"相似相溶"原理,同时溶剂应具有较好的溶解性和分散性、化学性质稳定、不影响药效和含量测定、毒性小等特点。对在水中很不稳定的药物,可采用乙醇、丙二醇、甘油等极性小且介电常数低的溶剂,或在溶液中加入适量非水溶剂以延缓药物的水解。如牛磺胆酸钠在人工胃液中的半衰期为 11.37 天,在 25% 的乙醇中的半衰期为 60.57 天。此外可用适宜的增溶剂、助溶剂、潜溶剂等改善药物溶解性。

4. 避光 光降解可伴随氧化,氧化可由光照引发。对光敏感的中药制剂,制备过程中要避光操作。胶囊剂的囊材和片剂的包衣材料中加入遮光剂可减少药物的光降解,另外采用棕色玻璃瓶包装或在容器内衬垫黑纸、避光保存等也是很重要的保护措施。也可适当加入抗光解剂,如亚甲蓝、腺嘌呤、肌苷酸、肌苷等,使药物稳定。

5. 驱逐氧气、添加抗氧剂 溶解在水中的氧和存在于药物容器空间的氧是药物制剂接触氧的两个主要途径,各种药物制剂几乎都有与氧接触的机会,所以驱逐空气是防止氧化的根本措施。将蒸馏水煮沸5分钟可完全去除水中溶解的氧,但冷却后空气仍可进入,应立即使用或储存在密闭容器中,一般生产上在溶液中和容器中通入惰性气体如二氧化碳、氮气。在莪术油注射液中通入氮气可有效地提高莪术油的稳定性。由于二氧化碳的密度和在水中的溶解度均大于氮气,所以驱氧效果好于氮气,但二氧化碳溶解在水中可降低药液pH值,并可使某些钙盐沉淀,故应注意选择使用。固体制剂可采用真空包装避免氧的影响。

也可采用添加抗氧剂(antioxidant)、协同剂等方法来降低或消除氧气对药物的影响。抗氧剂按作用分为两类,一类是属于强还原剂的抗氧化剂,依靠自身首先被氧化来保护主药不被氧化,在此过程中抗氧剂不断被消耗(如亚硫酸盐类);另一类抗氧剂是链反应的阻化剂,它能与游离基结合使链反应中断,在此过程中抗氧剂不被消耗(如油性抗氧化剂)。此外还有一些可以显著增强抗氧剂的效果,通常称为协同剂,如酒石酸、枸橼酸等。液体制剂中选用抗氧剂时,应考虑溶剂、pH等要求,如焦亚硫酸钠和亚硫酸氢钠常用于弱酸性药液,亚硫酸钠常用于偏碱性药液,硫代硫酸钠在偏酸性溶液中可析出硫单质颗粒,故只能用于碱性药液;油溶性抗氧剂如维生素E、丁基羟基茴香醚(BHA)、二丁基羟基甲苯(BHT)等用于油溶性制剂有较好效果,例如天然维生素E能显著提高当归油的稳定性。使用抗氧剂还应注意抗氧剂与制剂成分之间可能的相互作用,如穿心莲内酯部分与亚硫酸氢钠发生加成反应生成无色物质,所以选择抗氧剂要经过实验筛选。

6. 控制微量金属离子　微量的金属离子对自氧化反应有显著的催化作用,如铜、铁、钴、镍、锌、铅等离子对自动氧化反应都有促进作用,它们可以引发链反应,加速游离基生成,使诱导期缩短,且对链反应各个阶段均有催化作用。要避免金属离子的影响,应选用纯度较高的原辅料,在操作过程中避免接触金属器具,同时还可加入螯合剂,如依地酸盐、枸橼酸、酒石酸、磷酸、二巯乙基甘氨酸等,有时螯合剂与亚硫酸盐类抗氧剂联合应用,效果更佳。

(二) 其他稳定化方法

1. 制成固体制剂　在水溶液中不稳定而无法制成液体制剂的药物,一般可制成固体制剂,如供注射用的制剂可制成注射用无菌粉末;对湿、热均不稳定的液体制剂可采用冷冻干燥法制成固体制剂;供口服用的制剂可制成片剂、胶囊剂、颗粒剂等,但应注意固体化过程(中药提取液的浓缩、干燥)中对有效成分的影响,尽量采用低温或快速干燥法。此外,剂型的选择应根据临床需要、药效成分的性质、制备工艺条件等多方面的因素权衡利弊后综合考虑,不应盲目追求制剂的固体化。

2. 改进制备工艺　中药液体制剂的制备过程(包括提取、分离、浓缩、成型等阶段)中会涉及到水、醇和高温的处理,故均有可能发生一些物理、化学和生物学变化,导致制剂有效成分的降解和损失,影响制剂稳定性,因此采取适宜的制剂工艺和采用新技术、新方法有助于改善和提高中药制剂的稳定性。如双黄连口服液采用传统水醇法制得后放置一年出现浑浊并有少量沉淀,而采用超滤法制得后放置一年仍澄清,无浑浊出现。丹参采用超临界CO_2萃取技术可一定程度避免有效成分降解。在成型工艺过程中,一些对湿热不稳定的药物,可以采用直接压片或干法制粒。包衣也是解决片剂、丸剂等固体制剂稳定性的常用方法之一,薄膜衣因具有抗潮性好、不易开裂、不易变质等优点,目前已广泛应用于中药固体制剂中。个别对湿、热、光均很敏感的药物,

笔记

如酒石麦角胺,可采用联合式压制包衣制成包衣片。

3. 制成包合物或微粒给药系统 一些药物可制成包合物或制备成微囊、微球、纳米粒、脂质体等微粒给药系统以提高其稳定性,如黄芩苷脂质体、莪术油微囊等。如姜科植物益智挥发油被 β- 环糊精包合后其对光,热和湿的稳定性显著提高。阿魏油的 β- 环糊精包合物,经 40℃过氧化氢加速氧化和光加速试验表明,其稳定性优于阿魏油与 β- 环糊精的混合物。大蒜油经 β- 环糊精包合后,抗光解作用及热稳定性均较混合物有明显提高,且挥发性降低。羟基喜树碱、双氢青蒿素、茜草双酯等易发生水解,但制备成 β- 环糊精或羟丙基 -β- 环糊精包合物,不仅可以抑制其水解,增强其热稳定性,还可提高其溶解度。利用 β- 环糊精包合虽可有效提高药物的稳定性,但在制剂的后续工艺中还应尽量避免受热和减少受热时间,以免造成已包合的挥发油损失。番茄红素制成微囊后,其稳定性明显优于原料药物。

4. 制成稳定的衍生物 对于在水溶液中不稳定的药物,可通过制备稳定的衍生物,如制成难溶性盐、酯类、酰胺类。如阿托品的硫酸盐比游离碱稳定性高。由于化学结构是决定药物有效性和安全性的物质基础,因此,在使用本方法时要慎重,必须综合考虑,并进行必要的药效学、药动学、毒理学等试验研究。

5. 制成复合物 酯链在 OH^- 作用下水解时加入咖啡因可增加药物的稳定性,如苯佐卡因(对氨基苯甲酸乙酯)在咖啡因的存在下,形成复合物,使其水解反应速率大大降低,而且随着咖啡因浓度的增加稳定性显著提高。

6. 制成前体药物 将有效成分制成前体药物也是提高其稳定性的一种方法,可改变药物体内过程,降低毒副作用与刺激性。如鱼腥草素(癸酰乙醛)具有抗菌活性,但化学性质不稳定,易发生双分子聚合。为提高制剂稳定性,可通过加成反应将鱼腥草素制成加成鱼腥草素(癸酰乙醛亚硫酸氢钠)。加成鱼腥草素不会发生聚合,进入体内经生物转化,释放出鱼腥草素,发挥其原有药效。

7. 更换辅料 利用新型包衣材料欧巴代对复方甘草片包衣,其抗湿性、抗挥发性显著增强,制剂稳定性也提高。采用丙烯酸树脂对香连颗粒包衣后,颗粒的防湿性显著提高。

第三节 中药制剂的稳定性考察方法

稳定性研究是中药制剂研究的重要组成部分,贯穿于中药制剂研发的整个过程,新药上市后还要继续进行稳定性监测。

一、稳定性试验目的、要求与重点考察项目

(一) 试验目的

稳定性试验的目的是考察原料药物或药物制剂的质量特性在温度、湿度、光线的影响下随时间变化的规律,为药品的生产、包装、贮存、运输条件提供科学依据,同时根据试验结果建立药品的有效期。

(二) 试验要求

1. 样品批次与规模

(1) 稳定性试验包括影响因素试验、加速试验(accelerated testing)和长期试验

（long-term testing）。影响因素试验用一批原料药物或药物制剂进行,加速试验与长期试验要求用三批供试品同时进行。

（2）原料药物、供试品应是一定规模生产的,供试品量相当于制剂稳定性试验所要求的批量,原料合成工艺路线、方法、步骤应与大生产一致。药物制剂供试品应是放大试验的产品,其处方与工艺应与大生产一致。药物制剂如片剂、胶囊剂,每批放大试验的规模,片剂至少应为 10 000 片,胶囊剂至少应为 10 000 粒。大体积包装的制剂如静脉输液等,每批放大规模的数量至少应为各项试验所需总量的 10 倍。特殊品种、特殊剂型所需数量,根据情况另定。

（3）供试品的质量标准应与临床前研究及临床试验和规模生产所使用的供试品质量标准一致。

（4）由于放大试验比规模生产的数量小,故从放大试验转入规模生产时,对最初通过生产验证的三批规模生产的产品仍需进行加速试验与长期稳定性试验。

2. 包装及放置条件

（1）稳定性试验要求在一定的温度、湿度、光照等条件下进行,放置条件的设置应充分考虑到药品在贮存、运输及使用过程中可能遇到的环境因素。

（2）原料药物和药物制剂应在影响因素试验结果基础上选择合适的包装,加速试验和长期试验中的包装应与拟上市包装一致。原料药物可采用模拟小包装,所用材料和封装条件应与大包装一致。

稳定性研究中应对各项试验条件要求的环境参数进行控制和监测。

3. 分析方法　采用专属性强、准确、精密、灵敏的分析方法,并对方法进行验证,以保证稳定性检测结果的可靠性。在稳定性试验中,应重视有关物质（含降解产物及其他变化所生成的产物）的检查。

（三）重点考察项目

稳定性试验的考察项目应能反映产品质量的变化情况,即在放置过程中易发生变化的,可能影响其质量、安全性和 / 或有效性的指标,并应涵盖物理、化学、生物学和微生物学的特性。一般以质量标准及中国药典制剂通则中与稳定性相关的指标为考察项目,必要时应超出质量标准的范围选择稳定性考察指标。

有效成分及其制剂应考察有关物质的变化。有效部位及其制剂应关注其同类成分中各成分的变化。复方制剂应注意考察项目的选择,注意试验中信息量的采集和分析。为了确定药物的稳定性,对同批次不同取样时间点及不同批次样品所含成分的一致性进行比较研究是有意义的。

原料药物及主要剂型的重点考察项目见表 21-1,表中未列入的考察项目及剂型,可根据剂型及品种的特点制订。

表 21-1　原料药物及制剂稳定性重点考察项目

原料 / 剂型	稳定性重点考察项目
原料药	性状、熔点、含量、有关物质、吸湿性以及根据品种性质选定的考察项目
片剂	性状、含量、硬度、有关物质、崩解时限或溶出度或释放度
胶囊剂	性状、含量、有关物质、崩解时限或溶出度或释放度、水分,软胶囊要检查内容物有无沉淀

续表

原料 / 剂型	稳定性重点考察项目
注射剂	性状、含量、pH 值、可见异物、不溶性微粒、有关物质,应考察无菌
栓剂	性状、含量、融变时限、有关物质
软膏剂	性状、均匀性、含量、粒度、有关物质
乳剂	性状、均匀性、含量、粒度、有关物质、分层现象
糊剂	性状、均匀性、含量、粒度、有关物质
凝胶剂	性状、均匀性、含量、有关物质、粒度,乳胶剂应检查分层现象
眼用制剂	如为溶液,应考察性状、可见异物、含量、pH 值、有关物质;如为混悬液,还应考察粒度、再分散性;洗眼剂还应考察无菌;眼丸剂应考察粒度与无菌
丸剂	性状、含量、有关物质、溶散时限
糖浆剂	性状、含量、澄清度、相对密度、有关物质、pH 值
口服溶液剂	性状、含量、澄清度、有关物质
口服乳剂	性状、含量、分层现象、有关物质
口服混悬剂	性状、含量、沉降体积比、有关物质、再分散性
散剂	性状、含量、粒度、有关物质、外观均匀度
气雾剂	递送剂量均一性、微粒子剂量、有关物质、每瓶总揿次、喷出总量、喷射速率
吸入制剂	递送剂量均一性、微细粒子剂量
喷雾剂	每瓶总喷次、每喷喷量、每喷主药含量、递送速率和递送总量、微细粒子剂量
颗粒剂	性状、含量、粒度、有关物质、溶化性或溶出度或释放度
贴剂	性状、含量、有关物质、释放度、黏附力
冲洗剂、洗剂、灌肠剂	性状、含量、有关物质、分层现象(乳状型)、分散性(混悬型),冲洗剂应考察无菌
搽剂、涂剂、涂膜剂	性状、含量、有关物质、分层现象(乳状型)、分散性(痕悬型),涂膜剂还应考察成膜性
耳用制剂	性状、含量、有关物质,耳用散剂、喷雾剂与半固体制剂分别按相关剂型要求检查
鼻用制剂	性状、pH 值、含量、有关物质,鼻用散剂、喷雾剂与半固体制剂分别按相关剂型要求检查

注:有关物质(含降解产物及其他变化所生成的产物)应说明其生成产物的数目及量的变化,如有可能应说明有关物质中何者为原料中的中间体,何者为降解产物,稳定性试验重点考察降解产物。

二、稳定性试验方法

(一) 原料药物稳定性试验

1. 影响因素试验 此项试验是在比加速试验更激烈的条件下进行,其目的是探讨药物的固有稳定性,了解影响其稳定性的因素及可能的降解途径与降解产物,为制剂生产工艺、包装、贮存条件和建立降解产物分析方法提供科学依据。

供试品可以用一批原料药进行,将供试品置适宜的开口容器中(如称量瓶或培养

笔记

皿),摊成≤5mm厚的薄层,疏松原料药摊成≤10mm厚的薄层,进行以下试验。当试验结果发现降解产物有明显的变化,应考虑其潜在的危害性,必要时应对降解产物进行定性或定量分析。

(1) 高温试验:供试品开口置适宜的洁净容器中,60℃下放置10天,于第5天和第10天取样,按稳定性重点考察项目进行检测。若供试品含量低于规定限度,则在40℃条件下同法进行试验。若60℃无明显变化,不再进行40℃试验。

(2) 高湿度试验:供试品开口置恒湿密闭容器中,在25℃分别于相对湿度90%±5%条件下放置10天,于第5天和第10天取样,按稳定性重点考察项目要求检测,同时准确称量试验前后供试品的重量,以考察供试品的吸湿潮解性能。若吸湿增重5%以上,则在相对湿度75%±5%条件下,同法进行试验;若吸湿增重5%以下,其他考察项目符合要求,则不再进行此项试验。

恒湿条件可采用恒温恒湿箱或通过在密闭容器(如干燥器)下部放置饱和盐溶液来实现。根据不同相对湿度的要求,选择NaCl饱和溶液(相对湿度75%±1%,15.5~60℃)或KNO_3饱和溶液(相对湿度92.5%,25℃)。

(3) 强光照射试验:供试品开口放在装有日光灯的光照箱或其他适宜的光照装置内,于照度为4500±500Lx的条件下放置10天,于第5天和第10天取样,按稳定性重点考察项目进行检测,特别要注意供试品的外观变化。

光照装置可采用定型设备"可调光照箱",箱中供试品台高度可以调节,箱上方安装抽风机以排除可能产生的热量,箱上配有照度计,可随时监测箱内照度,光照箱应不受自然光的干扰,并保持照度恒定,同时防止尘埃进入光照箱内。

此外,根据药物的性质必要时可设计试验,探讨pH值与氧及其他条件对药物稳定性的影响,并研究分解产物的分析方法。创新药物应对分解产物的性质进行必要的分析。

2. 加速试验　加速试验是采用超出贮藏条件的试验设计来加速原料药或制剂的化学降解或物理变化的试验。此项试验的目的是通过加速药物的化学或物理变化,探讨药物的稳定性,为制剂设计、包装、运输、贮存提供必要的资料。

供试品要求三批,按市售包装,在温度40℃±2℃、相对湿度75%±5%的条件下放置6个月。所用设备应能控制温度±2℃、相对湿度±5%,并能对真实温度与湿度进行监测。在试验期间第1个月、2个月、3个月、6个月末分别取样一次,按稳定性重点考察项目检测。

在上述条件下,如6个月内供试品经检测不符合制订的质量标准,则应在中间条件下即在温度30℃±2℃、相对湿度65%±5%的情况下(可用Na_2CrO_4饱和溶液,30℃,相对湿度64.8%)进行加速试验,时间仍为6个月。

对温度特别敏感的药物,预计只能在冰箱中(4~8℃)保存,此种药物的加速试验,可在温度25℃±2℃、相对湿度60%±10%的条件下进行,时间为6个月。

3. 长期试验　长期试验是在接近药物的实际贮存条件下进行,其目的是为制定药物的有效期提供依据。

供试品三批,市售包装,在温度25℃±2℃,相对湿度60%±10%的条件下放置12个月,或在温度30℃±2℃、相对湿度65%±5%的条件下放置12个月。每3个月取样一次,分别于0个月、3个月、6个月、9个月、12个月取样,按稳定性重点考察项目进行检测。12 个月以后,仍需继续考察,分别于 18 个月、24 个月、36 个月,取样进行检测。将结果与 0 月比较,以确定药物的有效期。由于实验数据的分散性,一般应按 95% 可信限进行统计分析,得出合理的有效期。如 3 批统计分析结果差别较小,则取其平均值为有效期,若差别较大则取其最短的为有效期。如果数据表明,测定结果变化很小,说明药物是很稳定的,则不作统计分析。

对温度特别敏感的药物,长期试验可在温度 6℃±2℃ 的条件下放置 12 个月,按上述时间要求进行检测,12 个月以后,仍需按规定继续考察,制订在低温贮存条件下的有效期。

(二)药物制剂稳定性试验

药物制剂稳定性研究,首先应查阅原料药稳定性有关资料,特别了解温度、湿度、光线对原料药物稳定性的影响,并在处方筛选与工艺设计过程中,根据主药与辅料性质,参考原料药物的试验方法,进行影响因素试验,加速试验与长期试验。

1. 影响因素试验 此项试验的目的是考察制剂处方与生产工艺及包装条件的合理性。

用一批供试品进行,将供试品如片剂、胶囊剂、注射剂(注射用无菌粉末如为西林瓶装,不能打开瓶盖,以保持严封的完整性),除去外包装,置适宜的开口容器中,进行高温试验、高湿度试验与强光照射试验,试验条件、方法、取样时间与原料药相同,重点考察项目见表 21-1。

2. 加速试验 此项试验是在加速条件下进行,其目的是通过加速药物制剂的化学或物理变化,探讨药物制剂的稳定性,为处方设计、工艺改进、质量研究、包装改进、运输、贮存提供必要的资料。

供试品要求三批,按市售包装,在温度 40℃±2℃、相对湿度 75%±5% 的条件下放置 6 个月。所用设备应能控制温度 ±2℃、相对湿度 ±5%,并能对真实温度与湿度进行监测。在试验期间第 1 个月、2 个月、3 个月、6 个月末分别取样一次,按稳定性重点考察项目检测。在上述条件下,如 6 个月内供试品经检测不符合制订的质量标准,则应在中间条件下即在温度 30℃±2℃、相对湿度 65%±5% 的情况下进行加速试验,时间仍为 6 个月。溶液剂、混悬剂、乳剂、注射液等含有水性介质的制剂可不要求相对湿度。试验所用设备与原料药物相同。

对温度特别敏感的药物制剂,预计只能在冰箱(4~8℃)内保存使用,此类药物制剂的加速试验,可在温度 25℃±2℃、相对湿度 60%±10% 的条件下进行,时间为 6 个月。

乳剂、混悬剂、软膏剂、乳膏剂、糊剂、凝胶剂、眼膏剂、栓剂、气雾剂、泡腾片及泡腾颗粒宜直接采用温度 30℃±2℃、相对湿度 65%±5% 的条件进行试验,其他要求与原料药物相同。

对于包装在半透性容器(如低密度聚乙烯制备的输液袋、塑料安瓿、眼用制剂容器等)中的药物制剂,则应在温度 40℃±2℃、相对湿度 25%±2% 的条件(可用 $CH_3COOK \cdot 1.5H_2O$ 饱和溶液)进行试验。

3. 长期试验 长期试验是在接近药品的实际贮存条件下进行,其目的是为制订药品的有效期提供依据。

供试品三批,市售包装,在温度 25℃±2℃、相对湿度 60%±10% 的条件下放置 12

个月,或在温度 30℃±2℃、相对湿度 65%±5% 的条件下放置 12 个月。每 3 个月取样一次,分别于 0 个月、3 个月、6 个月、9 个月、12 个月取样,按稳定性重点考察项目进行检测。12 个月以后,仍需继续考察,分别于 18 个月、24 个月、36 个月取样进行检测。将结果与 0 月比较以确定药品的有效期。由于实测数据的分散性,一般应按 95% 可信限进行统计分析,得出合理的有效期。如 3 批统计分析结果差别较小,则取其平均值为有效期限。若差别较大,则取其最短的为有效期。数据表明很稳定的药品,不作统计分析。

对温度特别敏感的药品,长期试验可在温度 6℃±2℃ 的条件下放置 12 个月,按上述时间要求进行检测,12 个月以后,仍需按规定继续考察,制订在低温贮存条件下的有效期。

对于包装在半透性容器中的药物制剂,则应在温度 25℃±2℃、相对湿度 40%±5%,或 30℃±2℃、相对湿度 35%±5% 的条件进行试验。此外,有些药物制剂还应考察临用时配制和使用过程中的稳定性。

(三) 经典恒温试验法

经典恒温法(classic isothermal accelerated tests),特别适用于预测液体制剂的稳定性。

根据化学动力学原理,多数药物的降解可按零级、一级或二级反应处理。简单级数反应的动力学方程及特征见表 21-2。

表 21-2　零级、一级、二级速率方程及特征

反应级数	零级	一级	二级
$-\dfrac{dC}{dt}=kC^n$	$n=0$	$n=1$	$n=2$
微分式	$-\dfrac{dC}{dt}=K$	$-\dfrac{dC}{dt}=KC$	$-\dfrac{dC}{dt}=KC^2$
积分式	$C=-kt+C_0$	$\ln C=-kt+\ln C_0$	$\dfrac{1}{C}=kt+\dfrac{1}{C_0}$
反应速率常数(k)的单位	$(mol/L)\cdot s^{-1}$	h^{-1},s^{-1}	$(mol/L)^{-1}\cdot s^{-1}$
$t_{0.9}$	$\dfrac{C_0}{10k}$	$\dfrac{0.1054}{k}$	$\dfrac{1}{9C_0k}$
$t_{1/2}$	$\dfrac{C_0}{2K}$	$\dfrac{0.693}{k}$	$\dfrac{1}{C_0K}$

经典恒温法的原理是基于化学动力学理论,针对多数药物的分解反应符合一级动力学过程,根据 Arrhenius 指数定律,其对数形式如式(21-6),以药物降解反应速率常数的对数($\ln k$)对绝对温度的倒数($1/T$)作图可得一直线,其斜率为 $-E/R$,由此可以计算出药物降解反应的活化能 E。若将直线外推至室温,就可以求出室温时的药物降解反应速率常数($k_{25℃}$)。通常将反应物消耗一半所需的时间称为半衰期(half life),记作 $t_{1/2}$,将药物在室温下分解 10% 所需的时间,记作 $t_{0.9}$。

经典恒温法预测药物制剂有效期的具体步骤为:①预试验确立反应制剂稳定性的指标性成分及含量测定方法;②选定 4~5 个实验加速温度和间隔取样时间,测定不同温度加速试验条件下,不同取样中指标成分的含量,经 lg$C$-t 图解确定为一级反应后,再经线性回归,求出各温度下的反应速率常数 K 值;④以 $\ln k$ 对 $1/T$ 作图,所得直

线外推至室温得 $k_{25℃}$；⑤将 $k_{25℃}$ 带入药物降解反应速率方程即可计算药物在 25℃时分解 10% 所需的时间，或 25℃贮藏若干时间以后残余的浓度。

<h2 style="text-align:center">第四节　中药固体制剂的稳定性</h2>

与液体制剂相比，固体制剂的稳定性具有一定的特殊性，主要表现在：①药物降解一般比较缓慢，且表里变化不一，需要较长时间的观察和精确的分析方法；②系统不均匀，如片剂中片与片之间的含量不一定完全相同，以至于分析结果难以重现；③固体剂型是多相系统，常包括气相（空气和水蒸气）、液相（吸附的水分）和固相，稳定性试验过程中这些相的组成和状态会发生变化，特别是水分的存在对稳定性影响很大。因此，研究固体药物制剂的稳定性是一项十分复杂的工作。

一、中药固体制剂的吸湿问题

吸湿是中药固体制剂经常发生的现象。水分不仅可作为固体制剂中药物降解反应的媒介，吸湿或含水量过高还会影响制剂外观等，因而固体制剂的吸湿性对其稳定性有重要的影响。为研究固体制剂的吸湿性，可在各种湿度条件下测定其吸湿速率和平衡吸湿量。

平衡吸湿量是样品在一定相对湿度下，达到平衡状态以后的吸湿量。经不同时间连续测定，样品吸湿量如不再变化，即达吸湿平衡。在一定温度下，测定一系列相对湿度下样品的平衡吸湿量。以平衡吸湿量对相对湿度作图，可绘出吸湿平衡曲线图。从吸湿平衡图上可求得物料吸湿量开始急剧增加时的相对湿度，即临界相对湿度（CRH）。CRH 值可作为衡量物料吸湿性的重要指标，CRH 与吸湿性成反比。

为防止或抑制中药固体制剂吸湿，可采取以下措施：①减少制剂原料中的杂质，以降低其吸湿性。中药干浸膏的吸湿性一般均较强，制备时设法排除其水溶性杂质，例如采用水提醇沉除去胶质、黏液质、蛋白质、淀粉等，常用来降低吸湿性。②选用吸湿性低的辅料，对降低制剂吸湿性可起到一定的作用。③减小固体比表面积，例如将散剂改制成颗粒剂等。④采用防湿包装。

二、中药固体制剂的分解平衡

虽然固体制剂分解动力学与液体制剂不同，但一般而言，温度对于反应速率的影响仍符合 Arrhenius 指数定律。但在固体制剂分解中若出现平衡现象，则不宜使用 Arrhenius 公式，而要用 Van't Hoff 方程（式 21-8）来处理。式中 ΔH 为反应热；α 为常数。如在杆菌肽的热分解试验中发现，40℃贮存 18 个月残余效价为 64%，此后不再继续下降，即达到平衡。此外，维生素 A 胶丸和维生素 E 片剂的研究中也存在这些平衡现象。达到降解平衡后，降解速率常数对预测稳定性没有指导意义。

$$\ln K = \frac{\Delta H}{RT} + \alpha \tag{21-8}$$

三、固体制剂稳定性试验的特殊要求

根据固体药物制剂稳定性的特点，其稳定性试验有一些特殊要求：①由于水分对

固体制剂稳定性影响较大,故每个样品必须测定水分,加速试验过程中也要测定;②样品必须置于密封容器内,但为了考察材料的影响,可以用开口容器与密闭容器同时进行,以便比较;③固体剂型要使样品含量尽量均匀,以避免测定结果的分散性;④药物颗粒的大小对结果也有影响,故样品要用一定规格的筛过筛,并测定其粒度,固体的比表面积是粉体的重要性质,必要时可用BET法测定;⑤试验温度不宜过高,以60℃以下为宜。

学习小结

1. 学习内容

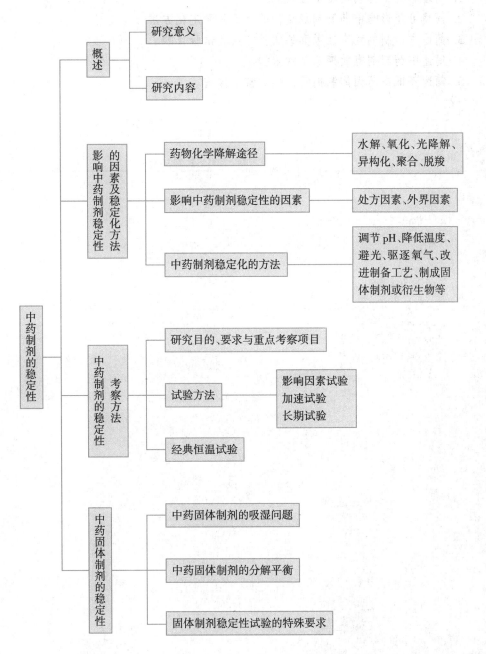

2. 学习方法

(1) 通过中药制剂常见的降解途径来分析影响中药制剂稳定性的因素。

(2) 掌握影响制剂稳定性的因素、常用的稳定化措施。

(3) 熟悉稳定性研究的目的、要求和重点考察项目,掌握稳定性研究的方法及有效期的确定依据。

(4) 了解中药固体制剂的特点,熟悉固体制剂稳定性试验的特殊要求。

(谢 晖 陈新梅)

复习思考题

1. 简述研究中药制剂稳定性的意义。

2. 简述可能影响中药制剂稳定性的因素和稳定化方法。

3. 简述中药制剂稳定性考察的实验方法及试验目的。

4. 简述中药制剂有效期确定的依据。

5. 简述降低中药固体制剂吸湿性的常用措施。

第二十二章

中药制剂的生物有效性

学习目的

通过学习中药制剂生物有效性的含义、研究内容、影响中药制剂生物有效性的因素、中药制剂生物有效性评价等内容,学会评价中药制剂内在质量的方法。

学习要点

中药制剂生物有效性的含义、研究内容及研究意义;药物的体内过程;影响制剂生物有效性的因素;中药制剂生物利用度和溶出度的实验设计。

第一节 概 述

一、中药制剂生物有效性的含义与研究内容

中药制剂生物有效性系指以中医药理论为指导,结合中医临床疗效,运用现代科学技术方法,研究中药制剂施于机体后有效成分的体内过程以及被机体利用的速度和程度。中药制剂生物有效性的评价指标是生物利用度(bioavailability),通过比较同种药物不同剂型间或同种药物同种剂型不同厂家或同一厂家生产的不同批号的生物利用度,评价中药制剂的生物有效性。

中药制剂生物有效性的研究内容主要有:①研究中药固体制剂的溶出度,促进中药制剂质量控制现代化;②研究中药活性成分口服吸收机制及其影响因素,提高中药口服给药生物利用度;③研究中药新型给药途径与新给药方法,充分发挥中药制剂疗效;④研究中药制剂中活性成分体内动态变化规律及其体内时量、时效关系,指导中药新剂型的设计和评价;⑤研究中药制剂生物有效性的研究方法,建立符合中医药理论的有效研究方法。

二、中药制剂生物有效性研究的意义

中药制剂生物有效性的研究,有助于阐明中药制剂组方原理,促进中药药剂学学科发展,为优选剂型、改进制剂工艺、正确评价药剂质量、指导临床合理用药提供科学依据,使中药制剂发挥最佳的治疗效果。

1. 阐述组方原理,指导古方研究及新方筛选 应用中药制剂生物有效性研究结

果,结合现代医学理论阐述中药制剂组方原理,对研究古方,尤其是筛选新方具有重要的指导意义。如对四物汤、四君子汤、六味地黄汤等 3 个典型补虚复方的研究表明,大鼠小肠对四物汤、四君子汤、六味地黄汤中诸元素的吸收有明显差异。这些制剂中铁、铜、锌的含量对其吸收亦有影响,四物汤中铁和铜的含量及被吸收量均较高,其中四物汤中铁的吸收比四君子汤、六味地黄汤分别高 1.07 和 5.27 倍;而对于铜的吸收,虽然四物汤和四君子汤在灌注前铜的含量相似,但吸收量却相差甚大,四物汤是四君子汤的 3.4 倍。四物汤是中医补血要方,其"补血"作用可能与此有关,这也与现代医学证明铁与铜在造血过程中的重要作用相符。此外,六味地黄汤与四物汤、四君子汤相比,锌含量较高,吸收量亦较多,这与临床上用六味地黄汤用为补肾经典方相符。

2. 优选剂型、改进制剂工艺,为中药剂型改革提供依据 剂型、给药途径、辅料及工艺等因素对中药制剂生物有效性发挥着重要作用。在处方和用药目的明确的前提下,优选适宜的剂型、给药途径等就显得尤为重要。如黄连的主要成分小檗碱,水中溶解度很小,肌内注射 2~5ml(1mg/ml)很难达到有效抗菌浓度,且因为小檗碱季铵盐结构难以透过肠壁吸收,所以治疗肠道感染,黄连素注射液远不如黄连素片或黄连素灌肠液有效。对双黄连制剂的研究表明,栓剂的生物利用度明显高于微型灌肠剂,且不同的基质制备的双黄连栓剂中,以半合成脂肪酸酯为基质者生物利用度较高。

3. 评价中药制剂内在质量,分析影响中药制剂有效性的因素 同一处方不同生产来源的同一剂型的制剂,即使主要成分含量相等,但疗效却不一定完全相同。制剂的生产工艺条件,辅料的种类、规格与用量,甚至操作的程序和方法等均有可能影响疗效的发挥。对中药制剂生物有效性进行研究,不仅可较客观地评价制剂的内在质量,还能找出影响药效的关键,优选出最佳生产工艺、适宜辅料和合理的操作方法,确保药剂质量。如将难溶性穿心莲内酯以 PEG6000 为载体制成固体分散物后压制成片剂,与未经固体分散法处理压制的片剂进行溶出度对比,前者明显优于后者。

4. 优化给药方案,指导临床合理用药 制剂应用后,只有在药物的治疗安全范围内,并在一定时间维持较平稳的波动,才能既充分发挥疗效,又避免副作用和毒性反应。不同药物的安全治疗范围不同,某些毒性较大药物的安全治疗范围很窄,必须根据其特性,拟定有针对性的给药方案。因此,必须研究药物在体内的吸收、分布、代谢及消除情况,拟定出包括给药总剂量、给药速度、给药方式及给药间隔时间等内容的合理给药方案。如小活络丸在体内分布快、消除慢,在体内容易蓄积,加上本身毒性大等特点,提示临床长期使用时应防止蓄积中毒。牛黄清心丸 1 日 2 次,1 次 3g 的服用方法就不会造成砷中毒。

三、中药制剂生物有效性研究的现状

中药制剂有效成分的复杂性致使中药制剂生物有效性研究具有一定的特殊性,只有在中医药理论的指导下,借鉴中药制剂研究的现代技术和方法,才能设计出反映中医药特色的研究方法。目前,中药制剂生物有效性的研究主要有三种情况:

1. 有效成分明确,而且有可供定量检测分析方法的中药制剂,可以按照化学药物制剂研究生物有效性的研究方法进行。有效成分是中药治病的物质基础,如麻黄能够平喘是因其含有麻黄碱;延胡索能够止痛是因其含有延胡索乙素;熟大黄泻下力缓是因其不但含有蒽醌类且含有大量鞣质。因此对中药制剂中有效成分进行生物有效性研究,可以反映中药制剂的疗效。

2. 组成成分比较复杂,但能选择其中某个或某类反映中药制剂药效的化学成分作为检测的指标,进行制剂的生物有效性研究。如香连丸中的小檗碱,防风通圣丸中的黄芩苷、总蒽醌,都曾用于中药制剂生物有效性研究。

3. 组方复杂、有效成分不明确或有效成分明确但缺乏灵敏、特异、定量检测方法的中药制剂,可以从中医整体观点出发,选择生物效应指标,定量地反映体内过程。如以镇痛效应为指标,对小活络丹的生物有效性进行研究。

由于中药制剂通常含有多种成分,发挥综合性的药理作用,仅对某一单体应用血药浓度的方法求得的药动学参数,难以反映中药制剂的真实体内过程。目前在中医整体观指导下,运用药物动力学和药效动力学理论和技术研究中药制剂的生物有效性,已成为中药制剂生物有效性研究的重要方法。

第二节　药物的体内过程

药物的体内过程系指药物在体内的吸收(absorption)、分布(distribution)、代谢(metabolism)及排泄(excretion)的过程,它与药物的疗效和毒性密切相关。其中,药物在体内的吸收、分布及排泄称为转运,而代谢变化过程又称为生物转化(biotransformation)。由于代谢和排泄过程通常是不可逆的,故可合称为消除过程(elimination)。

一、吸收

(一) 药物的膜转运

药物从用药部位到达作用部位而产生药效,首先要通过许多屏障(barrier),这些屏障是互相联络的生物膜。生物膜是一种半透性膜,体内各部位的生物膜化学性质有所不同,一般由类脂质、蛋白质及糖类等组成。生物膜的结构以脂质双分子层为骨架,其极性部分向外,非极性部分向内,球状蛋白镶嵌在脂质双分子层内。脂质双分子层内部横向分子间的附着力弱,使极性部分具有流动性,脂溶性药物易于通过而实现跨膜转运。生物膜上布满细孔,称为膜孔,水和其他不溶于脂质的小分子能自由通过。

膜转运(membrane transport)系指物质通过生物膜的现象。膜转运是重要的生命现象之一,在药物的吸收、分布及排泄过程中起着十分重要的作用。由于生物膜具有复杂分子结构和生理功能,药物通过生物膜转运的方式呈多样性。

药物跨膜转运的方式主要包括被动转运(passive transport)、载体媒介转运、(carrier-mediated transport)、膜动转运(membrane mobile transport)。

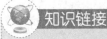
知识链接

膜转运方式

被动转运系指药物透过生物膜时服从浓度梯度由高浓度向低浓度区转运的过程。由于药物的性质不同,被动转运又分为单纯扩散(simple diffusion)和膜孔转运(membrane pore transport)两种形式。单纯扩散系指药物的跨膜转运受膜两侧浓度差限制的过程。膜孔转运系指通过胃肠道上皮细胞膜上 0.4~0.8nm 大小的微孔进行转运的过程。

载体媒介转运系指药物借助生物膜上的载体蛋白作用,使药物透过生物膜而被吸收的过程,可分为促进扩散(facilitated diffusion)和主动转运(active transport)两种形式。促进扩散系指某些物质在细胞膜帮助下,由膜的高浓度侧向低浓度侧扩散的过程。主动转运系指借助载体或酶促系统的作用,药物从膜的低浓度侧向高浓度侧的转运。

膜动转运系指细胞膜的主动变形将药物摄入细胞内(胞饮和吞噬)或从细胞内释放到细胞外(胞吐)转运过程,包括物质向内摄入的入胞作用(endocytosis)和向外释放的出胞作用(exocytosis)。

主动转运促进扩散系指一些药物在细胞膜载体的帮助下,由膜的高浓度一侧向低浓度一侧扩散或转运的过程,其转运的速率大大超过被动扩散。膜动转运通过细胞膜的主动变形将药物摄入细胞内或从细胞内释放到细胞外的过程。

(二)药物的吸收方式

药物的吸收(absorption)系指药物从给药部位进入体循环的过程。除血管内给药和发挥局部作用的局部给药制剂以外,药物应用以后通常都要经过吸收才能进入体内。

1. 胃肠道给药吸收　口服药物的吸收在胃肠道黏膜的上皮细胞中进行。胃肠道吸收部位包括胃、小肠、大肠,其中以小肠吸收最为重要。药物可通过各种跨膜转运机制透过胃肠道上皮细胞后进入血液,随体循环系统分布到各组织器官而发挥疗效。所以口服给药的胃肠道吸收是产生药物疗效的重要前提。

2. 非胃肠道给药吸收①注射部位吸收:静脉注射药物直接进入血管,无吸收过程,其他的注射部位一般有丰富的血液或淋巴循环,所以药物吸收较快。腹腔注射药物的吸收需经门静脉进入肝脏而产生首过效应(first pass effect),其他部位注射的药物吸收后可直接进入体循环。②口腔黏膜吸收:口腔黏膜吸收面积不大,但颊黏膜和舌下黏膜上皮均未角质化,且血流量大,有利于药物的吸收。口腔黏膜下有大量毛细血管汇总至黏膜表面,药物随血液流经口腔黏膜的静脉,经颈内静脉不经肝脏而直接进入心脏,可绕过肝脏的首过效应。

其他还有皮肤、鼻腔黏膜、肺部、直肠、阴道、及眼部给药的吸收。

 知识链接

首 过 效 应

首过效应系指口服药物在消化道和肝脏中发生的生物转化作用,使部分药物被代谢,最终进入体循环的原形药物量减少的现象,又称为第一关卡效应。如对柚皮素的生物利用度研究结果表明,柚皮素的生物利用度较低(原形柚皮素的绝对生物利用度仅为 3.37%,以结合型柚皮素计算为 24.12%,主要由首过效应所致)。

二、分布

药物分布(distribution)系指药物从给药部位吸收进入血液后,由循环系统运送至体内各脏器组织(包括靶组织)的过程。药物在体内分布后的血药浓度与药理作用有密切关系,不仅决定着药物作用的强度、速度、持续时间,还关系到药物在组织的蓄积、消除和毒副作用等安全性问题。

1. 影响药物分布的因素

(1) 药物与血浆蛋白的结合:血液中存在的药物可分为血浆蛋白结合型和游离型两类。结合型的药物不易透过血管壁,游离药物则能自由向体内各部位转运。药物与血浆蛋白的结合通常是可逆的,血液中结合型和游离型药物处于动态平衡。

(2) 血液循环与血管通透性:药物的分布是通过血液循环进行的。药物的分布主要受组织器官血流量的影响,其次为毛细血管的通透性。脑、肝和胃等脏器和组织血液循环速度快,肌肉和皮肤、脂肪组织和结缔组织血液循环速度慢。

(3) 组织结合和蓄积:体内与药物结合的物质除了血浆蛋白外,其他组织内存在的蛋白、脂肪、DNA、酶以及黏多糖等物质,亦能与药物发生非特异性结合。在分布过程中,当药物与组织有特殊的亲和性时,药物从组织中解脱而进入血液的速度低于药物自血液进入组织的速度,如连续给药,组织中的药物浓度逐渐上升的现象称为蓄积(accumulation)。药物蓄积会影响药效,并可能产生毒副作用。

2. 血脑屏障、血胎屏障　血脑屏障(blood-brain barrier)系指脑毛细血管阻止某些物质由血液进入脑组织的结构。通常水溶性和极性大的药物很难透入脑组织,而脂溶性药物却能迅速向脑内转运。如冰片可改变血脑屏障的通透性,促进阿魏酸、川芎嗪等成分通过血脑屏障向脑内分布。

血胎屏障(blood-placentar barrier)系指在母体循环与胎儿体循环之间存在着的胎盘屏障。在妊娠后期,绝大多数药物可通过胎盘到达胎儿体内。另外,孕妇患严重感染、中毒或其他疾病时,可使胎盘的屏障作用减弱。

三、代谢

药物代谢(metabolism)系指药物被机体吸收后,在体内各种酶以及体液环境作用下,其化学结构发生改变的过程,又称生物转化(biotransformation)。

药物代谢主要在肝中进行,也有可能发生在其他器官,如肠、肾、肺、血液和皮肤等。药物代谢过程通常可分为两个阶段:第一阶段是药物分子被氧化、羟基化、开环、还原或水解,结果使药物结构中引入羟基、氨基、亚氨基或羧基等极性基团。第二阶段是结合反应,形成葡萄糖醛酸酐、甲基化或乙酰化等。如葡萄糖醛酸结合,分子内必须有一个能起反应的阴离子基团,但许多药物不存在这种基团,所以第一阶段在分子中引进阴离子基团。某些药物经第一阶段代谢后,其水溶性已足以在肾脏和胆中排泄。但也有一些药物不经代谢以原形排泄。

多数药物因代谢而降低或失去活性,但亦有因代谢而产生毒性的物质。如小鼠灌胃用于肿瘤治疗的苦杏仁苷后,血中可测出氰化物。因此肿瘤患者口服该药出现较大的毒性反应,注射给药毒性则低,且尿中回收的原形苦杏仁苷近100%。

药物的代谢可因给药途径不同而产生差异。此外,酶抑制(inhibition)和酶诱导(induction)作用,合并用药以及生理因素均会影响体内代谢过程。

知识链接

酶抑制、酶诱导作用

酶抑制(inhibition)作用系指药物代谢被减慢的现象,能使代谢减慢的物质是酶抑制剂(inhibitor)。酶诱导(induction)作用系指药物代谢被促进的现象,能使代谢加快的物质是酶诱导剂(inducer)。

四、排泄

药物排泄(excretion)系指体内药物或其代谢物排出体外的过程。肾排泄(renal excretion)和胆汁排泄(biliary excretion)是最重要的排泄途径。某些药物也可以由肠、肺、乳腺、唾液腺或汗腺排出。

(一)肾排泄

药物的肾排泄是肾小球滤过、肾小管分泌和肾小管重吸收综合作用的结果。药物的肾排泄模式,见图22-1。

1. 肾小球滤过 血液经入球小动脉进入肾小球,肾小球的毛细血管壁上有很多直径约6~10nm 的小孔,滤过率高。分子量在约 70 000以上的血浆蛋白不能滤过,其他分子量小的药物及其代谢物均能滤过。肾小球的滤过作用大小可用肾小球滤过率表示。

2. 肾小管重吸收 肾小管重吸收系指被肾小球滤过的药物,在通过肾小管时重新转运回到血液的过程。肾小球滤过的水分99% 被重吸收回到血液,溶解于血浆中的机体必需成分及药物也同样反复滤过和重吸收。

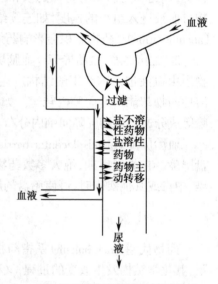

图 22-1 药物肾排泄示意图

3. 肾小管分泌 肾小管分泌系指肾小管的上皮细胞将某些物质从肾小管周围的组织液转运入管腔的过程。肾小管分泌是主动转运过程,需要载体和能量,有饱和与竞争抑制现象,机体必需成分及药物也同样反复滤过和重吸收。

(二)胆汁排泄

除肾脏排泄外,原形药物及其代谢物亦可能由胆汁排泄。某些药物经肝脏生物转化成为高极性的水溶性代谢物后向胆管分泌,进入十二指肠,然后由粪便排出。在胆汁中排泄的药物或其代谢物在小肠中移动期间重新被吸收返回肝门静脉,再经肝脏重新进入体循环的现象称为肠肝循环(enterohepatic circulation)。肠肝循环可使药物在体内存留较长时间,故可使作用时间明显延长,但亦可能造成药物在体内的蓄积,引起药物中毒反应。

另外,药物亦可从乳汁、唾液、汗液等排泄。药物从乳汁排泄可能会影响婴儿的健康和安全。一般唾液排泄对药物消除没有临床意义,但可以利用唾液中药物浓度和血浆药物浓度比值相对稳定的规律,以唾液中药物的浓度代替血浆中药物的浓度来研究药物的体内过程。

第三节　影响中药制剂生物有效性的因素

中药制剂的生物有效性与制剂中药物因素、剂型因素(给药途径、用药剂量、药物剂型等)和机体生理因素密切相关。

一、药物因素

1. 解离度与脂溶性　大多数药物是有机弱酸或弱碱,在溶液中以解离型和非解离型共同存在。药物的非解离型脂溶性较高,易透过生物膜,而解离型脂溶性较低,难以通过生物膜。药物非解离型的比例,取决于该药的解离常数(pK_a)和环境的 pH 值。根据 Henderson-Hasselbalch 公式,可用式(22-1)和式(22-2)表示:

$$对弱酸 \qquad pK_a-pH=1g\frac{C_u}{C_i} \qquad (22-1)$$

$$对弱碱 \qquad pK_a-pH=1g\frac{C_i}{C_u} \qquad (22-2)$$

式中,C_u 为未解离型药物的浓度;C_i 为解离型药物的浓度。

当解离型药物和非解离型药物各占一半时,pK_a=pH。因此弱酸、弱碱的 pK_a 值即为其解离一半时的 pH。如麻黄碱解离 50% 时 pH 值为 9.36,则其 pK_a=9.36。当 pH 变动一个单位,未解离型和解离型的比例也随之变动 10 倍。故酸性药物通常在低 pH 环境中吸收良好,碱性药物在高 pH 环境中吸收良好。如乙酰水杨酸的 pK_a=3.5,在胃中(pH=1.5),$1g\frac{C_u}{C_i}$=2,即 99% 为分子型,故在胃中吸收良好;而弱碱性药物奎宁的 pK_a=8.4,在胃中几乎全部解离故不被吸收,在 pH5~7 的小肠中分子型比例增大,吸收增加。

主要在小肠吸收的药物,由于小肠的表面积大,即使是弱酸性药物,如水杨酸 pK_a=3.5,在小肠仍有良好的吸收。

2. 溶解速度与溶解度　药物以固体剂型口服或混悬型注射剂注入及植入片埋入时,吸收速度通常受药物在吸收部位的溶解速度限制。凡影响溶解速度的因素,皆会影响吸收速度、起效时间和药效持续时间,即溶解速度为吸收过程的限速因素。

难溶性药物不仅溶解度小,而且溶解过程极缓慢,即溶解速度较慢,这是导致难溶性药物吸收困难、影响疗效的主要原因。

3. 粒径　药物的溶解速度与药物粒子大小间有一定关系。粒子越小,比表面积就越大,其溶解速度也越大,故药物疗效也越高。因一般口服药物,需要在胃肠液中溶解后,才能在体内吸收而起效,故难溶性药物的粉末越细,则体内吸收速度就越快,吸收量就越多。

4. 晶型　化学结构相同的药物可因结晶条件不同而得到晶格排列不同的晶型,这种现象称为多晶型现象(polymorphism)。同质多晶型分为稳定型、亚稳定型和不稳定型。不同的晶型药物理化性质如密度、熔点、溶解度和溶解速度有一定的差异。一般稳定型的结晶熔点高、溶解度小、溶出缓慢；不稳定型的结晶与稳定型性质相反，但易转化成稳定型；亚稳定型的熔点低，溶解度大，溶解速度也较快。因此，晶型不同可造成药物吸收速度差异，进而影响药物的生物有效性。

二、剂型因素

所谓剂型因素，不仅是指制剂类别及相应的给药方法，还广义地包括制药用辅料、制备工艺等因素。

(一) 药物剂型与给药途径

药物剂型对药物的生物有效性有很大的影响。制剂中药物的吸收分为两个阶段：药物从制剂中释放溶出及药物通过生物膜吸收。第一阶段中因剂型不同，药物制剂具有不同的释药性能，进而影响到体内药物的吸收和药效；第二阶段中因剂型不同，给药部位不同，同样也可影响到体内药物的吸收和药效，从而导致药物的起效时间、作用强度、作用部位、持续时间及副作用等不同。不同剂型中药物的吸收过程见图 22-2。

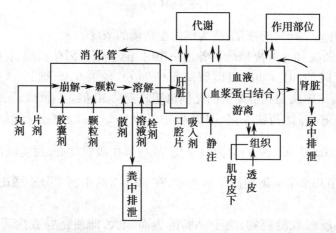

图22-2　剂型中药物的吸收过程示意图

剂型中药物的吸收和生物利用度情况取决于剂型释放药物的速度与程度。一般认为，口服剂型生物利用度高低的顺序为：溶液剂 > 混悬剂 > 颗粒剂 > 胶囊剂 > 片剂 > 丸剂 > 包衣片剂。

(二) 药用辅料

药用辅料在制剂生产过程中应用非常广泛，特别是在固体制剂成型过程中必不可少。如散剂中的稀释剂，丸剂中的黏合剂，片剂中的崩解剂、润滑剂等。辅料不仅可以改变药物及其制剂的理化性质，而且可以影响药物的释放和机体的吸收速度与程度。因此，在制剂处方设计时，不但要考虑辅料对制剂物理外观的影响，而且要适当选择辅料使药物制剂更好地发挥临床疗效。

溶液剂或混悬型液体药剂常加入一些高分子物质以增加分散介质的黏度，延缓药物的吸收，从而具有长效作用。表面活性剂能溶解生物膜的类脂物质，改变其通透性或降低药物与生物膜间的表面张力,从而可增加药物吸收。但在临界胶团浓度以上,药物进入胶团则有可能使其吸收受阻。对于强疏水性的药物,因为粒径减小后,粉体吸附较多的空气,难以润湿,不利于药物的溶出,故难以采用减小粒径的方法改善溶出速度。可用亲水性辅料使接触角减小,提高亲水性,加速药物溶出。反之,疏水性辅料的应用可影响制剂的崩解和药物的溶出。

此外,制剂中主药与辅料,或辅料与辅料,甚至辅料与机体之间均可能产生相互作用而影响制剂的生物有效性。如制剂中药物可能与辅料形成络合物,或药物被辅料吸附,或药物表面性质、溶出速度、黏度等发生改变,均有可能加速或延缓药物的释放和吸收。

(三) 制剂工艺

制剂工艺是中药加工成制剂的手段,任何一个中药制剂都以它特定的工艺影响着制剂的生物有效性。固体中药制剂的制备包括粉碎、混合、制粒以及制剂成型等步骤。若将药物细粉在辅料中均匀分散,可改善制剂中药物的溶出,提高吸收性能。如中药有效成分岩白菜素在水中溶解度较小,使疗效受到一定的影响,采用其固体分散物可以提高溶出度。如果将岩白菜素的 PVP 共沉淀物(1∶8)压制成片,50 分钟时的溶出度达 90% 以上,较按一般方法制备的岩白菜素片提高 20%,提高了制剂的生物有效性。

适当的制剂工艺不仅可以有效地提高药物的疗效,而且亦可降低药物的毒副作用。如汉防己甲素,可用于预防和治疗各期矽肺,但长期使用,对组织细胞毒性较大,可引起皮肤色素沉着、腹胀和肝功能异常等副作用,将汉防己甲素制成脂质体后则可减轻其原有的细胞毒性。

三、机体生理因素

用药对象机体生理因素的差异也会影响药物的吸收速度和程度,因此也是影响制剂生物有效性的重要因素。

1. 胃肠道 pH 值　消化道各部位的不同 pH 环境决定着弱酸性和弱碱性药物的解离状态,由于消化道上皮细胞膜是一种类脂膜,分子型药物比离子型药物易于吸收。因此,弱酸性药物在胃中容易吸收,弱碱性药物在肠中容易吸收。

胃肠道 pH 环境只影响药物的被动转运吸收,主动转运药物是在特定部位受载体或酶系统作用吸收,不受消化道 pH 环境的影响。

2. 胃排空速率(gastric emptying rate)与肠蠕动　胃排空及肠蠕动的快慢可显著影响药物在小肠的吸收。胃排空速率慢,药物在胃中存留时间延长,与胃黏膜接触机会及面积增大,主要在胃中吸收的弱酸性药物的吸收会增加。由于大多数药物的主要吸收部位在小肠,故胃排空加快,到达小肠部位所需时间缩短,有利于药物在小肠的吸收,进而有利于药效的发挥。但胃排空快并非对所有药物吸收均有利,例如主动转运机制吸收的维生素 B_2,其特定吸收部位在小肠上部,若胃排空慢,药物逐渐进入小肠,吸收较完全;若药物空腹口服,胃排空快,其生物利用度就差。

知识链接

胃排空和胃排空速率

胃排空（gastric emptying）系指食物由胃排入十二指肠的过程。

胃排空速率（gastric emptying rate）系指胃内容物从幽门向小肠排出的速度。排出时间与胃蠕动有关，多数药物在小肠内有最大的吸收速度。在胃中几乎不吸收而在肠内吸收的药物，其疗效出现的时间，决定于药物离开胃进入十二指肠速度。

肠蠕动增加可促进固体制剂的崩解与溶解，增加使溶解的药物与肠黏膜接触，使药物吸收增加。

3. 药物的肝脏首过效应　肝脏的首过效应是影响药物体内过程及中药制剂生物有效性的重要因素。肝脏首过效应愈大，药物被代谢愈多，其血药浓度亦愈低，药效受到明显的影响。此外，在药物的吸收过程中，药物在胃肠道内或经过肠壁时，也可因发生代谢反应出现原形药物吸收量减少的首过效应。过肠壁时，也可因发生代谢反应出现原形药物吸收量减少的首过效应。

为避免首过效应，常采用静脉、皮下、肌内、舌下、直肠下部给药或经皮给药等方式，使药物吸收不经过肝脏，直接进入体循环。

此外，种族、性别、年龄、病理状态及遗传因素等均能引起中药制剂有效性的差异。

第四节　中药制剂生物有效性的评价

评价中药制剂生物有效性的体内量化指标是生物利用度，体外量化指标是溶出度。若经过试验证明二者之间具有良好的相关性，则可以用体外溶出度指示体内生物利用度，控制制剂质量。

一、生物利用度

生物利用度（bioavailability，BA）是指活性物质从药物制剂中释放并被吸收后，在作用部位可利用的速度和程度，通常用血浆浓度 - 时间曲线来评估。生物利用度包括绝对生物利用度与相对生物利用度。

绝对生物利用度（absolute bioavailabilty，F_{abs}）系指药物吸收进入体循环的量与给药剂量的比值，是以静脉给药制剂（通常认为静脉给药制剂生物利用度为100%）为参比制剂获得的药物吸收进入体循环的相对量。相对生物利用度（relative bioavailability，F_{rel}）又称比较生物利用度（comparative bioavailability），系指以其他非静脉途径给药的制剂为参比制剂获得的药物吸收进入体循环的相对量，是同一种药物不同制剂之间比较吸收程度与速度而得到生物利用度。

相对生物利用度与绝对生物利用度分别用式（22-3）和式（22-4）表示：

相对生物利用度
$$F_{rel} = \frac{AUC_t \times X_r}{AUC_r \times X_t} \times 100\%$$
(22-3)

绝对生物利用度
$$F_{abs} = \frac{AUC_t \times X_{iv}}{AUC_{iv} \times X_t} \times 100\% \tag{22-4}$$

式中,t 为受试制剂,r 为参比制剂,iv 为静脉注射给药,X 为给药剂量。

（一）生物利用度研究的基本要求

生物利用度研究的基本要求包括:①研究单位应具备的基本条件;②受试制剂与参比制剂;③试验设计;④检测方法的选择与评价;⑤对受试对象及例数的要求;⑥洗净期确定;⑦给药剂量与方法;⑧采样点的确定;⑨试验中的医学监护;⑩结果处理方法。

（二）生物利用度的研究方法

生物利用度的研究方法主要有血药浓度法、尿药浓度法和药理效应法。

1. 血药浓度法　血药浓度法是生物利用度研究的最常用的方法。受试者分别给予试验制剂和参比制剂后,通过测定血药浓度,估算生物利用度。

如果给予试验制剂与参比制剂后机体的清除率不变,所给剂量相等,则用式(22-5)表示:

$$F = \frac{AUC_t}{AUC_r} \times 100\% \tag{22-5}$$

剂量不同,则用式(22-6):

$$F = \frac{AUC_t \times X_r}{AUC_r \times X_t} \times 100\% \tag{22-6}$$

式中,t 为试验制剂,r 为参比制剂,X 为剂量。

2. 尿药浓度法　当体内药物或其代谢物的全部或大部分经尿排泄,并且药物在尿中的累积排泄量与药物吸收总量的比值恒定时,则可用药物在尿中排泄量来估算生物利用度,从而进行制剂有效性评价。尿药浓度法具有取样无创伤性、样品量大及无蛋白影响等优点,尤其适用于以泌尿系统作为作用部位的药物。但对多数药物而言,尿药法进行生物有效性评价是较血药法更间接的方法,且影响结果的因素多,在新药的生物有效性评价中应用很少,当血药浓度法因检测原因或其他原因而应用受限时才予以选用。

3. 药理效应法　在有些情况下由于分析方法的限制或其他原因无法测定血液和尿液中药物或药物代谢物浓度,而药物的效应与药物体内存留量有定量相关关系,且能较容易地进行定量测定时,可选用适宜的药理效应作为测定指标来估算药物的生物利用度。

药理效应法的一般步骤是:测定剂量 - 效应曲线,测定时间 - 效应曲线,然后转换出剂量 - 时间曲线,通过剂量 - 时间曲线进行药物制剂生物有效性评价。

（三）生物利用度试验设计

为了消除个体差异与试验周期对试验结果的影响,生物利用度的试验设计要求采用随机交叉试验设计方法。随机是要求受试者的来源与分组具有随机性以及各组给药顺序的随机性。交叉试验则是在同一个体身上作对比的试验设计方法。试验时将受试者随机分成两组,一组先给予受试制剂,后给予参比制剂;另一组则先给予参比制剂,后给予受试制剂。两个试验周期之间的间隔时间称为清洗期(wash-out period)。当一个受试制剂与一个参比制剂进行生物利用度实验时,可采用两制剂双周期交叉试验设计;若试验包括三个制剂(两个受试制剂和一个参比制剂)时,宜采用三制剂三周期二重 3×3 拉丁方试验设计。

如有制剂 T 与参比制剂 R,若受试者为 24 人,则试验时将 24 名受试者随机分为 A、B 两组,每组 12 名受试者,按表 22-1 试验安排进行试验。每一受试者均接受两种制剂的试验,尽量排除个体差异对试验结果的影响。

如有 T1 和 T2 两个受试制剂同时进行生物利用度研究,所选参比制剂为 R,若受试者为 24 人,则试验时将 24 名受试者随机分为 A、B、C、D、E、F 六组,每组 4 名受试者,见表 22-2。每一受试者均接受三种制剂的试验,从而尽量排除个体差异对试验结果的影响;三种制剂组合成的六种顺序均在试验中出现,从而避免了用药顺序对试验结果的影响。

表 22-1 两制剂双周期交叉试验设计的试验安排表

组别		A	B
周期	1	T	R
	2	R	T

表 22-2 三制剂三周期二重 3×3 拉丁方交叉试验设计的试验安排表

组别		A	B	C	D	E	F
周期	1	T1	T2	R	T1	R	T2
	2	T2	R	T1	R	T2	T1
	3	R	T1	T2	T2	T1	R

二、溶出度

溶出度系指药物从片剂、胶囊剂或颗粒剂等制剂在规定条件下溶出的速率和程度。在缓释制剂、控释制剂、肠溶制剂及透皮贴剂等制剂中也称释放度。它是评价药物制剂质量的一个内在指标,是一种模拟口服固体制剂在胃肠道中的崩解和溶出的体外试验法。凡检查溶出度的制剂,不再进行崩解时限的检查。

片剂、胶囊剂等固体制剂口服后在胃肠道中需经过崩解、溶出及吸收入血,见图 22-3。对于难溶性药物,溶出是其吸收的限速过程,溶解速度的快慢将直接影响到制剂的生物利用度。

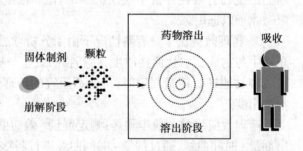

图 22-3 制剂中药物溶出过程示意图

药物的吸收速度和程度与药物在胃肠液中的浓度有关,而这种浓度又取决于制剂中药物在胃肠液内溶出的速度和程度。因此,将一定量的药物制剂置于适宜的介质中,定时取样精密测定其中药物的浓度,以药物的溶出量或残存量对时间作图,即可求出制剂中药物的溶出度。

（一）溶出度测定原理

溶出度的测定原理可用 Noyes-Whitney 方程式，用式（22-7）表示：

$$\frac{\mathrm{d}W}{\mathrm{d}t}=K\cdot S\cdot(C_{\mathrm{sat}}-C_{\mathrm{sol}})\tag{22-7}$$

式中，$\frac{\mathrm{d}W}{\mathrm{d}t}$ 为溶出速度；K 为溶出速度常数；S 为固体药物表画积；C_{sat} 为饱和溶液浓度；C_{sol} 为任一时间溶液浓度。

式（22-7）表明，为了加快药物溶出速度，必须保证溶出介质中药物的浓度与饱和溶液的浓度之间存在较大的浓度差，即需使 $C_{\mathrm{sat}}\gg C_{\mathrm{sol}}$，保证溶出介质的量远远超过使药物饱和的介质所需要的介质量，一般至少使用药物饱和时介质用量的 5~10 倍，这样才能接近溶出的最佳条件。

（二）溶出度测定的范围

需要进行溶出度测定的中药制剂，主要有：

1. 生物利用度可能存在问题的制剂　其中包括：①主药成分不易从制剂中释放；②久贮后药物溶解度降低；③在消化液中溶解缓慢；④与其他成分共存易发生化学变化的药物等。

2. 可能会产生明显不良反应的制剂　对于某些药理作用强烈、治疗指数窄、吸收迅速的药物，若溶出速度过快，口服后血中药物浓度很快达到峰值，就可能产生明显的不良反应。含有这类药物的制剂，应进行体外溶出度测定。

（三）测定的目的

中药制剂溶出度测定的目的是：①研究中药原料不同提取方法、共存成分、粉末的粒度与溶出度的关系；②考察制剂中的辅料、制备工艺过程对药物成分溶出度的影响；③分析中药制剂在临床上使用无效或疗效不理想的原因；④比较中药成分在不同固体剂型中的溶出度，建立中药制剂的质量控制指标；⑤探索中药制剂体外溶出度与体内生物利用度的关系。

（四）测定溶的出度的方法

溶出度的测定可采用转篮法（第一法）、桨法（第二法）和小杯法（第三法）。

容器的大小和形状对测定结果影响较大，一般采用圆底烧杯，在搅拌时不会形成死角，容积为 1000ml，小杯法采用 250ml。

测定时转篮或搅拌桨的转速应保持恒定，第一法与第二法规定 50~200 转 / 分，第三法规定 25~100 转 / 分。转篮或搅拌桨需垂直平衡转动，不得有变形或歪斜，保证试验时搅拌条件一致。

溶出介质：水、人工胃液、人工肠液等。有时在介质中加入合适的表面活性剂、有机溶剂等，每次应使用同一批配制的介质，使溶出试验条件一致。为确保溶出满足漏槽条件，通常溶出介质的量应超过使药物溶解达饱和所需量的 5~10 倍。

测定方法：量取规定量经脱气处理的溶剂，注入每一个操作容器内，加热使溶剂温度保持在 37℃ ± 0.5℃，调整转速使其稳定。取供试品 6 片（个），分别投入 6 个转篮内，将转篮降入容器中，立即开始计时，除另有规定外，至 45 分钟时，在规定取样点吸取溶液适量，经 0.8μm 滤膜滤过。取滤液，按照药品项下规定的方法测定，计算出每片（个）的溶出量。

(五) 溶出度参数的提取

固体制剂溶出度试验中每隔一定时间取样一次,测定一系列时间药物溶出百分数,然后对试验数据进行处理,求得若干参数,用所求参数来表示制剂的体外溶出特征,或用它们与药物体内过程参数的相关性来评价制剂的生物有效性。

用制剂中药物的体外累积溶出百分率与时间数据绘图,即得溶出度曲线,见图22-4。

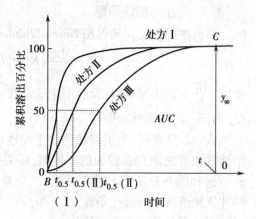

图22-4　由实验曲线直接提取参数示意图

由溶出度曲线可以直接提取参数:①y_∞,累积溶出最大量,在图中是曲线的最高点 C;②t_m,溶出某百分比的时间,如 $t_{0.5}$ 为药物溶出 50% 需要的时间;③AUC,累积溶出百分率 - 时间曲线下的面积,即图中 OBC 区域的面积;④t_p,出现累积溶出最大量的时间。这种方法简便易行,无需数学处理,即能反映实际情况。

此外,溶出参数也可通过单指数模型、Higuchi 方程、Ritger-peppas 模型拟合方程来求算。

三、溶出度与生物利用度的相关关系

确定溶出度与生物利用度的相关关系的主要目的是将体外溶出作为体内生物利用度研究的替代性试验。二者之间的相关关系确定后,即可用体外溶出参数指示制剂体内生物利用度特性。同样,也可以用于筛选制剂处方和制备工艺,保证制剂产品体内外性能的一致性。

(一) 体内外相关性

研究表明,某些固体制剂的溶出度与生物利用度之间存在良好的相关性,有些则无相关关系。固体制剂口服后经历药物自制剂中释放和药物吸收入血两个阶段,若前一阶段进程缓慢,则制剂的生物利用度与体外溶出度可能有较好的相关关系;若后一阶段缓慢,则相关关系不大。因此速释药物的生物利用度与溶出度数据并不呈现相关性,只有药物的溶出速度等于或低于药物在体内的吸收速度,溶出速度成为限速因素时,二者间才呈现一定的相关性。

研究中药制剂的生物利用度参数与溶出度参数相关关系,建立一个简便、可靠的体外溶出度的试验方法,以便较准确地预测中药制剂的生物利用度,已成为中药制剂质量控制的重要内容之一。

(二) 相关数据处理法

一般常用的体内外相关性的确定与数据处理方法有两种:

1. 单点相关关系的确定　某一溶出时间点如 $t_{0.5}$(药物溶出 50% 需要的时间)与某一药动学参数 C_{max}(最大血药浓度)的相关关系。

实例:某片剂溶出试验数据 6 次平均值和健康受试者口服该片生物利用度参数(8人平均值)见表 22-3,表 22-4。

表 22-3　某片溶剂溶出 50% 的时间

试样	A	B	C	D
$t_{0.5}$ (min)	3.2	15.4	45.0	88.0

表 22-4　某片剂的生物利用度参数

试样	C_{max} (μg/ml)	t_{max} (min)	AUC [μg/(ml·min)]
A	14.3	83.3	2767
B	13.6	75.5	2807
C	11.3	112.2	2500
D	10.5	134.1	·2541

分析:分别将 $t_{0.5}$-C_{max}、$t_{0.5}$-t_{max}, $t_{0.5}$-AUC 三组数据回归处理,求得两两相关系数,见表 22-5。

表 22-5　某片剂体内外试验相关系数

体内试验参数	C_{max}	t_{max}	AUC
溶出试验参数	$t_{0.5}$	$t_{0.5}$	$t_{0.5}$
相关系数 γ	0.954	0.957	0.801

表 22-5 表明,试片 A、B、C、D 溶出试验参数 $t_{0.5}$ 可指示该片的生物利用度。A、B、C、D 试片溶出时间依次延长,口服后血药峰浓度依次减小,达峰时间依次推迟,$t_{0.5}$-C_{max}、$t_{0.5}$-t_{max} 两两相关性好,而 AUC-$t_{0.5}$ 相关性差。溶出试验不能完全代替体内试验来指示该片剂的生物利用度。

2. 整个体外溶出曲线与整个体内吸收曲线间相关关系的确定　这种相关关系是最高水平的相关关系。当缓释制剂体外溶出速率与试验条件(如 pH、搅拌等)无关时,即可能存在这种相关关系。如药物累积溶出百分率与吸收百分率相关关系的确定:

(1) 药物吸收百分率的求算:应用 Wagner-Nelson 法计算某时间体内吸收的药物百分率的公式,用式(22-8)表示:

$$F_a = \frac{(X_A)t}{(X_A)_\infty} = \frac{C_t + K \cdot AUC_{0 \to t}}{K \cdot AUC_{0 \to \infty}} \tag{22-8}$$

式中,F_a 为药物吸收百分率;$(X_A)_t$ 为 t 时吸收的药量;$(X_A)_\infty$ 为被吸收的全部药量;C_t 为 t 时的血药浓度;K 为消除速度常数;$AUC_{0 \to t}$ 和 $AUC_{0 \to \infty}$ 分别为 0 时到 t 时和 0 时到吸收结束时的血药浓度 - 时间曲线下面积。

(2) 药物累积溶出百分率与吸收百分率的相关关系,已知某些片剂 t 时的累积溶出百分比率(F_d)和口服吸收百分率(F_a)见表 22-6。

表 22-6　某片剂的溶出与吸收百分率数据

t (h)	1	2	3	4	5	6	7	8
F_d (%)	33.29	48.47	64.66	75.99	87.74	92.41	96.27	98.53
F_a (%)	29.85	44.88	63.51	73.47	79.52	86.51	90.70	97.89

将 F_d-F_a 进行回归处理,得相关系数为 0.9944,表明 F_d-F_a 相关性良好,该片剂的体外溶出百分率可以代替体内药物吸收百分率,溶出度可指示该片剂的生物利用度。

学习小结

1. 学习内容

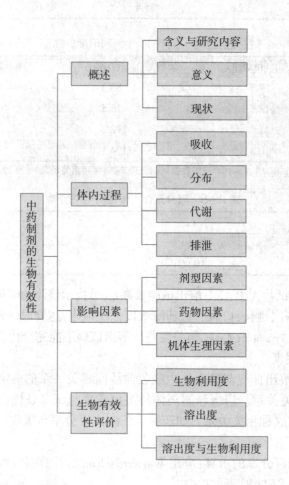

2. 学习方法

（1）熟悉中药制剂生物有效性的含义与研究内容、研究意义及研究现状。

（2）掌握中药制剂在体内的转运过程，包括膜转运、吸收、分布、代谢、排泄等过程。

（3）结合中药制剂在体内转运的特点，注意影响中药制剂生物有效性的因素，特别是药物、剂型、机体生理因素。

（4）掌握中药制剂生物有效性的评价方法，尤其是生物利用度和溶出度的评价方法以及两者的相关关系。

（朱 铉 张永太）

复习思考题

1. 简述中药制剂的生物有效性的含义及研究内容。

2. 简述中药制剂生物有效性的影响因素。

3. 简述生物利用度的试验设计方法。

4. 简述生物利用度的计算方法。

5. 简述溶出度的测定方法。

第二十三章

中药制剂的配伍变化

> **学习目的**
>
> 通过学习中药制剂的配伍变化,了解中药制剂配伍时相互作用,能够有助于理解合理应用中药制剂配伍,加深对药物性质和制剂的认识,保障中药制剂的合理配伍和安全有效,为进一步开展临床药学工作奠定基础。
>
> **学习要点**
>
> 中药制剂配伍变化;体外配伍变化;体内配伍变化;注射剂的配伍变化。

第一节 概 述

临床上治疗疾病时,常采用联合用药的治疗方案。药物在联合应用过程中由于其理化性质和药理作用各异,会相互发生影响从而出现各种各样的配伍变化。多种药物或其制剂配合在一起使用时,常引起药物的物理化学性质和生理效应等方面的变化,称为药物配伍变化。

一、中药制剂配伍的目的与意义

临床治疗疾病的过程中,经常联合应用中药制剂。在联合用药中,各中药药物或制剂的合理配伍是至关重要的。药物的合理配伍能达到以下目的:使药物之间产生协同作用,增强疗效;提高药物的疗效,同时降低其毒副作用;利用互反的药性或药物间的拮抗作用,克服药物的偏性或副作用等。药物配伍后有时会发生一种或多种配伍变化。不合理的药物配伍,在体外药物会发生物理化学性质方面的变化,影响药物的溶出、稳定性以及生物有效性;在体内可能发生相互作用,导致药物失效或产生毒副作用。

二、中药制剂配伍变化的类型

根据中药制剂配伍的组成和配伍后产生的变化进行分类:

1. 按配伍变化性质 分为物理化学配伍变化和疗效学配伍变化。有些药物配伍后时常会发生上述两种变化,如因产生化学变化,导致药物作用降低或产生有毒物质,从而引起疗效的改变。

2. 按药物的特点及临床用药的情况 分为中药学配伍变化、药剂学配伍变化、药理学配伍变化。

3. 按配伍变化发生的部位 分为体外配伍变化和体内药物的相互作用。体内药物的相互作用又可分为药物动力学相互作用和药效学相互作用。

4. 按配伍药物的组成 分为中药饮片的配伍、中药饮片与中成药的配伍、中成药之间的配伍、中药饮片以及中成药与化学药物的配伍等。

本章按第三种分类方法进行介绍,即体外配伍变化和体内药物相互作用。

第二节 体外配伍变化

体外配伍变化是指临床用药过程中药物在体外发生的变化,变化原因是由药物理化性质的改变所引起的,是在中药制剂生产、运输、储藏及应用配伍过程中可能会发生的配伍变化。根据其变化性质的不同,可分为物理配伍变化和化学配伍变化。注射剂考虑到其临床应用的特殊性和安全性,因此备受医药界高度关注,故将其配伍情况单独阐述。

一、物理配伍变化

物理配伍变化系指药物在配伍制备、贮存过程中,发生分散状态、外观性状等物理性质的改变,从而影响到制剂的外观或内在质量,如液体制剂容易产生澄明度问题;含共熔成分多的制剂易失去干燥均匀的结聚状态;吸附性强的固体粉末(如活性炭、白陶土等)与剂量较小的生物碱盐配伍时,因后者被吸附而在机体中不能完全释放;微晶的药物在水溶液中由于某些物质的溶解度改变而逐渐结成大晶体等。

中药制剂配伍后在物理配伍变化主要表现在溶解度、吸湿与潮解、液化、结块、粒径与分散状态等方面。

(一)溶解度的改变

1. 复方煎煮 含石膏中药复方在煎煮过程中,石膏的溶解度差异较大。石膏主要成分为硫酸钙,常温下每100g中水可溶解硫酸钙0.21g,42℃时硫酸钙的溶解度最大。测定7个含石膏汤剂中钙的含量,结果表明:大青龙汤中钙的含量最高,为50.5% (mg/g),木防己汤中钙的含量最低,为18.6%(mg/g)。

2. 药渣吸附 群药合煎时,有些药物成分会被其他药渣吸附,而影响其提取率,如甘草与44味中药配伍的实验表明,由于药渣吸附的影响,甘草与黄芩、麻黄、芒硝、黄连共煎时,甘草中有效成分甘草酸的含量下降约为60%。

3. 盐析作用 盐析作用会使某些药物中的成分析出,如甘草配伍芒硝 ($Na_2SO_4 \cdot 10H_2O$),由于芒硝的盐析作用,使部分甘草酸析出与药物残渣一起被滤除。

4. 增溶作用 糊化淀粉对酚性药物会产生增溶作用,如芦丁在1%糊化淀粉溶液中的溶解度为纯水的3.8倍,在同样条件下槲皮素则可达6.5倍。糊化淀粉增加芦丁溶解度,是由于形成了淀粉-芦丁的复合物。此外,党参、茯苓、白术与甘草配伍时,甘草可使这些药物的浸出物增加,也与甘草皂苷的增溶作用有关。

5. 溶剂影响　不同溶剂的制剂配伍在一起,常会析出沉淀,如含乙醇制剂,或薄荷脑、尼泊金等醇溶液,与水性制剂配伍时可能产生沉淀。含盐类的水溶液加入乙醇时也同样可能产生沉淀。

6. 贮藏过程　溶液在贮藏过程中很多中药有效成分的溶解度会受到环境条件如温度、光线、湿度等的影响,出现沉淀等现象,例如温度的升高能增大药物的溶解度,而放冷后往往析出沉淀。药酒采用热浸法制备,贮藏温度低于生产温度时易析出沉淀。同样,酊剂、流浸膏等制剂贮存一段时间后会析出沉淀。药液中有效成分或杂质为高分子物质时,放置过程中受空气、光线等影响,胶体"陈化"而析出沉淀。高分子化合物水溶液中加入脱水剂(如乙醇、丙酮或氯化钠、硫酸铵等),均可破坏胶体,析出沉淀。

总之,由于中药所含成分的复杂性,因而,在提取、制备或贮藏过程均有可能发生增溶、助溶、盐析、沉淀、吸附等物理现象,导致溶解度的改变,引起制剂质量甚至疗效的变化。

(二) 吸湿与潮解、液化、结块

1. 吸湿与潮解　吸湿性较强的药物,如中药的干浸膏、颗粒、某些酶、无机盐类等与含结晶水的药物相互配伍时,药物易发生吸湿与潮解。使用吸湿性强的辅料时,也易使遇水不稳定的药物分解或降低效价。

2. 液化　药物配伍时形成低共熔混合物而发生液化,可能影响制剂的配制。但根据剂型及治疗需要,制备中也可利用处方中低共熔混合物液化现象,如樟脑、冰片与薄荷脑混合时产生的液化。

3. 结块　粉体制剂如散剂、颗粒剂由于药物配伍后吸湿性增加而结块。同时也可能导致药物的分解失效。

(三) 粒径或分散状态的改变

粒径或分散状态的改变可直接影响制剂的内在质量。例如乳剂、混悬剂中分散相的粒径可因与其他药物配伍而变大,分散相聚结、凝聚或分层,导致使用不便或分剂量不准,甚至影响药物在体内的吸收。胶体溶液可因加入电解质或其他脱水剂使胶体分散状态破坏而产生沉淀。某些保护胶体中加入浓度较高的亲水物质如糖、乙醇或强电解质而使保护胶失去作用。吸附性较强的物质如活性炭、白陶土、碳酸钙等,当与剂量较小的生物碱配伍时,能使后者被吸附而在机体中释放不完全。

二、化学配伍变化

化学配伍变化系指药物成分之间发生氧化、还原、分解、水解、取代、聚合等化学反应而导致药物成分的改变,如出现浑浊、沉淀、产生有毒物质、变色与产气和发生爆炸等现象,以致影响中药制剂的外观、质量和疗效,甚至产生毒副作用。

(一) 产生浑浊或沉淀

1. 生物碱与苷类　糖基上含有羧基的苷类或其他酸性较强的苷类与生物碱结合,会产生沉淀。如复方葛根芩连汤中黄连与葛根、黄芩、甘草的配伍组皆有沉淀产生,沉淀中含有一定量的小檗碱,说明葛根、黄芩、甘草可降低小檗碱的含量。已经证实,两分子的小檗碱可与甘草皂苷的葡萄糖醛酸的两个羧基结合而沉淀,该沉淀在人工胃液中难溶,而在人工肠液中易溶,其溶解度随 pH 值的升高而明显增大。另外,研究表明甘草与含生物碱的黄连、黄柏、吴茱萸、延胡索、槟榔、马钱子共煎可发生浑浊或沉淀。

2. 生物碱与有机酸　复方泻心汤中大黄和黄连配伍后,大黄中大黄酸、大黄素等羟基蒽醌衍生物在溶液中与小檗碱产生沉淀。另外,金银花中含有绿原酸和异绿原酸,茵陈中含有绿原酸及咖啡酸,两药与小檗碱、延胡索乙素等多种生物碱配伍使用,均可生成难溶性的生物碱有机酸盐,该沉淀在肠中分解后,方可缓慢地呈现生物碱的作用。

3. 生物碱和鞣质　除少数特殊生物碱外,大多数生物碱能与鞣质反应产生难溶性的沉淀。如大黄与黄连配伍会形成黄褐色的胶状沉淀,该沉淀在人工胃液和人工肠液中均难溶。

4. 无机离子的影响　含有某些重金属或金属离子的中药如钙、镁、铁等矿物质成分的中药(石膏、石决明、瓦楞子、龙骨等)及中成药(牛黄上清丸、龙牡壮骨冲剂等)不宜与四环素类、大环内酯类、异烟肼、利福平等配伍,因为多价金属离子能与上述药物分子内的酰胺基和酚羟基结合,生成难溶性的化合物或络合物而影响吸收,降低药效。

(二) 产生有毒物质

含朱砂的中药制剂如朱砂安神丸、七厘散、冠心苏合丸等,不宜与还原性药物如溴化钾、溴化钠、碘化钾、碘化钠、硫酸亚铁等配伍,否则会产生溴化汞或碘化汞沉淀,有很强的刺激性,从而腐蚀胃肠道黏膜引起出血,出现腹痛、腹泻和赤痢样大便,引起药源性肠炎。含乙醇的中成药,如各类酊剂、酒剂、霍香正气水等与氯丙嗪等吩噻嗪类药物合用时,可引起恶心、呕吐、头痛、颜面潮红等症状;与呋喃类抗菌药同服时,能加重后者对中枢神经的毒性;与水合氯醛同服时,因乙醇与水合氯醛能生成具有毒性的醇合氯醛,使毒性加剧,严重者可导致死亡。

(三) 变色与产气

1. 变色　中药制剂配伍引起氧化、还原、聚合、分解等反应时,分子结构中含有酚羟基的药物可产生有色化合物,影响外观或药效,与铁盐相遇,使颜色变深。易氧化变色的药物遇 pH 值较高的药物溶液发生变色现象,与某些固体制剂配伍也可能发生变色现象。如碳酸氢钠或氧化镁粉末能使大黄粉末变为粉红色,这种变色现象在光照、高温、高湿环境中反应更快。

一般而言,只发生外观变化,不影响疗效的可通过加入微量抗氧剂,调整 pH 值延缓氧化,或采用单独制备、服用等方法予以避免。产生有毒的变色反应,则属配伍禁忌。

2. 产气　中药制剂配伍时,遇到产气的现象,一般由化学反应引起,如碳酸盐、碳酸氢钠与酸类药物配伍发生中和反应产生二氧化碳。

(四) 发生爆炸

发生爆炸的情况,大多由强氧化剂与强还原剂配伍而引起。如火硝与雄黄、高锰酸钾与甘油、氯酸钾与硫、强氧化剂与蔗糖或葡萄糖等药物混合研磨时,均可能发生爆炸。碘与白降汞混合研磨能产生碘化汞,如有乙醇存在可引起爆炸。

另外,某些辅料与一些药物配伍时也可发生化学配伍变化。因此,制剂在制备、

420

合用时还应考虑到辅料与药物间的配伍变化。

三、注射剂的配伍变化

(一)注射剂配伍变化的分类

注射剂的配伍变化,可分为可见的和不可见的两种变化现象。

1. 可见的配伍变化,即一种注射剂与另一种注射剂混合或加入输液中后出现了浑浊、沉淀、结晶、变色或产气等变化现象,如穿琥宁注射剂与氟罗沙星、左氧氟沙星、妥布霉素注射剂混合时可析出沉淀,枸橼酸小檗碱注射剂与等渗氯化钠混合时则析出结晶等。

2. 不可见的配伍变化,系指肉眼观察不到的配伍变化,如某些药物的水解、抗生素的分解和效价下降等,此类配伍变化,可能影响疗效或出现毒副作用,带来潜在的危害性。

(二)注射剂产生配伍变化的因素

1. 溶剂组成的改变　掌握中药制剂的组成及溶剂的性质,对防止配伍变化的产生具有十分重要的意义。当某些含非水溶剂的注射剂加入到输液中时,由于溶剂组成的改变会使药物析出或产生颜色的变化。由于注射剂和输液多以水为溶剂,其中输液的容量较大,因而,对溶剂的种类、pH 值、离子强度和浓度、澄明度等各种要求都相当严格。对于不同溶剂注射剂的相互配伍,尤其应该注意,如:①常用的单糖、盐、高分子化合物的输液,一般为水溶液,比较稳定,常与其他药物的注射剂配伍;②血液成分极为复杂,与含药注射剂混合后易引起溶血、血细胞凝聚等现象,故不宜与其他注射液配合使用;③甘露醇注射剂一般含 20% 甘露醇,为过饱和溶液,当加入氯化钠、氯化钾溶液时,则容易析出甘露醇结晶;④静脉乳剂的稳定性受许多因素影响,加入药物往往会破坏乳剂的稳定性,产生乳剂破裂、油相合并或聚集等现象,故这类制品与其他注射剂配伍应慎重。

2. pH 值的改变　pH 值是影响注射液稳定性的重要因素。由于 pH 值的改变,有些药物会产生沉淀或加速分解或颜色发生变化,如生物碱、有机酸、酚类等。含酸、碱性有效成分的注射剂制剂不宜相互配伍,如硫酸长春新碱注射剂与碳酸氢钠、磺胺嘧啶钠等碱性注射剂配伍时,由于 pH 值升高,生物碱游离而析出沉淀;茵栀黄注射液与生理盐水配伍 pH 值降低,颜色加深;黄芩注射剂(pH 值 7.5~8.0)、何首乌注射剂(pH 值 7.0~8.0)若与葡萄糖注射剂(pH 值 3.2~5.5)或葡萄糖盐水(pH 值 3.5~5.5)等酸性注射剂混合时,可因黄芩苷、蒽醌苷溶解度降低而析出沉淀。

原输液的 pH 值是直接影响混合后 pH 值的主要因素之一。各种输液有不同的 pH 值范围,一般所规定的 pH 值范围比较大。凡混合后超出该输液特定 pH 值范围的药剂,则不能配伍。如清开灵注射剂与 10% 葡萄糖配伍后浑浊与否与 pH 值密切相关,pH 值 <6.12 时混合后溶液立即浑浊,pH 值越低,放置后出现浑浊的时间越短;复方丹参注射剂与喹诺酮类药物配伍后,产生淡黄色沉淀,其原因系喹诺酮类注射剂 pH 值约为 4.1,加入后使丹香冠心注射剂 pH 值降低,其脂溶性丹参酮及水溶性原儿茶醛和儿茶酚衍生物等沉淀析出。因此,不但要注意各制剂的 pH 值,更要注意配伍药液的 pH 值范围。

3. 缓冲容量　许多注射液的 pH 值由所含成分或加入的缓冲剂的缓冲能力所决

定,具有缓冲能力的溶液其 pH 值可稳定在一定范围,从而使制剂稳定。缓冲剂抵抗 pH 值变化能力的大小称为缓冲容量。混合后的药液 pH 值若超出其缓冲容量,可能会出现沉淀,如有些输液虽然含有一定缓冲容量的有机阴离子乳酸根、醋酸根,但仍可使某些在酸性溶液中沉淀的药剂出现沉淀。

4. 原辅料的纯度和盐析作用 注射液之间发生的配伍变化也可能由于原辅料的纯度不符合要求引起,如氯化钠原料若含有微量的钙盐,当与 2.5% 枸橼酸注射剂配合时,往往产生枸橼酸钙的悬浮微粒而出现混浊。甘草酸、绿原酸、黄芩苷等与钙离子也能生成难溶于水的钙盐,中药注射剂中未除尽的高分子杂质在贮藏过程中,或与输液配伍时出现浑浊或沉淀。

某些呈胶体分散体的注射液,如两性霉素 B 在含大量电解质的输液中会被盐析,使胶体粒子凝聚而产生沉淀。

5. 成分之间的沉淀反应 某些药物可直接与输液或另一注射液中的某种成分反应,如复方丹参注射液与维生素,盐酸洛美沙星,盐酸罂粟碱,川芎嗪,甲氟哌酸注射剂配伍,均发生沉淀。

6. 混合浓度及顺序 两种以上药物配伍后出现沉淀,与其浓度和放置时间有关,如红霉素乳糖酸盐与等渗氯化钠或复方氯化钠注射剂各为 1% 浓度混合时,能保持澄明,但当后者浓度为 5% 时,则出现不同程度的浑浊。

改变混合顺序可避免有些药物混合后产生沉淀,如氨茶碱 1g 与烟酸 300mg 配合,先将氨茶碱用输液稀释至 1000ml 时,再慢慢加入烟酸可得澄明溶液,若先将两种溶液混合则会析出沉淀,因此,在配伍时应采取先稀释后混合,逐步提高浓度的方法。

混合后还应注意放置时间的影响。许多药物在溶液中的反应有时很慢,个别注射剂混合几小时后才出现沉淀,所以可以在短时间内使用。注射液与输液配伍应先做实验,若在数小时内无沉淀发生或分解量不超过规定范围,并不影响疗效,可在规定时间内输完。如果输入量较大,应分次输入,或临用前新配。

7. 附加剂的影响 注射剂中加入缓冲剂、助溶剂、抗氧剂、稳定剂等附加剂,与药物之间可能出现配伍变化。如用聚山梨酯 80 作增溶剂时,若遇到药液中含有少量鞣质,鞣质可与聚山梨酯 80 的聚氧乙烯基产生络合反应,若该络合物的溶解度较小或量较大时,药液就会出现浑浊或沉淀。

第三节 体内配伍变化

中药制剂在体内发生的配伍变化,主要基于药代动力学相互作用,系指制剂中的药物或辅料,改变另一种制剂中药物的体内吸收、分布、代谢与排泄过程,从而改变其药动学性质,导致药物在体内产生疗效增强(协同作用)、减弱(拮抗作用)或毒副作用。包括单味或复方中药汤剂、中成药、化学药在合用或序贯使用时引起的相互作用。正确认识药物相互作用的药动学基础,探讨并预测药物相互作用,对指导临床合理用药,提高临床治疗效果,减少毒副作用具有十分重要的意义。

笔记

一、胃肠道吸收过程中发生的配伍变化

吸收过程的配伍变化,指药物或辅料与另一种药物发生理化作用,或药物通过改变胃肠道生理,从而使另一种药物的生物利用度与药效发生改变。

1. 改变理化性质　中药制剂在吸收部位由于其 pH 值、溶剂与附加剂、金属离子等因素,引起另一制剂中药物发生水解、氧化、络合、复合、蛋白变性等化学反应,或产生物理吸附、降低或增加溶解度,从而影响制剂的崩解时间、溶出速度、吸收速度和程度。如抗酸(陈香白露片、乌贼骨、硼砂等)可升高胃肠道 pH 值,增加弱酸性(阿司匹林、巴比妥、双香豆素)或降低弱碱性药物(强力霉素、四环素、氨茶碱)的解离程度而影响其透膜吸收;含有钙(石膏、牡蛎、龙骨、海藻、石决明、牛黄解毒片等)、镁(滑石粉、赭石等)、铁(自然铜,磁石)、铝(明矾)等金属离子的中药及中成药与四环素类抗生素(四环素、土霉素、强力霉素)联合应用,与后者中的酰胺基和多个酚羟基生成络合物,并增加对胃肠道的刺激;金属离子与喹诺酮类抗生素(诺氟沙星、环丙沙星、氧氟沙星)联用,与后者结构中的羰基形成螯合物而影响其吸收;柴胡、桑叶等与枸橼酸铋钾等合用易发生沉淀反应,影响有效成分的吸收,降低疗效。含鞣质的中药(如五倍子、石榴皮、虎杖、大黄、地榆等)以及中成药(如黄连上清丸、牛黄解毒片等)与四环素类与大环内酯类抗生素、含金属离子的药物、洋地黄等强心苷类、奎宁、士的宁等生物碱以及酶制剂等同服,可生成鞣酸盐沉淀物,不易被吸收,降低各自的生物利用度,而且易发生药源性肝病。鞣质及炮制过程中生成的活性炭等还具有吸附作用,联用时可减少其他药物的吸收。

一些发挥消化作用的口服酶或乳酶菌类制剂,易受合用药物的影响而变性或活力丧失,导致功效下降。如含雄黄的中成药(如冠心苏合丸、牛黄解毒丸、六神丸等)不宜与酶制剂合用,因为雄黄的主要成分是硫化砷,砷可与酶蛋白、氨基酸结构上的酸性集团形成不溶性沉淀,从而抑制酶制剂的活性,降低疗效;含大黄的中成药(如牛黄解毒片、麻仁丸、解暑片等)不能与胰酶、胃蛋白酶等合用,因为大黄的主要成分大黄酚可抑制消化酶的消化作用;抗生素以及具抗菌活性的中药(如黄连)或中成药(如黄连上清丸)不宜与含活性菌的药物如乳酶生或中药麦芽、神曲合用,因为抗菌药能使活性菌活力丧失,失去助消化的功能。

2. 改变胃肠道生理功能　有的药物能促进或抑制胃肠运动,或影响消化液分泌,或作用于转运体与 P 糖蛋白泵(P-gp),影响药物主动转运与药物外排,导致另一药物的吸收发生变化。如藿香正气水具有抗胆碱作用,抑制肠道蠕动,延缓胃排空,与红霉素合用时,可延长其在胃内停留而被胃酸破坏,导致疗效降低;含生物碱的中药如麻黄、颠茄、洋金花与中成药如元胡止痛片可使胃排空延迟,胃肠道蠕动减慢,与强心苷类同服时增加强心苷的吸收;天麻素为 P-gp 抑制剂,可促进葛根素的跨膜转运,提高其相对生物利用度;葛根素能抑制 P-gp 对氢氯噻嗪的外排,增强氢氯噻嗪的吸收;当环孢素与甘草酸联用时,甘草酸通过诱导 P-gp 和细胞色素 CYP3A4 酶,降低环孢素 A 的口服生物利用度;甘草提取物、甘草甜素和甘草苷可能增强 P-gp 的功能,促进一些药物外排,减少药物吸收,从而起到解毒作用;银杏中活性成分能抑制有机阴离子转运多肽 OATP 在人小肠上皮细胞中的表达,减少其底物阿托伐他汀的摄取。

二、分布过程中的配伍变化

药物制剂在分布过程中的配伍变化,主要体现在改变药物与血浆蛋白的结合能力,或影响各种组织屏障(血脑屏障与胎盘屏障、血睾屏障)的结构和生理特征,或影响药物在细胞内的转运,从而影响疗效。

1. 改变药物与血浆蛋白结合率　药物与血浆蛋白结合率的改变可直接影响疗效。当两种药物在蛋白质某一结合位置上进行竞争时,亲和力强的药物将亲和力弱的药物置换出来,被置换的药物其游离型浓度显著增加,导致药物的代谢与排泄加速,从而降低药理效应;也可能导致药物在组织中的浓度增加,从而使疗效增强甚至产生毒副作用。如黄连中的药根碱与血浆蛋白高度结合,可竞争性置换华法林、甲苯磺丁脲和硫喷妥钠等西药,增加其血药浓度,使药效或毒性增强;牛黄解毒丸等含钙中药与庆大霉素同服,钙离子可减弱后者与血浆蛋白结合,使游离型药物浓度增加,加重不良反应。

2. 改变药物组织分布　如碱性中药硼砂和含硼砂的中成药(红灵散和行军散)与氨基糖苷类抗生素同服,减少后者肾脏排泄并增加其脑组织中的药物浓度,抗菌作用增强但耳毒性也增强,长期合用需进行血药浓度检测。枳实与庆大霉素联用,通过松弛胆总管括约肌,升高后者在胆道内浓度,提高疗效,可适当减少庆大霉素药量以降低毒副作用。

3. 改变药物细胞内分布　药物在细胞或亚细胞内的分布,对于作用靶点位于细胞内的药物发挥药效至关重要。如黄连解毒汤与尼莫地平联用时,降低原代大鼠脑微血管内皮细胞 P-gp 表达,升高后者胞内浓度,增加其疗效;人参皂苷通过非竞争性抑制细胞膜和核膜上的 P-gp,增强其在细胞核内的靶向分布,从而逆转肿瘤多药耐药。

三、代谢过程中的配伍变化

药物在代谢过程中的配伍变化主要是由于药物诱导或抑制了体内药物代谢酶(简称药酶)活性,使另一种药物的代谢加速或减慢,从而使其疗效下降(酶诱导作用),或疗效或毒副作用增强(酶抑制作用)。药酶的作用具有专属性,细胞色素 P450(CYP450)酶作为外源性化合物的主要代谢酶,在药物的消除过程中起着非常重要的作用,人体内约有 75% 的药物代谢通过 CYP450 酶进行。其中 CYP3A4 是表达量最大的异构体,有 50% 的药物通过其进行代谢。研究发现,中药成分如黄酮及黄酮衍生物、呋喃香豆素、多糖、生物碱等都对代谢酶有诱导或抑制作用。

1. 酶诱导作用　如研究发现甘草可明显增加 CYP450 酶的活性,是酶诱导剂,与其他中药合用时可能会使药物成分在体内代谢特征发生改变,产生酶诱导作用,使药物代谢加快因而具有解毒功能,也可能使一些药物(三环类抗抑郁药去甲丙咪嗪等、苯巴比妥、苯乙双胍、格列本脲等)的代谢产物增加,从而诱发或增强其不良反应。乙醇是常见的酶诱导剂,中药酒剂和酊剂与苯妥英钠合用时,使后者体内代谢加速,药效下降;酒剂与丙咪嗪配伍,由于酶诱导作用,代谢产物增加,不良反应加重。银杏叶提取物中的银杏内酯可诱导小鼠肝脏酶,加速联用药物华法林的体内代谢,减弱后者的抗凝作用,加重出血。

2. 酶抑制作用 预给参麦注射液可抑制大鼠 CYP 酶,增加咪达唑仑和双氯芬酸的体内暴露量;人参抑制 CYP3A4 代谢酶,同地高辛、硝苯地平合用,升高后者血药浓度,从而毒副作用增强;对乙酰氨基酚过量使用可引起严重的肝毒性,若与白毛茛联合使用,后者可抑制活性,减少毒性代谢物的生成,降低对乙酰氨基酚的毒副作用。

有的中药有双向酶调节作用,五味子提取物单次给药对大鼠 CYP 酶具有直接酶抑制作用,而多次给药显著诱导 CYP 酶表达,对自身木脂素成分代谢表现为一定的酶诱导作用。中药成分还可同时在消化系统多个环节与其他中药、化学药发生相互作用,造成药效下降,产生严重毒性。如朱砂安神丸、健脑丸、七厘散、苏合香丸、冠心苏合丸等与具有还原性的化学药物,如溴化钾、溴化钠、碘化钾、碘化钠、硫酸亚铁、亚硝酸盐等同服时,可生成具有毒性的溴化汞或碘化汞沉淀,不仅能刺激胃肠道出血,导致严重的药源性肠炎,而且汞离子对酶蛋白质的巯基有特殊的亲和力,抑制多种酶的活性而干扰组织细胞的正常功能,并可在肝脏蓄积,从而增加对肝脏的损害。

四、排泄过程中的配伍变化

药物一般以原型药物或代谢物通过肾脏、肝胆系统、呼吸系统及皮肤汗腺分泌等途径排出体外,大多以肾脏排泄为主。

1. 影响尿 pH 值,改变药物解离与重吸收程度,从而影响疗效,或形成沉淀,导致结石 如硼砂与苯巴比妥、阿司匹林、水杨酸钠和氨苄青霉素合用时,因碱化尿液可使这些药物的离子化程度增高,肾小管对其重吸收减少,排泄增加,血药浓度降低而影响药效。健胃片、通窍散等能碱化尿液,不宜与奎尼丁合用,因会增加肾小管对奎尼丁的重吸收,使奎尼丁血药浓度增加引起奎尼丁中毒。乌梅、山楂、五味子、蒲公英、参麦饮、五味消毒饮等含有机酸的中药和中成药,使氨基糖苷类、磺胺类抗生素的乙酰化率增高,溶解度降低,可导致在肾小管中析出,形成结晶,引起结晶尿、血尿、尿闭等,不宜合用。含有鞣质的中药(地榆、五倍子)增强肾脏的重吸收,与磺胺类药物联用,增加血和肝脏中磺胺类药物浓度,易诱发中毒性肝炎。头孢曲松钠不宜与中药痰热清注射液联用,因前者在肾脏和胆汁中浓度很高,两药合用易在胆管胆囊和肾收集系统形成头孢曲松钙沉淀,导致胆结石、肾结石等。

2. 竞争肾小管分泌 一些弱酸或弱碱类药物均可在肾小管分泌时产生相互竞争,使合用药物的排泄发生变化,大黄蒽醌类化合物能够抑制动物体内肾脏有机阴离子转运体(OATs),使呋塞米的生物利用度增加。

药物影响胆汁排泄也可能使另一药物的作用强度改变,中药茵陈含有羟基与苯乙酮合用,促进胆汁分泌,同抗生素联合应用增加后者的溶解度,促进其吸收,增加不良反应。

随着对中药各成分药理活性与药动学特征的深入认识,药物联合用于疾病的治疗在国内外也在逐年递增,但是中药、中西药联合应用,可能导致药动学相互作用,使疗效降低或产生严重的毒副反应。应该对药物联合应用的起源、现状及发展进行总结,并结合中医药理论、化学药物作用机制及对中西药合用的优势和特色进行分析,加强联合用药合用的药效学、药代动力学及毒理学方面的基础研究,建立完善的不良反应检测体系和分析系统,开展临床药学检测。美国在药品指导原则中特别强调了进行药物相互作用研究的必要性,并对基于 CYP 酶与转运体的药物相互作用研究作出了规范性的要求,而靶细胞药代动力学和中药体内外物质组表征等新理论和新方法的提出,将促进研究药物配伍相互作用的药代动力学研究。

五、药物在受体上的作用

药物到达作用部位后,与受体形成复合物,产生生理和生化的变化,达到调节机体功能或治疗疾病的目的。药物对受体的作用产生的效应有三种:

1. 激动药　药物具有较强的亲和力,又有较强的内在活性,这些药物与受体结合后能产生该受体兴奋的效应。如去甲肾上腺素与 α 受体结合引起血管收缩、血压升高;麻黄碱能激动心脏的 β_1 受体,使心肌收缩力增强。

2. 拮抗药　药物具有较强的亲和力,而无内在活性,这些药物与受体结合后不能产生该受体兴奋的效应,却占据了受体而拮抗其他药物使该受体兴奋的作用。如阿托品与 M 受体结合后,拮抗乙酰胆碱及毛果芸香碱(两者皆为 M 受体激动药)的作用,表现出胃肠平滑肌松弛。

3. 部分激动药　具有激动药与拮抗药双重特性,这些药物一般亲和力较强,但内在活性弱,单独使用时产生较弱的激动效应,即使药物浓度增加,也不能达到激动药那样的最大的效应;但当有激动药存在的情况下,能增强低浓度激动药的生理效应,但部分激动药能拮抗高浓度激动药的部分生理效应。如吲哚洛尔,产生所谓的“两重性”现象,表现低浓度激动,高浓度拮抗。

第四节　配伍变化的处理原则与方法

一、处理原则

为减少或避免药物制剂之间发生配伍变化,处理原则:

1. 审查处方,了解用药意图　审查处方,如发现疑问应首先与医师联系,了解用药意图,明确必须的给药途径。根据对象与条件,结合药物的物理、化学和药理等性质,确定剂型,判定或分析可能产生的不利因素和作用,对剂量和用法等加以审查,或确定解决方法,使药剂能更好地发挥疗效。

2. 控制制备工艺和贮藏条件　控制温度、光线、氧气、痕量重金属是延缓水解和氧化反应的基本条件。对于挥发油、酚类、醛类、醚类等易氧化的药物或酯类、酰胺类、皂苷类等易水解的药物,宜制成固体制剂增加其稳定性,并应注意控制水分和温度,如避免湿法制粒等。若必须制成注射液,可设计成粉针剂,并应注意附加剂和包装材料的影响。

无论口服制剂或注射液,都应注意药物之间,或药物与附加剂之间可能产生的物理、化学或药理的配伍变化。

二、处理方法

1. 改变包装材料和贮存条件　有些药物由于贮存条件如温度、空气、光线等会加速沉淀、变色或分解,故应根据影响的因素选择适宜的包装材料和贮存条件。

2. 改变调配次序 改变调配次序往往能克服一些不应产生的配伍禁忌。

3. 改变溶剂或添加助溶剂 改变溶剂系指改变溶剂容量或改变成混合溶剂。此法常用于防止或延缓溶液剂析出沉淀或分层。视情况有时也可添加助溶剂。

4. 调整液体制剂的 pH 值 pH 值的改变能影响很多溶解性能差的药物溶液的稳定性,应将溶液调节在适宜的 pH 值范围内。

5. 改换其他作用类似的药物或改变剂型 应用功效类似的药物替代可能发生配伍禁忌的药物。有些处方制备成液体制剂易产生沉淀,可以改变处方中辅料种类和用量,也可改成颗粒剂、胶囊剂等剂型。

总之,在药剂的生产、贮存和使用过程中,可能发生药物制剂的配伍变化或配伍禁忌。为避免因药物制剂配伍不当而造成的内在质量问题,应制定合理的处方和制备工艺,一旦发生药物制剂的配伍变化或配伍禁忌,应认真分析原因,从制剂处方、剂型、工艺和贮存条件等环节入手,寻找解决办法。

第五节 配伍变化的研究方法

关于药物的配伍变化有许多的研究报道,在注射剂的应用中人们总结出了多种注射剂的配伍表以方便临床应用。但药物溶液的配伍情况是非常复杂的,需要通过相应的理化试验、微生物及药理学实验等研究解决。

一、可见性配伍变化的实验方法

将实验的药物溶液进行混合,在一定的时间内观察是否产生变色、浑浊、沉淀、产生气泡等现象。实验时采用不同药液的浓度与用量、pH 值、观察时间等参数进行考察。

二、测定变化点的 pH 值

许多药物溶液配伍变化时由于 pH 值变化引起的,因此用药物溶液变化点的 pH 值可以作为预测药物配伍的参考。实验时采用在药液中逐渐加入酸或碱(如 0.1mol/L 的盐酸或氢氧化钠),测定其外观产生变化的 pH 值、pH 值变动范围及所用的酸或碱量。通常加入酸或碱而无外观变化,或 pH 值移动范围大的,或用酸、碱量大的,不易产生可见的配伍变化。反之则易产生可见的配伍变化。

三、稳定性试验

通常认为药物溶液配伍后在规定的时间内其效价或含量下降小于 10%,则为稳定。进行这类实验时,要选择适宜的测定指标和测定方法,以排除药液中其他成分的干扰。

学习小结

1. 学习内容

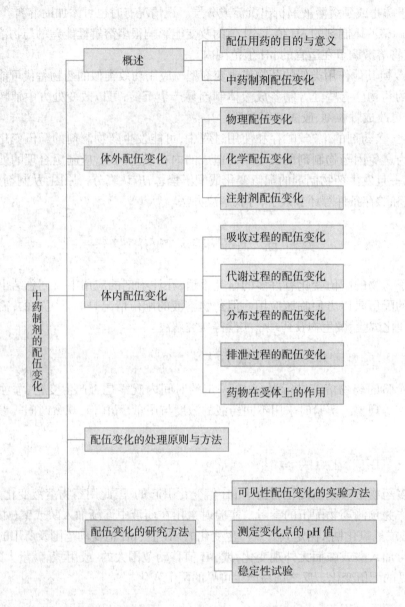

2. 学习方法

(1) 熟悉配伍用药的目的与意义,中药制剂配伍变化的类型;

(2) 掌握物理配伍变化、化学配伍变化,特别是注射剂的配伍变化等体外配伍变化;

(3) 掌握药物在体内吸收、分布、代谢和排泄过程中的配伍变化,以及药物在受体上的作用;

(4) 熟悉配伍变化的处理原则与方法;

(5) 了解配伍变化的研究方法,主要从可见性配伍变化的实验方法、测定变化点的 pH 值和稳定性试验三个方面进行研究。

（马云淑　宋　逍）

复习思考题

1. 简述中药制剂配伍用药的目的与意义。
2. 简述中药制剂配伍变化的类型。
3. 简述中药制剂配伍变化的处理原则与方法。
4. 简述中药制剂体内配伍变化。
5. 简述中药制剂配伍变化的研究方法。

第二十四章

中药制剂的设计

学习目的

通过学习中药制剂设计的基本原则、中药制剂的设计、中药制剂评价与中药新药注册等内容,学会中药制剂设计的基本思路与方法。

学习要点

中药制剂设计的基本原则;中药制剂剂型设计、处方及工艺设计;中试研究内容、中药制剂评价与中药新药注册。

第一节 概　述

中药制剂的设计是以中医药理论为指导,采用药剂学和其他基础学科与相关学科的理论和技术,根据临床防治疾病的要求,结合药材的药性和成分的物性,研究中药制剂设计的理论与方法。中药制剂的设计目的是根据临床预防、诊断、治疗疾病的需要及药物的理化性质、配伍规律和生物学特性等,确定药物适宜的给药途径和剂型。临床疾病种类繁多,有轻重缓急之分;有给药部位之分;有的要求全身用药,而有需避免全身吸收而要求局部用药;有的要求快速吸收,而有的要求缓慢吸收。因此,需根据临床疾病治疗的各种需要,根据药物理化性质、配伍规律和生物学特性,设计出不同的给药途径和相应的剂型和制剂。正常人体的胃肠道、黏膜、腔道、皮肤、肌肉、组织和血管等部位均可以成为给药途径。不同给药部位的生理及解剖特点不同,给药后的体内吸收、分布、代谢、排泄过程亦有很大差异。如中药口服给药,药物作用的发挥很大程度上依赖于胃肠道对该药物的吸收,要求中药制剂在胃肠道内能够按照疾病治疗的需要溶解或释放出药物;通过血管直接注射的药物,则不存在吸收的问题,其药效的发挥,仅与药物在血液及体内组织中的分布有关。适宜的剂型和制剂,对发挥药效、减少药物毒副作用、方便患者用药、方便医护人员使用具有重要意义。

中药制剂设计同药物的吸收、代谢、分布、转化、可能的毒副反应及与体内外活性物质的相互作用等因素密切相关,必须同生物学、化学、药理学、毒理学和生物信息学等基础学科紧密结合。目前,随着转化医学的提出和应用,药物实现个体化的治疗和合理使用的可操作性提高,这为中药制剂的设计与完善提供了新的研究模式。"转化医学"（translational medicine）是 2003 年美国国立健康研究院（NIH）E.A. Zerhouni 在 NIH 路线图（NIH Roadmap）中提出的一个概念。意指基础医学的研究成果应该快速高效地转化为可在临床实际应用的理论、技术、方法、试剂、设备和药物；反之，临床医学中遇到的问题，又可及时反馈到实验室，做更深入的研究，在更高的水平上求得解决，从而形成一个不断循环的研究过程。从实质上来说，就是医学科研要遵循"理论联系实际"，以病人疾病治疗为中心的原则：基础医学研究课题来源于临床，研究成果又能返回临床解决实际问题。如此循环往复，相得益彰。

　　近年来，国际上药品质量管理的理念在不断地发生变化，从"通过最终检验进行药品质量的控制"上升到"通过生产全过程进行药品质量的控制"，进而提出了"药品质量源于设计（QbD）"的管理理念。"药品质量源于设计（QbD）"系指在药品研发阶段就要考虑产品最终的期望要求，在处方设计、工艺路线确定、工艺参数选择、物料控制等各个方面都要全面系统研究，积累丰富详实的数据，并依次确定最佳的产品配方和生产工艺。QbD 强调通过设计提高产品质量，实现药品生产企业降低成本、监管机构弹性监管、患者获得质量更优药品的三方共赢。

第二节　中药制剂设计的基本原则

　　一般在给药途径及剂型确定后，针对药物的性质及制剂的基本要求，选择适宜的辅料和制备工艺，将其制成质量可靠、使用方便、成本低廉的中药制剂。中药制剂直接用于患者，无论经哪种途径用药，都应把质量放在最重要的位置，稍有不慎，轻者贻误疾病治疗，重者给患者带来生命危险，产生群体性社会问题，给中药制剂行业带来冲击，同时也将给生产者带来严重的信誉和经济损失。中药制剂的质量构成包括安全性、有效性、可控性、稳定性和顺应性。良好的制剂设计应提高或不影响药物的药理活性，减少药物的刺激性、毒副作用或其他不良反应。

一、从人体和疾病治疗的角度考虑——安全、有效、顺应

　　1. 安全性　中药制剂的安全性（safety）应作为新药开发的首要考虑。中药制剂的安全性问题来源于中药本身，亦可能来源于中药成分与辅料相互作用，这与中药剂型和制剂的设计有关。任何药物在对疾病进行有效治疗的同时，亦可能具有一定的毒副作用，这种毒副作用受到剂量和给药速度的影响。中药制剂在设计时应将药物的体内浓度控制在最低有效浓度与中毒浓度之间，以确保药物治疗的安全性，降低刺激性或毒副作用。

　　2. 有效性　中药制剂的有效性（effectiveness）是其赖以存在的基础，应作为新药开发的最根本目的。中药制剂的有效性与药物本身的给药途径、制备工艺、剂型、剂量有关，当然亦与服药者的生理病理条件有关，前者主要影响药物吸收，后者主要影响药物处置。在保证用药安全的前提下，通过合理的制剂处方及工艺设计均可提高药物治疗的有效性。增强药物的治疗作用可从药物本身的特点或治疗目的出发，采用制剂的手段克服其弱点，充分发挥其作用，使生物利用度最大化。

　　3. 顺应性　中药制剂的顺应性（compliance）系指患者或医护人员对所用药物的接受程度。顺应性的范围包括剂型及制剂的使用方法、外观、大小、形状、色泽、嗅味

和给药方式等多个方面,较小的体积、较少的数量、明快的色彩、良好的口味、舒适的给药方式会为更多患者所接受。如对于老年、儿童及吞咽困难的患者,宜选择口服溶液、泡腾片、分散片等剂型。

二、药物属性的考虑——稳定、可控

1. 稳定性　中药制剂的稳定性(stability)是保证中药制剂安全性和有效性的基础。在处方设计的开始就要将稳定性纳入考虑范围,不仅要考虑处方本身的配伍变化和工艺过程中的药物稳定性,而且还要考虑制剂在贮存和使用期间的稳定性。中药制剂的稳定性考察指标包括物理特性(形状、颜色、硬度等)、化学特性(含量、酸碱度)、微生物学特性(无菌或细菌数)、生物学特性(崩解、溶出、吸收、分布)等。

2. 可控性　中药制剂的可控性(controllability)主要体现在制剂质量的可预见性与重现性。可预见性是指按已建立的工艺技术制备的合格制剂,应完全符合质量标准的要求,所建立的制剂生产过程的质量控制方法准确可行,所选择的含量控制指标能反映药品中起治疗作用的成分高低。重现性指的是质量的稳定性,即不同批次生产的制剂均应达到质量标准的要求,不应有大的变异,或应处于允许的变异范围内。

三、药物社会属性的考虑——生命关联性、社会公共性、经济性、监督管理

在制剂设计中除了需考虑安全、有效、顺应、稳定、可控等原则外,还要考虑药物的社会属性。

1. 生命关联性　药品是治疗、预防、诊断疾病的专用品,疾病的发展可能危及健康和生命,对人来说,生存是根本,是一切的保障,药品正是通过调节人的生理机能,达到治愈疾病,维持人们生命与健康的作用。药品与其他消费品比较,其根本在于药品是与人们的生命密切相关的物质,这是药品的首要特性。

2. 社会公共性　人的生老病死是自然规律,追求健康、追求生命质量、保证人类的繁衍是人类的本能。药品作为增进健康、延长生命的必要手段而受到国家、社会和公众的重视;药品的相关信息(效果、不良反应和价格等),不论是健康人还是患病者都尤为关注。

3. 经济性　医药行业担负着为人类健康服务的社会职责,为了保证人民群众能买得起药、用得到药,国家对基本医疗保险药品等实行政府定价,且不断进行市场调控,下调药品价格,并逐步建立健全基本医疗保险制度。

药品防治疾病的使用价值要求制药企业应以社会需求为己任,不能单纯追求经济利益,即便是微利或无利润的产品,在公众需求的时候,也要安排生产销售,以保证公众对药品的获得——即药品生产成本和疾病治疗的经济性(economy)。在保证质量和达到相同治疗目的的情况下,选择适宜的剂型、辅料及工艺以降低成本,无论对生产者,对医护人员,还是对患者以及对于全社会均具有重要意义。

4. 监督的严格性　国家依法对药品及与药品有关的事项进行监督管理,药品监督管理的主体是国家、省、市、县的药品监督管理部门,药品的质量要求必须符合国家质量标准,并由药品检验部门实行药品抽查检验。

笔记

第三节 中药制剂的设计

一、剂型设计

剂型是中药制剂存在的形式,它影响着中药制剂的顺应性、稳定性及给药途径,影响中药制剂的释药速度、起效快慢及作用时间,影响药物的体内吸收、分布、代谢和排泄的过程。①剂型影响中药制剂的作用性质:同一药物制成不同的剂型给药后的药理性质可能存在差异,甚至显著不同,其中包括起效时间、作用强度、作用部位、持续时间等。如冰片入丸剂口服,常发挥开窍醒神作用以治疗闭证神昏;入散剂外用,则发挥清热止痛、消肿生肌之功,适用于五官科及外科治疗热毒蕴结之证。②剂型影响中药制剂起效速度:同一药物剂型不同载药形式不同,其体内外释药性能也存在差异,最终影响中药制剂的起效速度。从不同给药途径的剂型而言,起效快慢的顺序由快到慢:静脉 > 吸入 > 肌内 > 皮下 > 直肠或舌下 > 口服 > 皮肤。③剂型影响中药制剂的作用强度:同一药物不同剂型给药后产生的药效作用强度和时间存在差异,如口服剂型中有效成分经过肝脏代谢,将有部分损失;栓剂直肠给药,有效成分通过直肠下静脉吸收,可绕过肝脏直接进入人体循环;静脉注射给药则直接进入血液。④剂型影响中药制剂的稳定性:制剂的不同剂型,其稳定性存在显著差异,其与药物的物理性状、成分间的相互作用,成分的含量,抗微生物侵蚀能力等相关。因此,剂型的选择应根据临床治疗的需要、药物的性质、生产条件和"五方便"的要求来选择。中药剂型的种类很多,其中包括汤、散、膏、丸、酒、丹、锭、片、条、线、露、霜、胶、茶、曲、灸、冲、针剂、颗粒剂、胶囊剂、注射剂、气雾剂、微囊、微球等 40 多种,制剂工艺亦各有特点。2010 年出版的《新编国家中成药》收载中药制剂品种有 6000 余种,研究中会面临许多具体情况和特殊问题。但制剂研究的总体目标是一致的,即通过一系列的研究工作,保证剂型选择的依据充分,处方设计合理,工艺稳定,生产过程能得到有效控制,适合工业化生产等。

二、中药制剂的处方设计

制剂处方设计包括两个方面:一是根据特定病证选择药物配伍组成,即研究方剂的组成;二是根据处方药物的性质、剂型特点、临床要求、给药途径等因素选择适宜的辅料确定制剂处方。

(一) 研究处方的组成

1. 明确中医药理论指导　处方设计时一般按照"辨证立法、以法统方、据方选药"的原则,处理好"理"与"法"、"方"与"药"的关系。"理"系指中医中以治疗某类疾病为目标,经过诊断找出其病因,分析其病机,进而确定为某种病证并确认出某个或某几个证型(含病种)。"法"系指针对某种病证中某个证型或某几个证型设立的中医治疗法则,找出对应的处方为基本方,再结合临床上的主要症状、病因和病理进行分型与分期,对处方进行综合分析与加减。

中药研究时,处方通常是经方、古方、时方、单方、秘方或验方的组方。对获得的处方应该有正确的分析,既要遵守原方,又不应拘泥于原方,应在坚持中医药理论指导和保证疗效的前提下,按照中药新药研制的要求进行适当的加减化裁,以适应中药新药研究的要求。处方中药物调整时应考虑到中药在辨证上的灵活性较差、目标性较强的特点,因此,对原方应根据目标需要进行调整,不应盲目的删繁就简,或只注重单味药的化学成分而忽视方药多种成分的多效性和综合性作用,因为处方中药物的剂量对药物的作用性质及疗效有较大影响。但长期以来对中药的起效剂量、量效关系研究不足,而且中药本身的量效关系不甚明显。因此,研究中药时,应对处方进行深入的研究,"方简量小"更利于中药制剂的设计。

2. 中药成分的理化生物性质　中药处方研究时,要对中药有效成分的生物活性和理化性质的进行筛选,选择合理的提取、精制有效成分的手段是中药剂型研究的主要前提条件,而有效成分的理化性质与制剂工艺和临床疗效密切相关,是中药处方开发研究基础之一。生物活性与理化性质是筛选中药有效成分的两个必要条件,缺一不可,避免偏颇,同时还要处理好单个成分特性生物理化参数与多个成分表观生物理化参数的关系。首先进行与制剂和临床应用相关的理化性质筛选,但目前在中药处方研究中存在着有效成分不明确,已研究出的有效成分理化性质资料不完善,不能充分利用其性质。例如,化合物的渗透性和溶解性对其作为口服药在消化道吸收有明显的影响,在水中溶解度低、渗透性差显然不适合制成口服制剂,因此选择剂型上必然要考虑其理化性质;亲脂性和渗透性差的中药化学成分,必然对细胞膜的渗透低,就会降低其生物利用度,同时对血脑屏障的渗透也差,这样开发价值就存在严重问题。因此,建立天然药物化学成分理化性质资料库,可为今后继续开发这些化学成分提供重要的资料,对制订科学合理的制剂工艺和质量标准,降低药物开发成本,缩短处方开发周期有重要作用。

3. 明确处方中药成分间的相互作用　传统中药处方是按照七情和合、君臣佐使的原则组成。君臣佐使与西药的加和、协同、拮抗的相互作用模式密不可分。组分配伍遵循了传统中医理论指导,有效成分和作用机制相对清楚,是多种组分间协同、加和、拮抗的协调统一。组分配伍模式可通过组分间直接发生化学成分变化,或影响其他组分的吸收、代谢、药效、毒性等诸多性质。通过组分间相互作用研究可从复杂体系中理清哪些成分对主要功效有协同增效和加和作用,哪些成分对毒副作用有拮抗作用,并且通过多因素、动态药理模型指导辨证施治的组分配伍及组分优化。

(二) 选择适宜的辅料

药用辅料(pharmaceutic adjuvant)系指生产药品和调配出发时使用的赋形剂和附加剂,其在中药制剂中具有独特的地位和作用。它不仅是原料药物制剂成型的物质基础,而且与制剂工艺过程的难易、给药途径、作用方式与释药速度、临床疗效等密切相关,用以保持制剂的有效性、安全性和稳定性,或是为了适应制剂特性以促进药物溶解、缓释等目的添加的物质,也可是制剂处方中所含有的某种药物。选用辅料有三个最基本的原则:一是价廉物美,满足制剂成型、有效、稳定、方便要求的最低用量原则。即是说用量要恰到好处,用量最少不仅可节约原料,降低成本,最主要是可减少剂量,使应用方便。二是无不良影响原则。即不降低药品疗效,不产生毒副作用,不干扰质量监控。三是药辅互变原则。现代制剂中,通常把它们看做没有生物活性的物质,但中药制剂中所用辅料有两个特点:一是"来自天然、药辅合一",即制剂处方中某些药味,既可作为辅料,也可以作为药物。如浓缩丸和半浸膏片一般不另加辅料,利用提取

笔记

的清膏做黏合剂,药材粉末做填充剂和崩解剂,控制适宜的制剂条件即可;如"二母宁嗽丸"中的蜂蜜,既是赋形剂,又是与方药有协同疗效的药物;制备片剂时所用的滑石粉,现代制剂中仅视为润滑剂,而在中医中作为一味药使用。二是"药引"即引药归经,指某些药物能引导其他药物的的药力到达病变部位或某一经脉,起向导作用。如《太平惠民和剂局方》中,很多处方配伍服用,常以大枣、生姜、小麦等为引,如"肾气丸"用盐水送服,可引诸药入肾经。除此之外,"药引"还可以增强疗效、调和药性等作用,如八正散中用灯心草为引,既可导热下行而通关窍,又能增强通淋除湿的作用。因此,无生物活性的制剂辅料是不存在的,即便像乳糖这种被视为无活性的理想辅料,亦发现其对睾酮有加速吸收的作用,对异烟肼有阻碍吸收的作用。因此,选择辅料不仅要考虑其对生产工艺和制剂外观性质等方面的影响,亦要考虑有可能改变制剂生物有效性的问题。

三、中药制剂的工艺设计

工艺设计是中药制剂研究的重要阶段,直接关系到制剂的有效性、安全性、稳定性、可控性、适用性和经济技术的合理性。除少数情况可直接使用饮片原粉外,通常情况包括提取与纯化工艺的设计、制剂成型工艺的设计。

(一) 提取与纯化工艺的设计

中药的提取与纯化工艺路线是中药生产工艺科学性、合理性和可行性的基础和核心,是制剂安全性、有效性和质量可控性的前提。中药提取与纯化工艺的确定一般应根据处方中药物的组成特点、药物的性质、制剂的类型、临床用药要求、生产的可行性和生产成本以及环境保护的要求,还应注意工艺的先进性。研究浸提与分离条件时,考查内容应包括:提取溶剂的选择、提取参数的选择、提取方法的研究和纯化、浓缩与干燥工艺的研究。研究时应处理好的问题有:

1. 提取与纯化工艺研究考察指标的选择 理想的效应指标是与效应有直接相关且含量大于万分之一的可测成分指标。中药制剂提取与纯化研究过程中,需要采用科学、客观、可量化比较的评价指标,以获得科学合理的工艺条件及参数,保证制剂的安全有效。但由于中药、天然药物处方多为复方,所含成分复杂,有效成分往往不明确,以及有效成分含量极低,使考察评价指标的选择较为困难。目前采用四项指标进行考察:①以处方中某一药材的某一个或几个有效成分(或指标成分)或有效部位为评价指标;②以水浸出物或有机溶剂浸出物为评价指标;③以生物学指标或药效学指标为评价指标;④以上述三种结果的综合评价结果为评价指标。

2. 提取与纯化工艺条件的优化 中药的提取、纯化方法应尽可能多地提取和保留有效成分,或根据某一类有效成分的性质提取目的物,减少杂质的提取,较多地去除提取物中的无效成分或有害物质;减少服用量;增加制剂的稳定性;提高疗效等。

提取工艺研究中,重点的环节包括:溶剂的选择,提取方法的确定,各种参数的确定。溶剂应主要根据中药、天然药物中所含成分的理化性质进行选择。提取有效成分或有效部位的药物时,溶剂的选择首先得最大限度地浸出有效成分,最低限度的浸出无效和有害物质;其次溶剂不与有效成分发生化学变化,亦不影响其稳定性和药效;再次溶剂的比热小,安全无毒,廉价易得,以达到纯度要求为目标;最后应尽量避免使用一、二类有机溶剂,但必须使用时,应建立相应的溶剂检测方法,控制其残留量。提取方法应根据中药或处方药料特性、溶剂的性质、剂型的要求和生产实际等综合考虑。常用的提取方法主要有煎煮法、浸提法、渗漉法、回流法、水蒸气蒸馏法等。近些年,超临界液体提取法、超声波提取法、酶法等也在中药制剂提取研究中广泛应用。

提取工艺研究的优化方法可采用正交、均匀、星点等科研设计方法,多指标采用全概率权重迭加后进行统计分析;对于正交实验一般采用方差分析方法确定最优工艺;均匀与星点实验可采用多元高次非线性拟合的方法获得效应面曲线,再用多元最优算法求出提取工艺参数。

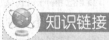 **知识链接**

药品中残留溶剂的分类

国际协调大会(International Conference on Harmonization,ICH)关于药品中残留溶剂的指导原则于 1997 年获得通过,按照毒性大小和对环境的危害程度,该指导原则将溶剂分为三类:

第一类溶剂系指已知可以致癌并被强烈怀疑对人和环境有害的溶剂。在可能的情况下,应避免使用这类溶剂。如果在生产治疗价值较大的药品时不可能避免地使用了这类溶剂,除非能证明其合理性,残留量必须控制在规定的范围内,如苯、四氯化碳、1,2-二氯乙烷、1,1,1-三氯乙烷等;

第二类溶剂系指无基因毒性但有动物致癌性的溶剂,如氯仿、甲酰胺、正己烷、乙腈、二氯甲烷、N,N-二甲基甲酰胺、甲苯、N-甲基吡咯烷酮等;

第三类溶剂系指对人体低毒的溶剂。急性或短期研究显示,这些溶剂毒性较低,基因毒性研究结果呈阴性,但尚无这些制剂的长期毒性或致癌性的数据。在无需论证的情况下,残留溶剂的量不高于 0.5% 是可接受的,但高于此值则须证明其合理性,如戊烷、甲酸、乙酸、乙醚、丙酮、苯甲醚等。

3. 纯化工艺研究应根据纯化的目的、可采用方法的原理和影响因素,选择适宜的纯化方法 纯化工艺的采用与否及所采用的分离方法,一般应考虑:拟制成的剂型与服用量、有效成分与去除成分的性质、后续制剂成型工艺的需要、生产的可行性、环保问题等。尤其在制剂有效成分不明确的情况下,不应盲目地进行纯化。中药、天然药物的纯化应依据中药传统用药经验或根据药物中已确认的一些有效成分的存在状态、极性、溶解性等设计科学、合理、稳定、可行的工艺,采用一系列分离纯化技术来完成。应对应用方法的可能影响因素进行研究,选择合适的工艺条件,确定工艺参数,以确保工艺的可重复性和药品质量的稳定性。应通过有针对性的试验,考察各步骤有关指标的情况,主要考察相关指标的方法有正交设计、均匀设计、星点设计、方差分析、线性拟合与非线性拟合等,以评价各步骤工艺的合理性。如选择应用较多的水醇法来进行精制,建议考虑以下影响因素:提取液经浓缩后的相对密度、加入乙醇的方法(如乙醇加入时的速度、搅拌速度)、加入乙醇的浓度、加入乙醇的量或加入乙醇后的溶液含醇量、操作的温度、醇沉的时间等。

（二）制剂成型工艺的设计

中药制剂成型工艺系指在中医药理论指导下,根据处方的配伍规律与有效成分的生物理化性质,将原料或半成品与辅料根据其特性和医疗需求,制备成能直接供临床应用并形成最终产品的加工处理过程,包括制剂处方设计与制备方法设计。显然,成型工艺过程随剂型不同有很大差别,辅料的选择也会有很大的差异。但是,当剂型确定后,其重点在成型工艺路线的选用,原料或半成品与辅料的加工处理方法与方式及成型设备的选择、使用与维护。一般情况下,制备工艺路线及其各工序的技术条件随剂型与品种不同而异,如颗粒剂的成型工艺路线是:

$$中药提取 \longrightarrow 精制 \xrightarrow{\text{辅料}} 制粒 \longrightarrow 干燥 \longrightarrow 整粒 \longrightarrow 包装$$

处方设计包括药物、辅料种类与用量;制备方法中选择的制粒技术,是颗粒剂成型的关键工艺技术,制粒方法不同则筛选的工艺技术条件不一样。若用普通湿法制粒,一般应筛选稠浸膏的相对密度、膏粉用量比、混合的方式与方法、时间、筛网规格、干燥温度与时间、一次制粒还是二次制粒等;若用流化喷雾制粒(一步制粒),喷雾药液的相对密度、流化底料的粒度与用量、喷雾压力、进出风温度与流速等;若用干法制粒,则一般应筛选干膏粉与辅料的比例、压力、破碎程度等,这些均是不同制粒工艺应该考虑筛选的技术条件。

分装是颗粒剂成型为合格产品的重要工序之一,其流动性、吸湿性、颗粒的均匀性直接影响分装工艺的质量,即分剂量的准确性。因此,获得颗粒后,对其相关的这些物理特性进行研究与考察仍属颗粒剂成型工艺研究的内容之一。

成型工艺设计一般应考虑三方面的问题:第一是成型工艺路线的选择与制剂处方设计兼得关系;第二是成型工艺与生产设备间的适应性;第三是力求工艺流程简练,节能降低成本,并通过中试研究验证和完善成型工艺设计。成型工艺的优化评价也需通过正交设计、均匀设计、星点设计等进行考察。

第四节　中药制剂的中试设计

一、中试研究的意义与目的

中试研究系指实验室研究完成系列工艺后,采用与生产相符的条件进行工艺放大研究的过程。中试研究是药品研发到生产的必由之路,是降低产业化实施风险的有效措施,也是评价实验室处方与制备方法是否适合工业化大规模生产的重要环节,同时也是对实验室工艺合理性研究的验证与完善,保证制剂达到生产稳定性、可操作性的必经环节,它直接关系到药品的安全、有效和质量可控。文献报道的中药制剂工艺多为实验室工艺,为科研人员的进行科学研究所采用的工艺。在药物的研发初期申报单位所采用的中药制剂工艺多在文献工艺的基础上进行研究,但该工艺在产业化大规模生产时仍需进行适宜性改进。中试研究是连结二者的桥梁,可为产业化生产积累必要的经验和试验数据,具有重要意义。中试研究的目的是验证、复审和完善实验室工艺所研究确定的反应条件,及研究选定的工业化生产设备结构、材质、安装和车间布置等,为正式生产提供数据,以及物质量和消耗等,并保证生产药物的质量相对稳定、可控。

二、中试研究的前提条件

成熟的小试是进行中试最主要的基础,中试的研究应具备两个前提条件与六个必须条件。前提条件：①基本工艺路线确定；②小试工艺考察工作完成并基本可行、稳定，工艺过程及工艺参数确定，如提取（时间、方法、溶剂）、分离、纯化、浓缩（方法、温度）、干燥的质量控制方法的建立等。必须条件：①小试收率稳定，产品质量可靠；②制作条件已经确定，产品，中间体和原理的分析检验方法已确定；③设备，管道材质的耐腐蚀实验已经进行，并有所需的一般设备；④进行了物料衡算。三废问题已有初步的处理方法；⑤已提出原材料的规格和单耗数量；⑥已提出安全生产的要求。

三、中试研究的基本内容

（一）原药材、辅料是否符合要求

中药制剂是以中药材为起始原料，除了少数情况下直接使用的药材粉末外，一般都是经过提取、分离、纯化、浓缩、成型的过程。在中药的提取与剂型的成型之前，必须要明确三项内容：①原药材、辅料是否有法定标准；②依法检测、自建检测方法；③检测结果是否符合要求。

（二）关键工艺技术参数的考察

对小试筛选试验中所获得的最佳工艺条件，以及优化组合所确定的工艺条件进行再试验考察，以对某些技术条件进行必要的调整与固定，完善工业化生产条件。剂型不同，工艺过程中的关键控制点不同。以颗粒剂为例，提取时设计的工艺技术参数可能包括饮片的粉碎度、溶剂量、提取次数、温度、压力等；分离精制时需考虑滤过的速度或醇沉的影响等；而在制粒成型时辅料用量、制粒方法、搅拌时间和速度以及制粒筛目都是考察的参数。

（三）工艺与设备的适应性考察

检验实验室所定工艺与实际生产时生产设备之间的适用性，配置必要的、合理的设备。考核所确定的制备工艺在工业化生产规模的可行性、生产稳定性、产品收率的重现性及产品质量的一致性，如实验室回流提取和浓缩分步进行，而生产中如采用热回流提取浓缩机组，会引起改变。

（四）规模与批次

规模要求中试的投料量为制剂处方量（以制成 1000 个制剂单位计算）的 10 倍以上，但是不同的剂型和工艺又有所区别：①装量大于 100ml 的液体制剂需适当的扩大中试规模；②以有效成分、有效部位为原料及以全生药粉入药的制剂需适当降低中试研究投料量等，其规模均要达到中试研究的目的；③半成品率、成品率应相对稳定。中试研究一般需经过多批次实验，以保证工艺稳定性的目的。

（五）质量控制

关注中试工艺和小试工艺的异同，同时关注变化对产品质量的影响程度。中试研究过程中，首先应考察各关键工序的工艺参数及相关的检测数据：①工艺过程可能对产品质量产生影响，例如片剂的制备，混合，干燥及压片过程等可能对片剂的质量产生较大的影响；②需要对工艺过程进行全面的分析研究，找出影响产品质量的关键工艺，并确定合理的工艺参数范围，其次要注意建立中间体的内控质量标准，进行半成品和成品的质量检查，考察数据是否符合 GMP 的基本要求。再次与含量测定相关的药材，应提供所用药材及中试样品含量测定数据，并计算转移率。最后对 GMP 管理下的仪器进行有效性的验证，确认设备型号、操作参数和设备性能等，将其文件化。

（六）成本核算

根据中试过程中原材料消耗、辅料用量、设备折旧及劳动力费用等对产品成本进行初步核算。

（七）中试试验数据的记录

一般要求记录的内容包括：批号、投药量、半成品量、辅料量、成品量、成品率、可测成分转移率、半成品和成品的质量控制和检测数据等。

（八）中试场地

临床试验用的样品的生产车间必须符合《药品生产质量管理规范》条件。申报生产时，应当在取得《药品生产质量管理规范》认证证书的车间生产。

第五节　中药制剂评价与中药新药注册

一、中药制剂评价

（一）制剂工艺评价

制剂工艺评价包括三个方面：工艺设计、工艺研究和工艺放大。工艺研究阶段和放大生产阶段都需要对工艺进行验证。

1. 工艺设计　主要看是否把药物的性质与工艺的特点充分、有机、合理地结合；是否充分考虑研究试验的工艺与工业化生产在工艺、操作、设备等方面的有效衔接。

2. 工艺研究　主要看是否建立有效、完善、合理、可行的工艺研究和过程控制体系，包括建立关键工艺环节的控制指标参数和关键指标，研究工艺条件、操作参数、设备型号等的变化对制剂质量的影响，并根据工艺放大和工业化生产有关数据确定过程控制各关键参数的合理范围等，是否根据上述关键工艺控制指标和工艺参数进行工艺验证和工艺重现性研究，工艺研究参数是否涵盖该制剂生产质量保证和控制的所有方面。

3. 工艺放大　主要看是否进一步考察生产过程的主要环节的优化工艺条件，是否确定适合工业化生产的设备和生产方法且已经进行工艺验证，确认放大生产后所用工艺是否可生产出合格产品，工艺是否稳定，是否可控。

（二）制剂稳定性评价

通过稳定性试验，考察中药在不同环境条件（如温度、湿度、光线等）下药品特性随时间变化的规律，以认识和预测药品的稳定趋势，为药品生产、包装、贮存、运输条件的确定和有效期的建立提供科学依据。

根据研究目的和条件的不同，稳定性研究内容可分为影响因素试验、加速试验和长期试验等。

1. 影响因素试验　影响因素试验是在剧烈条件下探讨药物的稳定性、了解影响稳定性的因素及所含成分的变化情况。为制剂处方设计、工艺筛选、包装材料和容器的选择、贮存条件的确定、有关物质的控制提供依据。影响因素试验应分别在高温、高湿和强光照射下进行。

2. 加速试验　加速试验是在加速条件下进行的稳定性试验，其目的是在较短的时间内，了解原料或制剂的化学、物理和生物学方面的变化。加速试验一般应在

40℃±2℃、RH75%±5%条件下进行试验,在试验期间分别于0、1、2、3、6个月末取样检测。

3. 长期试验　长期试验是在接近药品的实际贮存条件下进行的稳定性试验。一般在25℃±2℃、RH60%±10%条件下,分别于0、3、6、9、12、18个月取样检测,也可在常温条件下进行。

影响因素试验可采用一批小试规模样品进行;加速试验和长期试验应采用3批中试以上规模样品进行。加速试验和长期试验所用包装材料和封装条件应与拟上市包装一致。

(三)药物经济学和社会药学评价

中药制剂设计不仅决定药品的质量和疗效,同时也决定了药品的成本,需要运用最小的成本分析(minimum-cost analysis,CMA)、成本效果分析(cost-effectiveness analysis,CEA)、成本效用分析(cost-utility analysis,CUA)、成本效益分析(cost-benefit,CBA)、成本效率分析(cost-efficiency analysis)和效益风险分析(benefit-risk analysis)等药物经济学研究方法评价其自身价值、社会价值和合理性。

对中药制剂进行社会药学(social pharmacy)评价,主要是评价其对医护人员和患者的依从性和顺应性,医护人员和患者对良好的中药制剂(包括给药方式、制剂的形、色、味和较好的药效与较低的不良反应)具有依从性和顺应性,可以增加治疗效果,减少额外支出(如依从性差引起的治疗失败或因副反应引起的其他治疗);同时中药制剂设计时是否考虑药物在使用过程中由于不能正确使用引起的误服、药物不良反应、耐药性、抗药性、依赖性等后果。

(四)与中药制剂质量标准研究衔接

中药制剂质量标准的建立必须在处方固定和原料质量稳定,制备工艺相对固定的前提下,用中试规模以上的产品研究制定,否则不能反映和控制最终产品质量。质量标准研究的内容包括:名称、处方、制法、性状、鉴别、检查、浸出物测定、含量测定、炮制、性味与归经、功能与主治、用法与用量、注意、规格、贮藏、使用期限等项目。

质量标准研究的主要环节包括原辅料、半成品、成品质量标准和包装质量标准。只有严格抓好各个工序环节,才能保证制备出优质产品。

1. 原辅料质量标准　处方中原料,应包括药材品种鉴别、品质鉴别、炮制品规格等。原辅料均应符合药用要求。

2. 半成品质量标准　半成品是中药制剂生产过程中的阶段性产物。只有标定了半成品的质量标准,才能很好的保证成品的质量。半成品质量标准应结合药物性质、制备的剂型等方面进行综合考虑。

3. 成品质量标准　成品质量控制先按《中国药典》中某剂型项的规定作成品的常规质量检验,然后根据制剂组成的特点,建立实用可靠的定性、定量方法并形成标准。

4. 包装质量标准　包装是药品生产中的一个重要环节,对保证药品质量,方便临床使用等方面有直接影响。在新产品试制过程中,最好通过"装样试验"和稳定性试验对各种不同的包装材料进行认真选择。

(五)中药制剂临床评价

中药制剂最终应用于临床治病,临床疗效好坏是终极评价标准。具有相同药效成分及含量的两制剂称为化学等值制剂;具有相同药效成分及含量的相同制剂称为药剂等效制剂;具有相同的生物利用度的两化学等值制剂称为生物等效制剂;具有相同的临床疗效的两化学等值制剂称为临床等效制剂。因此,临床等效一般体现生物等效,也体现药剂等效与化学等值;然而,化学等值不一定体现药剂等效,更不一定体现生物与临床等效。因此中药制剂的成分定性定量控制是制剂质量的基本控制,在中试制剂评价时一般要求生物等效,才能有可能说明两制剂及其制备工艺的药效基本相等,进一步推断其临床等效,能否实现临床等效最终还要靠临床实验确定。

二、中药新药注册

药品注册系指国家食品药品监督管理总局(China Food and Drug Administration, CFDA)根据药品注册申请人的申请,依照法定程序,对拟上市销售的药品的安全性、有效性、质量可控性等进行审查,并决定是否同意其申请的审批过程。

(一) 中药、天然药物注册申请分类

中药、天然药物注册申请分为 9 种类型,第 1~8 类为新药申请,第 9 类为仿制药申请。

1. 未在国内上市销售的从植物、动物、矿物等物质中提取的有效成分及其制剂。

2. 新发现的药材及其制剂。是指未被国家药品标准或省、自治区、直辖市地方药材规范收载的药材及其制剂。

3. 新的中药材代用品。是指替代国家药品标准中药成方制剂处方中的毒性药材或处于濒危状态药材的未被法定标准收载的药用物质。

4. 药材新的药用部位及其制剂。是指具有法定标准药材的原动物、植物新的药用部位及其制剂,如三七的传统药用部位为根,现用其叶。

5. 未在国内上市销售的从植物、动物、矿物等物质中提取的有效部位及其制剂。是指国家药品标准中未被收载的从单一植物、动物、矿物等物质中提取的一类或数类成分组成的有效部位及其制剂,其有效部位含量应占提取物的 50% 以上。有效部位非单一化学成分,如总黄酮、总生物碱、总皂苷或几类成分的混合物,如总黄酮与总皂苷的混合物等。

6. 未在国内上市销售的中药、天然药物复方制剂。包括①中药复方制剂;②天然药物复方制剂;③中药、天然药物和化学药品组成的复方制剂。

7. 改变国内已上市销售中药、天然药物给药途径的制剂。是指不同给药途径或吸收部位之间相互改变的制剂。

8. 改变国内已上市销售中药、天然药物剂型的制剂。是指在给药途径不变的情况下改变剂型的制剂。此类制剂应充分说明改剂型的合理性,应提高药品的质量和安全性,并与原剂型比较有明显的临床应用优势。此类药物不发新药证书(缓释、控释制剂除外)。

9. 仿制药。是指注册申请中国已批准上市销售的中药或天然药物。仿制药应与被仿制药品的处方组成、药材基源、生产工艺及参数、制剂处方保持一致,质量可控性不得低于被仿制药品。

(二) 中药、天然药物注射剂基本技术要求

中药、天然药物注射剂不是中药的传统给药途径,且中药注射剂长期存在着化学

成分复杂(且很多成分不明确)、制备工艺落后、质量标准欠缺、临床疗效不明确、不良反应多等一系列问题。1999年国家食品药品监督管理局出台了《中药注射剂研究的技术要求》,在2000年4月颁布的《关于加强中药注册管理有关事宜的通知》中,要求中药注射剂应固定药材产地,建立药材和制剂的指纹图谱标准。2000年8月15日公布了《中药注射剂指纹图谱研究的技术要求(暂行)》,2006年6月28日下达了《关于对加强中药注射剂注册管理有关事宜征求意见的通知》,2007年12月6日,国家食品安全监督管理局公布了《中药、天然药物注射剂基本技术要求》。

《中药、天然药物注射剂基本技术要求》对中药、天然药物注射剂的注册及研究技术要求分为以下类型:①新的中药、天然药物注射剂;②改变给药途径的中药、天然药物注射剂;③改剂型的中药、天然药物注射剂;④仿制中药、天然药物注射剂;⑤已有国家标准中药、天然药物注射剂的补充说明申请部分;⑥中药、天然药物注射剂说明书和包装标签的撰写要求。

1. 新的中药、天然药物注射剂研究技术要求针对注射剂不是传统给药途径的现实,要求充分说明中药、天然药物注射剂研究开发的重要性,规定注射剂应该是解决口服等其他非注射给药途径不能有效发挥作用时的剂型选择,并且应比已上市的其他同一给药途径、同类功能主治(适应证)的注射剂在有效性或安全性等方面具有一定优势或特色。中药注射剂所用原料药材应固定品种、药用部位、产地、产地加工、采收期等。炮制品应明确详细的炮制方法。所用辅料应具有法定药用标准,并符合注射用要求,并要尽可能少用辅料。注射剂中所含成分应基本清楚,应对注射剂总固体中所含成分进行系统的化学研究。有效成分制成的注射剂,单一成分的含量应不少于90%;多成分注射剂,所测成分应大于总固体量的80%,固体中结构明确成分应不少于60%。含有多种结构成分的,应分别采用HPLC和(或)GC等定量方法测定各主要结构类型成分中至少一种代表性成分的含量,对未测定的其他成分进行研究。处方中含有毒性成分或已上市单一成分药品的,应测定其含量。注射剂质量标准中含量测定标准均应规定其含量的上下限。药效学研究中,应增加口服或其他非注射给药途径的对照,充分说明选择注射给药的合理性。安全性研究必须在GLP实验室进行。如果处方组成中含有首次用于注射给药途径的原料,还应提供遗传毒性、生殖毒性等试验资料,必要时尚需提供致癌性试验资料。临床研究应进行Ⅰ期、Ⅱ期、Ⅲ临床试验。首次提出注射剂在申请上市时,应制定相应的风险控制计划。风险控制计划包括:药品检测期内的Ⅳ期临床试验;药品上市后安全性和有效性进一步研究;临床应用中的安全性及有效性观察计划和针对临床应用中可能发生的风险所制订的防范及应对措施。

2. 改变给药途径的中药、天然药物注射剂研究技术要求此类注射剂包括非注射剂改为注射剂,肌内注射与静脉注射(包括静脉滴注)及其他注射途径之间的相互改变。其药学研究与新中药,天然药物注射剂研究内容相同。

3. 改剂型的中药、天然药物注射剂研究技术要求此类注射剂是指不改变给药途径的改剂型品种,应从临床用药、药物性质等角度,对改剂型可能带来的益处和可能引发的安全性问题进行评估。要求提供改剂型合理性的充分依据。改剂型后与原剂型相比,若药用物质基础没有改变,研究技术要求同仿制药;若药用物质基础有改变,研究技术要求同新的中药、天然药物注射剂。

　　中药注射剂是中药现代的给药剂型,适用于急、危、重病人的治疗,在中医临床治疗过程中发挥了巨大的作用,尽管目前存在一定的不良反应,但随着现代科学的应用,中药注射剂药用物质基础和作用机制的不断阐明,产生不良反应的原因逐渐清晰,通过不断改善制备工艺和提高质量,再结合合理的临床用药,终将步入正常临床使用的轨道。

学习小结

1. 学习内容

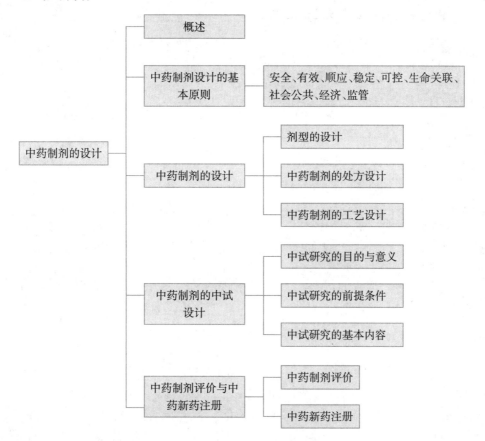

2. 学习方法

　　(1) 掌握中药制剂设计的基本原则包括:①安全、有效、顺应;②稳定、可控;③生命关联、社会公共、经济、监管。

　　(2) 掌握中药制剂设计的内容包括剂型的设计、中药制剂的处方设计和中药制剂的工艺设计。

　　(3) 熟悉中试研究的基本内容包括关键工艺技术参数的考察方法;工艺与设备的适应性考察方法;中试试验数据的记录;成本核算;质量控制。

　　(4) 熟悉中药制剂的评价包括制剂工艺评价、制剂稳定性评价、中药制剂质量标准评价。

　　(5) 了解中药新药注册的基本内容,特别是中药注射剂注册应注意的地方。

(贺福元)

笔记

复习思考题

1. 简述中药制剂设计的基本原则。
2. 简述中药制剂设计的内容。
3. 简述中药制剂处方设计的内容。
4. 简述中药制剂工艺研究的内容。
5. 简述中药制剂中试研究的基本内容。
6. 简述中药制剂的质量评价方法。
7. 简述中药新药分类及注册要求。

中英文名词对照

中文	英文	缩写
靶向给药系统	targeting drug system	TDS
半仿生提取法	semi-bionic extraction method	SBE
包封率	entrapment rate	
包合物	inclusion compound	
包衣片	coated tablets	
饱和气体溶液法	particles from gas-saturated solutions	PGSS
崩解剂	disintegrants	
表面活性剂	surfactants 或 surface active agents	
丙二醇	propylene glycol	
玻璃溶液	glass solution	
泊洛沙姆	poloxamer	
茶剂	medicinal tea	
搽剂	liniments	
长期试验	long-term testing	
肠溶片	enteric coated tablets	
超临界流体	supercritical fluid	SCF
超临界流体提取法	supercritical fluid extraction	SFE
超临界溶液快速膨胀法	rapid expansion of supercritical solutions	RESS
超声波提取法	ultrasonic extraction	
超细粉碎技术	ultrafine comminution technology	
沉降分离法	separation by sedimentation	
冲洗剂	irrigating solutions	
处方	prescription	
处方药	prescription drugs	
醇提水沉淀法	ethanol extraction followed by water sedimentation	

中文	英文	缩写
醋酸羟丙甲纤维素琥珀酸酯	hydroxypropylmethylcellulose acetate succinate	HPMCAS
醋酸纤维素	cellulose acetate	CA
大单室脂质体	large unilamellar vesicles	LUVs
大孔树脂吸附技术	macroreticular resin absorbing	
丹药	dan medicine	
单凝聚法	simple coacervation	
氮酮	azone	
等渗溶液	isoosmotic solution	
等张溶液	isotonic solution	
低共熔混合物	eutectic mixture	
低取代羟丙基纤维素	L-hydroxypropylcellulose	L-HPC
滴鼻剂	nasal drops	
滴耳剂	ear drops	
滴丸	dripping pills	
滴眼剂	eye drop	
淀粉	starch	
酊剂	tincture	
锭剂	lozenge	
动脉内注射	intra-arterial route	
多层片	multilayer tablets	
多室脂质体	multilamellar vesicles	MLVs
二甲基亚砜	dimethyl sulfoxide	DMSO
凡士林	vaselin	
反絮凝剂	deflocculating agents	
防腐剂	preservative	
非处方药	over-the-counter drugs,OTC drugs	
分散片	dispersible tablets	
分子蒸馏技术	molecular distillation	
粉碎	crushing	
辐射灭菌法	radation sterilization	
辅料	excipients	
附加剂	additives	
复凝聚法	complex coacervation	

中文	英文	缩写
干淀粉	dry starch	
干燥	drying	
甘露醇	mannitol	
甘油	glycerin	
甘油明胶	gelatin glycerin	
高分子溶液剂	polymer solutions	
膏药	plaster	
糕剂	medicinal cake	
工业药剂学	industrial pharmaceutics	
共沉淀物	coprecipitation	
固态溶液	solid solution	
灌肠剂	enemas	
硅酮类	silicones	
过滤除菌法	filtration sterilization	
含片	buccal tablets	
含漱剂	gargles	
合剂	mixture	
糊精	dextrin	
糊丸	starched pills	
滑石粉	talcum powder	
化学灭菌法	chemical sterilization	
环糊精	cyclodextrin	CD
缓释片	sustained release tablets	
回流法	circumfluence	
混合	mixing	
混悬剂	suspensions	
肌内注射	intramuscular route	
基质	bases	
脊椎腔注射	vertebra caval route	
加速试验	accelerated testing	
煎膏剂	electuary	
煎煮法	decoction	
交联聚维酮	polyvinylpolypyrrolidone	PVPP

续表

中文	英文	缩写
交联羧甲基纤维素钠	croscarmellose sodium	CCMC-Na
胶剂	gels	
胶囊剂	capsules	
胶束	Micelle	
浸出制剂	leaching preparation	
浸膏剂	extracts	
浸提	extraction	
浸渍法	maceration	
经典恒温法	classic isothermal accelerated tests	
精制	refinement	
鲸蜡	spermaceti	
鲸蜡醇	cetylalcohol	
静脉注射	intravenous route	
酒剂	medicinal liquor	
咀嚼片	chewable tablets	
聚维酮	polyvinylpyrrolidone,povidone	PVP
聚乙二醇	polyethylene glycol	PEG
卡波姆	carbomer	
颗粒剂	granules	
可可豆脂	cocobutter	
可溶片	solution tablets	
克氏点	krafft point	
客分子	guest molecule,enclosed molecule	
空气洁净技术	techniques for air purification	
控释片	controlled release tablets	
口崩片	oral disintegrating tablets	
口服普通片	compressed tablets	
口腔贴片	buccal adhesive tablets	
蜡丸	wax-wrapped pills	
冷压法	cold compression method	
离心分离法	separation by centrifuge	
邻苯二甲酸醋酸纤维素	cellulose acetate phthalate	CAP
临界相对湿度	critical relative humidity	CRH

续表

中文	英文	缩写
磷酸氢钙	calcium hydrogen phosphate	
流浸膏剂	fluid extracts	
硫酸钙	calcium sulfate	
滤过分离法	separation by filtering	
蜜丸	honeyed pills	
灭菌	sterilization	
灭菌方法	the technique of sterilization	
膜分离技术	separation membrane	
膜剂	pellicle	
内毒素	endotoxin	
纳米粒	nanoparticles	
囊材	coating material	
黏合剂	binders	
凝胶剂	gels	
浓缩	concentration	
浓缩丸	condensed pills	
泡腾崩解剂	effervescent disintegrants	
泡腾片	effervescent tablets	
皮内注射	intradermal route	
皮下注射	subcutaneous route	
片剂	tablets	
羟丙基纤维素	hydroxypropylcellulose	HPC
羟丙甲纤维素醋酸酯	hydroxypropyl methyl cellulose phtalate	HPMCP
氢化植物油	hydrogenated vegetable oils	
染菌度概率	probability of nonsterility	
热熔法	fusion method	
热原	pyrogen	
溶液剂	solutions	
乳化剂	emulsifiers	
乳化膜	emulsifying layer	
乳剂	emulsions	
乳糖	lactose	
软膏剂	ointments	

中文	英文	缩写
软石蜡	soft paraffin	
润滑剂	lubricants	
润湿剂	wetting agents	
三醋酸纤维素	cellulosetriacetate	
散剂	powders	
筛析	sieving	
舌下片	sublingual tablets	
渗漉法	percolation	
渗透促进剂	penetration enhancers	
生物药剂学	biopharmaceutics	
湿热灭菌法	moist heat sterilizaton	
十二烷基硫酸钠	sodium lauryl sulfate	SLS
输液剂	infusion solution	
栓剂	suppository	
水解	hydrolysis	
水蜜丸	water-honeyed pills	
水提醇沉淀法	water extraction followed by ethanol sedimentation	
水丸	water pills	
水性凝胶	hydrogel	
水蒸气蒸馏法	vapor distillation	
司盘	span	
羧甲基淀粉钠	carboxymethyl starch sodium	CMS-Na
调剂	compounding	
昙点	cloud point	
糖粉	powdered sugar	
糖浆剂	syrups	
贴膏剂	adhesive ointment	
吐温	tween	
外用膏剂	external slurry	
丸剂	pills	
网状内皮系统	reticuloendothelial system	RES
微波灭菌法	microwave sterilization	
微波提取技术	microwave extraction	ME

续表

中文	英文	缩写
微粉硅胶	silica gel	
微晶纤维素	microcrystalline cellulose	
微囊	microcapsules	
微囊片	microcapsule tablets	
微球	microspheres	
稳定性	stability	
无菌保证水平	sterility assurance level	SAL
无菌操作法	aseptic operation	
物理灭菌法	physical sterilization	
物理药剂学	physical pharmaceutics	
吸收剂	absorbents	
稀释剂	diluents	
洗剂	lotions	
洗眼剂	collyrium	
相比	phase volume ratio	
相变温度	phase transition temperature	
香囊（袋）剂	sachet agent	
消毒	disinfection	
小单室脂质体	single unilamellar vesicles	SUVs
新药	new drugs	
醑剂	spirits	
絮凝剂	flocculating agents	
血浆代用液	plasma substitute	
烟剂	smoke agent	
烟熏剂	fumigant	
研钵	mortar	
眼膏剂	eye ointments	
羊毛脂	lanolin	
氧化	oxidation	
药典	pharmacopoeia	
药品	drug	
药品标准	drug standard	
药品非临床研究质量管理规范	good laboratory practice of drug	GLP

续表

中文	英文	缩写
药品经营质量管理规范	good supplying practice of drug	GSP
药品临床试验质量管理规范	good clinical practice of drug	GCP
药品生产质量管理规范	good manufacture practice for drug	GMP
药物动力学	pharmacokinetics	
药物剂型	pharmaceutical dosage form	
药用辅料	pharmaceutic adjuvant	
液体制剂	liquid pharmaceutical preparations	
液状石蜡	liquid paraffin	
乙基纤维素	ethylcellulose	EC
阴道泡腾片	vaginal effervescent tablets	
阴道片	vaginal tablets	
英国药典	British Pharmacopoeia	BP
硬脂酸	stearic acid	
硬脂酸钙	calcium stearate	
硬脂酸甘油酯	glyceryl monostearate	GMS
硬脂酸镁	magnesium stearate	
油酸乙酯	ethyl oleate	
预胶化淀粉	pregelatinized starch	
月桂氮䓬酮	laurocapram	
载药量	drug loading	
增溶剂	solubilizers	
脂多糖	lipopolysaccharide	
脂肪油	fatty oils	
脂质体	liposomes	
植物油	vegetable oil	
置换价	displacement value	DV
中药成药	Chinese patent medicine	
中药调剂	dispensing of Chinese materia medica	
中药配方颗粒	traditional Chinese medicinal dispensing granule	
中药提取物	traditional Chinese medicinal extracts	
中药药剂学	pharmacy of Chinese materia medica	
中药制剂	Chinese materia medica preparation	
中药制剂学	pharmaceutical engineering	

中文	英文	缩写
主分子	host molecule	
煮散	powder for boiling	
助溶剂	hydrotropic agents	
助悬剂	suspending agents	
注射剂	injections	
注射用无菌粉末	sterile powders for injection	
专属酸碱催化	specific acid-base catalysis	
紫外线灭菌法	ultraviolet sterilization	
最大增溶浓度	maximum additive concentration	MAC

主要参考书目

1. 国家药典委员会.中华人民共和国药典. 2015 版.北京:中国医药科技出版社,2015.

2. 国家药典委员会.中华人民共和国药典. 2010 版.北京:中国医药科技出版社,2010.

3. 郭立玮.中药药物动力学方法与应用.北京:人民卫生出版社,2002.

4. 周莉玲.中药制剂药物动力学.北京:化学工业出版社,2012.

5. 赵新先.中药注射剂.广州:广东科技出版社,2002.

6. 杨凤琼.实用药物制剂技术.北京:化学工业出版社,2010.

7. 郑俊民.片剂包衣的工艺和原理.北京:中国医药科技出版社,2002.

8. 谭德福.中药调剂学.北京:中国中医药出版社,2003.

9. 曹春林.中药制剂注解.上海:上海科学技术出版社,1999.

10. 郑俊民.经皮给药新剂型.北京:人民卫生出版社,2006.

11. 平其能.现代药剂学.北京:中国医药科技出版社,1997.

12. 廖工铁.靶向给药制剂.成都:四川科学技术出版社,1997.

13. 钟静芬.表面活性剂在药学中的应用.北京:人民卫生出版社,1997.

14. 侯惠民.药用辅料应用技术.北京:中国医药科技出版社,2002.

15. 罗明生.药剂辅料大全.成都:四川科学技术出版社,2000.

16. 高清芳.现代临床药学.北京:人民军医出版社,1997.

中文名词索引

全国中医药高等教育教学辅导用书推荐书目

一、中医经典白话解系列

黄帝内经素问白话解(第2版)	王洪图　贺娟
黄帝内经灵枢白话解(第2版)	王洪图　贺娟
汤头歌诀白话解(第6版)	李庆业　高琳等
药性歌括四百味白话解(第7版)	高学敏等
药性赋白话解(第4版)	高学敏等
长沙方歌括白话解(第3版)	聂惠民　傅延龄等
医学三字经白话解(第4版)	高学敏等
濒湖脉学白话解(第5版)	刘文龙等
金匮方歌括白话解(第3版)	尉中民等
针灸经络腧穴歌诀白话解(第3版)	谷世喆等
温病条辨白话解	浙江中医药大学
医宗金鉴·外科心法要诀白话解	陈培丰
医宗金鉴·杂病心法要诀白话解	史亦谦
医宗金鉴·妇科心法要诀白话解	钱俊华
医宗金鉴·四诊心法要诀白话解	何任等
医宗金鉴·幼科心法要诀白话解	刘弼臣
医宗金鉴·伤寒心法要诀白话解	郝万山

二、中医基础临床学科图表解丛书

中医基础理论图表解(第3版)	周学胜
中医诊断学图表解(第2版)	陈家旭
中药学图表解(第2版)	钟赣生
方剂学图表解(第2版)	李庆业等
针灸学图表解(第2版)	赵吉平
伤寒论图表解(第2版)	李心机
温病学图表解(第2版)	杨进
内经选读图表解(第2版)	孙桐等
中医儿科学图表解	郁晓微
中医伤科学图表解	周临东
中医妇科学图表解	谈勇
中医内科学图表解	汪悦

三、中医名家名师讲稿系列

张伯讷中医学基础讲稿	李其忠
印会河中医学基础讲稿	印会河
李德新中医基础理论讲稿	李德新
程士德中医基础学讲稿	郭霞珍
刘燕池中医基础理论讲稿	刘燕池
任应秋《内经》研习拓导讲稿	任廷革
王洪图内经讲稿	王洪图
凌耀星内经讲稿	凌耀星
孟景春内经讲稿	吴颢昕
王庆其内经讲稿	王庆其
刘渡舟伤寒论讲稿	王庆国
陈亦人伤寒论讲稿	王兴华等
李培生伤寒论讲稿	李家庚
郝万山伤寒论讲稿	郝万山
张家礼金匮要略讲稿	张家礼
连建伟金匮要略方论讲稿	连建伟
李今庸金匮要略讲稿	李今庸
金寿山温病学讲稿	李其忠
孟澍江温病学讲稿	杨进
张之文温病学讲稿	张之文
王灿晖温病学讲稿	王灿晖
刘景源温病学讲稿	刘景源
颜正华中药学讲稿	颜正华　张济中
张廷模临床中药学讲稿	张廷模
常章富临床中药学讲稿	常章富
邓中甲方剂学讲稿	邓中甲
费兆馥中医诊断学讲稿	费兆馥
杨长森针灸学讲稿	杨长森
罗元恺妇科学讲稿	罗颂平
任应秋中医各家学说讲稿	任廷革

四、中医药学高级丛书

中医药学高级丛书——中药学(上下)(第2版)	高学敏　钟赣生
中医药学高级丛书——中医急诊学	姜良铎
中医药学高级丛书——金匮要略(第2版)	陈纪藩
中医药学高级丛书——医古文(第2版)	段逸山
中医药学高级丛书——针灸治疗学(第2版)	石学敏
中医药学高级丛书——温病学(第2版)	彭胜权等
中医药学高级丛书——中医妇产科学(上下)(第2版)	刘敏如等
中医药学高级丛书——伤寒论(第2版)	熊曼琪
中医药学高级丛书——针灸学(第2版)	孙国杰
中医药学高级丛书——中医外科学(第2版)	谭新华
中医药学高级丛书——内经(第2版)	王洪图
中医药学高级丛书——方剂学(上下)(第2版)	李飞
中医药学高级丛书——中医基础理论(第2版)	李德新　刘燕池
中医药学高级丛书——中医眼科学(第2版)	李传课
中医药学高级丛书——中医诊断学(第2版)	朱文锋等
中医药学高级丛书——中医儿科学(第2版)	汪受传
中医药学高级丛书——中药炮制学(第2版)	叶定江等
中医药学高级丛书——中药药理学(第2版)	沈映君
中医药学高级丛书——中医耳鼻咽喉口腔科学(第2版)	王永钦
中医药学高级丛书——中医内科学(第2版)	王永炎等